全国高等学校循证医学类教材

循证医学回顾、现状和展望（双语）

Evidence-based Medicine：The past，present and future

主 编 刘 鸣 卫茂玲

副主编 吴红梅 王德任

人民卫生出版社

·北京·

图书在版编目（CIP）数据

循证医学回顾、现状和展望：双语：汉、英/刘鸣，卫茂玲主编. —北京：人民卫生出版社，2020.12

ISBN 978-7-117-30845-8

Ⅰ. ①循… Ⅱ. ①刘…②卫… Ⅲ. ①循证医学－高等学校－教材－汉、英 Ⅳ. ①R499

中国版本图书馆 CIP 数据核字（2020）第 214985 号

| 人卫智网 | www.ipmph.com | 医学教育、学术、考试、健康，购书智慧智能综合服务平台 |
| 人卫官网 | www.pmph.com | 人卫官方资讯发布平台 |

循证医学回顾、现状和展望（双语）

Xunzheng Yixue Huigu、Xianzhuang he Zhanwang(Shuangyu)

主　　编：刘　鸣　卫茂玲
出版发行：人民卫生出版社（中继线 010-59780011）
地　　址：北京市朝阳区潘家园南里 19 号
邮　　编：100021
E - mail：pmph @ pmph.com
购书热线：010-59787592　010-59787584　010-65264830
印　　刷：天津安泰印刷有限公司
经　　销：新华书店
开　　本：787×1092　1/16　印张：20　插页：1
字　　数：499 千字
版　　次：2020 年 12 月第 1 版
印　　次：2021 年 9 月第 1 次印刷
标准书号：ISBN 978-7-117-30845-8
定　　价：62.00 元

打击盗版举报电话：010-59787491　E-mail：WQ @ pmph.com
质量问题联系电话：010-59787234　E-mail：zhiliang @ pmph.com

编　委 （以姓氏笔画为序）

万朝敏（四川大学华西第二医院）
卫茂玲（四川大学华西医院中国循证医学中心）
王　覃（四川大学华西医院）
王丰平（四川大学华西医院）
王聪霞（西安交通大学第二附属医院）
王德任（四川大学华西医院）
甘　涛（四川大学华西医院）
田浩明（四川大学华西医院）
史宗道（四川大学华西口腔医院）
华成舸（四川大学华西口腔医院）
刘　鸣（四川大学华西医院）
刘　琴（重庆医科大学公共卫生与管理学院）
许良智（四川大学华西第二医院）
李　孜（四川大学华西医院）
李　峻（四川大学华西医院）
李舍予（四川大学华西医院）

李春洁（四川大学华西口腔医院）
杨　蓉（四川大学华西医院）
杨伟民（郑州大学第一附属医院）
杨新玲（新疆医科大学第二附属医院）
吴　曦（成都中医药大学针灸推拿学院）
吴红梅（四川大学华西医院）
张伶俐（四川大学华西第二医院）
陈　进（四川大学华西临床医学院）
陈　涛（四川大学华西医院）
郑　晖（成都中医药大学针灸推拿学院）
胡秀英（四川大学华西护理学院）
贾利英（山东大学公共卫生学院）
徐维平（中国科技大学附属第一医院）
康德英（四川大学华西临床医学院）
樊均明（成都医学院）

编写秘书

方凌云（四川大学华西医院）
牟　鑫（四川大学华西医院）

全国高等学校循证医学类教材编写委员会

（全国高等医药教材建设研究会·人民卫生出版社）

全国高等学校循证医学类教材目录

1. 循证医学基础（双语）

2. 循证医学证据检索与评估

3. 系统综述与 Meta 分析

4. 循证临床实践及案例分析

5. 循证医疗卫生决策与管理

6. 循证医学与临床研究

7. 循证临床实践指南的制定与实施

8. 循证中医药

9. 循证医学回顾、现状和展望（双语）

前　言

　　20世纪90年代初快速兴起的循证医学（evidence-based medicine，EBM），强调医疗决策应基于当时可得的最好科学研究证据。医学是复杂的，具有科学性、社会性和人文性等多种属性。循证医学是医学的一个分支，侧重于医学的科学性方面，不可能解决所有医学问题。但循证医学确实为应对日益突出的有限医疗资源不能满足无限社会需求这一巨大矛盾的世界性难题，提供了一种科学解决的思维与途径。循证医学提倡在资源总是有限的大前提下，通过参考当前可得、经过质量评价、系统全面的研究证据，结合医生经验、患者意愿和可行性进行临床诊治决策。这一医学领域的思维创新和模式创新有助于临床实践中获益/伤害比（benefit/harm）的最优化，其理想是使患者获益最大化、代价最小化，减少医疗差错和事故发生率。循证医学理念和方法自1996年由四川大学华西医院正式引入中国以来，已经深刻影响着我国的临床医学实践和卫生决策管理，推动了临床医疗质量的持续改进。本书是人民卫生出版社统筹规划的全国高等学校循证医学类教材之一，旨在通过回顾、现状与展望的方式介绍循证医学在世界尤其是在中国的发展历程。希望通过陈述事实并挖掘背后的原因，总结经验教训，把握趋势，启示未来。适用于对循证医学有兴趣的各类人员，包括但不限于医学本科生、研究生、教育人员、科研人员、决策管理者和社会工作者等。

　　本书由国内最早参与引进和长期在各领域积极推广循证医学的多学科专家撰写。作者们是循证医学在中国大地落地生根的拓荒者、播种者、践行者和历史的见证者。本书是作者们理论认识、实践经验及思考体会的总结。希望能为读者尤其是有志于开拓创新的读者带来启迪，发挥抛砖引玉的作用。全书共18章，前4章主要介绍循证医学基本知识，第5～18章具体介绍循证医学在医学各个领域的应用和发展，侧重于临床证据和临床实践等关键内容。希望为读者提供循证医学入门知识、发展脉络、趋势展望和临床循证整套内容的框架。为方便进一步深入、扩展学习，本书在各章后面提供了相应英文摘要并在书后附了多种循证医学相关信息资源。由于循证医学这一新兴学科是动态发展的，对其准确认识、落地实践和成熟完善是待以时日的。因此，书中作者表达的认识和观点仅代表作者本人，目前尚无统一标准。欢迎各家见仁见智，在实践中不断探索、争论和完善。共同为这一学科之树的成长壮大和成熟完善浇水施肥，为人类健康做出贡献。

　　衷心感谢本书所有编者及其团队的辛勤付出！感谢华西医院循证医学与临床流行病学教研室的支持和帮助！对北京中医药大学刘建平教授、上海复旦大学王吉耀教授和香港浸会大学卞兆祥教授的帮助和建议表示诚挚的谢意！特别感谢方凌云、牟鑫、方骥帆等在协助本书编辑、排版校对和图书信息资源收集过程中所做的大量细致工作和辛勤劳动。

　　相信本书对读者了解循证医学的历史、现状和未来有所裨益。但由于时间和个人水平所限，此版可能并不成熟和完美，疏漏、错误和偏见在所难免。我们殷切希望得到广大读者的反馈和宝贵建议，以便再版时予以纠正和完善。

刘　鸣　卫茂玲

2020 年 12 月

Preface

Evidence-based medicine(EBM), which originated in the early 1990s, emphasizes that medical decision-making should be based on the current, available best scientific research evidence. EBM aims to maximize the benefits of patients, minimize the cost, and reduce the incidence of medical errors and accidents through providing best evidence for better healthcare worldwide. The innovation of critical thinking and method is helpful to optimize the balance between benefit and harm in clinical practice and public healthcare decision-making.

Since the concept and method of EBM was formally introduced into China in 1996 by West China Hospital, Sichuan University, it has deeply influenced the clinical practice and health decision-making in China, and promoted the continuous improvement of healthcare quality. This book is one of the nine textbooks on EBM for colleges and universities in China, which is planned as a whole by People's Medical Publishing House in Beijing, China. It aims to introduce the past, current, and prospective development of evidence-based medicine in the world, especially those in China. It is suitable for all those interested in EBM in China.

This book was written by the multidisciplinary experts who participated in the introduction and long-term promotion of EBM in China. The majority of authors are pioneers, practitioners and witnesses of EBM in China. There are 18 chapters in this book. The first four chapters mainly introduce the basic knowledge of EBM. Chapter 5 to 18 introduce the application and development of EBM in medicine, focusing on clinical scientific research evidence and practice. We hope for providing readers with the overview of basic knowledge, development trend and framework of EBM. To facilitate further learning, English summary is provided at each chapter, and the related information resources are attached to the book. This book is a summary of the authors' understandings and experiences. The understandings and views only represent the author himself/herself, and there is no gold standard at present. Good suggestions, different opinions, and continuous debates are very welcomed for improving practice and human healthcare.

Thankful for all the editors, authors, contributors and their teams for their hard works! Especially, thanks for all of supports and helps from our kind colleagues on evidence-based medicine and clinical epidemiology at local, at home and abroad.

We believe that this book will be helpful to readers to understand the history, current situation and future of EBM. However, due to the time and personal limitation, this edition may not be perfect, and errors are inevitable. We sincerely look forward to your feedback, comments and valuable suggestions which will keep improving and updating of this book.

Liu Ming　Wei Maoling

2020.12

目 录

Contents

第一章

循证医学概念、主要内容与方法

第一节 概 述

健康是人类基本的需求,是社会进步、经济发展和民族兴旺的重要保障和基础。世界卫生组织(World Health Organization,WHO)在1948年成立之初就将健康定义为不仅仅是没有疾病或虚弱,而是身体、心理和社会适应的完好状态。健康为基本人权,要求人人公平享有。健康不仅受到遗传生物学因素的影响,还受到其出生、成长、生活、工作环境和社会、政治、经济、教育水平等多因素影响。回顾历史,在于总结教训、把握趋势、启示未来。医学始于术,而又不限于术。历史值得研究的不是过去的事实,而是事实背后的原因。

一、循证医学的产生背景

(一)健康需求驱动,疾病谱改变

人类医学的发展史就是与疾病作斗争的历史。在17世纪显微镜出现以前,人类认识疾病主要靠五官,那时疾病负担主要以传染性疾病、营养不良等单因素疾病为主。17世纪末,荷兰人Antony V. Leeuwenhoek发明了显微镜,首次观察到原生动物和细菌。18—19世纪,生物学和医学飞速发展。20—21世纪,随着人口疾病负担和疾病谱的变化,不仅要继续控制传染病的发生,还面临着不断增长的多因素慢性非传染性疾病负担,如心脑血管疾病、糖尿病和恶性肿瘤等,疾病的病因、诊断、治疗和预防更加复杂,其治疗不可能取得像单因素性疾病那么明显的疗效。医疗实践面临着从全人类治疗同类疾病和疗法的实践中提取被证实有效证据的要求,各国人口、病情、环境、治疗、生活环境相似而不相同,对知识评价与及时更新的需求也在不断增加,而评价综合性治疗方案的疗效必须借助创新的方法和指标。

(二)医疗资源有限性且分布不均

健康的发展总是受到卫生资源投入总量和配置结构的公平性影响。全世界不论贫富,均面临着如何充分利用有限资源、不断提高医疗卫生服务质量和效率的挑战。由于卫生资源是一种稀缺资源,卫生资源的投入与人们对卫生保健的需求之间总是存在一定距离,如何合理分配、高效使用有限卫生资源,优化资源结构是全球健康决策者面临的重要问题。30年前WHO已发现,卫生研究资金配置存在显著的不平衡,表现在全球仅有10%的卫生研究费用用于解决90%人口的卫生问题,而将90%的卫生研究费用去解决10%人口的卫生问题。我国卫生不公平性突出表现在卫生资源的绝对不足与资源分配的严重不均。随着新技术、新产品、各种高精尖诊疗设备和新药进入临床,医疗费用日益增长,迫切需要采用科学的评估方法,为卫生保健决策者和广大民众提供有确切证据的卫生保健技术,合理诊

断和治疗，合理配置和使用卫生资源。

（三）医疗实践现状

传统的临床实践本质上属于经验医学的范畴，医师大多根据个人或高年资医师传授的经验行事，或根据动物试验或基础理论推导作出治疗选择。由于医学本身的不确定性，导致临床诊疗行为常常存在着差异，有时这种不一致性甚至超越了临床合理解释的范围，表现在医疗保健的滥用（overuse）、不足（underuse）、误用（misuse）和随意多变（variation）。例如，1989 年发表的多中心心肌梗死后"心律失常抑制试验（CAST 试验）"的研究表明，强力抗心律失常药被长期成功地抑制急性心肌梗死后的室性心律失常，但明显增加了治疗组死亡率，一个纠正了心律失常但增加了死亡率的疗法不应被认为是有效的疗法。提示评价临床疗效的标准应当是患者最终结局（如患者存活率，也称终点指标），而不是或不单纯是症状控制率之类的单一中间指标（替代指标）。仅凭中间指标、医生的直觉、专家粗略的临床经验并不总是可靠的。

（四）现代医学科技和信息的发展

现代科技手段、计算机及互联网信息的发展促进了临床诊断、治疗、预后科研方法的迅速发展。通过越来越精确的检测仪器、影像和实验技术等手段，可以较早地发现癌症并进行综合治疗，患者也许会在诊断后继续生存相当长时间。然而，患者的远期预后结局并未因此发生根本性改变，没有解决患者真正关心的问题。

据不完全统计，全世界每年至少有 200 万篇文章发表在 2 万余种生物医学期刊上，其中只有 1% 的文章科学性达到较高的标准，已发表医学论文中的干预措施仅有 15%～20% 得到肯定的科学证据支持。医学文献数量众多且良莠不齐，繁忙的医生如何从浩瀚的信息海洋中快速找到并适当利用高质量文献的能力就显得十分重要。而不同地区的医务人员在获取知识的时间、信息渠道存在着显著差异和不公平性。加之，编辑和同行评审者并不知道或者忽视了研究发表的报告规范，缺乏对医学研究成果的及时客观评价和分析利用，导致一些无效治疗和无实际诊断价值的方法在临床长期使用。

（五）医学模式改变

德国医学家鲁道夫·菲尔绍（Rudolf Virchow）等采用实证、科学的研究方式为现代医学认识疾病的发生、发展机制提供了有力的工具。1976 年，英国社会学家汤姆斯·麦克翁在《医学的作用》中回顾了结核病死亡率下降的重要原因是改善卫生、营养与行为等。20 世纪70 年代起，随着医学研究方法和评估手段的发展，医疗模式逐渐从"以疾病为中心"的生物医学模式转为"以患者为中心"的生物—心理—社会医学模式，医疗发展也扩大了服务对象和范围，从单纯的院内诊断和治疗，转向特定的患病群体及其所在的家庭社区等环境，关注那些危害人群健康的环境、行为和生活方式等影响健康的重要因素。

正是基于健康资源需求、医疗实践现状、科技信息和医学模式的发展等诸多因素，驱动着卫生保健应主动选择使用真正对患者有效的干预措施。同时，随着临床流行病学、卫生技术评估和卫生经济学等方法的不断发展完善，循证医学应运而生，它被视为 21 世纪临床医学的新兴学科。

二、循证医学的概念与特点

（一）概念

循证医学（evidence-based medicine，EBM），是指医务人员在处理个体患者的具体临床问题时，主动有意识、清晰地收集和评价当前可得最佳证据，并充分考虑患者意愿情况下，做出合理的诊疗决策。

经典循证医学包括三个要素：①医生个人的临床专业知识与技能；②以患者为中心的大样本研究或经系统评价综合研究得出的研究证据；③患者独特的价值观、意愿、信仰、期望、诊治利弊和成本负担的权衡等。具体来说，医生面对具体患者时，应该有能力利用个人的知识、技能和临床经验，基于必要的体格和实验室检查，迅速识别每个患者独特的健康状况，分析找出患者的主要问题。同时，查询当前最新的临床指南和最佳证据，结合患者实际问题与具体环境，分析各种潜在干预措施的利弊风险，作出科学适用的诊治决策。然后，在考虑和尊重患者的意愿及配合下付诸实施，并不断收集反馈意见和总结经验，持续改善医疗质量。

循证医学的内涵和外延随着实践的发展不断更新和完善。1992年，加拿大麦克马斯特大学以 Gordon Guyatt 为首的循证医学工作组（the evidence-based medicine group）首次公开发文正式命名。1996年，国际临床流行病学与循证医学的创始人 David Sackett 教授将循证医学定义为"慎重、准确、明智地应用当前所能得到的最佳研究证据，以确定个体患者的治疗措施"。2005年，加拿大学者 Sharon Straus 等在《循证医学：如何实践与教学》（第3版）书中描述循证医学："为个体患者作出照护决策时，应有意识、清晰、审慎地使用当前最佳证据。循证医学实践要求整合医生个体临床经验、来自系统评价最佳临床证据及患者独特的价值观和环境。"2014年，Gordon Guyatt 在第22届 Cochrane 年会上，进一步完善循证医学定义为"临床实践需结合临床医生个人经验、患者意愿和来自系统化评价和合成的研究证据"。

（二）特点

循证医学提倡以患者为核心，以当前最佳证据为依据，以精湛的技能服务于患者。特点是证据的分类分级，强调医者仁心，在不排除医者经验的基础上，证据的推荐强度应与经系统评价的证据质量相关联。

1. 证据的分类分级 证据的分类方法和表达形式多种多样，主要有按研究设计方法、研究问题、用户需要和获得渠道等分类。例如，按研究设计方法可分为原始研究、二次研究；按研究问题可分为病因、诊断、预防、治疗和预后研究；按用户需要分为系统评价、临床实践指南、临床决策分析、临床证据手册、健康教育材料和卫生技术评估；按获得渠道可分为公开发表的临床研究、未公开发表（灰色文献）、在研临床研究和网上信息等。

证据的分级标准和内容随着实践发展也在不断完善。一般来说，设计良好的随机对照临床试验及其系统评价被视为干预治疗领域级别最高的证据。1979年加拿大定期体检工作组提出全球体检措施证据分级标准。1986年 David Sackett 教授提出的循证医学五级证据标准被广为接受，主要内容包括：①包含多个同质随机对照试验（randomized control trial，RCT）的系统评价或大样本 RCT；②至少一个 RCT；③有对照但非随机分组的试验；④无对照的病例系列报告；⑤专家意见。英国牛津循证医学中心在前述五级证据分级的基础上，先后于2001年和2011年发布证据分级标准，提出了证据分类概念，内容涉及病因、危害、诊断、治疗、预后、预防和经济学分析。2001年，美国纽约州立大学州南部医学中心提出证据金字塔，将动物研究和体外研究纳入证据的分级体系。同期，加拿大流行病和统计学家 Brain Haynes 等提出了证据的金字塔模型——"4S""5S"和"6S"。例如，循证检索资源"6S"模型（图1-1，见文末彩图），内容包括计算机辅助决策系统（system）、循证证据整合库（summaries）、系统评价的精要数据库（synposes of syntheses）、系统评价数据库（syntheses）、原始研究精要数据库（synopses of studies）和原始研究数据库（studies），简称"6S"。

由图 1-1 循证检索资源"6S"模型示意图可见，循证临床实践时，应用证据的理想首选是金字塔顶层的一站式证据整合系统（system），内容包括计算机决策支持系统、电子病历系统、患者特征关联且伴有提醒和警示功能的循证指南系统、所有重要研究证据的整合与简明总结，并随着新的研究证据不断更新，通过电子医疗记录与特定环境的患者信息自动链接。其次，若现实条件不具备时，就应查询临床问题相关的证据总结（summaries），如临床证据（clinical evidence）和循证医学指南（evidence-based medicine guidelines）等。第三，若前述资源还是不可及，则查询循证期刊中的相关摘要（synopses），如循证医学和循证护理。第四，若前述步骤均不成功，则查询证据汇总和系统评价，如 Cochrane 图书馆等。最后，才查阅原始研究摘要及相关原始研究。此外，也可通过证据资源搜索引擎检索相关资源，更多信息资源请查阅本书附录相关内容。

2. 证据的质量与推荐强度　在过去 20 年里，系列成熟的循证医学信息服务应用于卫生保健决策中，各种指南的证据级别与推荐强度标准也在不断完善。2004 年，WHO 组织 19 个国家 67 名临床指南专家和循证医学专家等创立证据和推荐意见的评价、制定与评估（grading of recommendations assessment, development and evaluation, GRADE）的分级系统。

GRADE 对证据的质量和推荐强度定义为：①证据质量（quality of the evidence）：是指在多大程度上能够确信估计值的正确性。②推荐强度（strength of recommendation）：是指在多大程度上能够确信遵守推荐意见利大于弊。证据水平是对某项干预措施证据强度的精确估计。GRADE 系统将推荐级别只分为"强""弱"两级，当明显显示干预措施利大于弊或弊大于利时，列为强推荐。当利弊不确定或无论质量高低的证据均显示利弊相当，则为弱推荐。证据质量的分级与推荐强度分级描述分别见表 1-1 和表 1-2。

表 1-1　证据质量的分级

证据质量分级	具体描述
高质量（A）	非常确信真实的效应值接近效应估计值
中等质量（B）	对效应估计值有中等信心；估计值有可能接近真实值，但也有可能存在差别
低质量（C）	对效应估计值确信程度有限，估计值可能与真实值有很大差别
极低质量（D）	对效应估计值几乎没有信心，估计值与真实值极可能有很大差别

表 1-2　证据推荐的强度分级

证据推荐的强度分级	具体描述
强（推荐）	明显显示干预措施利大于弊或弊大于利
弱（考虑）	利弊不确定或无论证据质量高低均显示利弊相当

GRADE 标准全面透明实用性强，已被 WHO 和 Cochrane 协作网等国际组织广泛接受，作为临床实践指南制定和评估统一使用的证据质量分级及推荐强度系统。该系统从 6 个领域 23 个条目对指南进行评价，评价领域包括范围与目的、指南制定的参与人员、制定的严谨性、明晰的陈述与表达、适用性及编辑的独立性。评价者综合考虑评价结果，评估指南的总体质量，并对是否推荐该指南作出判断，通常情况下，某个领域得分小于 50% 表示该指南推荐和应用存在较大局限。推荐强度分级时，除考虑是否获益的证据强度外，还需综合考虑风险和可能造成的损害大小，以及分别从临床医生、患者意愿可变性、资源的合理利用、

推荐措施的获益与风险及成本比、政策制定者角度等谨慎地权衡利弊，作出明确实用的解释。证据的级别可以随着证据的质量、不精确性、间接性、不一致性和样本量等不同而有所差异，高质量的证据不一定意味着强推荐。

三、循证医学的目的与意义

循证医学的主要目的是生产高质量的卫生保健证据并促进其在临床实践的应用，合理使用有限卫生资源。它是现代临床诊疗决策活动的基础，已成为国内外医学各阶段教育的一部分，通过临床整合教学法，教育和培养合格的医务人员。

循证医学的意义在于：①加强医生的临床训练，提高专业能力，紧跟先进水平。②弄清病因和发病危险因素，恰当防治疾病。③提高疾病早期正确诊断率，为临床有效决策提供依据。④为患者选择最真实、可靠、实用、具临床价值的治疗措施。⑤分析和应用改善患者预后的有利因素，提高患者生存期和生存质量。⑥促进系统评价、卫生技术评估和最佳证据的实施转化，将安全、有效、经济、简便、易行的证据及时转化应用到临床实践。⑦发现和关注那些证据来源不足、亟待研究的领域，催生创新的评价方法和体系，引起思考和辩论，如许多临床合理诊疗、资源合理配置、新的伦理、法律和社会问题等。

第二节　循证医学主要内容与方法

一、循证医学主要内容

循证医学的主要内容包括健康问题相关的最佳证据的生产和应用。最佳证据是指当前有效、与卫生保健相关且负担得起的研究证据。健康问题不仅包括医学相关的病因、诊断、治疗、康复和预后等问题，还包括健康重要影响因素相关的教育、经济、职业、居住环境、伦理和法律等社会相关问题。

循证医学主要应用于医疗卫生领域，并与各自学科特点相结合发展成新的分支学科，如循证内科（evidence-based internal medicine）、循证外科（evidence-based surgery）、循证妇产科（evidence-based gynecology & obstetrics）、循证儿科（evidence-based pediatrics）、循证护理（evidence-based nursing）和循证实验诊断（evidence-based laboratory diagnosis，EBLD）等。例如，EBLD就是参照循证医学方法和实施步骤，用临床流行病学的方法学规范实验医学的研究、设计和文献评价，向临床医师提供有效的实验证据，能够解释实验项目的意义，帮助医生合理选择实验项目，解读实验结果。判断一项诊断实验是否有用的标准为：实验是否增加了有用的诊断信息？实验是否增加了有利于治疗和预后的信息？如果一项实验主要用于筛检，其灵敏度一定要高，但易出现假阳性。同时，循证医学还应用到教育、社会、伦理、司法和政府决策等，如循证教育、循证社会工作、循证医疗事故法律诉讼、医疗卫生政策制定、循证医疗卫生服务规划、医疗保险计划和卫生服务组织管理等。

二、循证医学方法

循证医学的核心任务是生产高质量证据、及时总结评价传播证据及合理利用。知识转化（knowledge transfer，KT）则是研究知识与实践的桥梁。转化医学包括基础研究—临床前研究—临床研究—临床应用—社区应用—医疗政策双向六阶段。临床研究到临床应用主要依靠循证医学的方法，临床应用之后还应扩大到社区应用和医疗卫生政策制定，如医疗卫生服务规划和医疗保险等。转化医学实施需多学科技术平台支撑，包括实验室、医疗信息系统、生物标本库（生物银行）、临床研究中心、循证医学中心、医学伦理和技术规范等。

为获得高级别的循证医学证据，规范临床研究、提高临床质量，从临床试验的选题设计、方案注册、规范报告、临床实践指南制订，到卫生决策相关领域的决策依据，循证医学常用到原始研究和二次研究方法。原始研究主要以临床流行病学为基础的科研设计、衡量与评价（design，measurement and evaluation，DME）方法，二次研究方法以系统评价（systematic review，SR），如 Cochrane 系统评价（Cochrane systematic review，CSR）、临床实践指南、卫生技术评估和临床证据手册等。此外，对证据综合需求的扩大，循证方法学领域还拓展到社会相关的生态学研究、比较效果研究、注册登记研究和数据库挖掘等。当然，循证医学研究的方法也会随着时间、经验和科技进步的发展而不断完善。在此仅简要介绍原始研究和二次研究中常用到的方法。

（一）原始研究

原始研究（primary study）是指直接以患者和／或健康人为研究对象，对相关问题（如病因、诊断、预防、治疗、康复和预后等）进行研究所获得的第一手数据，经统计学处理、分析、总结而形成的研究报告。

临床研究根据研究者能否主动控制研究因素，临床科研设计分为试验性研究（clinical trial）和观察性研究（observational study）。根据试验开始时是否存在结果，又可分为前瞻性研究（prospective study）和回顾性研究（retrospective study）。一般来说，试验性和前瞻性研究的论证强度高于观察性和回顾性研究。原始研究的论证强度由高到低依次分为四级研究方法：①前瞻性、有对照、研究者能主动控制的研究：如随机对照试验（randomized clinical trial，RCT）等。RCT 是临床公认的高质量研究设计方案，它采用随机分配的方法，将符合要求的研究对象分别分配到试验组或对照组，然后接受相应的试验措施，在一致的条件或环境里，同步进行研究和观察试验效应，并用客观效应指标，对试验结果进行测量和评价的研究。②前瞻性、有对照、研究者不能主动控制的研究：如队列研究、非随机对照研究等。③回顾性、有对照、研究者能主动控制研究：如病例对照研究等。④叙述性、多无对照的经验总结分析：如病例分析、个案总结和专家述评等。

（二）二次研究

二次研究（secondary study）是指在尽可能全面收集某一问题相关的全部原始研究证据的基础上，应用科学的标准，进行严格评价、整合处理、分析总结得出综合研究报告。

1. 系统评价

（1）基本概念

1）系统评价（systematic review，SR）就是以具体问题为出发点，系统全面地收集全世界已发表或未发表的相关研究，对符合纳入标准的原始研究进行严格的偏倚风险性评价，通过定性或定量分析，得出综合、可靠的结论，并定期更新。系统评价从方法学上可分为：随机对照试验的系统评价、非随机对照试验的系统评价、病例对照研究的系统评价、诊断性试验的系统评价、动物实验的系统评价及系统评价的再评价等。系统评价的制作过程包括提出问题、制定文献纳入和排除标准、检索文献、筛选文献、评价纳入文献质量、提取数据、定量或定性综合分析、报告结果、得出结论并不断更新等。

2）Meta 分析（Meta-analysis）是对多个同类独立研究的结果进行汇总和合并分析的统

计分析方法，旨在增大样本含量，提高检验效能，回答单个研究不能回答的问题，尤其是当多个研究结果不一致或都没有统计学意义时，采用 Meta 分析可得到接近真实情况的统计分析结果。Meta 分析分为：①原始分析：对原始研究数据进行分析，如多中心前瞻性研究的数据分析；②二次分析：为回答某个原始研究问题，用更好的统计学方法分析数据或利用原始资料回答新问题；③ Meta 分析：为达到整合研究结果目的，收集大量研究结果进行的统计分析。

Meta 分析存在广义（定量的系统评价）和狭义（一种定量合并的统计分析方法）两种概念。Meta 分析的内容包括：①异质性分析及处理：对多个独立研究的统计量进行一致性检验。②合并效应量的计算：对具有一致性的统计量进行加权合并，综合估计出平均统计量。根据纳入研究异质性大小来决定是采用固定效应模型还是随机效应模型进行合并分析。③合并效应量的检验：对综合估计的统计量进行检验和统计判断。

系统评价和 Meta 分析被公认为较好的二次研究方法，二者对纳入研究均有严格要求。不同之处在于前者是运用定性或定量方法的二次研究，后者是运用定量方法的二次研究。

（2）意义：系统评价、Meta 分析是循证医学重要的研究方法和最佳证据的重要来源之一，在医疗卫生、教育及循证卫生决策（evidence-informed health policy making）的研究与实践中，系统评价及其科学处理信息的方法在促进知识转化、缩短研究到实践的距离发挥着重要作用。

（3）系统评价的起源与发展：系统评价最早起源于研究合成（research synthesis）。1747年英国海军外科医生 James Lind 通过比较分析法发现柑橘类水果与维生素 C 缺乏症防治有相关性，被视为现代临床试验的开端。1904 年，卡尔·皮尔逊（Karl Pearson），开创性地将多个接种肠热病疫苗与生存率的研究资料进行合并统计分析以避免机遇造成的错误。1907 年，Goldberger 制定特定标准筛选分析鉴定伤寒菌尿症文献，被视为 Meta 分析的雏形。1948 年，英国发表了首个随机对照试验（randomized control trial，RCT）证实链霉素治疗结核病的疗效确切。1976 年，英国心理学家 Gene Glass 首次命名 Meta 分析（Meta-analysis）概念。系统评价方法随着实践发展，其研究内容已由最初的临床干预疗效领域发展到病因、诊断、预后、不良反应和动物实验等。除了经典意义上的系统评价及 Meta 分析，也出现了单个病例资料的 Meta 分析（Meta-analysis based on individual patient data）、网状 Meta 分析（network Meta-analysis）以及定量与定性相结合的系统综述。需要注意的是：①系统评价是一种基本的科学研究活动，而不仅是一种统计学方法。同其他科学研究过程一样，统计学处理只是其中步骤之一，并非简单的文献叠加或论文写作。②系统评价不一定都需要 Meta 分析。③ Meta 分析核心就是合并（相加），按统计学原理，只有同质的资料才能进行合并或比较等统计分析。当通过临床专业知识、方法学和统计学知识等进行判断，仍然无法解释和处理研究之间的异质性时，建议不做 Meta 分析。

2. Cochrane 系统评价 Cochrane 系统评价（Cochrane systematic review，CSR）是在国际 Cochrane 协作网统一操作手册指导下，在相应 Cochrane 专业评价组指导帮助下，全面收集符合纳入与排除标准的相关研究来回答某个具体问题，用清楚、明确的方法减少偏倚，采用固定内容格式软件 Review Manager（简称 RevMan）完成，提供可靠的研究结果以得出结论。系统评价计划书和全文统一发表在 Cochrane 图书馆中的 Cochrane 系统评价数据库（Cochrane database of systematic reviews，CDSR），并定期更新。

Cochrane 系统评价主要特点是：①明确的研究目的和纳入与排除标准，预先设定好严格的文献纳入和排除标准；②方法学清楚、可重复；③文献来源系统全面，有详细的文献筛选过程；④对纳入研究的偏倚风险进行严格评价；⑤纳入研究特征、结果报告及数据结果分析客观；⑥定期更新。Cochrane 系统评价方法因其实施全程有严格的质量控制措施，制作流程透明、方法严谨，平均质量比普通系统评价更高，被公认为卫生保健干预措施效果最高级别的证据之一，是循证医学研究与实践的重要纽带。

Cochrane 系统评价类型主要有：①干预措施的系统评价：评价卫生保健或卫生政策领域所采用的干预措施的利弊。②诊断准确性的系统评价：评价某项诊断方法，如诊断某种疾病的实施效果。③方法学系统评价：如何开展实施、报告系统评价和临床试验为主题的评价。④定性研究的系统评价。⑤预后研究的系统评价。

Cochrane 系统评价制作流程如下：①根据实践相关疾病的病因、诊断、治疗、预后、随访和药物安全性、经济评估等疑难或信息需求，转变成可回答的问题。提出问题时可参照 PICOS 原则，即研究对象（participants，P），干预措施（intervention，I），对照（control，C），结局（outcome，O），研究设计（study design，S），简称 PICOS 原则；②撰写计划书，明确研究的纳入排除标准；③全面检索相关文献；④选择与纳入合格研究；⑤评价纳入研究的偏倚风险；⑥提取数据并进行分析；⑦报告和解释结果；⑧总结得出结论；⑨发表系统评价；⑩定期更新。

3. 临床实践指南　临床实践指南（clinical practice guideline，CPG）是指针对特定临床情况，由卫生保健专家系统制定出帮助临床医生和患者做出恰当决策的指导性文件（以下简称指南）。指南制定方法有非正式的共识方法、正式的共识方法、明晰指南制定法和循证制定指南方法。循证指南（evidence-based guideline，EBG）是指将推荐意见与相关证据的质量联系起来确定。在指南的指导下，结合患者具体病情做出诊断和治疗决策。一个好的指南应至少包括：①证据的综合及概括，以得出某干预措施对典型患者平均效果的证据。②对如何将证据用于具体患者提出推荐意见。除临床指南外，常见其他规范性文件有：①共识，多为一些专家发表的观点；②临床路径，行政单位或医院自己制定的流程；③单病种管理，行政单位组织的管理文件；④教科书；⑤说明书等。

1990 年美国医学研究所（Institute of Medicine，IOM）提出了临床实践指南的概念。2012 年 WHO 将任何包含有关卫生干预推荐意见的文件定义为指南。临床实践指南的质量常受到编辑人员、独立性、方法学等影响而存在差异。目前指南开发大多是针对医务人员，欧美等还推出了患者指南方便用户查阅。临床实践中实施循证医学原则和证据，有助规范临床医生的诊疗行为，提高医疗服务质量。美国等已利用专业指南来作为判定医疗事故鉴定的参考依据。

4. 医学研究报告规范　1979 年颁布的《生物医学期刊投稿统一要求》被视为较早的医学研究报告规范。为提高 RCT 报告质量，促进读者对试验设计、实施、分析和解释的理解，帮助评价试验结果的真实性，指导审稿和编辑，1996 年，国际医学期刊编辑委员会（international committee of medical journal editors，ICMJE）提出随机对照试验的报告规范（consolidated standards of reporting trials，CONSORT）。除 CONSORT 外，常见报告规范还有针对系统评价、Meta 分析的 PRISMA；针对观察性研究的 STROBE；针对动物实验的报告规范 ARRIVE 和 GSPC 等。2006 年起，Doug Altman 和 David Moher 等发起成立加强卫生研究质量和透明度（enhancing the quality and transparency of health research，EQUATOR）协作网，旨在促进卫生研究的准确性、完整性和透明性，提高研究的可重复性和使用价值。2008 年 EQUATOR

在英国伦敦正式成立，为系统研究、整理、制定、更新和扩展报告规范等作了大量贡献。EQUATOR 协作网收集整理了 270 余个报告规范，内容涵盖多个专业领域。随着大量医学研究报告规范相继出现，众多杂志社和审稿人开始应用报告规范，以提高论文发表质量。

三、循证临床实践

（一）循证临床实践的必要性

国际 Cochrane 协作网创始人 Iain Chalmers 说过，科学家不进行科学知识的综合是不可原谅的，研究者应当考察证据的全部而非孤立地看待单个研究。现实中大量临床研究提供了大量证据，帮助减少临床误导。然而，繁忙的医生不仅没有太多的时间去寻找证据，而且，缺乏追踪和检索证据的技术，加之，大多数高质量的临床证据又多来自国外，存在语言障碍，致使对新证据的知晓率很低，阻碍了循证实践模式的推广应用。为此，迫切需要为临床医生提供各种疾病的当前最佳证据和循证制定的指南，并定期根据新产出的研究更新，以方便可及的方式发布。此不仅有助专科医生，也适用于广大社区医生直接获取证据。

（二）循证临床实践的步骤

循证临床实践的主要内容是提供证据（原始临床研究与系统评价）、提高证据质量（分析与评价证据质量）和使用证据（床旁循证实践、循证医疗管理和指南制定与应用）等方面。实践模式包括提出恰当的临床问题、检索证据、评价证据、应用最佳证据和后效评价等 5 个规范化步骤，简言之"5A"。具体来说，①提出问题（ask）：根据患者临床表现、实验室检查等诊断、治疗问题，遵循 PICOS 原则，转化成可以回答的问题。②寻找研究证据（acquire）：以主题词和关键词有效搜寻最佳证据和临床指南。③评价证据（appraise）：对搜集到的研究证据的真实性、可靠性、重要性和实用性及缺陷进行严格评价。④应用证据（apply）：在患者配合下，将经过评估的质量较高的证据用于临床实践。⑤后效评价（assess）：对临床实践和教学效果进行严格评估，发现问题，分析原因，不断提高临床诊疗水平及实践技能。注意，临床实践不是机械地照搬套用他人的证据，在某些领域，如新发疾病、少见疾病或病情，常缺乏现成可靠的外部证据，医生的经验和推理在处理个体化患者的作用也是非常重要的。

（三）循证实践案例

近年来，WHO 和我国采用循证方法制定的指南逐年增加，然而，从证据到指南和实践的应用并非一成不变，它会因时因地而异，随着临床应用的新发现而不断调整和完善。结合国内外实践，在此仅摘要介绍几个循证医学实践案例，期待更多学者相互协作，共同提高临床实践水平。

1. 糖皮质激素在产科的应用　循证医学应用系统评价结果的经典案例是糖皮质激素在产科的应用。1960—1970 年产科医生 Liggins 和儿科医生 Howie 对母体使用倍他米松进行了随机对照试验。1987 年，国际 Cochrane 协作网创始人 Iain Chalmers 等纳入妊娠和分娩相关的随机对照试验进行系统评价，结果表明用低价类固醇药物短程疗法治疗有早产倾向的孕妇，可降低婴儿死于早产并发症的风险。1990 年 Crowley 等发表了纳入 12 个 RCTs 的产前使用糖皮质激素研究。1994 年，美国国立卫生研究院（NIH）和美国妇产科医师协会相继对 24～34 周有早产风险的妇女推荐使用糖皮质激素。此后几年内约有 70%～90% 34 周以下的孕妇接受了糖皮质激素，产前使用糖皮质激素明显升高。该系统评价结果的应用与推广使欧洲新生儿病死率降低 30%～50%，而在 1990 年以前，很多产科医生并不知道使用糖皮质激素。说明最佳证据到改变实践并非一蹴而就。2000 年,NIH 建议重复使用激素仅限于进行中的 RCT,而不作为常规推荐。

2. WHO 指南　2007 年 WHO 设立指南评审委员会,2011 年 WHO 与 Cochrane 协作网(Cochrane collaboration,CC)建立战略合作伙伴关系,旨在促进全球卫生保健信息的有效交流。2012 年 WHO 发行指南制定手册(WHO handbook for guideline development),确保 WHO 指南尽可能应用当前可得高质量系统评价证据支持指南推荐意见;妥善收集和管理专家的利益冲突;遵循透明的循证决策程序,考虑利弊和用户价值;以最小化报告标准形成指南实施和调整计划。此后 Cochrane 系统评价在 WHO 指南的应用比例逐年增加,至 2016 年已有 90% 的 WHO 指南纳入了 Cochrane 系统评价,474 个 Cochrane 系统评价被应用于 160 个 WHO 认可的指南,发表于 2008—2016 年的循证建议中。

3. 循证针灸疗法　针灸疗法起源于中国的非药物自然疗法,过去 40 多年里在 100 多个国家和地区得到了广泛应用和发展,因其疗效独到,应用成本低廉,被世界公认为有效且可行的卫生保健资源。1979 年,WHO 明确推荐 43 种针灸治疗适宜病症。1995 年 WHO 组织出版了《针灸临床研究规范》,提供了针灸临床研究和评估的基本原则与可用性标准,强调重视评价针灸临床疗效的研究。1997 年 11 月,美国国家卫生研究院(NIH)主持召开联邦政府"审评针灸疗效和安全性委员会会议"上首次确认针刺疗法对某些疾病确实有效,且副作用极小。2008 年 9 月,WHO 西太平洋地区循证针灸学实践指南(草案)专家论证会达成共识,循证针灸学必须遵循科学依据进行决策,不能简单机械地套用循证医学框架,强调辨证论治原则与综合性疗法。例如,针灸学的基础腧穴学、刺灸法和治疗学内容丰富,各种疗法、处方配穴、针刺手法都证实同临床疗效具有重要关联,实践中不能将疗法和手法单一化。更多循证中医药内容请参阅本书第十八章和附录相关信息。

四、循证卫生决策

(一) 概念

医疗卫生服务的原则应是以最低的成本,最高的工作效率,做应该做的事。循证医学及其研究方法,为解决全球共同面临的医疗费用高速增长、高额费用不一定带来最好的医疗服务等难题提供了探讨解决的新途径。

循证卫生决策(evidence-based healthcare policy)就是根据现有最好的证据来制定医疗卫生政策和法规。卫生决策可分为两类:①关于群体的宏观决策,包括卫生政策和法规,循证公共卫生措施、社区和国家的医疗卫生服务管理模式;②针对个体(人)的微观决策,如临床决策、治疗方案的制订和循证临床实践。循证决策包含生产证据、总结和传播证据和利用证据进行决策三个环节。无论是对个体决策还是群体决策,均应考虑当前可得最佳证据的全部,健康的价值取向和可利用的卫生资源,简言之,循证决策就是证据、资源与价值的统一。

循证决策常用方法有系统评价、优先重点的选择、矩阵分析方法和卫生技术评估等。影响循证卫生决策效果的要素有研究证据、可利用的卫生资源以及政策的价值取向等。相关组织有 WHO 卫生政策与系统研究联盟(Alliance of Health Policy and System Research,AHPSR)、Cochrane 有效实践与保健组、Campbell 协作网等。

(二) 意义

循证决策是卫生决策者最常用的客观、最重要的一种有效卫生政策研究方法。循证决策有助改变传统的主观臆断卫生决策，促进卫生政策和系统研究知识的应用与传播，以改进国家和地区卫生系统的绩效。同时，有利于推广低廉有效、物有所值的措施，阻止新的无效措施进入医学实践，淘汰现行无效措施，充分利用有限的卫生资源，不断改善卫生服务的质量和效率。

（三）卫生政策与体系研究

1. 概述　卫生政策与体系研究（health policy and systems research，HPSR）是以多学科领域（subject area）为特征，而不是一个单一学科（discipline）。近义词有卫生体系研究（health systems research）、卫生体系科学（health systems science）、卫生体系发展（health systems development）和卫生体系加强（health systems strengthening）等。系统思维（systems thinking）是卫生体系研究的核心、基本要求和方法。卫生体系研究根据研究的问题，强调多学科的视角和融合，从更加宏观的维度来审视和研究卫生体系。卫生体系中包括卫生人力资源、卫生筹资和服务提供等诸多影响因素。

2. 发展　AHPSR 是卫生政策研究者的网络组织，帮助建立各国的卫生政策研究者与决策者之间的联系。旨在全球范围内推动卫生政策与系统的研究，改进发展中国家的卫生决策。2000 年 10 月"曼谷宣言"重申健康为基本人权，指出卫生研究是改善健康的有力工具，开展以循证为基础的基本国家卫生研究可以减少健康及卫生服务的不公平。2010 年，在瑞士举办了 WHO 首届全球卫生体系研究（health systems global，HSR）大会，会议主题是（利用卫生体系研究）科学促进全民健康覆盖（universal health coverage）。2012 年在北京举办的第二届全球卫生体系研究大会上建立了全球卫生体系研究会并成立第一届理事会。2017 年 4 月，首部《卫生政策与体系研究世界报告》（*World Report on Health Policy and Systems Research*）在瑞典发布。主要进展和成果包括在组织建设、教育培训、人才培养、研究能力、循证决策文化形成和促进成果转化等方面。在过去的 20 年里，世界政治、经济、社会和人群疾病负担等发生了很大变化，对循证决策的需求与日俱增。由于卫生体系缺陷，缺乏良好的卫生筹资制度和基本的卫生人力资源，许多适宜的卫生技术、基本药品、疾病干预措施和办法等未能得到有效的推广和利用，以单个疾病或者健康问题为基础的干预项目的效果亦未能尽如人意。我国的卫生政策发展和体系建设一直是发展中国家的典范，得到了国际同行的重视和认可。当然，其中也存在一些不足。据调查发现，中国高校从事卫生政策与体系研究的学科较为单调；研究机构及研究个人间合作较为有限；高校承担的相关研究项目中仅 5.8% 实现了成果转化。未来应有更高的系统思维，更加关注健康公平和全民健康覆盖，重视卫生体系的实施性研究，努力提高研究成果的转化。

医学是事关人、健康与社会经济生态可持续发展的科学，离不开仁心和仁术。如果将经典循证医学的诞生比喻为可与人类基因组学相媲美的医学，那么精准医学（precision medicine）则视为人类基因组学的延续，知识转化（knowledge transfer，KT）则架起了研究知识与实践的桥梁。美国结核病医生特鲁多的墓志铭所述："医学有时去治愈，常常去帮助，总是去安慰"（to cure sometimes，to relieve often，to comfort always）。在医疗技术高度发展的 21 世纪，众多高新技术和干预手段可供选择，卫生保健医疗实践更加迫切地呼唤兼具科学、人文、伦理、道德和负担得起的医学。世界已经公认，教育与健康是减少贫困的关键。1988 年世界医学教育大会《爱丁堡宣言》就指出"医学教育是培养促进全体人民健康的医生"。1978 年和 2018 年，WHO 先后发布《阿拉木图宣言》和《阿斯塔纳宣言》，强调初级卫生保健和全民健康覆盖（universal health coverage）的重要性。世界各国卫生改革与发展的重点就是促进医疗保健卫生资源的合理性分配,实现全民健康覆盖,促进社会公平。健康中国 2030 的战略主题就是共建共享、全民健康。核心是以人民健康为中心,基层为重点,预防为主,中西医并重,把健康融入所有政策(health in all policies)。未来应通过系统改革和整合医学研究,加强卫生体系能力建设,促进适应用户需求的高质量的循证医学证据产出与应用,持续改进医疗卫生保健的质量和效率,增进健康和教育的公平可及,推动社会进步和经济发展。

(卫茂玲)

Chapter 1 The concepts, main contents and methods of EBM

Summary

In Chapter 1, the concepts, main contents and methods of evidence-based medicine(EBM) were introduced in two parts: the brief introduction to EBM and its main contents and methods. In the first part, the background, concept, characteristics, purpose and benefit of EBM were described. Evidence based medicine(EBM)is the integration of current best available clinical evidence from systematic research with clinical expertise and patients'values for better healthcare decision-making. The basic feature of EBM includes quality and classification evaluation of evidence, level of evidence links to strength of recommendation. The better research evidence is especially from patient-centered clinical research. Patients' values mean the unique preferences, concerns and expectations, beliefs to a clinical encounter. The main domains of EBM include better evidence production and application. The ideas and methods of EBM are not only helpful for clinicians'caring for individual healthcare, but also benefit to public health policymakers on better evidence for better decision-making, including the public education, social work and relevant subjects, etc. In the second part, the main contents, research methods, clinical practice about EBM and evidence-based healthcare policy are discussed. The research methodology of EBM includes primary study and secondary study. In general, the qualities of studies designed at prospective and controlled types are better than those retrospective and non-controlled studies. Randomized control trial(RCT) is thought as the better study design for clinical therapy, and experts' experiences are thought as lower quality though they are very important for the situation of limited evidence available. Cochrane systematic review/Meta-analysis is recommended as one of the current better secondary studies, as its methods follow the Cochrane reviewers' handbook, adopt systematic review, objective, transparent and reproducible. The key to the practice of evidence based healthcare includes five steps: ask clinical question, acquire the best evidence, appraise the evidence, apply the evidence and assess the effect of practice again, which also called as "5A". The principle of PICOS(participants, intervention, control, outcome, studies, PICOS)is very important for EBM. Finally, evidence-based healthcare policy and health systems strengthening are introduced. It is necessary to enforce the health system research and knowledge transfer to ensure the better evidence of healthcare for all in future.

(Wei Maoling)

参考文献

[1] Evidence-based medicine working group. Evidence-based medicine: a new approach to the teaching of medicine[J]. JAMA, 1992, 268 (17): 2420-2425.

[2] SACKETT D L, ROSENBERG W M, GRAY J A, et al. Evidence based medicine: what it is and what it isn't[J]. BMJ, 1996, 312 (7023): 71-72.

[3] GUYATT G, RENNIE D, MEADE M O, et al. User'guides to the medical literature: a manual for evidence-based clinical practice[M]. 3rd ed. New York: Mcgraw-Hill companies, 2015.

[4] NASSER M, CLARKE M, CHALMERS I, et al. What are funders doing to minimize waste in research?[J]. Lancet, 2017, 389 (10073): 1006-1007.

[5] EVANS I, THORNTON H, CHALMERS I, et al. Testing treatments: better research for better healthcare[M]. 2nd ed. London: Pinter & Martin, 2011.

[6] 张鸣明, 刘鸣. 循证医学的概念和起源 [J]. 中国胸心血管外科临床杂志, 1998 (03): 68.

[7] 刘鸣. 循证医学 (evidence based medicine): 新世纪的临床医学 [J]. 华西医学, 1999, 14 (01): 1-2.

[8] 刘鸣. 临床实践指南意义、建立方法和评价 [J]. 中国卒中杂志, 2006 (01): 33-36.

[9] 卫茂玲, 史宗道, 张鸣明, 等. 国际 Cochrane 协作网方法学组简介 [J]. 中国循证医学杂志, 2005, 5 (05): 419-424.

[10] 卫茂玲, 刘鸣. 中国临床指南循证制定的方法学现状分析 [J]. 中国循证医学杂志, 2013, 13 (8): 927-932.

[11] 卫茂玲, 苏维, 李幼平, 等. 医患沟通系统评价证据的循证分析 [J]. 中国循证医学杂志, 2008, 8 (12): 1100-1104.

[12] SHARON E S, GISELLE J. 循证医学带给我们什么? 开端良好, 任重道远 [J]. 卫茂玲, 译. 英国医学杂志 (中文版), 2005 (04): 206-207.

[13] 刘鸣. 系统评价 Meta 分析设计与实施方法 [M]. 北京: 人民卫生出版社, 2011.

[14] 李幼平, 李静. 循证医学 [M]. 4 版. 北京: 高等教育出版社, 2020.

[15] 王吉耀. 循证医学与临床实践 [M]. 4 版. 北京: 科学出版社, 2019.

[16] 孟庆跃. 卫生体系研究及其方法学问题[J]. 中国卫生政策研究, 2011, 4 (8): 8-10.

[17] 胡善联. 循证卫生决策研究方法介绍 [J]. 中国循证医学杂志, 2007 (02): 142-146.

[18] 王家良. 临床流行病学: 临床科研设计、衡量与评价 [M]. 4 版. 上海: 上海科学技术出版社, 2014.

[19] 史宗道, 华成舸, 李春洁. 循证口腔医学 [M]. 3 版. 北京: 人民卫生出版社, 2019.

[20] MUIR G, 唐金陵. 循证医学·循证医疗卫生决策 [M]. 北京: 北京大学医学出版社, 2004.

[21] FREDERICK A S, ALFONSO I, JOHN Y, et al. 基线风险估计的不确定性及其治疗效果的可靠性 [J]. 卫茂玲, 译. 英国医学杂志: 中文版 (BMJ), 2013, 16 (2): 103-106.

[22] 卫茂玲. 医学动物替代研究发展现状研究 [J]. 中国医学伦理学, 2016, 29 (02): 304-307.

[23] WEI M L, LIU J P, LI N, et al. Acupuncture for slowing the progression of myopia in children and adolescents[J]. Cochrane database of systematic reviews, 2011, 9 (9): CD007842.

[24] OXMAN A D, GRADE Working Group. Grading quality of evidence and strength of recommendations[J]. BMJ, 2004, 328 (19): 1490-1494.

[25] BALSHEM H, HELFAND M, SCHÜNEMANN H J, et al. GRADE guidelines: Rating the quality of evidence[J]. Journal of clinical epidemiology, 2011, 64 (4): 401-406.

[26] GUYATT G H, OXMAN A D, KUNZ R, et al. Rating quality of evidence and strength of recommendations: going from evidence to recommendations[J]. BMJ, 2008, 336 (7652): 1049.

[27] WEI M L, WANG D R, KANG D Y, et al. Overview of Cochrane reviews on Chinese herbal medicine for stroke[J]. Integrative Medicine Research, 2020, 9 (1): 5-9.

[28] BELLO S，WEI M，HILDEN J，et al. The matching quality of experimental and control interventions in blinded pharmacological randomised clinical trials: a methodological systematic review[J]. BMC Med Res Methodol，2016，16（18）：1-12.

[29] 卫茂玲，杨闵，张玫，等.《中华传染病杂志》18 年临床研究初步分析 [J]. 中国循证医学，2001，1（4）：233-234.

[30] 卞兆祥. 香港中医药医疗服务及临床科研发展：现状与展望 [J]. 中国中西医结合杂志，2017，37（06）：654-656.

[31] 孟庆跃. 卫生政策与体系研究回顾与展望 [J]. 中国卫生政策研究，2017，10（07）：1-5.

[32] 詹思延. 系统综述与 Meta 分析 [M]. 北京：人民卫生出版社，2019.

[33] 史宗道，华成舸，李春洁. 循证口腔医学 [M]. 3 版. 北京：人民卫生出版社，2020.

第二章

循证医学的起源、发展与展望

第一节　国际循证医学的起源与发展

一、国际临床流行病学发展概述

临床流行病学（clinical epidemiology，CE）概念是由 John R. Pual 于 20 世纪 30 年代提出，70 年代后期在国际医学领域逐渐发展起来的一门新型临床医学基础学科。1982 年，在美国洛氏基金会（Rockefeller Foundation）和 WHO 支持下，国际临床流行病学网（International Clinical Epidemiology Network，INCLEN）成立，在美国、加拿大、澳大利亚等建立了 5 个一级国际临床流行病学资源与培训中心（International Clinical Epidemiology Resource and Training Center，CERTC），并在 23 个发展中国家 57 所医科大学建立临床流行病学组（Clinical Epidemiology Unit，CEU）。此后，在欧亚非及拉丁美洲相继建立八个地区性临床流行病学资源与培训中心（Regional Clinical Epidemiology Resource and Training Center），其中包括我国最早成为会员单位的华西医科大学和上海医科大学。

临床流行病学的核心内容是临床科研的设计、衡量和评价（design，measurement and evaluation，DME）。其原理与方法不仅用于指导临床科研实践，还促进了健康管理与卫生决策科学化。通过基于临床问题的研究，建立系统的文献检索和评价体系来培训临床医生，帮助他们从纷繁复杂的医学文献中快速提炼出关键需求信息来指导实践和临床研究。具有整合流行病学的群体观，将卫生经济学、社会医学和统计学原理整合到医学教学中，开阔了医务工作者和学生眼界，运用可靠的临床依据，确保医疗质量，促进医学实践合理有效使用卫生资源。国际临床流行病学和循证医学的创始人 David Sackett（1934—2015），1967 年在加拿大安大略省麦克马斯特大学创立了世界首个临床流行病学和生物统计学部，1993 年担任国际 Cochrane 协作网首届指导委员会主席，1994 年在英国创立牛津循证医学中心，通过出版著作、发表文章及举办教育讲座，并多次来华讲学，为世界和中国临床流行病学与循证医学的研究教育发展作出了卓越贡献。

二、国际循证医学的起源与发展

（一）循证医学的起源

1. 医学发展概述　我国古代中医之父神农通过尝百草鉴别药物毒性和分类。1061 年宋代《本草图经》记载了人体试验验证人参的效果。《黄帝内经·素问》论述了传染性疫病。清朝乾隆时期《考证》一书描述了循证思维，用研究记录解释孔子著述中有关干预的评价。

古希腊名医希波克拉底（Hippocrates）注重临床检查、观察和文档记录，发表《空气、水和场所》（外环境与疾病），奠定了西方医学的基础。1628 年，英国人 William Harvey 发现血液循环系统。17 世纪末，荷兰人 Antony V. Leeuwenhoek 发明了显微镜，促使医学观察深入到原生动物和细菌。1700 年，意大利 Ramazzini 在《论手工业者的疾病》著作中记述了 52 种职业工人的健康和身体状况，揭示了职业病病因与职业的关系。1747 年，苏格兰海军外科医生 James Lind 完成了历史上有文字记录的第一个临床对照试验，研究橘子和柠檬及其他干预方法治疗维生素 C 缺乏症的疗效，为发现柑橘类水果具有防治维生素 C 缺乏症的有效性奠定了基础。临床盲法研究始于 1784 年，法国国王路易十六任命由本杰明·富兰克林（Benjamin Franklin）负责的监察委员会调查"动物磁疗法"和"催眠术"的疗效，发现无论受试者是否接受磁疗，只有被告知接受磁疗时才感受到磁疗作用，否则就感受不到疗效。1835 年，法国医生皮埃尔·路易斯（Pierre C.A. Louis）发表了伤寒和结核病的论著，证明了当时流行的放血疗法并无确切依据，认为有意义的临床治疗应建立在对患者的系统观察上。匈牙利人 Ignaz P. Semmelweis 发现医生洗手消毒对预防感染的重要性，1861 年出版了《产褥热的病因、概念和预防》。1859 年，查尔斯·达尔文论述了物种起源和生命自然界的多样性与统一性，奠定了现代生物学和进化论基础。1890 年，德国医学家、微生物学先驱埃米尔·冯·贝林（Emil Von Behring），首创血清疗法和被动免疫研究，尤其是其对白喉治疗的贡献获得首届诺贝尔生理学或医学奖（1901 年）。南丁格尔（Florence Nightingale）不仅创立了现代护理教育，还针对医院环境的不卫生导致不必要的高死亡率提出了改善医院环境建议。玛丽·居里（Marie Cuire）因放射性同位素研究、分离镭和阐述治疗特性两次获得诺贝尔奖。1928 年，苏格兰人 Alexander Fleming 发现青霉素。1930 年苏尔曼（Torald Sollman）强调研究中采用安慰剂和盲法的重要性。1948 年，英国医学会领导开展了世界上第一个随机对照试验（randomized controlled trial，RCT），肯定了链霉素治疗肺结核的疗效。

2. 临床研究伦理规范概述　数百年来医学研究都是分散进行，由于大多数治疗具有试验性，几乎没有证据表明哪些治疗手段是有效的。18 世纪，英国出现了第一起医生在采取治疗干预措施前必须获得患者知情同意的法律案例判决。1938 年，美国颁布了"食品、药品化妆品法案"（Food, Drug and Cosmetic Act），要求产品投放市场前必须证明是安全的。第二次世界大战前后，随着商业性研究发展，政府和制药公司的投入增多，研究日益集中协作和标准化，此期临床研究大部分在监狱、孤儿院、精神病患者或残疾人之家完成。由于频频出现的药害事件，引起了人们对药物评价的新认识。为保护研究受试者的合法权益、自愿参与临床试验，1946 年国际上公布了《纽伦堡法典》来规范人体试验的行为。1948 年世界医学会（World Medical Association，WMA）制定了《日内瓦宣言》作为医生的道德规范。此后，世界上陆续诞生并被普遍接受的临床试验研究伦理规范和指导原则有《赫尔辛基宣言》《贝尔蒙特报告》《涉及人的生物医学研究国际伦理准则》等。其中《赫尔辛基宣言》被视为临床研究伦理规范的基石，自 1964 年首次发布后历经多次修订。它强调保护受试者个人利益优先原则、临床试验注册制度和对弱势群体的特殊保护制度。明确了保护受试者的主体是医生，保护患者生命、健康、尊严、个人隐私权、患者安全、完整性、自我决定权和个人信息机密性。同时，人们也意识到涉及人的医学研究不仅是伦理道德方面的问题，更是不可忽视的法律议题。

我国为保护医学参与者的合法权益，从 1999 年起，国家药监局就发布了《药品临床试验管理规范》，指出"伦理委员会与知情同意书是保障受试者权益的主要措施"。2001 年始，卫生部等陆续颁布了《人类辅助生殖技术管理办法》《人胚胎干细胞研究伦理指导原则》和《人体器官移植技术临床应用管理暂行规定》等。2007年1月，卫生部颁布了《涉及人的生物医学研究伦理审查办法》，首次以行政规章的形式提出建立伦理委员会的要求及其任务。2008年7月，卫生部印发《世界卫生组织人体细胞、组织和器官移植指导原则（草案）》，为以治疗为目的的人体细胞、组织和器官获得和移植，提供了一个有序、符合伦理标准且可接受的框架原则。2009年3月，卫生部颁布《医疗技术临床应用管理办法》，根据不同技术种类对伦理管理提出了不同要求。

医学研究在对象、过程、结果及其影响等方面具有多重复杂性和不确定性。循证医学的精髓就是医生基于不断丰富和更新的临床经验和技能，尊重患者的意愿（患者应享有充分的知情权和对自己疾病诊断、治疗的选择权），结合应用当前研究的最佳证据评价结果，以达到患者最满意的医疗服务效果，这也是医学伦理学治疗最优化原则在实践中的具体体现。

（二）循证医学的产生与发展

英国著名流行病学家和内科医生Archie Cochrane（1909—1988），根据第二次世界大战期间在德国纳粹集中营照顾晚期结核病战俘的医疗实践，他认为所做的一切没有证据表明会给患者带来何种影响。1972年，他在著作《效果与效率：卫生服务中的随机反映》（*Effectiveness and Efficiency——Random Reflections on Health Services*）中明确指出："由于资源终将有限，应当使用已被恰当证明有明显效果的医疗保健措施。"1974—1976年，他在英国威尔士Cardiff开始检索围产医学的临床对照试验，起草系统评价撰写大纲。1979年他又强调，应按照人类共同关心的大病种、大疗法、收集全世界质量可靠的随机对照试验，进行综合分析，评价这些病种及疗法是否真正有效。Cochrane从一个崭新的视角审视过去的临床实践，提出发人深省的问题："医生为患者提供的服务是否都真正有效和价有所值？"

国际Cochrane协作网主要创始人Iain Chalmers，1978—1992年作为英国国家围产医学流行病学中心首位主任，领导建立了牛津围产医学电子数据库（the Oxford database of perinatal trials），制作妊娠和分娩保健相关的随机对照试验的系统评价来指导实践。1989年出版《孕产期有效保健》（*Effective Care in Pregnancy and Childbirth*）。1992年领导创建世界上第一个Cochrane中心——英国Cochrane中心，这也是1993年成立的国际Cochrane协作网的雏形。为提高临床研究质量，2003年Iain Chalmers加盟James Lind图书馆（James Lind Library），致力于倡导公平性的临床试验。James Lind图书馆是一个记录检验试验真实性、有效性方法产生和发展历史的纪念性图书馆，供后人学习和借鉴。

同时，Gordon Guyatt等在北美发起了循证医学运动。Gordon认为传统的医疗模式过度依赖医生个人经验与权威专家意见，提出有别于传统医学的临床医学模式。1991年，循证医学（evidence-based medicine，EBM）一词首次公开发表于美国内科医师协会杂志俱乐部（the American College of Physicians Journal Club，ACP Journal Club）。1992年，以加拿大麦克马斯特大学Gordon Guyatt等为首的循证医学工作组（the evidence-based medicine working group）在美国医学会杂志（JAMA）上发文正式命名，提出将经过严格评价后的文献知识用于帮助住院医生做出合理的临床决策。1995年，国际临床流行病学与循证医学创始人David Sackett教授在牛津举办了首届循证医学培训班。1997年，发表第一本循证医学专著"*Evidence-Based Medicine*：*How to Teach and Practice Evidence-Based Medicine*"。

Cochrane协作网与循证医学同步迅速发展，距今已有近30年历史，其理念已渗透到几乎所有医药卫生领域，从临床医学领域的病因、诊断、治疗、预后、预防等临床医学问题，逐渐发展到公共卫生领域的公共体系、公共产品及其服务的问题，并逐渐影响到社会、教育、伦理、法律和政策领域。众多国际组织不断结合临床和医疗保健问题，共同深入研究相关方法和评价体系，促进循证医学的不断发展和完善。

循证医学在我国发展历经引进、数据库网络建设、培训、普及、传播、教育、推广应用、探索研究与规范化发展阶段。20 世纪 70 年代兴起的临床流行病学为循证医学奠定了方法学基础，90 年代初相继问世的循证医学和 Cochrane 协作网是其发展和应用，二者与 60 年代发展起来的卫生技术评估构成了循证医学的三大技术支柱，是临床医学与日益完善并走向实用化的计算机技术、信息传输技术和网络技术等多学科融合交叉的产物。由于理念的科学性与合理性，并适应了当前医疗体制和教育体制改革的潮流，一经出现即受到各国政府和临床医学界的普遍欢迎，成为临床医学的热点。

三、国际循证医学相关组织

（一）国际 Cochrane 协作网

1993 年，国际 Cochrane 协作网（Cochrane Collaboration，CC）在英国牛津成立，它是以已故英国流行病学家、内科医生 Archie Cochrane 命名，是循证医学相关、重要的非营利性国际学术组织。通过全球协作，制作高质量、相关且不断更新的系统评价证据（简称 Cochrane 系统评价），促进最佳证据的产出与传播，实现循证健康决策，提高卫生保健决策水平。国际 Cochrane 协作网每年召开一次国际 Cochrane 年会，促进全球协作者进行学术交流。

1992 年 10 月，由英国国家卫生服务部（National Health Service，NHS）研究与发展中心资助，在英国牛津成立了世界第一个 Cochrane 中心——英国 Cochrane 中心。主要是协调和促进卫生保健领域相关的随机对照试验的系统评价的制作和传播，为循证医学实践提供证据，以最好的科学进展和研究结果服务于临床医疗和卫生管理决策。此后，Cochrane 妊娠与分娩组、低生育力组和新生儿组和卒中组相继成立。1993 年 4 月，更新软件公司再次发行《牛津围产试验资料库》，成为重新设计的 Cochrane 妊娠与分娩资料库先驱电子杂志。1993 年在牛津召开了第一届世界 Cochrane 年会，会中正式成立了国际 Cochrane 协作网（Cochrane Collaboration，CC），拟通过全球协作，促进最佳证据的产出与传播。1993 年 6 月，Cochrane 协作网手册（Cochrane handbook）制作发表。1993 年 8 月—1997 年 10 月，先后有加拿大、美国、澳大利亚、意大利、丹麦、法国、巴西、西班牙和德国的 Cochrane 中心相继注册。1997 年 10 月，Cochrane 用户与交流组注册。1999 年 3 月，中国 Cochrane 中心正式注册。

至 2019 年 12 月，Cochrane 协作网有 53 个专业组，130 余个国家的 1.1 万会员，6.8 万志愿者、研究者、医药卫生人员和患者等协作研究，全球协作者在统一 Cochrane 手册（Cochrane handbook）指导下，已在 Cochrane 图书馆（Cochrane Library，CL）中 Cochrane 系统评价数据库（Cochrane database of systematic reviews，CDSR）发表 8 190 篇系统评价全文和 2 398 篇方案，其中包括诊断试验系统评价 129 篇和方案 95 篇。从 2007 年起，Cochrane 系统评价数据库（CDSR）被 ISI 收录，影响因子由 4.654 上升至 7.89（2019 年）。Cochrane 图书馆是Cochrane 协作网的主要产品，收录有全球的随机对照试验（CENTRAL）和 Cochrane 系统评价（Cochrane systematic review）等，Cochrane 系统评价摘要还被翻译成 14 种语言，供用户免费获取。

Archie 是 Cochrane 评价小组的核心工具,管理 53 个专业组的系统评价制作、更新及其在 Cochrane 图书馆的发表。当前 Cochrane 系统评价制作软件 RevMan 5 可基于纯学术目的免费从网站 Cochrane 协作网网站获取。Cochrane 系统评价作为 Cochrane 协作网的主要电子产品,是一个周密科学设计、高效协同运作的系统工程,从题目注册、研究方案公开到全文发表实行全过程质量把关,包括系统评价研究问题的设计、实施过程监督质量、规范发表指导等,被公认为卫生保健领域干预措施最有价值的信息来源。

Cochrane 协作网的运行依赖于其良好的组织架构和十大原则:①合作(collaboration);②发挥个体热情(building on the enthusiasm of individuals);③通过良好管理协调避免重复(avoiding duplication of effort);④偏倚最小化(minimizing bias);⑤不断更新(keeping up-to-date);⑥力求相关(striving for relevance);⑦促进获取(promoting access);⑧确保质量(ensuring quality);⑨连续性(continuity);⑩广泛参与(enable wide participation)。20 世纪 90 年代起,循证医学相关的文献、杂志数量、语种和国别迅速增加。MEDLINE 数据库从 1995 年起增加了主题词字段"evidence-based medicine",美国国家医学图书馆已将 Cochrane 系统评价进行标引供 MEDLINE 网上使用。至 2019 年 12 月,笔者在 PubMed 以主题词检出相关记录 72 054 条,说明循证医学对不同语言、文化和经济背景国家的广泛适用性。

(二)国际指南网

临床实践指南(clinical practice guideline,CPG)是指人们针对特定的临床情况,制定出一套系统、能帮助临床医生和患者做出恰当处理的指导意见,常由专业学会制定和严格把关,属较权威的临床规范化文件。由于循证医疗保健依赖于证据的可得性和易读性,而多数证据利用者,如卫生保健决策制定者、研究人员和患者等,迫切需要循证医学专家提供直接、省时、准确、证据强度高的证据。

临床实践指南的发展始于 60 年前。20 世纪 90 年代以来,指南制定在美国和欧洲迅速发展,各发达国家的医学专业团体,政府机构及其他组织纷纷发表诊治各种疾病的临床实践指南。国际指南网(Guidelines International Network,GIN)作为全球卫生保健质量的主要参与者,主要领导、支持指南的制定、调整和实施,并加强相互合作。GIN 通过帮助成员制定高质量的临床实践指南,促进安全有效的患者照护。2014 年,Cochrane 和 GIN 形成正式伙伴关系,共同致力于确保证据不仅有用,而且可及,以供世界各地健康决策者使用。

(三)国际卫生技术评估协会

1. 概述　卫生技术评估(health technology assessment,HTA)主要借助循证医学、临床流行病学与卫生经济学等原理和方法,采用清晰、透明的方法,综合评价卫生技术的生命全周期,包括安全性、有效性、经济性、社会伦理和法律适应性评估等,提出推广使用、限制使用、禁止/淘汰使用或需进一步研究等综合建议,供政府决策和社会采纳。特点:实施方法透明、系统、严格及利益相关者参与。HTA 的意义在于倡导公平、高效、高质量的卫生系统,减少重复研究,促进科学决策。

2. 国际卫生技术评估协会　国际卫生技术评估协会(Health Technology Assessment International,HTAi)是 HTA 专业人员从事学术活动的重要学术组织,2003 年成立于加拿大。它由全球 65 个国家、82 个机构的 2 500 名成员组成,包括相关学者、机构、决策者、患者代表和企业界人士。HTAi 每年定期在不同国家举办学术交流会议,共同致力于支持和传播全球 HTA 的制作、交流与传播，促进全球 HTA 发展，及时应用传播创新、安全有效和负担得起的卫生保健技术。

3．卫生技术评估起源与发展　20 世纪 60 年代，技术评估兴起于美国。80 年代，英国、法国、荷兰和瑞典等一些发达国家相继成立技术评估机构，开展卫生技术评估，为医疗卫生决策提供依据。90 年代，亚洲泰国、马来西亚、菲律宾和印度尼西亚等发展中国家也相继建立国家卫生技术评估中心。中国于 20 世纪 80 年代引入技术评估，卫生部科教司从 90 年代起在国内推动和开展卫生技术评估工作。1994 年起，中国先后建立 HTA 机构，包括上海医科大学（现复旦大学上海医学院）医学技术评估研究中心，浙江医科大学（现浙江大学医学院）生物医学工程技术评估中心、北京医科大学（现北京大学医学部）成立了医学伦理学评估中心、原华西医科大学附属第一医院（现四川大学华西医院）中国循证医学中心等。1999 年 1 月，卫生部举办首届中国 HTA 会。2001 年 9 月，卫生部科技司成果交流处改为卫生技术管理处，并制定法规，依靠卫生技术评估报告的结果，推行卫生技术准入管理制度。目前，全球约有 50 余个国家建立了国家卫生技术评估体系，但是卫生技术评估体系的定义各异，很难概括各国 HTA 的成功与失败经验。其中，国家的责任非常重要，但某种程度上应聚焦于特定领域，注意避免利益相关方冲突，并尊重各自在决策程序的作用，更多信息请登录国际卫生技术评估网站查阅。

（四）国际卫生经济学会

卫生经济学（health economics）作为经济学的分支学科，是利用经济学的理论和方法，研究卫生领域经济现象和规律的一门学科。研究内容包括：卫生经济分析工具、卫生总费用、健康和医疗服务需求、医疗卫生服务提供者行为、卫生筹资与医疗保险、医疗服务市场规制、卫生技术经济学评价和卫生改革经济学研究等。研究方法包括微观经济学方法、卫生计量经济学、卫生经济评价和效果评价。临床经济学评价是应用经济学原理和方法评价临床诊断、预防和治疗技术与措施的经济学效果，找出影响合理使用有限资源的因素，指导医生在临床实践中作出决策，旨在资源有限前提下，识别价有所值的诊疗方案。常用方法包括最小成本分析（cost-minimization analysis，CMA）、成本 - 效果分析（cost-effectiveness analysis）、成本 - 效益分析（cost-benefit analysis）、成本 - 效用分析（cost-utility analysis）、增量分析（incremental analysis）、预算影响分析（budget impact analysis）等。

卫生经济学术语最早出现在 20 世纪 40 年代西方有关书籍中，50—60 年代卫生经济学作为一门学科逐渐形成和发展起来。1972 年获得诺贝尔经济学奖的 Kenneth Arrow 被视为卫生经济学的奠基者。国际卫生经济学会（International Health Economics Association，iHEA）1994 年在加拿大成立。中国卫生经济研究会（China Health Economics Association，CHEA）1982 年成立，后改名为中国卫生经济学会，由从事卫生经济研究、管理与教学的团体及个人自愿组成的非营利的全国性学术团体。随着全球卫生费用的急剧增长和卫生事业的社会化，欧洲一些国家相继削减卫生服务预算，应对银行危机引起的公私债务问题，由此带来的结果是政府职能及其全民医疗被剥夺，以及巨大的服务供给、筹资和利用公平性问题，导致家庭被迫承担更多的疾病财务风险。

此外，1995 年在美国成立的国际药物经济学与结局研究协会（International Society for Pharmacoeconomics and Outcomes Research，ISPOR），是与卫生经济学评价相关，以患者为中心、侧重于临床、经济学和患者健康结局研究的国际组织，通过评估卫生医疗干预手段在临床、经济等领域的成本效果，为决策者提供信息参考。ISPOR 目前拥有来自 100 多个国家 65 个地区分会 7 000 余名会员。2014 年，主要依托华西医院、中国循证医学中心和四川省药学会等人才资源优势，ISPOR 华西分会在成都成立，为中国尤其是西部地区上市后药物评价和循证决策搭建了较好的研究与转化平台。

（五）国际 Campbell 协作网

国际 Campbell 协作网（Campbell Collaboration，C2），是 Cochrane 协作网的姊妹网，它以美国国家科学院学术委员、著名心理学家、思想家、进化认识论奠基者 Donald T. Campbell（1916—1996）姓氏命名，致力于生产和传播社会、教育、行为及心理等干预措施效果系统评价的国际组织，倡导循证决策和高质量的公共与私人服务，提供最佳的决策与实践研究证据，为决策者提供导向性的参考，减少决策失误，提高政府工作效率和决策与实践质量，合理利用社会资源，提高社会服务的成本效益，促进社会积极转变，改善人民福祉。同时，促进决策与实践研究方法学的规范，开展协作研究。

1999 年 7 月，在英国伦敦大学公共政策学院研讨会上来自 4 个国家的 80 位代表通过了成立 Campbell 协作网的决定。1999 年 10 月，在意大利罗马召开了第七届 Cochrane 年会和指导委员会会议，首次讨论合作建立 Cochrane-Campbell 方法学组。2000 年 2 月，在美国宾夕法尼亚大学举行的会议上 Campbell 协作网宣告正式成立。Campbell 协作网组织机构包括指导委员会、协调组和秘书处。主要产品是发表在 Campbell 图书馆（Campbell Library）中的 Campbell 系统评价。主要工作由商业与管理组（business and management）、犯罪与司法组（crime and justice）、残疾组（disability）、教育组（education）、国际发展（international development）、知识转化与实施组（knowledge translation and implementation）、社会福利组（social welfare）、方法学组（methods）和用户组协调组等支持完成。其遵循与 Cochrane 协作网类似的工作原则，每年举行年会。国际 Campbell 协作网首任主席、美国南加州大学社会工作学院 Prof. Haluk Soydan 及其团队成员多次应邀访华，支持中国循证社会工作的研究、教育及人才培养。同时，中国循证医学中心团队也应邀分别赴美国和挪威等参加相关学术会议作学术报告，促进了循证社会工作的国内外学术交流。2019 年，Campbell 中国联盟（Capmbell China Network）成立，四川大学、兰州大学、南京理工大学、武汉大学等高校联合推动循证社会科学发展。更多信息可登录 Campbell 协作网网站查阅。

综上，国际循证医学各相关组织的共性就是促进最佳证据的产出、应用与传播。国际循证医学著名专家 Iain Chalmers 爵士和 Paul Glasziou 教授 2009 年撰文指出："约 85% 的生物医学研究存在可以避免的证据产出与报告浪费现象。"其中突出表现为：①研究问题与临床关注的重点问题不相关。②研究方案设计和实施过程不当。③研究结果未能发表或延迟发表。④研究报告质量低下。究其原因在于人们较重视对研究者统计方法的教育，而忽视了对于如何提出一个有意义的研究问题的培训，并用最佳的研究设计方案、可靠方法和负责任的态度去回答它并及时传播研究发现。⑤利益相关方间缺乏充分有效的协作联系机制。例如，医患双方对于膝关节炎关注的优先重点问题并不相同。这些现象不仅有背科研伦理，浪费了患者和公众参与科研的贡献，降低了研究价值，也给各国经济带来损失。如何合理使用有限卫生资源是各国面临的共同挑战。

（卫茂玲）

第二节　中国循证医学起源与发展

一、中国临床流行病学的起源与发展

1980年，在美国洛氏基金会（The Rockefeller Foundation，R.F）和世界银行（World Bank，WB）的倡导及我国卫生部的领导支持下，华西医科大学罗德成等专家赴英国剑桥大学首次参加国际临床流行病学培训班学习，明确临床流行病学对医学教育和医学研究的重要价值。1981年起，华西医科大学陆续选派王家良教授等22位医生，先后赴加拿大、澳大利亚、美国、泰国、印度尼西亚和菲律宾等国家临床流行病学资源与培训中心接受科学硕士（M.Sc.）正规培训，建立了我国临床流行病学领域专业教学和研究队伍。1983年，华西医科大学和上海医科大学被INCLEN选为中国首批临床流行病学组（clinical epidemiology unit，CEU）。同年，原华西医科大学率先在全国高等医学院校中成立临床流行病学教研室，为临床研究生率先开设临床流行病学选修课。1984年4月9日，在卫生部科教司主持下，华西医科大学主办"全国首届D.M.E培训班"，会中正式决定在华西医科大学、上海医科大学、广州中医学院建立3个国家D.M.E培训中心，其余部属院校分别成立D.M.E教学组，利用世界银行贷款项目逐步开展D.M.E教学工作。世界银行首席顾问Dr. John Evens和国际临床流行病学创始人Dr. David Sackett等国际专家来华讲学，自此正式在中国拉开了临床流行病学发展的序幕。1989年，由原华西医科大学倡议和发起，获原北京医科大学、原中国协和医科大学、原上海医科大学、原湖南医科大学、原山东医科大学及原第四军医大学的积极支持和响应，筹备建立"中国临床流行病学网"（China Clinical Epidemiology Network，ChinaCLEN）。1989年5月，卫生部批准在华西医科大学正式召开了"全国首届临床流行病学/D.M.E学术会议"，正式创建学科组织"中国临床流行病学网"（ChinaCLEN），王家良教授当选首届主席。同年，王家良教授被选为国际临床流行病学网（INCLEN committee）委员会委员及其董事会成员，对改进临床医学的研究、教学和医疗，培养全国专业技术力量具有重要意义。1992年，中华医学会批准创建中华医学会临床流行病学学会。1993年4月，在广州召开的"全国第三届临床流行病学/D.M.E学术会议"正式成立"中华医学会临床流行病学学会"。1994年，华西医科大学、上海医科大学CEU升级为INCLEN第二代临床流行病学培训中心。1996年华西医科大学在INCLEN支持下正式创建INCLEN地区资源与培训中心，获得国际国内双重科学硕士（M.Sc.）学位授权资格。此后，为国内十余所院校和中华医学会培训了40多名授予M.Sc.的中级职称以上的医生，并帮助原浙江医科大学、原湖南医科大学、原第四军医大学、原中国协和医科大学、原上海第二医科大学及中国中医科学院6所高校或科研院所作为CEU（二级）加入INCLEN。迄今，全国大多数省、市、自治区相继建立了相关专委会并推动学科发展。中国临床流行病学在迅速发展的同时，也为中国循证医学的引进和发展奠定了重要方法学和人才基础。

二、中国循证医学中心建立与国内循证医学起源及发展

（一）历史沿革

从1980年开始，华西医科大学和上海医科大学先后送出多批临床医生赴多国临床流行

病学培训基地学习并获得硕士学位。1983 年华西医科大学在国内率先成立临床流行病学教研室，并在研究生和本科生中开设临床流行病学课程。1984 年建立国家设计、衡量与评价（DME）培训中心，为华西乃至全国培训了大量人才。为循证医学的引进奠定了雄厚的人才、方法和技术基础；1996 年，上海医科大学内科学和临床流行病学专家翻译介绍"循证医学的临床实践"。

1995 年华西医科大学附属第一医院（现称四川大学华西医院）留英学者在牛津参加循证医学培训并在爱丁堡大学神经内科 Cochrane 脑卒中组参加循证脑血管病实践。1996 年 3 月向国际 Cochrane 协作网主席表达了建立中国 Cochrane 中心的想法，后续建议华西医院建立中国循证医学 /Cochrane 中心。华西医院立即启动筹建工作并于次年得到卫生部正式批准，成为卫生部领导下与国际组织紧密合作的中国循证医学实体，开启了循证医学中心和 Cochrane 中心同步建设，将培训推广循证医学理念和提供系统全面临床证据同步进行，形成具有中国特色的循证医学发展之路。1999 年中国 Cochrane 中心正式在国际 Cochrane 协作网注册，2001 年建立香港分中心。

在我国，引进 Cochrane 协作网这一提供循证医学证据的实体组织为循证医学理念在中国快速落地、生根发芽提供了载体，使循证医学落到实处。发展之初，四川大学华西医院采用 Cochrane 中心与循证医学中心二位一体的运作模式。2001 年出版了我国第一部循证医学专著并创办了中国第一本循证医学杂志。通过各种培训班及亚太地区循证医学研讨会、在国内各专业学术期刊发表文章等多种方式，引进循证医学理念和方法、唤醒意识。并在大学开设循证医学课程、招收循证医学研究生，成立各级循证医学学会。2002 年 12 月，教育部批准四川大学牵头成立"循证医学教育部网上合作研究中心"。2005 年华西医院根据发展需要，整合资源、集成优势，进一步将临床流行病学、Cochrane 中心、循证医学中心和卫生技术评估机构四者合一。一套人员，多个名称（对外称中国循证医学 /Cochrane 中心，对校内和院内又称为循证医学和临床流行病学中心 / 教研室）。在卫生部、教育部等政府主管部门和华西医院、四川大学的一致共识和支持下，在国家自然科学基金、CMB、AusAid 和 WHO 等基金资助下，采用学科、平台、梯队一体化建设的创新发展模式，开展系统性、全方位和可持续的循证医学工作。经过 24 年持续不断发展，已拥有全国学术制高点和国际接点的人才、技术和方法学优势。华西人与国内同道一起在全国兴起并推动了循证医学文化在中国的迅速形成。

（二）中国循证医学 /Cochrane 中心的建立与发展

1. 从临床切入到全面展开——华西起源与贡献 1995 年，四川大学华西医院（原华西医科大学附属第一医院）神经内科刘鸣副教授在英国牛津参加了循证医学创始人之一 David Sackett 教授举办的英国首届循证医学培训班，后续在爱丁堡大学神经内科 Cochrane 脑卒中组学习和进行脑血管病循证实践。由于在国内经过研究生阶段临床流行病学课程学习、对临床研究设计与评价的重要性具备了相关基础，结合在英国牛津和爱丁堡的循证医学学习和在国内的临床经历，她意识到中国需要循证医学。

1996 年 3 月，在爱丁堡举办的英国 Cochrane 年会上，刘鸣做了关于中国脑卒中临床试验证据分析的发言报告，并向国际 Cochrane 协作网创始人、英国 Cochrane 中心主任牛津大学 Iain Chamlers 博士等专家表达了建立中国 Cochrane 中心的想法，得到 Iain Chamlers 博士和 Cochrane 脑卒中组负责人爱丁堡大学神经内科 Peter Sandercock 等教授的积极支持。

1996 年 6 月，刘鸣向时任华西医院科研副院长的李幼平教授汇报上述情况，并提出建立中国循证医学 /Cochrane 中心的动议和启动方案，李幼平立即向上汇报后很快得到院领导支持，并拨款启动筹建中国循证医学中心 /Cochrane 中心，由李幼平总体负责领导筹建工作，刘鸣负责专业技术和联络国际指导，王家良提供方法学与人才支持，何俐担任秘书开展早期筹建工作。后续与中国循证医学中心专 / 兼职团队一起，在积极准备条件和资料向国家卫生部申请成立中国 Cochrane 中心并向国际 Cochrane 协作网申请注册的同时，面向全国和医学各专业，密集举办多种学术会议和培训班，宣传推广循证医学理念和方法，培养相关技术人才。以建立神经内科临床试验资料库开展脑血管病循证研究与实践为临床循证切入点，与国际 Cochrane 协作网、爱丁堡大学 Cochrane 脑卒中组及澳大利亚 Cochrane 中心紧密合作得到专业技术支撑。

中国循证医学中心筹建工作一直在原华西医科大学校领导的大力支持下进行，并得到卫生部主管领导的鼓励和指导。1997 年 7 月，卫生部正式批准在华西医科大学筹建我国第一个循证医学 /Cochrane 中心。同年 8 月，首届中国国际 Cochrane 协作网研讨会在成都召开，时任国际 Cochrane 协作网主席和澳大利亚 Cochrane 中心主任的 Chris Silagy 教授和卫生部领导等现场考察。1998 年 2 月，中心举办了第一期"临床试验及 Meta 分析方法学进展"及"人工检索和计算机检索"方法培训班。在 Chris Silagy 教授及其团队的帮助下，1999 年 3 月，中国 Cochrane 中心经国际 Cochrane 协作网指导委员会正式批准注册成为国际 Cochrane 协作网的第十三个中心，并于 2001 年建立中国 Cochrane 中心香港分中心。

中国循证医学 /Cochrane 中心筹建工作开始以来，华西医科大学及其各附属医院为推动循证医学工作，在组织建设、人才培养、政策、空间和基金等方面给予了有力支持。例如，2000 年 4 月，华西医院对全体职工分批轮流进行循证医学知识培训。同年 10 月，支持召开了首届亚太地区循证医学研讨会，帮助从各方面申请经费进行中国循证医学 /Cochrane 中心建设。在学校领导和外事处支持下，先后成功获得美国中华医学基金会 CMB 项目、世界卫生组织项目、澳大利亚项目基金和国家自然科学基金委项目等多渠道重要资助，保障了中心建设和运行发展的基本需要。

中国循证医学 /Cochrane 中心建立之初主要从临床循证实践方面启动和开展工作并逐渐扩展到循证卫生决策等其他领域。循证临床实践主要包括：提供证据（原始临床研究与系统评价）、提高证据质量（分析与评价证据质量）和使用证据（床旁循证实践、循证医疗管理和指南制定与应用）等方面。在提供临床证据、提高证据质量和使用临床证据方面，从 1996 年开始，在英国爱丁堡大学神经内科 Cochrane 卒中组编辑部的帮助下，华西医院神经内科首先对中国发表的脑卒中临床试验证据进行分析评价，建立中文神经疾病临床试验资料库、开展神经疾病防治方法系统评价和卫生技术评估，为中国 Cochrane 中心在国际 Cochrane 协作网的成功注册作出突出贡献。同时建立卒中病例登记库、进行队列研究和多中心随机对照试验等原始研究。为提高证据质量，进行了我国脑卒中临床试验质量 24 年的监测和分析研究，并发表多篇临床研究质量评价文章和临床研究规范共识。在科内开展循证诊治疾病和循证病房管理等循证医疗管理实践，牵头制定了系列脑血管病循证指南并探索适合我国国情的循证指南制定方法，开拓了一条在国际标准指导下与我国临床实际相结合的临床循证之路，并以点带面通过全国性培训班、学术会议报告及在中文杂志发表系列论文等方式，将循证临床实践的全套方法和经验推广到临床医学其他专业领域。

在床旁循证实践方面，2001 年 5 月，受华西医科大学 CMB 项目办支持，美国华盛顿大学医学院专家 Dr.Wolf 和 Dr.Pinsky 应邀来华西医院指导循证病房实践和病案讨论，启动循证床旁临床实践。其中，涌现出大批有特色的循证全科实践和专科示范科室。例如，华西医院老年科董碧蓉教授率先在住院医师规范化培训中开设循证临床实践课程，主办全国继续教育项目循证临床实践技能精品培训班；同时，华西医院的内分泌代谢科、消化内科、呼吸危重科、泌尿外科、肾脏内科、中西医结合科、针灸科、肝胆胰外科、胸外科、乳腺外科、心内科、血液科、传染科、精神科、实验医学科、医技影像超声科、骨科、肿瘤科、康复科、临床药理基地、麻醉科和护理等专业以及四川大学华西第二医院的妇产科、儿科和华西口腔医院等专业负责人率先在相关领域积极介绍和实施循证临床研究与实践。建立临床研究资料库、注册发表 Cochrane 系统评价，在专业杂志上介绍循证医学概念。2008 年第一套循证临床实践丛书《临床循证治疗手册》共 7 本（神经内科疾病、内分泌代谢疾病、消化疾病、妇产科疾病、儿科疾病、肾脏疾病、呼吸疾病）由人民卫生出版社出版，推动了循证医学在各临床专科领域的发展应用。同时，也为全国相关专业的临床研究与临床实践提供了很好的示范引领和推动作用，开启了中国特色的提供临床证据—临床实践应用—研究质量提高的一体化临床循证实践的医学科学工程，推动了我国医疗及研究质量的提高和临床医学的进步（更多内容参见后面各章循证医学在医学各专业的发展情况介绍）。到 2005 年，中国循证医学中心已形成稳定的循证临床实践、循证卫生决策和培训教育传播等主干方向，供证、创证和用证及其推广培训成为核心工作内容。后来又继续扩展到循证公共卫生和预防医学、循证药学、循证中医药学、患者安全和方法学等多个领域。在华西循证医学中心的专 / 兼职人员和各科临床医生及全国同道共同的不懈努力下，成功构建了中国独特的循证医学发展模式。

2. 多方支持——为循证医学在中国落地生根提供条件　循证医学是临床医学发展的必然趋势，或迟或早都会在中国发生。但发生如此之早、发展如此之快，接受如此之广，是任何其他发达国家和发展中国家都难以想象和难以做到的。其原因除了国家需求（解决有限卫生资源难以满足巨大社会需求的突出矛盾），华西人的学术积淀、敢为人先的创新思维和社会责任感以外，与来自国际国内、政府及学术团体的多方支持分不开。这些早期的宝贵支持提供了循证医学在中国落地生根的阳光与土壤，是星星之火得以迅速燎原的催化剂。

（1）国家卫生部、教育部、中医药管理局和国家自然科学基金委：1997 年 7 月，卫生部批准在华西医科大学筹建我国第一个 Cochrane 中心。此后，卫生部科教司于 1997 年 11 月和 2002 年 5 月先后两次下文成立首届协调领导小组和调整二届指导委员会。成员分别由时任卫生部主管领导，科教、医政、规财、国际合作交流司长，华西医科大学校长，华西医院科研副院长和中国循证医学中心主任等组成。1999 年，卫生部简报（第 10 期）介绍了循证医学在我国的进展情况，指出中国循证医学是在与世界前沿的学术竞争中跟进最快、差距最小的少数学科领域之一，必将对我国卫生改革、中医药现代化建设、提高卫生研究能力，应对加入 WTO 的挑战等方面起到越来越大的作用。同年，卫生部组团赴瑞典参加循证政策制定（evidence based policy making）培训班。2001 年，华西医院专业骨干团赴英国考察循证医学及开展循证医学实践的情况。

在教育部科技司和高教司等指导下，针对当时医药卫生改革和医学教育改革等领域中普遍关注的问题，引进国际循证医学的先进理念和方法，四川大学在全国最早主编临床流行病学和循证医学专著、教材、杂志，率先为全国培训循证医学师资骨干，率先将循证医学列入本科生、研究生、住院医生培训及毕业后继续教育培训教学计划，在循证医学二级学科下招收循证医学硕士、博士、博士后。2001年10月，四川大学作为牵头单位启动建设循证医学教育部网上合作研究中心（以下简称网合中心）。2002年12月，教育部科技司批准四川大学牵头成立"循证医学教育部网上合作研究中心"。2003年11月和2010年11月分别成立两届学术委员会和管理委员会负责学术和管理。网合中心自成立以来，立足四川，辐射全国，带动了全国25省/直辖市、35所高校开展循证医学教育和研究，生产高质量临床研究、医药卫生决策和医学教育改革创新研究证据，在循证医学的引进、消化、吸收、创新和发展方面做了大量探索性工作。至2018年已在全国分5批建成22个分中心，分布在全国15个省、直辖市和自治区的知名医学院校。包括四川大学（牵头中心）、复旦大学、中山大学、广西医科大学、新疆医科大学、兰州大学、井冈山大学、南通大学、重庆医科大学、皖南医学院、中国医科大学、河南大学、郑州大学、遵义医科大学、西南医科大学、武汉大学、海南大学、湖州师范学院；中医系列分中心包括：中国中医研究院、天津中医药大学、成都中医药大学、江西中医药大学、南京中医药大学等。各个分中心在总中心协调帮助下，依托所属高校资源优势，根据当地疾病负担需求与发展重点，积极开展循证医学相关学科建设、教育培训、普及传播、人才培养和地区实践。

国家中医药管理局多次邀请中国循证医学中心教授在多种中医药领域会议上宣讲循证医学，探讨循证医学在中医药领域中的应用，并立项资助循证医学在中医针灸领域应用的研究项目，支持各中医药院校结合自身特色，开展各具特色的中医药研究证据产出、教育传播与国际交流。国家自然科学基金委在早期拨款资助1997年8月的中国首届国际Cochrane协作网研讨会。从2005年起又先后资助循证医学相关研究项目10多项。

（2）国内各级相关学会：2000年，中华医学会杂志社总编辑和编辑部主任联席会议特邀中国循证医学中心李幼平、刘鸣、王家良和王觉生等教授讲授循证医学与杂志质量的关系。后续在各杂志陆续刊登介绍循证医学理念的文章。2003年12月，中国医师协会循证医学专委会在北京成立，标志着我国循证医学开始步入系统化的发展阶段，胡大一当选主委，李幼平当选京外唯一副主委。2005年12月，四川省医学会和成都市医学会循证医学专委会分别在成都成立，李幼平教授和董碧蓉教授分别当选为首任主委。2006年，广州中医药大学DME中心原主任赖世隆教授牵头成立中国中西医结合学会循证医学专委会任首届主任委员，刘鸣、刘建平等任副主任委员。2009年依托成都中医药大学建设的中国针灸学会循证针灸专业委员会成立，成为第一个设立循证医学专业委员会的针灸学会。2010年3月，中华预防医学会循证医学专委会在北京成立。2015年6月，中国医疗保健国际交流促进会循证医学分会在武汉成立。由原华西医科大学王家良教授牵头成立的中华医学会临床流行病学专委会也顺应循证医学发展需求，更名为"中华医学会临床流行病学与循证医学专委会"。中国中医药协会等多个一级学会和四川省、安徽省、广东省、甘肃省、辽宁省、河南省等省市级医学会相继成立了循证医学专委会或循证医学学组。循证医学学术机构和团体如雨后春笋般在各地蓬勃发展，各级专委会借助专业学术团体积极推动跨学科的学术交流，普及传播循证医学，重视疾病预防和治疗干预相关研究，推动各地区、各领域循证医学的交流、创新、整合发展与实践应用。

（3）国际支持——最早的人才、技术和经费来源

1）Cochrane 协作网和 Cochrane 脑卒中组：1996 年初，国际 Cochrane 协作网创始人 Iain Chalmers 博士积极支持建立中国 Cochrane 中心的想法，并于 1997 年初向中国卫生部访英代表团建议支持成立中国 Cochrane 中心。1997 年国际 Cochrane 协作网安排澳大利亚 Cochrane 中心帮助筹建中国 Cochrane 中心。1999 年 3 月 31 日，国际 Cochrane 协作网（CC）正式批准中国 Cochrane 中心注册。2001 年 11 月，中国 Cochrane 中心香港分中心（Hong Kong Branch of the Chinese Cochrane Center）获批。2002 年 4 月，国际 CC 指导委员会和 Cochrane 中心主任会在成都召开，指导委员会委员和 CC 主任出席第二届亚太地区循证医学研讨会并作学术报告。1998—2001 年，由澳大利亚政府 Aus-Aid 资助并成功实施完成“中澳合作创建中国 Cochrane 中心”。同时，澳大利亚 Cochrane 中心 Chris Silagy、Philippa Middleton、Heather McIntosh、David Badger、Sally Green、Steve Macdonld 和德国 Cochrane 中心 Gerd Antes 等与华西医院联合举办五期 Cochrane 方法培训班，培训早期系统评价方法学骨干和师资。2006 年 2 月，国际 Cochrane 协作网主席、英国 Cochrane 中心主任、牛津大学 Mike Clarke 教授被华西医院聘为中心名誉主任和客座教授。2007 年，Cochrane 协作网资助中国随机对照试验和中医药系统评价方法学的发展。此外，英国 Sir Iain Chamlers、Mike Clarke、Phil Wiffen、加拿大 Gordon Guyatt、David Moher、Parminder Raina 等分别来华西授课，讲授循证医学、系统评价、床旁循证实践、临床研究、GRADE 方法和非随机对照试验方法等，为全国循证医学工作开展培训了大量师资骨干。从 1995 年开始，牛津大学的 Richard Peto 和陈铮鸣教授、英国爱丁堡大学神经内科和 Cochrane 脑卒中组负责人 Peter Sandercock 教授及 Charles Warlow 教授、格拉斯哥大学的 Peter Langhorne 教授、伦敦大学 Cochrane 神经肌肉疾病组负责人 Richard Hughes 教授等对中国 Cochrane 中心建设和神经疾病循证临床实践提供了急需的人才培养和技术培训支持，并多次到华西医院现场指导。

2）世界卫生组织（WHO）：2001 年，世界卫生组织（WHO）立项资助“治疗评价中循证医学概念和应用的技术转让”项目。同年，在 WHO 国际合理用药部、国家药品监督管理局和卫生部帮助与支持下，华西医院邀请了 WHO 合理用药部主任 Dr. Hans Hogerzeil 为首的三位专家在成都举办了全国首届合理用药培训班。2004 年在加拿大渥太华召开的 Cochrane 年会上，中国循证医学中心代表参加了启动临床试验注册平台建设的会议。2007 年 7 月，受华西医院、卫生部和 WHO 支持，WHO 国际临床试验注册平台一级中心（ICTRP）——中国临床试验注册中心（Chinese Clinical Trial Registry，ChiCTR）成功创建，成为全球第 4 个、发展中国家第 1 个一级注册中心。2009 年 6 月，WHO 专家 Davina Ghersi 等来华西医院为中国临床试验注册中心授牌，并为首届国际医学伦理审查培训班授课。WHO 要求所有临床试验均应注册，强调临床试验注册行为是一种科学、伦理、道德的责任与义务。截至 2020 年 6 月 3 日，中国临床试验注册中心共注册临床试验 32 640 个，其中预注册 26 620 个。

3）美国中华医学基金会（CMB）项目和中澳机构合作项目：1998 年 CMB 批准“创建中国循证医学网络——有效使用医疗卫生资源”项目，为中国循证医学中心提供了急需的启动基金。2000 年，受该项目支持，CMB 首届医学杂志编辑人员和 CMB 首届卫生管理干部循证医学研讨会先后在成都华西医院召开，与会者分别就如何提高我国临床医学研究发表质量和卫生管理者水平进行了深入探讨。同时，还资助启动了循证医学系列子课题，包括

华西医院 35 个临床专业 RCTs/CCTs 数据库建设、系统评价子课题、编译出版《Cochrane 系统评价精萃》、编著发行 2 期《中国循证医学图书馆》(光盘版)和多期中国循证医学中心简报和 CC 用户信息等,众多学生志愿者参与了循证医学研究证据的产出、应用传播、临床研究人工检索录入、翻译传播等相关工作。2010 年和 2012 年,CMB 还先后资助西部卫生政策循证研究中心和卫生政策循证研究合作项目建设,促进循证医学的实践应用与转化。1998 年 7 月,四川大学华西医院与澳大利亚 Cochrane 中心联合获得"中澳机构合作项目"资助,由澳大利亚中心帮助建立中国 Cochrane 中心、进行临床试验数据库建设和系统评价方法培训,促进中国循证医学的开展。

三、中国循证医学中心的运作方式

20 世纪 90 年代中期,国际上循证医学相关组织分工较细、各自独立。而西方国家这种松散的模式在中国是不可行的。故华西医院在初期选择了中国循证医学中心和中国 Cochrane 中心二者合而为一的方式,适合中国国情,提高了工作效率。10 余年后与时俱进改为循证医学、Cochrane 中心、临床流行病学和卫生技术评估四者合而为一的运作方式。核心工作内容为:循证临床实践(以各科临床医生为主)和循证卫生决策及其拓展等(循证医学中心人员为主),以创证、供证、用证为主要工作内容。其中的循证临床实践主要内容见前述中国循证医学/Cochrane 中心的建立与发展部分。下面主要介绍中国循证医学中心的学科平台建设和人才培养等内容。

(一)学科平台与梯队建设:为全国培养大批循证医学人才

2000 年和 2002 年,四川大学在全国率先为本科生和研究生分别开设循证医学课程,将循证医学列入本科生、研究生、住院医生培训及毕业后继续教育培训教学计划。2004 年起,循证医学获准四川省第四批重点学科,连续主办四届教育部"循证医学骨干教师高级研修班",为全国 25 个省、市、自治区的 35 所医学院校、17 所医院培训骨干师资和后备力量。2005 年获教育部批准创建国内第一个在临床医学下的循证医学(EBM)新兴交叉二级学科,招收循证医学硕、博研究生,2006 年起,循证医学先后获四川省精品课程和国家级精品课程、国家级优秀教学团队等。华西医科大学及其临床医学院分管教学的历任领导都为循证医学的课程开发和课程建设提供了大力支持。此外,复旦大学循证医学分中心以及由北京大学支持成立的循证医学中心等也在国内较早期成立循证医学学科,开展循证医学教育和培训,推动循证医学决策与实践。

经过 24 年建设,中国循证医学中心已经发展为包括循证医学、临床流行病学资源与培训中心、Cochrane 中心、循证医学教育部网上合作研究中心、WHO 国际临床试验注册平台(一级中心)中国临床试验注册中心、《中国循证医学杂志》和 *Journal of Evidence-Based Medicine* 等多实体、多研究领域的科研机构,拥有香港 Cochrane 分中心和北京、上海、天津、重庆、广州、新疆、兰州等 22 所高校分中心和循证医学亚太区研讨会等多个信息共享和交流平台,集成中心和杂志的所有网络资源,促进共享和应用。通过培养与选拔五年制、七年制和八年制医学生,招募志愿者,培训进修生,已逐渐形成循证决策管理、医学教育改革、临床试验与循证评价、患者安全和方法学等循证研究方向。

(二)以点带面推广普及:大范围传播循证理念与方法技术

除在四川大学华西临床医学院率先开展循证医学实践外,向全国推广循证医学理念和方法一直是中国循证医学中心的主要工作。从初期的举办培训班与学术会议，到 2000 年起中国循证医学中心主办亚太地区循证医学研讨会十届，应邀赴全国各地各类学术会议、培训班、医学院校等进行宣传与培训。在医学各专业领域培养骨干以点带面，全面展开。2001 年起，国内陆续申请创办了多本循证医学领域的杂志，如四川大学中国循证医学中心主办的《中国循证医学杂志》和 *Journal of Evidence-Based Medicine*、原中山大学附属第三医院/现广东省人民医院主办的《循证医学杂志》、复旦大学主办的《中国循证儿科杂志》和北京军区总医院主办的《中国循证心血管医学杂志》等。

中国循证医学的发展方式具有与其他国家不同的特色，为从下而上（临床一线医生—国家决策机构）开始，到从上而下（国家决策机构—临床一线医生）的行政推广，最后上下一致推动了循证医学在中国整体全面的快速发展。

四、中国循证医学发展历程带来的启示

循证医学在中国的快速兴起与发展首先与中国对循证医学的迫切需求密切相关。正因如此才得到政府各大部门和机构的热情支持以及医学各领域的积极响应。所以，作为从事医学事业的个体，始终把国家和集体的需求与个人的具体工作相结合才能更好地发现机遇、发挥潜能，为医学事业做出更多贡献；中国循证医学起源于华西医科大学不是从天而降的突发事件，而是华西临床流行病学先驱们多年人才培养和方法学训练的厚积薄发。循证医学在 20 世纪 90 年代中期引进中国，与 80 年代临床流行病学引入中国均起步于四川大学华西医院，是华西的无数专家学者对国家需求的敏锐感知和高度责任感、多年学术理念和方法技术的积累并获得国内外多方支持的结果。24 年前的中国循证医学犹如星星之火，如今已在全国形成燎原之势，看似偶然却是历史发展的必然。如前所述，循证医学事业是多方面因素和多方面人员的共同长期努力所促成的，任何单个个体都不可能完成这样的事业。中国循证医学发展历程对临床医生在这一时代潮流中所能起到的作用也有所启示，即关注临床和国家需求，努力学习积累，抓住历史机遇并脚踏实地地做事，就可以为国家、为人类医学事业做出更大贡献。

（卫茂玲　刘　鸣）

第三节　循证医学发展展望

循证医学主要目的在于为执业医师提供医疗保健行为的科学依据。循证医学强调医疗决策的科学化和成本效益的最优化，是医学领域的思维创新和模式创新，并以其独特的视角，科学的方法和跨学科、跨地域合作的创新模式，得到世界医学界的广泛认同，深刻影响到全球医疗卫生决策、实践、教育和研究的各个方面，被誉为"20 世纪医学领域最重要的里程碑之一"。

自 1996 年，循证医学在我国落地生根到现在经过了 24 年的发展。广大临床医护人员对循证医学的认同、理解和使用已较大提高。循证医学亦从临床医学领域逐步应用拓展到卫生决策管理、教育、社会法律等诸多领域，并结合各自专业特色发挥着积极的作用。然而，我国循证医学相关研究、实践与人才队伍主要集中在省会级城市及获取信息较方便的大中型医院；目前循证医学的证据大多来自发达国家，尚缺乏大量高质量本土化证据，发展

中国家在采纳借鉴这些证据时，务必考虑国情和民情。例如，中国学者对中医药领域的贡献数量不少，但质量有待进一步提高，以更好满足循证实践的需求；由于各种原因，临床指南和临床路径质量参差不齐，教科书更新不及时，有时甚至存在相互冲突；大量基层医务人员在循证医学理念、方法和证据可获得性等方面也不容乐观，基层诊疗实践更多依赖临床经验来解决患者的问题，如何真正实现循证临床实践落地尚有很长的路要走。此外，目前临床实验诊断项目已超过 1 000 多种，其数量还在继续增长，但与疾病诊断直接相关或具有独立实验诊断价值的指标并不多。许多实验项目的结果对疾病诊断的特异度并不强，任何一种疾病都可出现多种实验项目的异常，究竟哪些实验项目是疾病诊断鉴别诊断所必需。就疾病诊断而言，新的实验诊断项目或新的实验方法一般均需与已公认的、已视为金标准的实验项目和方法进行比较，但如何正确判断新项目的临床应用价值，这是临床医学面临的一大课题。

随着国家深化医改教改、"健康中国 2030" 和振兴中医药现代化战略机遇，民众对健康的愿望日益增长，近年来不断涌现的新兴领域及技术，如真实世界研究、大数据、人工智能、精准医学等，为解决临床问题提供了新的证据来源、手段和思路。借助并整合这些新技术，期待新时代的循证医学必将在以下几方面得到更深入的研究和发展，与其他学科共同推进临床和卫生决策的科学化和高效转化与持续改进。

一、实现循证临床实践真正落地的最佳途径

理想的临床实践是医务人员对任何决策（如诊断、治疗等）都能根据患者病情，结合自己个人的临床智慧，基于当前可获得的最新系统性评价和合成的临床证据，并考虑患者的价值观和喜好，协助患者做出决策，即采用循证临床决策的诊疗模式。但现实是全世界的临床医生都面临在短时间内处理大量患者的巨大压力，尤其在人口众多的中国更为突出。探讨实现循证临床实践真正落地的最佳途径，关注以下三个环节很重要：①高质量证据快速地生产；②证据的快速获取；③证据的快速转化应用，即将群体资料的证据转化应用到解决真实世界单个患者的临床问题。其中，由挪威奥斯陆大学 Per Olav Vandvik 教授和加拿大麦克马斯特大学 Gordon Guyatt 教授于 2009 年共同提出建立的 MAGIC（making GRADE the irresistible choice）体系则是近 10 年来充分整合上述三大关键环节的代表之一。MAGIC 体系借鉴 GRADE 系统，是快速制订与传播高质量临床推荐意见的新兴方法体系。它主要由三个关键系统构成：①指南推荐快速制订体系，主要是形成一套完善的方法学框架和系统，从而快速、高质量生产指南推荐意见；②推荐意见的发布系统（即 MAGIC app），主要是建立电子化指南推荐意见的发布平台，汇集所有快速推荐意见，形成推荐意见的数据库，可实时查找和使用，促进使用；③证据生态系统，主要是通过指南推荐意见的制订，发现证据不足、生产相关证据，并最终反哺和促进指南的制订，形成证据从生产、转化到使用的完整闭环。目前，MAGIC 已在比利时和芬兰完成了证据生态系统实施的第一批试点工作，初步证实数字化和可信证据生态系统具有较高的可行性。MAGIC 在广泛合作的基础上，结合 GRADE 系统、最新的互联网及人工智能技术实现以上三个关键系统的有效整合和链接。MAGIC 的结构化使其具有被整合进入电子病历系统的可能性，临床医生在临床实践中可以直接调用这些推荐意见，从而实现证据到临床的无缝连接。

二、最佳研究证据与真实世界研究

循证医学强调，临床和医疗决策应基于当前可获得的最佳研究证据。核心问题是最佳研究证据的界定尚存争论。但是无论在理想条件下还是真实世界中，最佳证据都不宜绝对化。根据提出的临床医疗具体问题和研究目的，选择合理和适宜的设计方案，严格控制数据质量，科学分析设计结果，才能得出适用、有用、好用的最佳证据。针对患病负担调查、治疗模式和利用分析、患者预后和风险预测等，基于真实世界数据，选择最佳的研究设计，较好控制数据质量，科学分析所获得的研究结果本身可能成为最佳证据。对防治评价而言，最佳证据取决于目的及其研究问题的设定。若研究问题是评价干预措施本身是否存在某种生物学作用（如观察高血压药物的降压作用，治疗效能），传统的临床试验是最佳证据；如果研究问题关注干预措施在真实条件下（如多病共存、多药共用的患者）的实际结果（治疗效果），采用真实世界研究设计（如观察性设计或基于实效性随机对照试验）是为了更好地研究证据。近年来，真实世界研究在临床研究领域的重要性和关注度正日益增长。2007年，美国国会将真实世界研究确定为医疗卫生改革的主导方向。

三、大数据、人工智能与循证医学

证据不等于行动，如何将群体资料的证据用于解决真实世界单个患者的临床问题亦是循证医学未来研究的方向之一。随着计算机及信息技术科技的发展，大数据和人工智能在循证医学实践中的应用前景日显重要：①开发临床决策支持系统（clinical decision support system，CDSS）：在系统中输入患者的临床特征、辅助检查结果，甚至患者的价值观和喜好，人工智能可对接系统中的海量证据，自动诊断并提出该个体患者的临床决策建议；②开发智能可穿戴设备：通过监控实时全程跟踪、记录、同步分析个体各项指标与周围环境信息，实现"数字自我"与证据库的链接，每个人都可获得即时的诊断和医疗帮助；③拓展循证医学研究视角，提高研究效率：通过人工智能自动学习，自动分析和深度挖掘人工分析难以驾驭的海量患者个体化数据（如医院信息系统、实验室系统中的数据），即医疗大数据，将是一条快速甚至同步获得高质量循证医学证据的可靠途径。

四、精准医学与循证医学

精准医学是一种个体化的医学模式，有望引导对个体患者更准确的诊断、更合理的疾病预防策略、更好的治疗选择及新疗法的发展。但是，近年随着精准医学技术的研发和临床推广，其以高投入、高技术、海量信息为突出特点，哪些精准的治疗和预防技术值得启动和大规模开发应用呢？首先需对其研究证据评价，进行循证优选。可见，如何采用"循证医学＋精准医学"模式，促进个体化更好地精准循证诊治，亦是未来循证医学的研究热点之一。

五、共享临床研究原始数据

共享原始数据（individual participant data sharing，IPD sharing）是近十余年临床研究最重要的观念更新，包括可供追溯所报告的试验结果、可供重新分析试验数据和与其他新研究进行数据合成分析。共享原始数据一旦实现将增加公众对临床试验结果的信心和其自身的可信度,实现过程透明的主张。2016 年 1 月 20 日国际医学期刊编辑委员会发表倡议:临床试验于公共注册机构注册时需说明共享 IPD 的计划;要求伦理委员会将临床试验数据包括是否建立 IPD 的共享计划列入知情同意并由伦理委员会或机构审查委员会审查。2017 年 6 月,WHO 发表临床试验透明化的联合声明:要求基金支持的临床试验必须将结果数据报告给所注册的临床试验注册机构;此条规定也适合于非工业支持的临床试验。通过对共享数据的再分享和深度挖掘,将极大地促进高质量证据的合成和转化。

六、循证医学跨学科发展

自 1992 年循证医学诞生以来,其先进的理念和科学的方法已超越医学领域,逐步渗透到社会科学领域。循证社会科学是指循证医学理念和方法在社会科学领域中的应用,其主要针对复杂社会问题,采用高效、透明、跨学科的理念和方法弥补研究 - 决策和实践的鸿沟,促进社会科学知识的转化,推动社会科学研究规范化、决策科学化和实践有效化。2000 年,在美国正式成立的 Campbell 协作网极大地推动了国际循证社会科学研究和实践发展,并促成了一批新的分支学科,如循证管理学、循证教育学、循证法学、循证犯罪学、循证政治学、循证图书馆学、循证经济学、循证心理治疗、循证矫正、循证社会工作等。同时,循证的理念、思想和方法也在西方发达国家的政府决策和智库研究中受到重视并推广应用。循证社会科学理念传入中国后,国内学者于 2000 年开始探索其对我国社会科学发展的价值和方法。除社会科学领域外,在未来,循证医学的理念和方法必将在更多非医学的跨学科领域进一步延伸和发展。

七、中国循证医学发展的挑战与展望

中国循证医学发展已经形成潮流和趋势,虽然对其局限性和待完善问题仍有争鸣,但已为国内医学界所普遍接受。对证据的认识有一个完善的过程是循证医学发展中的必然性。循证医学发展初期是从临床治疗问题切入的,早期更强调随机对照试验证据,但也逐步发现一些低质量 RCT 不一定优于高质量的非随机对照试验。一些自称为随机对照的文献,找不到保障真正随机分组的证据。国情下,由于资源限制和整体发展阶段的大环境问题,RCT 研究设计质量虽已经明显提高,数量也快速增长,但具有临床试验实施与管理资质的机构还非常短缺,临床试验实施管理问题尚未被足够重视,投入的资源非常有限。因此,难以保障大量 RCT 整体质量的提高。因此,高质量 RCT 依然是凤毛麟角。与不真实、低质量的所谓 RCT 相比,实事求是的高质量真实世界非随机对照的观察性研究有时更为可贵。与 GRADE 原则一致,我们赞成在评价证据时,低质量随机对照试验可以降级,而高质量非随机对照研究可以升级的观点。我国今后在循证医学发展方面应更加重视内涵和质量,提倡实事求是精神,资源向提高证据质量的实实在在的措施方面倾斜。未来,中国的循证医学专业人员应该积极创造条件能够提供和使用真正的高质量证据。而持续地进行教育和培训,努力改变社会上过于功利的观念,创造实事求是的文化环境,是循证医学健康发展并进入更高阶段的保障。循证医学是一个长期的系统工程,目前仍处于初级阶段,需要一代又一代人的不懈努力,创造条件、克服局限逐步发展完善。

(吴红梅　卫茂玲　刘　鸣)

Chapter 2 The origin, development and prospection in the future of EBM

Summary

In Chapter 2, the origin, development and prospection in the future of EBM were introduced in three parts: the origin and development of EBM in foreign countries, in China, respectively; and the prospection in the future of EBM. EBM was firstly named by Professor Gordon Guyatt, the chief of Evidence-based Medicine Working Group at McMaster University in Canada in 1992. Professor David Sackett was an originator of international clinical epidemiology and evidence-based medicine. The main international organizations relevant to EBM are Cochrane Collaboration(CC), Campbell Collaboration(C2), Guidelines International Network(GIN), WHO and HTAi, etc.

CC is an internationally recognized non-profit organization, which aims to produce high-quality, relevant, up-to-date systematic reviews and other synthesized research evidences to inform better health decision making, which is supported by 11 000 members and over 68 000 supporters from more than 130 countries since 1993. CC's work is based on ten key principles. Archie is the core tool that enables Cochrane review groups to manage their portfolio of reviews, keep them up-to-date, and deliver them for publication in the Cochrane Library. There are now over 8 190 Cochrane systematic reviews and 2 398 protocols published in the Cochrane Library in issue 12, 2019, which are coordinated by 54 Cochrane review groups under guidance of Cochrane handbook. The plain language summaries of Cochrane reviews were translated into 14 languages for consumers and patients easily understandable, and Cochrane library freely available to 3.66 billion people around the world.

C2, a sister collaboration to CC, aims to develop and promote the productions of systematic review on crime & justice, education and social work, etc. Campbell systematic reviews are published in Campbell Library which is supported by C2 review groups, including business and management, crime and justice, disability, education, international development, knowledge translation and implementation, social welfare, methods and user coordination.

The China Clinical Epidemiology Network(ChinaCLEN)and Chinese Evidence-based Medicine Center both originated from West China Hospital, Sichuan University in Chengdu, China, in 1983 and 1996, respectively. The two organizations have made successful developments under the leadership of both Prof Wang Jialiang and Prof Li Youping and their national and local teams'cooperation. In the past 30 years, with the help of national governments, academic societies and international organizations, Chinese EBM discipline made great achievements in the following aspects: training & education, books and materials, database establishment, researches and evidence based clinical practice. Finally, the prospection for how to conduct the better evidence and make decision informed in the future are discussed.

(Wu Hongmei　Wei Maoling　Liu Ming)

参考文献

[1] SACKETT D L，STRAUS S E，RICHARDSON W S，et al. Evidence-based Medicine. How to practice and teach EBM（second edition）[M]. London：Churchill Livingstone，2000.

[2] Cochrane Collaboration. In memoriam：Dr David Sackett，founding chair of the Cochrane collaboration [EB/OL]. [2020-5-20]. http://canada.cochrane.org/news/memoriam-dr-david-sackett-founding-chair-cochrane-collaboration.

[3] GALLIN J I，OGNIBENE F P. 临床研究原理与实践 [M]. 2 版. 张玉峰，译. 北京：科学出版社，2008.

[4] CHALMERS I，GLASZIOU P. Avoidable waste in the production and reporting of research evidence[J]. Lancet，2009，374（9683）：86-89.

[5] 王家良. 临床流行病学：临床科研设计、衡量与评价 [M]. 4 版. 北京：人民卫生出版社，2014.

[6] 卫茂玲. Cochrane 系统评价在中国的现状与问题 [J]. 中国循证医学杂志，2006（2）：150-151.

[7] 卫茂玲. 倡导循证决策，促进社会发展：第九届 Campbell 年会纪实 [J]. 中国循证医学杂志，2009，9（6）：713-714.

[8] 孟庆跃. 卫生经济学 [M]. 北京：人民卫生出版社，2013.

[9] 胡善联. 药物经济学评价贯穿在药物开发的始终 [J]. 中国医疗保险，2015（03）：59.

[10] 卫茂玲. 医学动物替代研究发展现状研究 [J]. 中国医学伦理学，2016，29（02）：304-307.

[11] 王威亚，张玫，杨闵，等. 医学杂志中临床试验中文标题英译质量的评价 [J]. 华西医学，2002（01）：4-6.

[12] 王吉耀. 循证医学的临床实践 [J]. 临床，1996，3（1）：63-65.

[13] 刘鸣，袁光固. 脑卒中治疗研究的新方法：Meta 分析介绍 [J]. 国外医学脑血管疾病分册，1996，4（6）：352-356.

[14] 华西医科大学. 中国国际Cochrane 协作网研讨会文献集 [M]. 成都：华西医科大学，1997.

[15] LIU M，COUNSELL C，SANDERCOCK P. Report of randomized controlled trials identified in the Chinese literature vs MEDLINE[J]. JAMA，1998，280：1308-1309.

[16] 张鸣明，刘鸣. 循证医学的概念和起源 [J]. 中国胸心血管外科临床杂志，1998（03）：68.

[17] 刘鸣. Cochrane 协作网简介 [J]. 中国胸心血管外科临床杂志，1998，5（1）：扉页 3.

[18] 刘鸣. 临床医师与 Cochrane 协作网 [J]. 中国胸心血管外科临床杂志，1998，5（1）：扉页 4.

[19] 刘鸣. 循证医学（Evidence Based Medicine）：新世纪的临床医学 [J]. 华西医学，1999，14（1）：1-2.

[20] 李幼平，刘鸣. 国际Cochrane 协作网和中国 Cochrane 中心简介 [J]. 华西医学，1999，14（1）：10.

[21] 李静，李幼平，刘鸣. 卫生技术评估与循证医学 [J]. 华西医学，2000，15（1）：6-9.

[22] 中国循证医学中心. 中国循证医学 /Cochrane 中心的建设和发展 [J]. 中国循证医学（创刊），2001，1（1）：封 2，24.

[23] 张凤珠，叶鑫生. 从雪中送炭到星火燎原：中国循证医学的发展道路 [J]. 情况交流（国家自然科学基金委员会办公室），2001，183：4.

[24] 王家良. 循证医学：21 世纪的临床医学 [M]. 北京：人民卫生出版社，2001.

[25] 刘鸣，何俐. 神经疾病领域的循证医学应用概述 [J]. 中华神经科杂志，2000，33（6）：368-370.

[26] 刘鸣，田浩明. 循证医学与内分泌代谢病 [J]. 中华内分泌代谢疾病杂志，2000，16（5）：330-332 .

[27] 万朝敏，刘鸣. 循证医学及其在儿科领域的应用 [J]. 中国实用儿科杂志，2001，16（5）：303-305 .

[28] 王一平，刘鸣. 循证医学与肝胆疾病 [J]. 中华肝胆外科杂志，2001，7（9）：524-526.

[29] 王一平，刘鸣. 循证医学与消化系统疾病 [J]. 中国实用内科杂志，2001，21（4）：196-198.

[30] 徐嘉玲，周东，文黎敏，等. 循证医学在神经内科的应用 [J]. 中华医院管理杂志，2001，17（07）：26-27.

[31] 袁强，刘鸣，赖晓晖. 雷米普利临床研究证据的综合评价：循证评药实用方法初步探索 [J]. 华西药学杂志，2002，17（5）：336-339.

[32] 许良智，刘鸣. 循证医学与妇产科临床实践 [J]. 西部医学，2004，16（3）：257-260.

[33] 许良智，刘鸣. 循证医学与妇产科临床实践：绝经后妇女潮热治疗药物的选择 [J]. 中国临床医生，2005，33（5）：2-4.

[34] 刘鸣. 应正确评价和使用循证医学证据 [J]. 中国循证医学杂志，2006，6（02）：77-79.

[35] 王家良. 循证医学. 2 版. 北京：人民卫生出版社，2006.

[36] 刘鸣，杨杰，王一平. 对循证指南制定方法与临床应用的新思考 [J]. 中国循证医学杂志，2009，9（02）：127-128.

[37] 何俐，卫茂玲，刘荣波，等. 中国循证医学 /Cochrane 中心临床治疗和诊断试验数据库的建立 [J]. 中国循证医学杂志，2004，04（11）：806-810.

[38] 卫茂玲，刘鸣，李静，等. 中国循证医学 /Cochrane 中心 2006～2008 年全国系统评价培训班学员问卷调查结果 [J]. 中国循证医学杂志，2006（2）：150-151.

[39] 卫茂玲，李幼平，邓绍林，等. 我国临床试验伦理审查培训现状与对策 [J]. 中国循证医学杂志，2010，10（7）：828-831.

[40] 陈心足，卫茂玲，刘建平，等.《华西医学》15 年临床试验文献评价 [J]. 华西医学，2002（02）：156-157.

[41] 陶铁军，李幼平，蔡羽嘉，等. 医学生循证医学教育方法探讨：暑期志愿者活动评价 [J]. 中国循证医学杂志，2003（04）：280-283.

[42] 张鸣明，李幼平，吴泰相，等. Cochrane 协作网的现状、前沿与展望 [J]. 中国循证医学杂志，2006（11）：775-776.

[43] 卫茂玲. "循证医学的引进、研究和推广应用"通过教育部专家组鉴定 [J]. 中国循证医学杂志，2002（03）：151.

[44] 张鸣明，李幼平. Cochrane 协作网及 Cochrane 图书馆 [M]. 北京：科学出版社，2002.

[45] 王一平，刘鸣. 如何寻找循证医学的最新信息：Cochrane 图书馆简介 [J]. 中华肝脏病杂志. 1999，7（S1）：80.

[46] 李幼平. 实用循证医学 [M]. 北京：人民卫生出版社，2018.

[47] 李幼平，李静，孙鑫，等. 循证医学在中国的起源与发展：献给中国循证医学 20 周年 [J]. 中国循证医学杂志，2016，16（1）：2-6.

[48] 孙鑫，李玲，李舍予，等. 促进高质量临床实践指南快速制订与有效使用：MAGIC 体系与中国行动 [J]. 中国循证医学杂志，2019，19（12）：1-5.

[49] 刘鸣. 十年纷争十年发展：正确理解循证医学的临床实践 [J]. 国外医学（脑血管疾病分册），2003，11（01）：29-33.

[50] 刘鸣. 论循证医学临床实践的常见问题 [J]. 中国循证医学杂志，2003，3（01）：1-3.

[51] 卫茂玲，刘鸣，苏维，等. 中文发表系统评价、Meta 分析 18 年现状分析 [J]. 华西医学，2007（04）：697-698.

[52] 卫茂玲，刘鸣. 中国临床指南循证制定的方法学现状分析 [J]. 中国循证医学杂志，2013，13（8）：927-932.

[53] 卫茂玲，宋儒亮，苏维，等. 加强政府卫生财政投入机制研究 [J]. 中国卫生事业管理，2008（04）：232-233，264.

[54] 张鸣明，卫茂玲，苏珊，等. 患者的需求与未来的好患者 [J]. 中国循证医学杂志，2004，4（4）：282-284.

[55] 李幼平. 循证医学 [M]. 北京：人民卫生出版社，2014.

[56] 王家良. 循证医学：21 世纪的临床医学 [M]. 北京：人民卫生出版社，2001.

[57] 刘续宝. 临床流行病学与循证医学 [M]. 5 版. 北京：人民卫生出版社，2018.

[58] 史宗道，华成舸，李春洁. 循证口腔医学 [M]. 3 版. 北京：人民卫生出版社，2020.

[59] 熊立凡，王鸿利，王家良. 循证实验诊断为临床医学决策提供证据 [J]. 诊断学理论与实践，2003（03）：85-88.

[60] 黄玉珊,曾林淼,李幼平,等. 我国农村卫生改革政策系统回顾及绩效评价研究 [J]. 中国循证医学杂志,2012,12(03):293-304.

[61] 杜亮,蔡羽嘉,张永刚,等. 循证期刊学:过去、现在与未来 [J]. 中国循证医学杂志,2019,19(06):729-736.

[62] 胡敏,徐晓程,茅雯辉,等. 我国高校卫生政策与体系研究现状及人才教育培养重点分析 [J]. 中国卫生政策研究,2015,8(10):68-73.

第三章

循证医学的价值与局限

循证医学(evidence-based medicine，EBM)本质上为一门临床医学的基础学科，是指导临床医疗进行科学诊治决策的方法学。任何针对患者具体临床问题所作出的有关诊治决策，均应建立在最新、最佳、当前可得到的最好科学证据基础之上，这是与传统经验医学的最大区别所在。

第一节 概   述

一、循证医学概念的基本内涵

循证医学是指临床医生针对个体患者，在充分采集病史、体检及必要的实验室和影像检查基础上，结合自身的专业理论知识与临床技能，围绕患者的主要临床问题(如病因、诊断、治疗、预后以及康复等)，检索、查找、评价当前最新最佳的研究证据，进一步结合患者的实际意愿与临床医疗环境，形成科学、适用的诊治决策，并在患者的配合下付诸实施，最后分析与评价其效果。

因此，实践循证医学，既能有效地解决个体患者的临床问题、改善预后和促进患者康复，同时也会推动临床医疗水平的提高和进步，实现医患"双赢"。这是循证医学的价值所在。由此可见，为追求最佳诊治效果，循证医学对个体患者的诊治决策是建立在当前最新、最佳的证据基础之上，故称之为"基于证据的临床医学"。这样就有别于传统意义的临床医学模式。

严格来讲，"循证医学"的理念并非是在现今才有的。循证医学的起源，从哲理上可以追溯到19世纪中叶。但凡接受过正规医学教育的临床医生，都具备现代生物学、人体解剖学、生理学、病理学、免疫学、临床医学等基本理论知识，他(她)们对患者的诊治，也是从临床实际出发，根据患者的临床特征，再结合自己掌握的理论知识和临床经验，作出相应的诊治决策。在一定程度上，当然也是"循证"的，只不过受时代局限，在即时采用最新和最佳的证据方面，有所不足而已。因此，对于当时人们应用的临床医疗决策过程，不应都认为是"临床经验医学"。而当今的循证医学理念与过去的不同之处是更加重视科学证据的评价、分级权重和当前可得性，并重视患者的意愿。更加强调证据的系统性和全面性，并要求不断更新与时俱进。

循证医学被称为"临床科学诊治决策的方法学"，适用于临床医学各个学科及其他医学相关领域，如内科、外科、妇产科、儿科、口腔、护理、心理卫生、公共卫生、卫生政策与管理等。不同之处，仅在于各个学科循证临床实践的具体形式而已。

二、循证医学概念认识上的误区

作为一门临床医学的新兴基础学科和临床实践模式，自 20 世纪 90 年代以来，循证医学在我国得以迅速普及和推广，当然这其中难免会出现一些认识或应用中的偏差和误区。如将 Cochrane 系统综述（systematic review）或大型多中心随机对照临床试验等重要证据，直接等同于"循证医学"，或将循证医学称为临床科研方法学等。这些概念上的误区，在所难免地会造成一些误导，应引以为戒。

循证医学的精髓，在于将最新最佳的外部证据、医生自身的经验和患者意愿等相互结合，综合后进行临床决策，这三者同等重要。不应过度或绝对夸大证据的作用，随机对照试验和系统综述/评价不等于循证医学，只是外部证据源之一；倘若条件限制、某些领域（如新发疾病、少见疾病或病情）常缺乏现成可靠的外部证据，医生的经验和推理在临床决策中的作用往往至关重要。

第二节 循证医学价值

一、循证医学的产生是历史发展的必然结果

就循证医学本身而言，其产生是历史发展的必然结果。首先，临床医学当属一门实用科学，总是随着自然科学和临床科学的进步，以及人们认识的深化而得以不断丰富和发展。临床医生要做好临床工作，就应不断地更新自己的知识，学习、掌握和应用先进的理论和技能以指导自己的临床实践。如美国哈佛大学医学院原院长 S.Burwell 曾指出："在大学里教授给学生的知识，在 10 年后约有 50% 是错的，而教师往往不知道错误的一半是哪些。"这说明临床医学领域的知识老化现象突出，而不断学习、及时更新自己的知识，对临床医生来讲是何等重要！然而，在生物医学领域，相关研究及文献发表数量，无论是存量还是增量都是非常庞大的。据统计，全球范围内已拥有生物医学杂志 3 万余种，每年发表的论著多达 300 余万篇，再加上灰色文献资料更是难以计数！而其中又存在良莠不齐、精华与糟粕共存的问题，这无疑是对临床医生的巨大挑战；如曾有研究发现，临床医生需在 365 天不间断地每天阅读 19 篇文献，才能全面了解本专业领域的动态和最新进展。众所周知，临床医生的工作十分繁忙，阅读文献的时间十分有限。但为汲取当代医学研究的精华和提高医疗水平，又不得不发掘有价值的研究文献及其研究成果并应用于临床实践，这其中最新最佳的证据成为首选。

其次，临床流行病学的产生与发展，也为循证医学的证据挖掘、评价提供了方法学支撑。20 世纪 80 年代初期，在国际临床流行病学发源地之一的麦克马斯特大学，以临床流行病学创始人之一、国际著名的内科学专家 David Sackett 为首的一批临床流行病学家，在该医学中心的临床流行病学系和内科系率先对年轻的住院医师举办了"如何阅读医学文献的学习班"，在讲授临床流行病学原理与方法的基础上，进一步指导其联系患者的临床实际问题，检索与评价医学文献，并将所获得的新近成果应用于自己的临床实践。后又经过反复实践，不断完善循证医学培训模式，取得了很好的效果。为此，Gordon Guyatt 等自 1992 年起相继在 JAMA 等杂志上发表了系列总结性文献，将这种对临床医生的新型培训措施和临床医学实践方法，正式冠以"循证医学"（evidence based medicine），自提出之日起就受

到临床医学界的广泛关注。另外，由 Haynes 和 Sackett 发起，美国内科医师学院（American College of Physicians）组织了一个杂志俱乐部（Journal Club），即 ACPJC。从 1991 年起，由临床流行病学、临床有关学科及方法学专家组成的评审小组，对国际上著名的 30 多种医学杂志发表的论著，进行系统分析与评价，并将最佳的研究论文，以精练摘要加专家评述的形式，在 *Annals of Internal Medicine* 的副刊发表。1994 年 Sackett 医生受聘于英国牛津大学，并在英国组建了循证医学中心（evidence-based medicine center），相继出版了循证医学专著及由英国医学杂志和美国内科医师学院联合主办的循证医学杂志（*Journal of Evidence-based Medicine*）。为了全面推荐国际上经过严格评价的最佳研究证据，自 1999 年起，他们还整理编辑并出版了临床证据（Clinical Evidence）专集，每年公开发行两期，将这些经过专家筛选、严格评价及评论后的最佳研究成果，推荐给临床医生，便于临床医疗实践。

与此同时，1993 年成立的 Cochrane 协作网（Cochrane collaboration），公认为国际循证医学的核心学术组织。Cochrane 协作网的宗旨是在广泛地收集临床随机对照试验（RCT）的研究结果、严格评价其质量的基础上，进行系统评价（systematic review）以及 Meta 分析（Meta-analysis），将有价值的研究结果推荐给临床医生以及相关专业的实践者，以帮助实践循证医学。Cochrane 系统评价现已被公认为卫生保健领域当前最佳的高质量证据之一。

循证医学在中国的发展是少数几个与国际差距较小的学科之一。我国最早于 1996 年由原华西医科大学附属第一医院（现四川大学华西医院）正式引进、1997 年在国家卫生部的领导与支持下，正式成立了中国 Cochrane 中心及循证医学中心，相继开展了循证医学国际协作研究与培训教育传播工作，陆续创刊了两种全国性的循证医学杂志，并率先在医学院校开设循证医学课程，编辑出版了循证医学专著以及五年制、八年制循证医学规划教材，对推动临床医学实践、提高医学水平产生了良好效果。本学科在全国迅速普及和健康发展，无疑会更好地推动临床医学各个学科的共同进步与繁荣。总之，人们对循证医学投以极大的关注，随着时代的前进，它将日臻完善、为临床决策的科学性和临床医学的现代化作出更大贡献。

二、循证医学的地位与价值

（一）循证医学在临床实践中的作用与价值

循证医学实践有着强烈的临床性，为解决临床医疗实践中的难题，充分应用医学研究的最佳成果，指导临床医疗实践，促使永葆国际一流水平，以最有效地服务于患者，保障人民的健康，同时也培养了高素质的临床医务人员，并从根本上促进了临床医学的发展。

循证医学的概念被日趋泛化，几乎包涵了医疗卫生各个学科领域，甚至超出了学科本身而成为当今"震荡世界的伟大思想之一"。毫无疑问，循证医学实践，由于使用了最现代化的科技信息手段，发掘与评价了当今医学研究产出的最佳人类知识，同时遵循科学的客观规律，做到将先进的理论有机地联系实际，解决具体的临床问题，从而使人们的认识提高到一个新的水平。实际上这也是人类本身实践着的科学发展观和认识世界的一个客观过程，只不过是在当今信息科学、生物科学、医学等领域知识爆炸和经济全球化的条件下，使得人们认识和改造世界的水平达到了一个新的高度而已。任何不尊重知识、凭经验或感觉，不按事物发展客观规律办事，导致临床医疗的决策失误实在是太多了。但把循证医学神化也是不恰当的。从实践循证医学的本身，其作用和价值归纳如下：

1. 加强临床医生的临床训练，提高专业能力，使其紧跟先进水平。循证医学要求临床医生应具有过硬的临床能力、敬业和创新上进精神，同时要有高尚的道德情操，并以患者为中心和尊重患者意愿的服务热情。通过具体的 EBM 实践，提高医学教育水平并培训高素质的临床医生。

2．弄清疾病的病因和发病的危险因素。弄清了有关疾病的病因或危险因素的证据，有利于指导健康者预防发病的一级预防；对于已发病而无并发症的患者，也有利于作好并发症的二级预防；对于有并发症的患者，也有利于指导三级预防达到降低病死率或病残率的目的。

3．提高疾病早期的正确诊断率。循证医学的特点，是针对严重危害人类健康或预后较差的疾病，掌握与综合应用诊断性试验的证据，力争作出早期正确的诊断，为有效治疗决策提供可靠的诊断依据。

4．帮助临床医生为患者选择最真实可靠、具有临床价值并且实用的诊疗方案；此外，还能指导临床合理用药，以避免药物的不良反应。

5．改善患者预后分析和应用改善患者预后的有利因素，有效地控制和消除不利于预后的因素，以改善患者预后和提高其生存质量。

因此，针对四大临床问题，病因/危险因素问题、诊断问题、防治问题和预后问题，循证医学的作用和价值是显而易见的。

（二）循证医学实践对临床医学学科发展的作用和价值

循证医学实践对促进临床医学学科发展可大致归纳为以下几个方面：

1．促进医疗决策科学化，避免乱防乱治、过度医疗和资源浪费，因而可提高临床医疗水平，促进临床医学的学科发展。

2．促进临床医学教学培训水平的提高，培养高素质人才，紧跟科学发展水平；传统医学教育模式，无论在教学内容还是教学方法、理念方面陈旧落后，远远跟不上社会和医学科技的发展速度。医学教育除了向医学生传授各种疾病的普遍性规律、专业知识外，还应及时传授相关疾病诊治的最新研究进展以及新药物、新技术、新方法的发展情况。而教科书由于出版周期长，常常难以反映最新动态。循证医学教育强调教学理念上的更新，即从被动传播医学知识转变为主动自主学习，培养批判性思维以及自主发现问题和解决问题的能力。

同时在医学教育的不同阶段，对相关证据有着不同的需求。例如，处于培训阶段的准医生，对证据检索、阅读、评价的需求不高，很多问题已由医学教育者帮助解决；但过了该阶段，在独立的临床实践工作中，经常会遇到一系列临床问题，这就要通过阅读和评价证据，靠自己加以解决。特别是在当前，由于大量医疗新技术与新方法的不断涌现，知识更新周期明显缩短，过去认为是最佳的证据，逐渐被新证据所取代。临床医生若要保持一定临床水平以及维持相应的临床技能，就需要终身不断地学习与更新相关知识，同时还应学会识别哪些是新知识、哪些是过时的、需要更新的知识。例如，有研究表明，要维持业务水平不降低，需要定期阅读大量相关文献以及时掌握本专业的新知识、新进展，阅读的期刊越多，则越有可能追踪到全部相关文献，如果阅读 20 本专业期刊，基本可以覆盖 80% 的相关文献，若要实现全覆盖，则至少需要订阅 60 本期刊。然而如此大的阅读量，对临床医生是一个严峻挑战，为此，掌握循证医学相关知识与方法，查找最新最佳证据，对实现自我终身教育，将大有帮助。

3．发掘临床医学难题，科学选题立题、促进并开展临床医学及临床流行病学的科学研究。参见临床流行病学专著的相关内容。

4. 提供可靠的科学信息，有利于卫生政策决策的科学化。卫生政策的制定与出台同样离不开循证决策的理念，卫生决策不能盲目，应有重要证据与依据等支持，做到有证可依。鉴于卫生服务资源的有限性与医疗卫生服务需求的无限性的矛盾将长期存在，"看病难、看病贵"问题日益突出，要实现卫生服务资源的最优分配以及医疗卫生服务效率的最大化，在形成卫生决策之前，就要找寻有关卫生服务研究及卫生经济学评价方面的证据。另外，在国家层面上制订重大疾病攻关和支撑计划研究项目指南，也是在大量的文献复习和调研的基础上形成的，只有如此，才能准确把握重点疾病与研究重点，从而有针对性地制订项目的招投标指南。此外，对于突发性公共卫生事件频发的现状，作为卫生政策决策部门，要提前制订处置预案，防患于未然。而预案的规划与制订，也需要学习和借鉴类似事件的处置经验和教训，做到循证决策。

5. 有利于患者本身的信息检索，监督医疗，保障自身权益。循证临床实践应尊重、体现或符合患者潜在的价值观和意愿。一项循证决策能否实施并取得预期效果，很大程度上取决于患者的"知情同意"和配合。由于不同患者的价值观及意愿差异很大，而基于患者群体价值观平均水平的临床决策，并不一定适用于每个患者，临床决策要体现个体化原则，因人而异。但将患者的价值观及意愿融入临床决策，难度较大，这往往成为循证医学实践成功与否的关键所在。

第三节 循证医学实践中的局限与误区

近几十年来，循证医学作为临床实践的一种新思维模式，日益得到普及和推广。循证医学的新理念正越来越被广大医务工作者所接受并付诸临床实践之中。当然，在此过程中，不可避免地出现一些误区，如把"循证医学"神话，认为它是解决所有临床问题的"灵丹妙药"；再如，"言必称证据"，把证据绝对化，忽视了临床医生的经验、患者价值观、医疗环境和技术条件等在循证决策中的作用和价值。正如英文全科医生 Des Spence 所述，"目前大部分的证据和研究都是由药企控制并且资助的，循证医学就像一把已上膛的枪，逼着临床医生'最好乖乖地按照最佳证据去做'"。当然该说法比较偏激，但确实存在这种倾向，应引以为戒。

循证医学是将可获得的最好证据，与临床医生的经验、患者价值观、医疗环境相结合，用于临床决策与实践。其中，如何判定所获证据是最新、最佳的？证据质量评价是基础。证据质量是参差不齐的，如以干预性证据为例，按照证据的论证强度由高及低，依次分为基于随机对照试验的系统评价（系统综述）、随机对照试验、前瞻性队列研究、病例对照研究、个案报告 / 系列等不同级别。然而，即使是最高级别的 RCT 及其系统综述证据，依然存在一定的局限性。如证据的真实性差、缺乏临床价值和推广应用受限等。真实性、临床重要性、适用性等三性评价中，真实性评价是基础，若证据失真，那么证据的临床重要性和适用性则无从谈起。

如 Des Spence 认为"临床试验已经沾染上了铜臭，虚假信息、错误诊断、临时数据、标准混乱、问卷调查偷梁换柱，统计学意义显著而临床应用上毫无价值"，这些临床试验的结果真实性值得商榷。还有多项因素导致 RCT 研究脱离真实世界，如患者纳入 / 排除标准苛刻，研究时间极其有限、随访时间不长，结局指标为短效 / 中间替代指标，研究方案过于僵硬等。加之大部分临床试验结果来源于发达国家，在疾病负担、诊断标准、健康服务系统、医保模式等可能与发展中国家有异,难以推广应用,适用性较差。同时,高级别的 RCT 不可能涵盖所有临床问题,如在外科领域,由于伦理原因一些临床研究无法设计为 RCT,会使循证医学成为"无米之炊"。以下是一些常见误区。

一、唯证据论,RCT 证据缺乏时就不是循证医学

循证医学的精髓,是将最佳的外部证据、医生自身的经验和患者的意图结合起来,进行临床医学决策,三者同等重要。随机对照试验和荟萃分析不等于循证医学,而只是外部证据的体现。在缺乏可靠的外部证据时,医生的经验往往更加重要。

循证医学的一个认识误区就是往往忽视专家意见和医生经验,而过分看重客观证据。在临床实践过程中,经常会遇到证据不足、缺乏甚至相互矛盾的情况。在此情况下,实践循证医学应充分发挥临床医生的主动性,临床医生的经验、心得同样是证据,对病患诊治仍具有重要的指导作用。

二、循证医学的本质是流行病学研究方法

循证医学是一门实践医学,广义而言,循证医学包括但不限于研究方法。在检索、遴选、评价出最新最佳证据的基础上,狭义的循证医学更强调如何应用这些证据进行个体化实践和决策,重在"用证",而非"创证",后者则是临床流行病学关注的重点,两者有相关和重叠。另一方面,认为开展研究提供证据的工作不属于循证医学范围也有失偏颇。因此,创证和用证都属广义循证医学的范畴,只是不同场景侧重点不同而已,没有必要绝对化地解读。循证临床实践过程中,针对循证问题,遴选与评价出最新最佳证据,需要借用临床流行病学的技术方法,流行病学是循证医学的基础。所谓"采用循证医学研究方法"的提法是欠准确的。

三、循证医学就是系统评价 / 系统综述

系统综述作为一种全新的二次研究方法,即针对某一具体临床问题(如疾病的病因、诊断、治疗、预后),系统、全面地收集全世界所有已发表或未发表的临床研究,采用临床流行病学的原则和方法严格评价文献,并筛选出符合质量标准的文献,进行定性或定量合成(Meta 分析、荟萃分析或汇总分析),从而得出综合可靠的结论。

系统综述 / 评价可以实现证据的汇总和集成,成为循证医学实践的重要证据源之一。循证医学不能等同于系统综述 / 评价。系统评价尽管拥有诸多优点,但也存在很多不足与局限性。循证医学强调"证据"的真实可靠程度,倘若用于系统评价的原始研究质量差,则系统综述结果的真实性会大打折扣;另外大量的系统评价过度关注干预的有效性,安全性、实用性、接受度及效果成本等问题往往忽略,由此形成的决策较为片面、局限。同时,大部分系统评价及原始研究来自高收入国家,低收入或中等收入国家相关研究及从业人员缺乏,阻碍研究的转化与推广。

四、大样本多中心随机对照临床试验就是循证医学

循证医学将随机对照临床试验尊为临床试验的金标准方案,是因为其研究方案严格遵循了随机、对照、盲法等三大科学原则。倘若在实施过程中采取质量控制措施,偏倚风险小,则能为循证医学实践提供高质量证据。但循证医学实践不能拘泥于教条的 RCT 研究,

应突破研究证据的等级观念，寻找真实世界研究证据作为补充，使之更加贴近临床实际。

五、把个体化处理与循证医学对立起来

有人误以为提倡循证医学就是反对个体化处理，而把个体化处理与循证医学对立起来。实际上循证临床实践就是要落实到个体患者处理的日常医疗实践过程中。如前所述，从开始到现在循证医学基本概念就是提倡面对个体患者的临床诊治手段选择时，应基于当前可得到的最好研究证据和医生的知识经验，并结合患者意愿和医疗环境的可行性进行决策。对患者分类分型进行亚组研究就是通向提供更精准个体化处理证据的途径和努力。之所以产生这个误区，是没有真正理解前述循证医学概念的内涵，而把宏观的循证卫生决策与临床个体决策概念搞混淆了。把参考循证指南进行个体决策误以为是不分具体情况对所有患者一刀切的临床实践。这其实是个人理解片面性的问题，不是循证医学本身的错误。

上述误区以及对循证医学的质疑，实际上真正质疑的并非循证医学体系本身，循证医学的理念是先进的，但它往往被不恰当地利用，甚至是误用。因此，实践循证医学，应还原其实践医学的本来面目，不宜将其神话，认为它是解决所有临床问题的"灵丹妙药"；同时要清醒认识循证医学发展过程中的局限性，循证医学同样是需要与时俱进的。最后，引用国际临床流行病学及循证医学创始人 David Sackett 对循证医学实践者的四项要求作为本章的结束语：①必须做踏实地临床基本训练，正确地收集病史、查体和检验，掌握患者的真实情况，方能发掘临床问题；②必须将循证医学作为终身自我继续教育的途径，不断丰富和更新知识；③保持谦虚谨慎，戒骄戒躁；④要有高度的热情和进取精神，否则就要成为临床医学队伍的落伍者。

（康德英）

Chapter 3　The value and limitation of EBM

Summary

In Chapter 3, the value and limitation of EBM was introduced in three parts: the brief introduction, value and its limitation. In the first part, the concepts and misunderstanding of EBM were described. In the second part, origin of EBM, its role and value were introduced. It will be benefitial to clinical practice and relevant decision making. It is mainly focused on the limitation and misunderstanding of EBM in the third part.

（Kang Deying）

参考文献

[1] 王家良. 临床流行病学：临床科研设计、衡量与评价 [M]. 4 版. 上海：上海科学技术出版社, 2014.

[2] 康德英, 许能锋. 循证医学 [M]. 3 版. 北京：人民卫生出版社, 2015.

[3] 卫茂玲. Cochrane 系统评价在中国的现状与问题 [J]. 中国循证医学杂志, 2006, 6（2）：150-151.

[4] 史宗道, 华成舸, 李春洁. 循证口腔医学 [M]. 3 版. 北京：人民卫生出版社, 2020.

[5] 卫茂玲, 刘鸣, 李静, 等. 中国循证医学 /Cochrane 中心 2006～2008 年全国系统评价培训班学员问卷调查结果 [J]. 中国循证医学杂志, 2006（2）：150-151.

[6]　卫茂玲，刘鸣，苏维，等 . 中文发表系统评价、Meta 分析 18 年现状分析 [J]. 华西医学，2007，22（4）：697-698.

[7]　詹思延 . 系统综述与 Meta 分析 [M]. 北京：人民卫生出版社，2019.

[8]　刘鸣 . 论循证医学临床实践的常见问题 [J]. 中国循证医学杂志，2003，3（01）：1-3.

[9]　刘鸣 . 十年纷争十年发展：正确理解循证医学的临床实践 [J]. 国外医学（脑血管疾病分册），2003，11（01）：29-33.

[10]　刘鸣 . 临床个体化处理应尽可能循证决策 [J]. 中国循证医学杂志，2007，7（02）：83-84.

[11]　Little P，Lewith G，Webley F. Alexander 技术训练课程对慢性或复发性腰痛随访 1 年有效 [J]. 卫茂玲，译 . 英国医学杂志：中文版（BMJ），2009，12（2）：114-115.

第 四 章

循 证 教 育

教育是国家的根基,教育工作者是根本。教育决策的制定关系到国家教育发展方向、国家兴衰、民族存亡和家庭幸福。当今社会对教育的要求越来越多,标准越来越高,教育承载的责任越来越大。教育政策和策略的制定常常受政治意识形态、传统观念等因素影响;教育改革和实践自上而下的过程不乏有选择性、非系统性。教育改革的效果往往没有采用科学充分、全面地评价方法。如现有研究极少采用系统、全面的检索方法获取全面信息,并批判性的评价相关研究质量、真实性和相关性,对证据质量进行分级等,以致不清楚教育改革结果的利与弊。循证医学的真正实现,也需要教育和培训先行,故教育领域的循证实践尤其重要。

第一节　循证教育概述

一、循证教育的提出

循证教育(evidence-based education)的理念是由牛津大学循证健康保健硕士项目衍化而来,即循证医学(evidence-based medicine)和循证卫生保健(evidence-based health care)项目。该项目教学方法主要采取解决学员面临的临床或人群健康问题进行自主学习模式。教育与健康保健有许多相似之处:①其行为、过程和结果都较复杂且有不确定性,受文化背景和特定环境等因素的影响,结果测量困难,存在证据的适用性和推广性问题;②内容既属于自然科学又属于社会科学,研究方法学也就需要自然科学的实验方法和社会科学的定性研究方法等。同理,也需要高质量的系统评价和对教育研究的质量评价。

二、循证教育的定义和内涵

美国教育部教育研究与发展助理部长 Grover J.(Russ)Whitehurst 在循证教育(evidence-based education)一文中明确定义:"循证教育就是整合专业智慧(professional wisdom)和当前可得最佳实验性证据(best available empirical evidence)制定教育决策。"①专业智慧是指个体通过经验获得的判断和共识。增加专业智慧反映在许多方面,包括有效识别和结合当地环境进行的教育指导。②实验性证据包括科学为基础的研究和实验信息,指来自心理、社会、经济和神经学等多个领域的科学研究,特别是来自教育环境下的研究。实验数据用于比较、评价和监控过程。③以科学为基础的科学研究意味着:首先,研究必须是通过严格、系统和客观规范所获得的真实、可靠的教育研究结果。其次,是证据质量分级,指设计、分析和逻辑推理在多大程度支持所主张的结论。证据质量/强度分为6级,从高到低依次为:Ⅰ级:随机对照试验;Ⅱ级:对照研究(准实验);Ⅲ级:前后对照研究;Ⅳ级:相关性研究;Ⅴ级:案例研究;Ⅵ级:趣闻轶事。再次,证据相关性:对推广和应用该研究,环境、影响因素等在多大程度相似。

循证教育的结构示意图如图4-1。专业智慧和实验证据二者缺一不可,若无专业智慧,当研究证据缺乏或不完善时,教育将无法实现智能化操作和无法适应局部特定的环境情况;若无实验证据,则无法有效地比较教育方法孰优孰劣,也无法避免一时冲动、幻想等个人偏好所造成的主观和片面性。

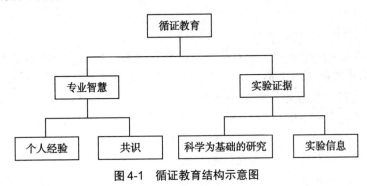

图4-1　循证教育结构示意图

三、循证教育的特点

循证教育主要特点是:一方面通过基于现有证据拓宽个人经验和判断;另一方面通过研究探索和检验个人专业经验。实质是以证据为基础的双向过程,二者不能相互取代,而是整合这两个维度的知识共同作为教育改革的基础。通过循证教育确保教育研究者在研究方法方面得到适当培训,了解其理论和方法学原则,从而提高研究质量。循证教育有助于教师、教育研究者、政策制定者和学校管理者持续的专业发展。

四、循证教育的实施

循证教育的实施包括两个层次:①利用全球教育研究和相关学科已有研究证据。各层次的教育工作者都应该做到:提出教育问题;系统、全面查找、阅读证据,根据专业和科学标准客观地评价分析证据;对证据的强度进行分级;决定其与教育需求和环境的相关性。②在现有证据不足或有疑问、不确定或薄弱时,生产更可靠的证据。循证教育实践者需要能设计、实施和发表整合社会学、自然科学、人本主义和解释学科的方法,并符合科学研究和评价最高标准的研究,确保将来的教育研究达到科学、真实、高质量和实践相关的标准。

第二节　循证教育现状

一、最佳证据医学教育

基于最佳证据的医学教育(best evidence-based medical education,BEME)概念产生于20世纪90年代末。1998年在欧洲捷克斯洛伐克布拉格市举行的欧洲医学教育学会年会(the association for medical education in Europe annual conference)上探讨医学教育领域存在

的问题,提议应该思考在医学教育领域使用更严格基于证据的方法。1999年在瑞典召开的欧洲医学教育学会年会首次提出了最佳证据医学教育(best evidence-based medical education)术语。由15名全球医学教育专家组成智囊团,将事先准备的一系列医学教育证据使用草案发给与会专家,就证据强度和如何有效使用能改进教师和管理者日常医学教育干预决策进行了讨论,会议就最佳证据医学教育行动指南达成以下共识:

1. 倡导和实践最佳证据医学教育 最佳证据医学教育(BEME)的定义为:医学教学实践中,教师采用的教学方法和手段应以最佳证据为基础。避免将证据医学教育和非证据医学教育截然对立的二分化认知。

2. 鼓励教师在面对新教学措施时实践最佳证据医学教育 最佳证据医学教育应鼓励教师和教学规划者面对一项新教学措施时应:①全面、系统的评价该领域已有的文献,并对所获证据质量进行分类。②明确现有文献的差异和缺陷,建议适当研究完善必要证据,使提出的教育干预真正基于证据。

3. 实践最佳证据医学教育的基本过程 ①构建问题:明确的研究问题是确保全面准确查找证据的关键并细化界定研究问题。②检索证据:制定检索策略和选择数据库,图书和情报专业人员应全程参与检索和筛选。③评价证据:制定明确的标准,评价所获证据的质量。④实施改变:教育法规的改变需要一定的原则和策略。⑤后效评价:所有教育干预措施实施后都应该进行评价。这些评价应是前瞻性而非回顾性,且应同时评价过程和结果。大多数情况下,过程评估将发现更多需进一步干预的问题,从而完善教育过程。因此应重视过程评价(图4-2)。

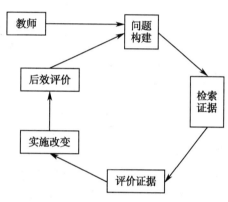

图4-2 最佳证据医学教育基本过程图

4. 应有统一标准供教师评估教学的可靠性和相关性 Hardern等1999年推荐使用QUESTS标准,包括:质量(quality)——证据的类型,研究方法的严谨性;实用性(utility)——教学方法和干预措施多大程度适用于其他情景;范围(extent)——研究数量和每个研究的样本量;强度(strength)——结论明确无异议;目的(target)——研究目的和教师预期目的一致;情景(setting)——相似的环境或背景。其中质量、范围和强度是研究内在的本质特征,而实用性、目的和情景反映研究与教师的相关性。

5. 最佳证据医学教育在制度水平的实施 全面实现最佳证据医学教育需要克服惰性和阻力,阻力既来自制度、体制,也来自教师个人。教师个人的阻力包括:对改变存在惰性,认为"我们现在做的有什么错吗?";医疗和科研地位优于医学教育;自身并没认识到教育是一门科学;不懂教育学原理;缺乏对教学的承认和奖励;缺乏对教育的支持和咨询服务。制度体制的阻力包括:教育主管部门和分支单位缺乏对教育规划的自主性;需要与科研和临床服务竞争经费和资源;一些新的教育方法缺乏长期证据;缺乏对教育事业的权威支持。任何希望在自己教学中更多采用最佳证据方法的教师需要进一步培训和方法学帮助。

6. 基础设施 虽然对医学教育应采用最佳证据医学教育模式已有共识,但要使其变为现实,需要构建一个集国际、组织、制度体制和个人为一体的功能模式,同时需要一些基础设施全面启动和持续运行与发展。图4-3说明其基础结构和潜在的运行模式。

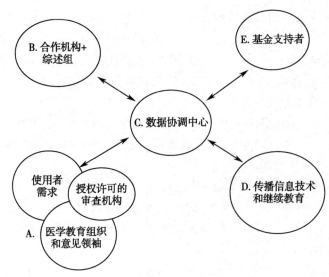

图4-3 最佳证据医学教育基础结构和模式

A 是个体、机构和组织参与医疗保健职业教育各层面教育规划和实施,从本科到毕业后培训及职业技能持续发展,是该体系的基础。他们提出和构建问题。当评价一潜在的干预是否适合自己的情景时,也将判断所获证据的价值,建立合作机构(B),组成综述组负责对较少证据的重要领域给予建议和规划研究方案。循证医学模式中,Cochrane 协作网作为数据协调中心(C)。Campbell 协作网与 Cochrane 协作网类似,服务于教育和社会科学。与该组织发展成为伙伴的是 BEME 模式,传播已有医学教育干预证据,以便证据能够被医学教育团体(D)获悉和使用,医学教育团体(D)与相关医学教育(A)和数据协调中心(C)机构和组织构成共同责任体。这一模式也需要来自基金支持者(E)的投入,如高等教育部委、大学和公众。基础设施经费需来自各方资金支持。中枢数据协调中心无论位于哪里都需要稳定的基金支持。其他共享活动和资源的资金可寻求国际机构或组织以及活动当地的国家、地区和组织的支持。

7. 未来发展规划 应进一步探索最佳证据医学教育的理念,发展制订一行动计划共同建立一个国际协作体系开发和支持使用最佳证据医学教育。召开讨论会进一步讨论感兴趣的领域。

二、循证教育证据资源

(一)Campbell 协作网和 Campbell 系统评价

成立于 2000 年的 Campbell 协作网(Campbell Collaboration)是当前循证教育的重要证据资源,也是以医疗保健为主题的国际 Cochrane 协作网的姊妹组织。Campbell 协作网以美国实验心理学家、思想家、美国国家科学院院士 Donald T. Campbell 博士的名字命名(1918—1996)。Campbell 博士倡导将实验方法用于评价社会问题,从而有效评估政府项目的效果,促进基于科学证据的政策制定与实践,是进化哲学(evolutionary philosophy)和社会科学方法论的重要思想家。Campbell 协作网是一个生产和传播高质量社会科学方面系统评价证据的国际研究工作网,旨在通过制作、保存和传播教育、犯罪司法及社会福利等方面的系统评价帮助人们更好的知证决策。Campbell 系统评价(Campbell systematic review)以网络电子期刊形式发表在 Campbell 协作网的 Campbell 图书馆（Campbell Library）。Campbell 系统评价是针对一个特定的问题，通过合成一些研究结果获得最佳研究证据。其制作采用完全透明、事先明确定义的程序化过程发现、评估和综合相关研究的结果，确保制作过程透明并可被重复，旨在将偏倚控制在最小范围。Campbell 系统评价必须有清楚的纳入和排除标准、清晰的检索策略、系统编码和纳入研究分析，若必要需做定量分析。为了避免发表偏倚，Campbell 系统评价制作过程与 Cochrane 系统评价相似，参见本书相关章节内容。

（二）最佳证据医学教育协作网

最佳证据医学教育协作网（the best evidence medical education collaboration），是 1999 年由欧洲医学教育学会（Association for Medical Education in Europe，AMEE）发起并赞助成立，由个人、院校和专业组织组成的国际团体。通过传播医学和医疗卫生行业教师和用户的最佳证据决策、生产最佳证据的系统评价满足使用者需求和在个体、机构和国家等不同层面创建最佳证据教育文化和氛围，致力于医学和医疗卫生领域的循证教育。旨在提供和生产最新、以科学为基础的教育研究，帮助教师和管理者循证和知证教育决策；提高学生认知和临床技能。BEME 拒绝一切基于伪科学、奇闻轶事和错误比较而制定的教育决策。BEME 协作网下设 6 个机构：BEME 董事会、中心学术部、中心行政管理部、系统评价组、BEME 学术会议、BEME 国际合作中心。系统评价组负责 BEME 系统评价方法学指导，主题、计划书和系统评价全文的审查、编辑和发表。

BEME 系统评价通过对现有信息系统、逻辑和明确评估确定某一健康专业和医学教育问题的最佳证据；用于帮助教师、机构和国家制定知证教育实践和决策。BEME 系统评价的生产过程与 Cochrane 系统评价相似：①明确主题，采用科学的方法学和统一规范，系统地识别、收集、批判性的评价分析和整合相关信息的过程；②采用严格、透明和可重复的方法选择原始文献；③定性（或定量，或混合）的方法分析和综合数据资料；④采用二次研究的方法制作完成；⑤用系统、透明和学术的方式和易于使用的界面报告系统评价，使用户能根据个人的情况判断和使用证据；⑥所有 BEME 系统评价必须首先在 BEME 协作网上注册，获得批准后按 BEME 系统评价组的程序准备和完成；⑦BEME 鼓励系统评价作者使用适合于他们研究目的和研究问题的调查方法，内容可以是效果系统评价——以增加如何增强教育干预的效果和增强有效教学和学习过程方面的知识；也可以是定义的系统评价——对当前健康职业教育中广泛讨论但尚未普遍接受的概念，寻求在广泛收集文献基础上提出具有共识的定义；或范围界定系统评价——以明确某主题的范围为目的，通常属效果系统评价。

（三）美国教育部教育科学研究所的教育资源信息中心

美国教育部教育科学研究所的教育资源信息中心（Education Resources Information Center，ERIC）美国教育部直属的教育科学研究所（Institute of Education Sciences，IES）成立于 2002 年。旨在为教育实践和教育政策提供严格证据。ERIC 是互联网的教育研究和信息数字化图书馆。旨在为教师、研究者和一般公众提供一个全面、易用、可搜索的教育研究及信息的网络书目和全文数据库。收录了 1966 年至今的相关杂志、书、研究总结、会议文集、技术报告、政策文章、其他教育相关资料超过 120 万条记录，且提供了约 10 万个 PDF 格式的免费全文。

（四）荷兰循证教育研究顶级研究所

荷兰十分重视循证教育的发展，目前循证教育研究顶级研究所（the Top Institute for Evidence Based Education Research，TIER），由荷兰 3 所著名大学（University of Amsterdam，

Maasstricht university，University of Groningen）共同组建的实施循证教育研究的校际顶级研究机构。旨在通过促进以循证方法制定教育政策和教育实践指南，发展基于科学研究和科学分析为基础的有效教育干预，服务于教育管理者、教育者、受教育者、家长及教育研究者，提高荷兰的教育质量。其目前工作包括：①原始研究，如教育干预成本效果等；②二次研究，主要针对教育干预成本效果的 Meta 分析和系统评价；③评价现有研究的质量和可用性；④对以上研究结果制作、发表并传播宣传和促进使用；⑤强化和提高整个教育界对循证教育知识重要性的认知。

（五）国际医学教育专门委员会

国际医学教育专门委员会（Institute for International Medical Education，IIME）是在美国纽约中华医学基金会（China Medical Board，CMB）支持下成立，汇集了世界各国有代表性的医学教育专家和学术组织代表人物，是世界影响较大的国际医学教育组织、制定了全球医学教育最低基本要求。

三、循证教育研究与实践

（一）我国循证医学教育概况

我国医学教育各阶段，包括专科与本科医学教育、毕业后教育（包括研究生教育、住院医师规范化培训）和继续医学教育等都应引入循证医学。专、本科阶段引入循证医学教育，主要介绍循证医学的理念和原则，让学生从思想上建立起对经验医学的缺陷和循证医学优势的认识，熟悉循证医学相关资源，如 Cochrane 图书馆证据检索查询的必备技能。在教师中普及循证医学知识和技能，更新观念。鼓励临床各科学者编写专著、教材，介绍循证医学和经过系统评价的研究结论。

1. 课程教材建设　自 2001 年起，四川大学、上海复旦大学和北京中国中医研究院等专家先后出版了系列循证医学相关专著和教材。其中具有代表性的著作有：《循证医学——21世纪的临床医学》（王家良主编）、本科生教材和研究生规划教材《循证医学》（李幼平主编）、《循证口腔医学》（史宗道主编）、临床专科医师规范化培训教材《循证临床实践》（董碧蓉主编）、中文版系统评价培训教材《系统评价、Meta 分析设计与实施方法》（刘鸣主编）等。上述专著、教材涵盖医学本科生、研究生、临床八年制和住院医师、各级临床医师等不同学制和不同专业。

2000 年起，四川大学华西临床医学院循证医学与临床流行病学教研室在全国率先对临床七年制本科生开设了 12 学时的循证医学系列讲座；同年针对不同专业和不同层次学生的不同需求，对五年制本科生，包括临床医学、口腔医学、妇幼医学、医学检验、高护等专业在原临床流行病学课程内容中增加了 2 学时的循证医学课程。2001 年为医学新生开设的"医学导论"课程中增加了 2 学时的循证医学内容。率先在全国为医学硕士研究生和博士研究生开设了 30 学时的循证医学课程，在掌握如何正确阅读、评价医学文献和如何快速、有效地查寻相关文献资料的基础上，重点强调结合临床实际实践循证医学的步骤和方法。根据临床医师的临床工作实际和循证医学基础知识掌握情况，在华西医院住院医师培训、继续医学教育培训项目和床旁临床实践中，开设 2～24 学时的循证医学课和循证临床实践。重点强调结合床旁临床实际，如何将文献结果与具体患者的病情相结合，解决临床实际问题。

2. 师资培训　中国循证医学专业师资主要采取引进、送出和在职培训等多形式培养。2004—2007 年四川大学共承办四届教育部"循证医学"骨干师资培训班，2010 年由教育部和国家自然基金委共同资助,创办首届循证医学研究生暑期学校,为全国培养循证医学师资和青年骨干。笔者对 2005 年第二届教育部"循证医学"青年骨干师资培训班涉及我国 18 个省、自治区、直辖市,25 个城市 104 名培训学员的循证医学教育调查显示:有 14 所院校已开设"循证医学"课程,研究生 9 所,本科生 2 所,公共卫生人员 1 所,在职医护和管理人员 2 所;学时数 8～36 学时;教学内容包括:循证医学概述、循证医学基础知识、循证医学相关的理论和方法、循证医学临床实践(病因,诊断,治疗,预后,筛查,药物不良反应)、循证医学在中医药中的应用、Meta 分析、系统评价、循证病案分析、循证卫生服务等;授课方式均为讲授和讲座形式;所在单位开展循证医学教学和循证医学临床实践面临的主要困难包括:①师资缺乏;②领导不够重视;③功利性:忙于本专业业务和经济效益;④对循证医学缺乏基本认识。针对上述问题,培训班在原有培训内容基础上,特邀时任教育部高教司和科技司相关领导就"我国现代医学教育体系的观察和思考""高等学校教师队伍建设的若干重大问题"作专题讲座。同时,增加了"国际振兴学院医学行动"(international campaign to revitalize academic medicine,ICRAM)的专题报告和 Cochrane 图书馆在线使用介绍。

3. 推广普及 应全国高等医学院校和学员单位邀请,组织教学培训团队,采用本地教学与走出去开展教学示范点的现场培训相结合的方式,巩固和深化培训效果。充分利用"循证医学教育部网上合作研究中心"平台和资源,加强网上国际、国内交流与联系,推动循证医学的快速有效发展。同时,邀请国外一流循证医学专家举办培训班,进一步提高师资水平。

(二)循证教育研究与评价

教育决策的制定关系到未来国家教育发展方向,关系到国家的兴衰、民族的存亡,也关系到亿万家庭的幸福和梦想。我国教育决策制定常存在科学性不足,政策滞后,指导性不强,缺乏连续性和可操作性等问题。随着循证教育理念不断深入,循证教育决策和管理正成为教育改革、决策和管理科学、系统、现代化的新趋势。循证教育决策就是基于最佳证据的知证教育决策(evidence informed educational policymaking),旨在确保基于最佳可及的研究证据决策。科学、可靠的教育研究和评价是循证教育的基础和依据。

1. 教育研究现状 2009 年,笔者曾系统检索和分析了我国 2000—2008 年 2 951 篇本科医学教育研究文献。结果显示我国本科医学教育研究数量逐年增多,2005—2008 年的 4 年文献量占总数 70%;2008 年发表文章数量是 2000 年的 6.5 倍,是 2004 年的 2.3 倍,比 2007 年增加 30%。医学教育和医学人才培养越来越受重视;医学教育已从最初仅局限于完成教学工作任务,逐渐向注重医学教育改革研究和探讨提高医学人才培养质量方向蓬勃发展。医学教育研究的主题显示:"课程和教学"类约占总数一半;其次是"质量和评价"类研究(17.8%),"政策和管理"类研究(16.2%)。关注重点与国外医学教育研究相似,有关学生质量和能力的客观、全面评价内容近期有所增加;"政策和管理"相关主题的构成比在 2008 年达到历年最高,说明我国医学教育在重视医学人才培养质量的同时,开始更多关注和探讨从管理和政策制定等方面确保医学教育质量。随着循证教育理念的发展和强调医学教育中教师采用的教学方法和手段应以最佳证据为基础的最佳证据医学教育(best evidence medical education,BEME)的诞生,近年提出教师、教材、教学方法的创新与改进和教学效果的评价也应该依据最佳证据。针对医学教育教学实践中的某一问题,通过系统、广泛、全面的信息查询,科学评价所获信息,最后得出综合结论的系统评价方法,为教师改进教学手段、方法,提高教学水平和评估水平,提供更科学的决策依据。

2. 教育研究方法 研究质量高低主要取决于是否采用了严格的研究设计方法。不同质量的设计方法所得研究结果的真实性、可靠性存在差异。国外很多学者很早就呼吁在教育研究中使用严格的设计方法，特别对教育干预效果的评价，更应使用论证强度高的随机对照研究。随机对照研究能有效避免影响研究质量的人为因素，基线可比性好等特点，其结果更加真实、可靠，因此，能更科学、客观的评价医学教育改革效果，为医学教育工作者提供正确、科学的选择。国外 1969—2007 年本科医学教育研究设计方法的调查显示：有对照的研究由 1969—1970 年的 1 篇增加至 2006—2007 年的 80 篇，随机对照试验由 1 篇增加至 37 篇。但 2009 年对我国医学教育 2 951 个研究的分析表明，我国医学教育研究方法非对照研究占 85%；其中"专家意见"接近 50%，有对照的研究仅占总数的 14%，随机对照研究仅占其中 4.7%；随着我国医学教育研究文献总量不断增加，对照研究的比例略有下降，2006—2008 年对照研究的构成比为 9.9%～15.4%，均低于 2000—2002 年的构成比 16.9%～18.9%。我国医学教育改革如果仅凭研究者的个人主观感觉和经验制定政策决策，势必无法确保医学教育改革的优质高效。

3. 教育研究文章与期刊 我国本科医学教育研究与国外同类研究相比发表数量仍偏少，期刊的影响力明显不足。MEDLINE 收录的医学教育类的文章，从 1980 年的 1 329 篇增加到 2003 年的 2 907 篇，美国和英国的医学教育专业期刊均被 SCI 收录，如 *Academic Medicine*、*Medical Education*、*Teaching and Learning in Medicine*、*Medical Teacher*。我国相关医学教育的期刊中发表医学教育研究数量位居前 4 位的期刊有《中国高等医学教育》《西北医学教育》《医学教育》和《医学教育探索》，均未被 SCI 和 Medline 收录，国际影响力有限；国内影响力也不高。医学教育跨越医学和教育两个学科，医学教育是高等教育的一部分，但在我国权威高等教育期刊和医学期刊上却刊登医学教育研究不多。提示我国医学教育质量应注重医学教育研究质量的全面提升；高质量医学教育研究的发表能提升期刊的影响力，同时高影响力的期刊又可促进高质量研究快速转化为医学教学改革实践。

中国循证医学中心已培养教学方向的博士和硕士数名，针对教育改革的重大问题，开展系列循证研究，通过在中国循证医学杂志开设教育专栏，系列刊载该领域的主要循证研究文章，如 ICRAM 系列、循证医学教育改革系列及教学研究型卫生体系的系列文章等。加强国内教育尤其是医学教育工作者研究方法和能力的培训。有学者建议设置专门的医学教育研究机构，多专业背景的研究人员参与，采用高质量的研究方法，基于医疗保健质量结果进行研究和长期随访，同时加快我国循证教育研究资源建设和资源共享，为教育和医学教育改革决策提供科学证据。

第三节　循证教育展望

一、循证教育与教育改革

医学教育改革是一项系统工程。医学教育必须适应现代医学发展趋势，满足深化医药卫生体制改革和时代发展的需求。因此，大力推进医学教育改革是医学教育面临的重要而紧迫的任务。医学教育必须更加主动服务国家医改和医药卫生事业发展，突出质量改进，着力推进综合改革，注重交叉整合、协同发展，注重国际交流与合作。从医改大局出发，牢固树立医学教育为医改服务观，坚持走以质量提高为核心的内涵式发展道路。长期以来，由于评估教育决策的方法并没有得到充分发展，教育政策制定过程受人为行政因素影响较大，导致决策科学性、可行性和实效性有限。循证的医学教育的诞生为解决这些问题，改革医学教育提供了现实的思路；同时，它全面、系统、科学的程序和方法为医学教育改革提供了科学、有效、可遵循的方法和证据。

1. 构建问题　改革的首要任务是发现和明确问题。将医学教育改革中的需求、矛盾、困惑和冲突转化为改革的问题，根据循证的医学教育的步骤和方法，采用结构化问题的方式，确定和明确需要解决的问题。即 PICOS 模式，P 是指研究对象（people/population，P），I 是指干预措施（interventions，I），C 是指对照（control，C），O 是指观察的结果指标（outcomes，O），S 是指研究设计（study design，S）。通过 PICOS 的方法使问题细化、明确并更容易界定。医学教育中的问题与自然科学问题有所不同，往往比较抽象和宽泛，内涵较广，如同一个问题，不同的教育阶段，不同的教育手段都有所不同。因此，只有细化、明确、清楚地界定需要解决的问题，以问题为主线，才能确定研究范围，精确研究目的，才能有的放矢地解决问题。

2. 查找证据　明确、细化的问题有助于进一步查找相关证据。通过确定检索的关键词，制定检索策略，确定相应的数据库，采用多渠道全方位，如网络、计算机和手工等多种方法结合，避免遗漏，全面、系统地检索相关文献，最大限度地确保查找到所有相关文献；并通过阅读标题、摘要和全文无遗漏的筛选相关文献。同时在检索过程中不断地补充、完善和修订结构化问题，保证系统、准确、完整地查询到所需信息和相关证据。

3. 评价证据　根据循证教育证据的分级标准 QUESTS 对所获取的所有相关信息进行全面评价。证据质量分为八个等级：0 级，无证据（no evidence）；1 级，专家意见（professional judgement）；2 级，教育原则（educational principles）；3 级，经验和个案（experience and case studies）；4 级，经验性共识（consensus views built on experience）；5 级，对比研究（studies in a comparable but not identical area）；6 级，队列研究（well-designed non-experimental studies）；7 级，半随机研究（well-designed quasi-experimental studies）；8 级，随机对照研究（well-designed controlled studies）。证据质量从 0 到 8 依次升高，最高质量是 8 级随机对照研究，最低是 0 级无证据。通过以上分类、分级，客观、科学、量化地评价证据，明确所获得的证据的质量、相关性和实用性。

4. 应用证据　根据上述评价结果，结合证据的质量、相关性和实用性，并充分考虑医学教育改革的具体情况及服务对象的特点、感受和需求，应用和指导医学教育改革。确保医学教育改革措施优质、高效，有的放矢。

5. 后效评价　对于医学教育改革措施实施后的效果和实施过程进行后效评价。从医学教育决策管理层面、教育者、受教育者、患者、学校、社会以及所处背景环境等利益攸关方和外在利益无关方，全面总结、评估医学教育改革措施实施后的实际效果；从教育改革措施的有效性、实用性、经济学和接受教育改革试验学生的成长性、创造性五个方面进行定性或定量评估。后效评价是持续、多次、整体性的评价，是动态、发展和不断更新完善的过程。通过后效评价，分析成败原因，不断总结经验教训，持续推进医学教育改革和创新，最终实现医学教育又好又快发展，为适应医学事业发展和深化我国医药卫生体制改革提供强有力的人才保障。

循证医学教育是以医学教育改革实践中的需求、矛盾、困惑和冲突为出发点和切入点，快速有效地瞄准和发现医学教育改革中亟待解决的问题；采用格式化的构建问题方式，明确、细化和锁定问题的关键点，以问题为导向，通过全方位、系统地查询相关信息，客观、科学、量化的评价信息的质量、相关性和实用性，以及持续的更新和再评价，并结合服务对象的特点、需求和价值观指导医学教育改革和实践的全过程。循证的医学教育不仅仅关注研究者、教育者或者受教育者，它是将医学教育作为一整体，以医学教育改革实践中出现的问题为基础和出发点，由研究者采用系统、规范的方法进行全面、深入的研究，获得当前最佳证据；教育决策者基于科学的证据，统筹兼顾、整体设计制定医学教育改革政策方针，教育者基于研究证据结合自身的专业经验和学识，充分考虑受教育者的特性进行教育实践；受教育者作为医学教学体系的主体和重要组成，主动参与教育决策，他们的参与有助于决策者了解受教育者的价值观、文化、偏好，从而制定符合受试者实际情况的医学教育改革决策；同时受教育者的参与也唤起了他们作为医学事业发展的主人翁意识和强烈的社会责任感，增强其自身投身医学教育改革、献身医学事业的使命感、荣誉感和进取心。因此，循证医学教育是集教育研究者、教育者、受教育者和教育管理者四者和谐的统一体，四者相互依存、相互促进又相互制约，缺一不可，有利促进医学教育改革和医学教育人才培养可持续健康有序发展。

二、循证教育管理与决策

我国教育决策制定通常带有明显的行政色彩，存在科学性不足，致使政策出台后出现一些始料未及的情况，不得已又只有通过制定新的政策解决新矛盾，如此周而复始，导致决策的有效性和可行性大打折扣。近年越来越多有识之士呼吁教育决策和管理不能仅凭经验，必须加强和提高我国教育决策的科学化水平和加强教育决策中教育科研研究。

（一）循证决策和知证决策

政策抉择常受证据之外的其他因素影响，包括制度约束、利益、观念、价值观和经济等。随着循证思潮的兴起，循证教育理念和循证实践运动不断深入，循证思维和方法正成为科学、快速处理海量信息的最佳方法，教育决策和管理中研究证据的支持越来越受到重视。循证决策（evidence-based policymaking）就是遵循最佳证据的决策，在此基础上提出的知证决策（evidence informed policymaking），旨在确保基于最佳可及的研究证据决策。知证决策的共同特点是系统、透明地获取和评价证据。这要求政策制定全过程都采用系统的步骤以确保相关研究被合理地纳入、评价和使用。这些步骤是透明的，以供其他人知晓哪些研究证据用于知证决策、决策意见及其影响。只有基于充分知证而非信息匮乏的决策，才能最大限度地满足最重要的需求，避免决策偏离轨道，出现不切实际、不合理、无效、低效和不公平等问题。只有采用更系统、透明的方法正确地评价证据的相关性和质量，才能更好地帮助决策者实现决策目标，更好地应对各种游说者或某政治立场倡导者误导和滥用研究证据，确保利益冲突不会影响最终的决策判断。同时，知证决策还可使决策者意识到政策有可能基于不完善的信息制定，当政策未能达到预期效果时，提供相应的方式调整决策程序，从而减少政治风险。如果未认识到现有证据局限性仍推荐决策或不管结果如何坚守政策均会冒更大的政治风险，使决策者因为与政策有关或无关的失败而受到批评。知证决策将帮助决策者懂得查找、评价和合理使用相关证据的全过程，及使用这种过程的可能性。

如何加强研究证据的使用和提高决策者正确评判研究证据的相关性及其质量的能力，是知证决策面临的严峻挑战。2006年春季欧洲理事会强调应更加系统地使用证据作为现代教育和培训系统的基础。指出使用相关知识发展国家乃至整个欧洲的政策和实践将有助提高教育系统质量和管理，并组织发起了旨在加强循证教育决策和实践重要性的知晓度，倡导将知识与政策实践链接的国际和欧洲合作行动"Knowledge for Action in Education and Training"。

（二）欧洲知证教育决策项目

2009 年，由欧盟委员会优先资助开展了"欧洲知证教育决策"（evidence informed policy in education in Europe，EIPEE）项目。该项目为期 13 个月，2011 年 4 月结束，由伦敦大学教育学会的 EPPI 中心（the Evidence for Policy and Practice Information and Co-ordinating Center，EPPI-Centre）牵头，共 11 个国家 18 个合作伙伴参加。该项目旨在教育和培训领域发展知识经纪机制加强研究、政策和实践间联系；增加教育领域知证决策的知晓度；创建该领域工作网；鼓励采纳和测试教育知证决策制定的新方法和新设想。内容包括五个方面：①项目计划和管理：发展协作伙伴建立广泛的欧洲知证教育决策网。②数据收集和分析：发展和分享欧洲教育研究证据和政策链接活动和实验研究；设计适当的分析框架。③培训课程：发展该领域的能力。④国际研讨会：进一步发展一个工作网，讨论和分享信息和想法。⑤网站：通过项目分享信息收集和发展，促进问题继续讨论和网络化工作。该项目主要成果包括：

1. 建立工作网　来自 11 个国家 18 个协作伙伴参与的欧洲教育证据与政策链接工作网。建立了欧洲知证教育决策网站。项目组不断发展壮大，核心成员已增加到欧洲 23 个国家 35 个协作伙伴和欧洲外的 4 个国家 7 个协作伙伴。

2. 分析框架　开发了欧洲教育研究证据到政策链接活动调查结果分析框架。包括证据产品到使用系统的简单模型和 27 种活动类型学和 9 个能链接研究证据与决策的机制。分析框架提供了一个语言来帮助理解、发生在欧洲的链接活动性质和范围。此外，有助于系统化思考和了解这些问题。该框架作为一个能被其他人接受 / 使用的概念 / 实践工具，开启未来识别、分析和活动讨论，最终开发新的活动和该领域新的研究。

3. 欧洲研究　证据到决策链接活动确定。调查提供了活动范围和性质概况以及能够知证教育决策的机制。确定了欧洲 32 个目标国家中的 30 个国家的 269 例教育链接活动。其中一些活动通过明确的正式和非正式流程实现。大部分的活动都是在过去 20 年里，由国家政府和 / 或政府相关机构设置和管理。最常见的活动是关于生产或沟通研究（67%）。19% 集中在研究使用，仅 10% 的活动在运作中介或者中介水平，4% 集中在修改整个证据到决策系统。

4. 研究地图　作为项目内容之一，采取系统检索确定实验研究用于链接欧洲研究证据到教育政策制定。尽管不难发现大量关于此问题的讨论和观点，但很少有实验研究。目前缺乏有力的相关证据。

5. 能力建设　该项目加强发展了欧洲链接研究和教育决策不同活动的知识和理解；发现、使用和解释研究的知识和技能；提供了帮助人们描述、分析和发展活动的框架；为对此类问题感兴趣的人员和相关工作者开发了可持续发展的工作网。

6. 持续的资源　项目网站提供了获取该项目开发的信息和产品。包括该项目合作伙伴和组织详细的联系方式；详细的分析框架和类型学；能检索的数据库包括确定的欧洲教育研究与政策链接活动；详细的研究参考文献；全部计划项目结构和该地区未来培训幻灯片；其他如出版物、团体和举措资源；一个公众论坛。确保大量资源公开获取，提供网络合作工作机会和能力建设资源等。

7. 传播　项目寻求在五个方面进行传播：项目策划者与该领域关键专家举行研讨会；

网站分享收集和获得信息，促进相关问题探讨和网络协作，并且网站部分内容已经翻译成3种欧洲语言（法语、德语和西班牙语）传播；不断拓展到更广泛的人群并发展超过18个核心协作伙伴的广泛网络协作；项目策划者已在很多会议上发表项目成果。项目推荐（project recommendations）如下：①能够在研究证据与政策间进行链接。②增加知证决策研究的质量、相关性和实用性。③在研究证据从生产到使用系统的各环节进行知识、知晓和技能建设。④制定教育知证决策的政策。⑤增加研究产生和使用研究的研究能力。

1992年，WHO提出"五星级医生"概念，作为未来的医学生必须兼具健康教育、卫生管理、社区卫生、预防医学和卫生保健的知识和技能。1999年，国际医学教育专门委员会（Institute for International Medical Education，IIME），领导制定全球所有国家培养的医生都能在医学知识、技能、职业态度、行为和价值观等方面达到"全球医学教育最基本要求"（global minimum essential requirements，GMER），对全球医学教育影响深远。循证医学教育将有助于反思传统医学教育的缺陷和不足，认识到事物的两重性，不能教条地实施循证医学，迷信权威，而应鼓励思辨和创新精神。

（陈　进　卫茂玲）

Chapter 4　Evidence-based education

Summary

Evidence-based education（EBE）is an integration of professional wisdom with the current best available empirical evidence to guide decision-making on education. EBE aims to improve the scientificity and effectiveness of educational policies, decisions and practices through the combination of evidence-based research and personal professional experiences and to improve the quality of education. In this chapter, the brief introduction, current status and prospection about EBE were introduced in three parts. It is mainly introduced the definition, concepts and characteristics of EBE in the first part. In the second part, the advantages of EBE, relevant resources, the best evidence-based medical education and evidence-based educational research & practice were reported, eg. relevant EBM course, trainer and teacher, research and evaluation. In the third part, the prospection for the education innovation, management and decision-making of EBE in the future were discussed.

（Chen Jin　Wei Maoling）

参考文献

[1] 刘鸣，李幼平. 循证医学在医学教育中的应用初见[J]. 华西医学教育，2000，2（3）：10-12.

[2] 周同甫，李幼平，刘鸣，等. 医学教育应当尽快引进循证医学新概念[J]. 中国高等医学教育，2000（04）：53-54，58.

[3] 陈进，李静，李幼平. 循证医学教学：高等医学创新教育实践[J]. 中国循证医学杂志，2003，3（4）：273-276.

[4] 陈进，李静，董碧蓉. 循证医学研究生教学效果评估[J]. 中国循证医学杂志，2005，5（2）：157-170.

[5] 陈进，刘关键，李静，等. 我国部分医学院校循证医学教学实践情况调查[J]. 中国循证医学杂志，2005，5（12）：955-957.

[6] 卫茂玲,刘鸣,李静,等. 中国循证医学 /Cochrane 中心 2006～2008 年全国系统评价培训班学员问卷调查结果 [J]. 中国循证医学杂志,2006(2):150-151.

[7] 卫茂玲,李幼平,邓绍林,等. 我国临床试验伦理审查培训现状与对策 [J]. 中国循证医学杂志,2010,10(7):828-831.

[8] 詹思延. 系统综述与 Meta 分析 [M]. 北京:人民卫生出版社,2019.

[9] 方定志,张祖辉,周同甫,等. 以病例为引导教学的近期教学效果 [J]. 中国高等医学教育,1998(06):35-37.

[10] 陶铁军,李幼平,蔡羽嘉,等. 医学生循证医学教育方法探讨:暑期志愿者活动评价 [J]. 中国循证医学杂志,2003,03(4):280-283.

[11] 国际医学教育学会. 医学教育全球最低基本要求 [J]. 国外医学(医学教育分册),2002(2):1-5.

[12] 万学红,张肇达,李甘地,等. "全球医学教育最基本要求"的研究与在中国的实践 [J]. 医学教育,2005,2:11-13.

[13] 史宗道,华成舸,李春洁. 循证口腔医学 [M]. 3 版. 北京:人民卫生出版社,2020.

第五章

循证临床医学

现代医学发展决定了临床医学实践及决策模式的转变：由以经验为中心的模式转为整合当前最佳证据，并考虑患方价值观的循证临床决策模式。而通过医学研究提供高质量临床研究证据是实施循证临床实践的基本条件。因此，循证医学理念的整合出现促进了更为科学的临床实践，推进了临床研究和临床医学教育的进一步发展。

第一节 概　　述

一、临床实践与循证临床实践的基本含义

临床，即"亲临病床"之意。实践，是主观见之于客观的一种活动。故而，临床实践就是将已经了解和掌握的医学知识亲临病床运用于客观而具体的医疗场景中。

循证，以既有的证据为依据，寻求安全、有效、具有成本效益的卫生干预措施。循证临床实践是指临床医生在处理具体患者的诊断、治疗及预后等方面有意识地、明确地、慎重地利用现有最好的研究证据和临床经验，并充分考虑患者的价值观进行临床决策。可以认为，循证临床实践就是狭义的循证医学。

二、临床研究与循证医学

临床研究是以疾病的诊断、治疗、预后、病因和预防为主要研究内容，以患者为主要研究对象，以医疗服务机构为主要研究基地，由多学科人员共同参与组织实施的科学研究活动。

在当今的循证医学时代，临床研究已经成为医学科学从基础走向临床的必由之路。临床研究对于发现临床问题，总结疾病的临床特点和诊治规律，病因的探索和最终确定，预防和治疗效果的评价，乃至确定恰当的医疗保险政策和卫生行政管理措施等都起着非常重要的作用。循证医学需要高质量的临床研究作为证据的主要来源，同时也为高质量临床研究的产生指明了方向和方法。循证临床研究是广义的循证医学概念所包含的内容之一。

三、临床医学教育与循证医学

临床医学教育是指按着社会的需求有目的、有计划、有组织地培养临床医药卫生人才的教育活动。循证医学的出现为临床医学教育带来了新的观念和影响，改变了临床医学教育的方式方法，在新时代医学生的培养方面起到不可替代的作用。循证临床医学教育变传统的知识经验性人才的培养目标为创新开拓性人才的培养目标；变传授知识为教会学习；

变被动接受为主动求索；变一次性教育为终身教育，是循证医学与临床医学教育的有机结合，属于广义的循证医学范畴。有关循证临床医学教育请参考本书第四章"循证教育"。

四、临床医学与循证临床医学

临床实践中可以开展临床研究，临床研究的结果最终需要运用于临床实践，通过临床实践来验证其效用，同时也促进临床实践服务能力和水平的提高。临床医学教育是为临床实践和临床研究培养合格的可持续发展的人才。这三者共同组成了临床医学活动。

循证临床医学，顾名思义就是在临床医学的范畴中，贯彻运用循证医学的核心思想，以制造和运用高质量的客观研究证据为目的，对临床研究和临床实践等医疗决策做出指导；以培养高层次可持续发展医学人才为目的，以循证医学的理念和方式方法进行医学教育。

循证临床医学和传统的临床医学之间有着很大区别。传统临床医学是一种经验医学，强调医师的主观想法，临床实践中医师多根据个人及高年资医师的经验或基础理论或动物实验的结果来处置病人。而经验、基础理论、动物实验或某一方面的临床研究，没有经过仔细的评估和筛选，其结论往往是不可靠甚或错误的。在传统的临床实践中，临床医师还没有摆脱那种以经验和推论为依据的模式，还没能摆脱依赖权威的心理，并未对临床证据给予充分的重视。导致了一些真正有效的治疗方法因不为公众所了解而长期未被临床采用，而另一些实际无效甚至有害的疗法因从理论上推断可能有效而在临床中被长期而广泛使用。例如，心肌梗死患者发生室性心律失常是猝死的重要危险因素，因此有理由相信使用抗心律失常药物治疗患者可以减少猝死。但是，随机对照试验却证明，Ⅰ类抗心律失常药物用于治疗心肌梗死后有频繁室性期前收缩或非持续性室性心动过速的患者，虽然可减少或抑制心律失常的发生，但却明显增加了患者猝死和死亡的风险。

循证临床医学强调目前可获得的最佳临床研究证据，同时也重视结合个人的临床经验和具体的临床环境，更为客观、可靠和稳定。对临床医生而言，循证临床医学是在个人临床经验的基础上，从日新月异的医学科学发展中获取当前最新、论证强度最高的证据，以不断提高临床诊疗水平，其实本质上是一种新式而高效的终身学习的临床医学模式。

第二节　循证临床实践

一、临床实践发展面临的问题

（一）传统的生物医学模式已经向生物-心理-社会医学模式转变

医学模式体现了对健康和疾病的看法。曾经占统治地位的医学模式是生物医学模式，它立足于生物科学尤其是分子生物学的基础上，认为疾病完全可以用偏离正常的可测量的生物学（躯体）的变量来说明。但是，生物医学模式框架忽视了社会、心理和行为维度。其不仅要求把疾病视为独立于社会行为的实体，而且要求根据躯体过程的紊乱来解释行为障碍。这显然从根本上偏离了作为医学对象的"人"的完整性。随着社会经济发展和科学进步，1977年美国精神和内科教授恩格尔提出，应该用生物-心理-社会医学模式取代生物医学模式，"为了理解疾病的决定因素，以及达到合理的治疗和卫生保健模式，医学模式必须考虑到患者、患者生活在其中的环境以及由社会设计来对付疾病破坏作用的补充系统，即医生的作用和卫生保健制度"。这种医学模式的逐渐转变，也对医生的临床工作模式提出了新的要求，要求医生不仅要关注疾病，更要关注患病者的心理状态、社会环境以及心理社会需求，关注患病者的教育，使其适应所处的社会环境。这种医学模式的转变，要求医生有更为全面的知识信息来适应工作需求。

（二）信息便利性和信息爆炸对医师的影响

目前已经全面进入信息化时代。当前，医学知识正以几何级数增长。以前需要到图书馆或专门机构才能获得的专业知识，因为计算机和网络技术的便利，现在坐在家中，动动手指就可以获得。便利性带来了知识更新速度的不断加快，给临床医生不仅带来了方便性，也带来了更多的压力和困惑。临床医生在医学院接受训练时所获得的知识与临床经验是非常有限的。在医学科学快速发展的今天，若不注重自身知识的更新，其知识很快就会老化和过时。但如何更新是符合实际的呢？对医生说来，信息量的浩瀚，信息爆炸，常常让医师无所适从，疲于学习。曾有统计显示，全世界每年约有200多万篇医学论文发表在2万多种生物医学杂志上，而且期刊杂志和文献的数量每年又以7%的速度递增。这些浩瀚的医学信息都有各自的生命周期。医学教科书和专著的平均半衰期为7年，医学期刊文献的半衰期为5年。据牛津大学循证医学中心大卫·萨基特教授估计，一位内科医生如果想要真正做到与时俱进，跟上现代医学发展的脚步，他每天至少要读19篇文献。而事实上，这位内科医生一天什么都不做，全部时间都用来阅读医学文献，恐怕也无法读完这么多，这是完全不现实的要求。对大多数临床医生来说，繁忙的临床实际工作与医学知识的快速更新形成了走不出的恶性循环。有调查表明，临床医生每天因疾病诊断或治疗问题需要查询大量相应的信息，平均每半天就有16次。但由于没有时间、教科书已过时或浏览杂志时杂乱而没有头绪，一时难以查找等原因，不能及时获得可靠而最新的相关信息。此外，浩瀚的文献中的相当数量文献质量不高，容易误导读者。毛宗福报道在国内权威医学期刊刊登出来的诊断性研究约60%有方法学缺陷和不足。因此，面对数目众多、良莠不齐的医学文献资料，临床医生难以评价和判断哪些研究结果可以接收和采纳。临床医生迫切需要更为科学的方法来面对信息爆炸，处理海量信息。

（三）信息化对患者的影响，给医师提出的挑战

信息化使信息的获得更为便利，这不仅仅针对临床医生，同样针对患者。长期以来，医学知识、信息、技术资源占有的不对称，使得患者只能被动地向医生寻求帮助。同时，这种知识、技能、资源的垄断培育了医生群体的优越性，最后形成了医生主导型的医疗服务模式。这是一种单向的决策模式，即医生负责作出诊断→医生提出最佳治疗策略→医生处方用药治疗或进行手术等干预→落实到某位患者身上。在这个过程中，患者多处于被动状态。现今医学信息爆炸，互联网的出现以及商品经济社会消费者自我保护权益意识的增强，使得患者在主观上想要，客观上能够通过移动互联网获取医生能够获取的且自己迫切需要的文献资料。患者可以花大量的时间阅读与自身疾病相关的文献。因此，患者比以往任何时候都可能获得更多的医学信息，甚至所获得的关于自身疾病的信息可能比医生还要多。患者带着大量的医学信息来就诊，如果临床医生反倒对此一无所知，那就既得不到患者的信任和尊重，也无法真正有效地帮助患者。

（四）新的医患关系提出了新的挑战，既是服务于患者的需要，也是规范医疗行为保护临床医生的需要

因为医学模式的转变和信息化时代的到来，临床医生正在由过去的"全能式"逐渐转变成医学信息的提供者、解释者和建议者。由此，现代医疗服务模式正在酝酿巨大变化，患者势必成为医疗服务的中心。在新的医学服务模式中，临床医生的主要作用，一是为患者提

供全面、可靠的医学信息，并进行解释；二是提供现行的有效治疗措施，帮助患者进行选择。这一切都要求医生不能再依赖于自己的传统经验，而必须获得更为客观而全面的证据指导自己的临床医学实践。患者知识水平提高，获得信息能力提高，自身保护意识加强，选择权和知情权开始普及，都对医生工作方式的科学化、系统化、标准化和先进化提出了要求：一要符合规范，二要符合当前最好的证据。临床医生的工作方式如不能满足此要求，会面临患者不信任、质疑甚至发生更为严重的医患纠纷从而承担相应的法律责任。

在医疗实践中合理利用循证医学可以促进医患关系的发展，规避医疗风险，循证医学的出现顺应了医学模式转变带来的临床医疗实践的变革，循证实践有助于提高医疗质量，缓解医患间的矛盾。随着新卫生法规的颁布，要求医生在医患纠纷中负有举证的责任，即"举证责任倒置"。而有了循证医学证据，医生可以在医疗纠纷的举证倒置中提供证据，维护自己的合法权益和医院的声誉。

二、循证临床实践的重要性

循证临床实践是临床医生查找证据和使用证据的过程，是循证医学理念在临床医生日常活动的实现，是具有生命力的医学实践。循证医学强调系统、严谨的研究，可靠的科学证据和来源于大样本人群的平均数据；强调正确认识和引用文献，对文献提供的数据进行定量综合，考虑成本 - 效益关系，通过决策分析后方能进行临床实践。素质良好的医生 + 最佳研究成果 + 患者的积极参与是科学临床决策密不可分的三个基本要素。

于医生而言，循证临床实践提供了一种行之有效的工作模式，不仅能在浩渺的学术文献中多快好省地找到需要的证据，从而用于指导自己的工作，而且提供了一种不断自我学习、终身自我教育的方法。临床医生在离开学校之后必须不断获得有关疾病的病因、预防、筛检、诊断、治疗、预后、康复、医疗质量等方面有关的最新信息。这些信息与医生的经验进一步相结合，为正确的临床诊疗决策提供真实、有效、可靠的依据。对临床医生来说，循证医学使他（她）们养成阅读文献的习惯，以经常更新知识，使他们在应用研究结论时更具批判的眼光，增强他们在做出诊断治疗决策时的信心。

于患者而言，医生不断更新的知识最终服务的受益对象是患者。一方面，循证临床实践要求在临床实践过程中，循证医学服务核心是患者，医生的诊治决策必须通过患者的接受与合作，才能取得相应疗效。在临床决策时要了解患者的知识背景，需求和信仰；患者对诊治方法、费用、效果及副作用的关心和期望等都将直接影响临床决策。另一方面，循证临床决策还要考虑当地所能获得的医疗资源和技术水平，地区医疗政策和法规。循证医学强调医生与患者之间平等友好合作，希望与患者形成共同的诊治联盟。医生可以更好地与患者进行交流有关诊断治疗决策的理由，更有效地利用卫生资源。

于医学教育而言，循证医学将临床实践与医学教育相结合，变传统的灌注式教学为启发式教学，从而提高了教学质量。

于国家而言，循证临床实践立足于群体研究，综合当前的最佳证据和最优的成本 - 效益分析，为国家医疗政策的制定提供可靠的数据和信息。

三、循证临床实践的基本方法

（一）循证临床实践的基本步骤

循证临床实践的基本方法涉及四个步骤：①针对具体患者提出临床问题（ask question）；

②全面收集相关研究证据（acquire evidence）；③严格评价证据（assess evidence）；④将研究结果用于具体患者，并进行后效评价（apply evidence）。因为四个步骤的英文首字母均为 A，故常常称为"4 个 A 的步骤"。

第一步：发现和提出临床问题。

临床问题的发现，需要临床实践者有善于发现问题的眼睛和心灵。如果临床医生随时保持好奇心、善于在临床实践中认真观察、反复思考、敢于质疑，就不难发现许多自认为正确的决策，实际上是没有任何证据的。同时对同一个临床问题的答案也不是永恒不变的。随着医学研究的进展，新的研究结果常常会否定以前的结论，认识不断升华并不断接近真实。

临床提出的初始问题常常是非常通俗或模糊的，难以由此确定临床问题的类型并展开证据查找。此时，往往需要对初始问题进行进一步构建，转变成易于检索到证据的问题。

通过问题的构建，可以达到 4 个目的：①判断属于哪一类临床问题（治疗、诊断、预后或不良反应）；②针对这类临床问题的最佳研究设计方案是什么；③确定最有可能获得证据的、需要检索的数据库；④得到最准确的关键词，利于检索的进行。往往按照 PICO（四要素）原则，采用结构式的方式来进行问题构建：

（1）P（patient/problem）：患者最关键的特点。

（2）I（intervention or prognostic factor or exposure）：干预措施（针对治疗问题）/ 或预后因素（针对预后问题）/ 或暴露因素（针对不良反应问题）。

（3）C（comparison）：与干预措施相比较的措施（对预后或不良反应问题则此项缺如）。

（4）O（outcome）：所观察的患者的结局指标。

第二步：检索相关研究证据。

（1）首先了解证据的分级：循证临床实践在检索证据时的基本原则就是首先查找最强级别的证据，如果没有，才依次降低级别查找。之前已有章节谈到了针对不同类型问题的研究证据级别（即证据强度），此处不再赘述。

（2）确定最佳检索资源：数据库具有自身的优缺点，通常需要根据拟检索的研究类型来选择不同的数据库，才能在浩瀚的文献中及时地查找到级别最好的证据。如果研究人员不按证据级别首先查找能提供最高级别的数据库，而采用传统的检索方法，可能会浪费研究人员的时间。当然，有时也需要查找多个数据库，才能找到需要的证据。

（3）制定检索策略：在按 PICO 方法进行问题重构后，比较容易得到很清晰的检索策略。但检索策略不是一成不变的，很多时候需要根据检索结果进行适当的调整和修正，直至达到最为满意的检索结果为止。

第三步：评价证据的科学性和实用性。

是否一旦发现相关的临床证据，就马上运用到自己的临床实践中呢？显然是不行的。临床证据的质量是参差不齐的。在把证据应用到临床实践之前需要对研究证据进行评价，了解其科学性。文献质量评价是循证临床实践步骤中较为困难的一步。由于我国的医学教育未重视训练和教育医学生如何进行医学文献的评价，对于我国临床医生而言，评价文献质量尤其困难。

目前，那些受过严格临床流行病学训练的医生或医学生可以按照国际临床流行病学证据评价标准，对所获得证据的真实性逐一进行评价。而那些没有经过系统培训或时间有限的医生可以借助已评价了的证据资源，诸如 Best Evidence、Clinical Evidence、Cochrane Library、UpToDate 或循证指南等来获取相关证据。

在证据评价时,往往涉及两个方面的内容:①文献结果的真实性评价;②结果所具有的临床意义和统计学意义。

第四步:将证据用于具体的患者。

寻找证据是为了有助于当前的临床决策,所以在对证据进行评价之后,需要考虑的就是是否应该把研究证据用于具体患者。确定证据是否可用于治疗具体的患者时,应掌握以下原则:

(1)临床实践所面临的患者是否与研究证据中纳入的患者相似?需要结合患者和病情的具体特点,结合医生的临床知识和经验来判断是否存在生物学因素导致了证据结果无法用于个体患者。

(2)临床实践者所处的临床环境,是否与证据中相似,是否允许了研究证据的实施?这种临床环境,既包括有物的因素,也含有人的因素,比如:所处医疗机构是否能提供相关的药物或设施?医护人员是否具备相关的技能?患者是否能够承受相应的费用?等等。

(3)相关措施对患者是否利大于弊?如果不治疗,会有什么后果发生?应该推广利大于害的疗法而不是只考虑药物的效果而忽略其导致副作用的一面。

(4)患者及其家属的价值观或对疗效的期许。患者的价值观应该被尊重。同样的临床场景,不同的患者会有不同的倾向和选择。患者或亲属应被告知所查到的有关研究证据和各种疗法的利弊。当治疗方法疗效不肯定且风险又大时,更需征求患者或亲属的意见。

(二)循证临床实践要求医生必须具备的基本技能

循证临床实践的每一步骤都需要相应的技能培训,才能被充分掌握和正确运用。循证临床实践要求医生具备以下基本技能:临床知识基础和临床经验,计算机检索和运用网络的能力,语言水平(当前最好的证据往往是英文)和经过循证临床实践的基本培训。

人们常常误解循证医学只重证据,忽视经验,这是对循证医学的误解。循证医学恰恰非常强调医生的临床经验和技能,因为单纯证据不足以有效地制订适合患者的治疗方案,必须与临床经验有效结合,才能实现患者的防治。正如 Sackett 教授所指出的"没有临床技能,实践冒着被外部证据压制的危险,即使最好的证据也可能不适当、不正确地用于个体患者"。临床经验涉及几个方面,包括:①临床问诊、查体、操作技能、基础知识及与患者的沟通能力;②综合判断各种因素进行临床决策的能力(即正确的临床思维);③判断患者对干预措施可能获得的效益和风险比的能力;④临床经验和专业知识的积累。

医学文献检索能力是进行寻证的必要条件。而目前多数的最佳证据往往都是英文文献,又需要寻证者有良好的语言能力。寻找到最佳证据后如何评价、如何运用、如何开展后效评价,又需要寻证者受过循证临床实践技能的系统培训,不断实践,方能在繁忙的实际工作中完成上述过程。其中最为关键的,仍然是临床实践者需对循证临床实践持有积极的态度,勤勉好学,敢于质疑,不断追求更多更好的实践效果。

四、循证临床实践的发展现状

(一)国外发展现状

20 世纪 80 年代初,加拿大麦克马斯特大学的 David Sackett、Brian Haynes、Peter Tugwell 等临床流行病学家建立了一套系统的文献检索和评价体系来培训临床医生。他们创建了简单易用的图表和目录来帮助临床医生从纷繁复杂的医学文献中快速提炼出需要的关键信息,指导临床实践。1990 年春,时任麦克马斯特大学医学中心内科住院医师培训项目主任的 Gordon Guyatt 计划将 David Sackett 等的文献评价体系和临床经验结合用于住院医师培训的床旁实践。1990 年秋，"循证医学"（evidence-based medicine，EBM）一词最早出现于麦克马斯特大学非正式的住院医生培训教材中，并于 1991 年第一次公开发表于美国内科医师协会杂志俱乐部（the American College of Physicians'Journal Club，ACP Journal Club）。1992 年麦克马斯特大学 Gordon Guyatt、Brian Haynes、Deborah Cook、David Sackett 等联合美国的一些医生成立了循证医学工作组（the evidence-based medicine working group），并在美国医学会杂志（JAMA）上发表文章全面阐述循证医学的概念。2002 年 Gordon Guyatt 等反复修订，将 1993 年至 2000 年陆续发表在 JAMA 杂志上的 25 篇系列文章结集成书——*Users'guides to the medical literature：a manual for evidence –based clinical practice*。至今，该书反复修订，不断与时俱进，分别于 2008 年和 2015 年先后发表第 2 版和第 3 版。事实上，目前该书已成为全球各个国家进行循证临床实践教学的基本教材，此后诸多的循证临床实践方法探索都是在该书的基础上得以展开。

1992 年至今，以加拿大麦克马斯特大学 Gordon Guyatt 为代表的大批临床流行病学家不断进取探索，以多种形式及方法推进循证临床实践的理念在各级临床医师实践中得到了长足的发展：①在麦克马斯特大学的一些附属医院设置了"clinical teaching unit"，针对住院医师进行床旁循证实践的理论和实战训练。②近 20 年，麦克马斯特大学循证医学工作组坚持每年 6 月或 7 月举行为期 1 周的"evidence-based clinical practice（EBCP）"培训班，培训学员来自世界各地。培训课程从最初单一主要涉及内科专业发展到目前更有针对性的 7 个独立的专业，包括内科（internal medicine）、外科（surgery）、儿科（pediatrics）、家庭医学（family medicine）、急诊医学（emergency），脊椎神经科（chiropractic）和中医学专业（Chinese traditional medicine）。课件语种从最初只有英语，发展到现在还有西班牙和法语。由此可见，麦克马斯特大学循证临床实践培训班为全球培训了无数优秀的循证临床实践的师资和实践者，不愧为世界循证临床实践的发源地和摇篮。③ Gordon Guyatt 等循证医学工作组的师资还积极到世界各地传播"How to teach EBCP"。其中 Gordon Guyatt 曾 3 次到成都四川大学华西医院循证医学中心访问，对华西医院住院医师师资及管理者进行"How to teach EBCP""GRADE"和"Clinical practice guideline"的培训。

但临床医师并未像研究者们预期的那样，将最新医学科学研究所获得的有效证据迅速转化为循证临床实践。1998 年英国的全科医师中进行的一项问卷调查显示：受调查的全科医师认可循证临床实践可以改善患者的照护，但是，对于文献检索、数据库的使用率较低，只有 40% 对 Cochrane 数据库有了解，但是多数没有使用过，只有 20% 会使用生物文献数据库，17% 会使用网络。进入 21 世纪后，循证临床实践得到较快发展。澳大利亚在 2003 年对物理治疗师的调查显示，96% 的治疗师同意循证临床实践是重要的，56% 者会将研究用于临床决策。而在各种常见病、慢性病如高血压、糖尿病的临床指南中，也充分体现了循证临床实践的成果。

（二）国内发展现状

我国的循证临床实践起步于 20 世纪 90 年代中期，并发展很快。1996 年，上海医科大学消化内科王吉耀翻译介绍了循证医学的临床实践。同时，四川大学华西医院神经内科刘鸣参加爱丁堡大学 Cochrane 脑卒中组循证实践并介绍了相关 Meta 分析系统评价，首先评价分析了中国脑血管病领域随机对照试验的证据现状，继而建立脑卒中和神经疾病临床试验数据库，成为四川大学华西医院建立中国循证医学/Cochrane 中心的切入点。后续长期深入临床研究和医疗工作第一线践行循证医学。神经内科从建立疾病病例登记库开展系统临床研究，到循证医疗管理和循证指南制定，探索了一条结合国情的循证临床研究与医疗实践的可行之路，并通过多种方法推而广之。

在床旁循证实践与教学方面，2004年，四川大学华西医院老年医学中心在中国循证医学中心的指导下，由董碧蓉教授负责成立了首个"中国循证临床实践基地"。2004年秋，首次在住院医师规范化培训项目中开设"循证临床实践技能培训"课程，至今已16年。四川大学华西医院老年医学中心联合中国循证医学中心和成都市循证医学专委会举办了十余次针对全国各级临床医师的"循证临床实践技能"培训班，培养了无数优秀的循证临床实践者和教师。陈进等在2005年对医学研究生的问卷调查发现：入学前约半数学生通常每月阅读专业文献1～5篇；56.0%的学生能在自己的临床决策中应用文献结果；57.3%的学生使用电子文献数据库。可见，中国循证临床实践已开始从宣传普及向技能获取阶段转化。

目前循证临床实践的主要困难依次为：文献检索策略难掌握；对循证医学了解不够；无法获得免费全文资源；受经验影响，执行上级医师的决策；证据质量不确定；花费时间较多。

五、循证临床实践发展挑战与前景展望

（一）循证临床实践面临的问题与挑战

1. 高质量临床研究证据的获取　医护人员获得证据的方式很多，如阅读临床杂志综述、遵循临床诊疗指南、利用电子信息资源、参加继续医学教育和相关会议等。但是高质量的临床研究证据多数发表在英文杂志上。然而由于我国医疗机构信息化建设仍不完善，尤其是在基层，医护人员上网条件有限，医疗机构也无足够的资金购买数据库和相关的专业期刊。因此，医护人员往往无法及时获取高质量的专业文献。

2. 缺乏循证临床实践技能的基本培训　虽然大量调查显示，医护人员尤其是医生对循证临床实践持比较积极开放的态度，但是仍有很多医护人员并不熟悉循证临床实践的规范步骤和方法。耿劲松等对我国江苏省二、三级医院的医护人员调查显示，29.3%的医护人员熟悉循证临床实践，62.1%仅听说过，8.6%根本不知道循证临床实践；在熟悉和听说过循证临床实践的医护人员中，仅10.2%接受过循证临床实践的相关培训。掌握医学统计学、临床流行病学、医学英语和医学信息检索的医护人员所占的百分比分别为59.8%、44.5%、47.3%和67.5%。相关知识和技能的缺乏、语言的限制（循证文献以英文为主）等都妨碍了医护人员循证临床实践的开展。此外，年龄和经验因素也有一定的影响，与年长者、经验丰富者相比，年轻的、经验尚浅的医护人员更要倾向于使用循证医学的实践方法。

3. 患者及亲属价值观的整合以及实际问题的解决　获得相关的证据后，如何把证据用于临床实践，一直都是一个复杂的问题。因为证据的应用需要结合病患的实际情况，需要结合医生所处的环境，需要面临交流、互动和沟通，需要平衡选择与舍弃。这不仅仅是生物学判断和自然科学的运用；更是人文社会学知识和价值观的整合和尊重。因为其复杂性，所以带有很强的主观性，也一直都是循证临床实践中的难点。France Légaré等的系统评价显示，循证临床实践的主要障碍是由于临床环境和患者特点受限而使证据缺乏实用性，不能被用于临床。

4. 临床医生和管理者的时间有限　实施循证临床实践不仅需要临床医生学习新的技能，更需要临床医生有时间去检索、评价、体会、阅读证据。但是目前临床医生大多数疲于应付日常工作，经常会因为没有时间和精力来检索和学习文献。这也成为了临床医生自我

教育的一个瓶颈。

5. 盲目照搬循证医学证据　即使是同一国家，不同地区、不同医院可能因地域、环境、气候、生活习惯等方面的影响，其患者人群的基线情况也可能不同，同一治疗方案可能会导致不同的治疗效果和结局。临床医生如果过分依赖指南，盲目照搬循证医学证据，丧失了在实践中学习进步的能力，反而在临床工作中束手束脚，甚至影响患者的治疗和预后。

（二）循证医学对临床医学实践的促进与发展

循证医学自提出至今已走过二十多年，尽管高质量随机临床试验和 Meta 分析仍相对较少，循证医学依然成为当今医学界的主流思想，对未来临床医学实践的促进和发展非常重要。

1. 对医生个体临床实践的促进　就像国际临床流行病学及循证医学创始人 Dr.Sackett 对循证医学实践者的四项要求中所提：必须做踏实的临床疾病训练，正确收集病史、查体和检验结果，掌握患者的真实情况，方能发掘临床问题；必须将循证医学作为终身自我继续教育，不断丰富和更新知识；保持谦虚谨慎，戒骄戒躁；要有高度的热情和进取精神，否则就会成为临床医学队伍的落后者。

"实践是检验真理的唯一标准"，不管是循证医学还是经验医学，在临床工作中，最后都需要治疗效果来验证其可行性。即使是遵循最新临床指南来解决问题，也需要靠临床医生的个人智慧和经验来评价证据从而做出临床决策，并且在实施之前还需评估患者是否可通过此临床决策获益以及获益多少，如何更好地实施该临床决策。循证医学与个体化相结合，这是未来的医学模式。要提高临床医生的临床水平，就要以病例为基础，综合循证医学和个体化医疗的经验（包括医生的个人智慧及患者的个体需求）。除了遵循现有已公认的高质量循证医学证据之外，应该更加积极主动地紧密结合临床实践，积累个体化解决临床工作中疑难、复杂问题的经验。只有反复学习和实践，才能进一步提高自身的临床工作能力，才能更好地做出最适合患者个体的临床决策，让循证医学在最大程度上为临床实践服务。另外，循证医学也给临床医生提出更深层次的思考：如何将新的医学知识转换成生命的价值？

2. 对国家医疗决策和合理分配医疗资源的评估和指引　进入 21 世纪，人口老龄化日益明显，慢性病负担日益加重，人们对医疗卫生服务的期望不断提高，而医疗卫生资源却相对短缺。如何充分利用现有资源，不断提高医疗卫生服务的质量和效率，已成为世界各国面临的重大问题。循证医学是关于如何遵循科学证据进行医疗卫生决策的科学，强调临床实践和一切医疗卫生活动都应基于现有最好的科学研究证据。循证临床实践的实施加速了有效医疗方法的推广和无效干预措施的淘汰，提高了医疗服务质量和效率，将科学知识和信息转化成卫生资源，在世界范围内推动了医疗实践的改革和卫生管理的重新定位。目前国家的各项医疗决策，在颁布实施之前，寻找相关的循证医学证据已经是不可缺少的重要过程。以客观依据为支撑的决策必将指引医疗资源的合理流动和分布。

第三节　循证临床研究

一、临床研究发展面临的问题与挑战

临床医学研究是临床实践基石之一。近年来，临床研究数量大增，如前所述，这给寻找证据之人带来了极大的压力。在数量增加，质量良莠不齐，结论正反不一，使临床医生无所适从。研究方法具有极大的异质性，研究结论的报道方式不一致，结局指标不统一，都给临床医生使用证据带来了困扰和阻碍。

此外，中国面临的较大问题是国内临床研究证据的数量和质量均不足，大多数证据来源于国外。基于人种、研究条件的不同，很多研究结果并不能结合到中国患者的具体情况中。

二、循证医学理念在临床研究中应用的重要性

循证医学的基本理念和实际运用中，强调证据的使用。在证据使用之前，必须对证据进行评价，以保证尽可能使用高质量的证据。因此，要熟练地进行循证临床实践，必须学会临床流行病学的基本方法和理念；必须学会如何去评价证据；必须学会了解别人科研活动中的优缺点。这一活动本身即促进了临床医生科研技能的提高，也促进了临床医生进行高质量的临床研究。

循证医学的证据指向于人群研究而非实验室研究；循证医学的判效标准指向终点指标而非中间指标。前循证医学时代注重短期疗效的中间指标，如评价抗心律失常药物的疗效，是以用药前后患者室性期前收缩等心律失常的消长为标准；评价降压药物的疗效，也是观察用药前后患者血压的变化。这是以疾病为中心设定的指标，可以称之为"中间指标"，患者自身无法感知到这些指标。而循证医学时代提倡评价一种药物（或疗法）的疗效是以患者期望的终点为评价目标，即该药物或疗法对患者的远期影响及死亡率的影响如何，涉及评价各种治疗措施对于疾病预后的影响，诸如有效寿命、总死亡率、疾病重要事件（如急性心肌梗死、呼吸衰竭、脑卒中及猝死发生数等）、生活质量及卫生经济学指标（成本-效果）等多方面影响。理解了循证医学思想的精髓之后，可以对某领域过往临床研究的缺陷做出归纳总结，对未来的临床研究应该采用的方法做出指导。作为临床实践者主体的临床医生在自己成为临床研究者和证据制造者的时候，自然而然知道何种研究是高质量的研究。此时他们更加明确最佳的研究证据并不由医生的个人临床经验或个人的感觉来确定，而是由客观可靠的数据和标准以及具体的科学分析评价方法来确定。没有一个科学的、方法学的临床研究，很难有可靠的结论。

三、循证临床研究常用方法及其发展现状

（一）循证临床研究常用方法

循证医学对临床研究做出了指引。作为证据的创作者，如果想要创作最佳证据，就需要用证据分级和评价的标准来指导未来研究的设计。循证临床研究常用研究方法包括：

1. 系统评价/Meta 分析 系统评价是指针对某一具体临床问题，全面、系统地收集全世界已发表或未发表的临床研究结果，采用临床流行病学严格评价文献的原则和方法，逐个进行严格评价和分析，筛选出符合质量标准的文献，进行定性或定量合成，得出综合可靠的结论。同时，随着新的临床研究的出现进行及时更新，随时提供最新的知识和信息作为决策依据。系统评价不同于叙述性文献综述。后者往往涉及的范畴较广泛，常未说明或未全面说明原始文献的来源，未阐明检索方法，未说明原始文献的选择原则，未对原始文献进行统一规范的评价，同时结果评定多采用定性方法。而系统评价常集中于某一临床问题，有明确的原始文献来源，有明确的检索策略和原始文献选择标准，有严格的文献评价方法，结果评定多采用定量方法。

Meta 分析是系统评价的一种，通过综合多个相同目的的研究的结果，用定量合成的方法

提供一个量化的平均效果或联系强度，从而回答所研究的问题。Meta 分析不是一个简单的统计方法，它是集数据收集和相关信息处理为一体的一系列分析和统计过程。其优点是通过综合各原始文献的研究结果，增大了研究的样本量，从而增加了研究结果的把握度，并可以解决各单项研究结果不一致的问题。

2. 随机对照试验研究　随机对照试验研究按随机对照的原则把研究对象分到研究组和对照组，然后分别接受相应的处理（治疗），在一致的条件及环境里同步地进行研究和观察处理效应，按客观标准对结果进行评价，最后依据专业知识对试验结果进行统计分析和评价并得出结论。随机对照试验研究的最大特点在于通过随机的方法，使已知的和未知的可能影响结论可靠性的因素在各组间的分布上大致相等，使潜在的各种混杂偏倚因素干扰减小到最低限度。随机对照试验研究的另一大特点是试验的同步性和一致性。研究组和对照组是在同一时期内比较，不是历史性对照，而且试验研究的条件和环境都保持一致，这样增加了试验的可比性，排除了干扰因素。

目前医学界肯定的临床随机对照试验研究是大规模的多中心临床试验，是指由多个医疗中心参加的大样本（一般为千例以上）临床试验。大规模的多中心临床试验包括了新药临床试验和为评估某种治疗措施对患者生存率及重要临床事件的影响而进行的大样本随机临床试验。在临床实践中尤以后者为重要。

3. 队列研究　队列研究是将某一特定人群按是否暴露于某可疑因素或暴露程度分为不同的亚组，追踪观察两组或多组成员结局（如疾病）发生情况，比较各组之间结局发生率的差异，从而判定这些因素与该结局之间有无因果关联及关联程度的一种观察性研究方法。根据研究对象进入队列时间及终止观察的时间不同，可分为前瞻性队列研究和历史性队列研究。前瞻性队列研究是队列研究的基本形式。研究对象的分组是根据研究对象现时的暴露状况而定的，此时研究的结局还没有出现，需前瞻观察一段时间才能得到。历史性队列研究对象的分组是根据研究开始时研究者已掌握的有关研究对象在过去某个时点的暴露状况的历史资料作出的。队列研究的资料可靠；可直接获得暴露组和对照组人群的发病或死亡率，可直接计算 RR、AR 等反映疾病危险强度的指标；由于病因在前，疾病在后，因此检验假设的能力较强，一般可证实病因联系；同时有助于了解疾病自然史，有时还可能获得多种预期以外的疾病结局资料，可分析暴露因素与多种疾病结局的关系。但是队列研究不适于发病率低的疾病的病因研究；容易产生失访偏倚；研究耗费人财物和时间较多；在随访过程中，未知变量引入人群，或人群中已知变量的变化等，都可能影响结局，使分析复杂化。

4. 病例对照研究　病例对照研究是一种探索病因的回顾性流行病学研究方法。它是以一组患有某种疾病的人与未患这种病的人相对照，调查过去是否暴露于可疑致病因子及其程度，通过比较，推断某种因子作为病因的可能性。如果病例组有暴露史者的比例显著高于对照组可认为这种暴露与患病存在联系。但这种研究是从结果出发，通过回忆推出原因，故不能得出因果关系的结论。病例对照研究适用于发病率低的疾病. 优点是方便、经济、短时间内可获得结果提供病因线索，缺点是在选择病例和对照时的偏倚和回忆性偏倚可能影响研究结论的可靠性。

5. 横断面研究　横断面研究是在某一特定时间对某一范围内的人群，以个体为单位收集和描述人群的特征以及疾病或健康状况。它是描述流行病学中应用最为广泛的方法。因为所获得的描述性资料是在某一时点或在一个较短时间区间内收集的，所以它客观地反映了这一时点的疾病分布以及人们的某些特征与疾病之间的关联。由于所收集的资料是调查当时所得到的现况资料，故又称现况研究或现况调查；又因横断面研究所用的指标主要是患病率，又称患病率调查。

6. 临床指南　临床指南是使用系统方法建立起来的对某一特定临床问题处理过程的描述，其作用是帮助医患双方正确选择诊断和治疗决策，以让患者能得到最适当的医疗照护。临床指南的制定有3种方法，即基于专家意见、基于一致性方法和基于证据方法。

基于专家意见的临床指南，是针对某一临床问题征求这一领域的专家意见，然后根据专家们的建议制定出相应的指南以规范临床行为。基于专家意见的临床指南，仍是一种非结构化的、非正式的指南。其缺陷主要表现在于专家意见往往是经验性的，而非分析性的，主观色彩比较浓。因此，基于专家意见的临床指南，就可能是没有"自觉的、准确的、公正的根据现有最好的证据来决定对每一个患者的治疗选择"。2013年国际糖尿病联盟（IDF）发布的关于老年2型糖尿病患者的管理指南即主要基于专家意见。这主要是由于老年2型糖尿病人群的特殊性，大多数临床研究均排除该组人群。

基于一致性方法与基于专家的方法相似，但有若干的技术改进。代表不同观点的专家被要求参加专题会议，讨论对某一临床问题的临床行为，最终取得一致性意见，形成对所讨论问题医疗处理的推荐意见供临床医生参照执行，因此，基于一致性方法所产生的推荐意见是一种规范结构性的指南。当研究结论矛盾或证据级别较弱，指导临床问题的解决，这种方法显得特别有用。

建立一个基于证据的临床指南是一个耗时而费力的过程。它的核心是系统评价。基于证据的临床指南就是汇总众多相关的系统评价结论，形成对某一个特定疾病的临床诊治规范，用于指导阶段性的临床行为。例如，2013年底，美国预防、检测、评估和治疗高血压委员会（joint national committee，JNC）专家组在《美国医学会杂志》（JAMA）在线发布的《2014成人高血压管理指南》（JNC8）即是如此。该指南对1966—2009年已发表的所有临床试验进行系统回顾，将符合标准的RCT研究作为确定诊疗推荐的唯一依据。所纳入的RCT结局指标均包括重要终点事件，以此确保9项推荐均基于循证证据。

当然，按照现状，一个囊括某一疾病从预防、诊断、治疗、预后到随访各方面的临床指南，不可能都有系统评价作为指南的依据，因此，基于一致性的方法也被常常地结合到一个大的指南之中。

一个好的临床指南，应该体现出正确性、可靠性、可重复性；临床上的可操作性、灵活性；应体现出多学科、公开、求证、文件化的特点，并且具有时效性，需要在新的有效证据不断出现时及时进行修正。

7. 真实世界研究　真实世界研究（real world study，RWS）起源于实用性临床试验，是指在较大的样本量（覆盖具有代表性的更大受试人群）基础上，根据患者的实际病情和意愿非随机选择治疗措施，开展长期评价，并注重有意义的结局资料，以进一步评价干预措施的外部有效性和安全性，1993年Kaplan等首次在论文中使用，其涵盖的范围较随机对照试验更宽，除治疗性研究外，还可用于诊断、预后、病因等方面的研究。

真实世界研究覆盖多种研究类型及数据资源，包括患者注册研究、已有的电子健康记录、常规收集的服药数据、患者原始数据、人群健康调查等，数据来源广泛。在多种数据类型中，临床终点指标（如发病率、死亡率）、患者报告的终点事件、安全性数据、疾病进展的自然病史均可直接供他国参考，而处方类型、经济学模型数据、流行病学数据则要分别结合当地经济及政策、疾病及国家具体情况考虑,治疗路径、使用资源、患者服务经验则因各国具体国情不一无法参考。2012 年 Chitnis 等用多重倾向性分析的方法比较几种血管紧张素转换酶抑制剂(angiotensin converting enzyme inhibitors,ACEI)对心力衰竭患者死亡率的影响。这是真实世界研究的一个例子。此外,在西格列汀联合二甲双胍治疗 2 型糖尿病患者的研究结果中也包含美国的真实世界研究和法国的真实世界研究。

（二）循证临床研究的发展现状

目前我国的医学研究,尤其是临床研究总体水平不高,尚处在起步阶段,与世界发达国家的差距十分明显。表现为缺乏高水平、规模化的临床研究专业平台和专业化、系统化的临床研究培训,开展规范化临床研究的能力不强。临床研究论文在国际一流的医学学术期刊上发表较少。樊建军等对 2001—2005 年我国发表的生物医学和其中的临床试验方面的 SCI 论文分析表明,5 年期间两者均呈逐年增长趋势,但临床试验论文数量很少,仅占生物医学论文的 1.32%,我国被 SCI 收录的临床试验论文只占全球 SCI 临床试验论文的 1.21%。这些数据从一个侧面反映了我国临床研究的现状和所处的弱势地位。

自 2006 年以来,采用循证医学方法的临床研究在我国得到一定发展。肖爽等总结了近 10 年来针灸治疗糖尿病周围神经病变的临床随机对照研究共计 18 项纳入约 900 余名患者。但这些研究普遍存在的问题是随机方法不详,评价指标不够规范,影响了研究质量。

四、循证临床研究面临的问题与挑战和发展前景

（一）循证临床研究面临的问题与挑战

1. 临床医生对循证临床研究方法认知度不足　临床医生对临床科研知识技能的掌握程度明显不足,是制约我国临床研究发展的重要因素。以北京大学医学部六家附属医院执业医师为对象的临床科研知识技能调查结果显示,临床科研知识技能国际标准化测验七个问题全部回答正确率仅为 1.4%,平均得分为 3.37 分(最高 7 分)。对最近一次临床研究规范化问题的应答中,近 40% 的人回答研究过程中没有流行病学专家参与;约 16% 的人回答没有进行质量控制;近 10% 的人回答没有设立对照组;19% 的人回答没有进行随机分组;38% 的人回答没有采用盲法;32% 的人回答研究设计没有通过伦理委员会审查;19% 的人回答没有进行知情同意。反映了调查对象中相当一部分医师对统计与流行病学知识的用途和临床研究的质量控制认识不足,以及对如何规范开展临床研究普遍存在较多模糊甚至是错误的认识。

2. 临床研究经费不足　目前,我国尚未建立完善的医学研究体系,医学研究被作为生命科学的一部分,分散在多个相关学科中,而在学科越来越细化的情况下,使许多医学科学问题被肢解成了具体的、局部的生命科学的基础研究问题。在科研基金资助体系中,我国国家层面专门的临床研究基金相对较少,使最具医学研究特色的临床研究较难申请到研究经费。

3. 临床研究时间缺乏　由于我国的医疗体制和医院人事管理制度的某些限制,长期以来临床研究没有专门的科研人员编制,尤其是大学的附属医院和教学医院,不仅要完成繁重的医疗服务工作,而且承担着大量的教学任务,包括本科生实习、研究生培养和进修生的培训。另外,还要完成一些社会公益性任务,如援外医疗队、救灾、重大突发事件的医疗救援、科普宣传,使这些科研水平较高的医院的医生开展临床研究的时间难以得到保证。

（二）循证医学对临床医学研究的促进与发展

1. 对制定研究方向的指导　在面对具体的临床问题时，按照循证医学的理念，临床医师需要首先查找及了解相关的研究证据，并对获得的证据进行方法学评价。这个过程，促进临床医师对该临床领域目前的研究现状、研究存在的缺陷和空白点有了具体的了解，为下一步临床研究提供了方向。

2. 对研究方法的指导　临床流行病学知识的培训是循证医学培训的重要内容。通过参加循证临床医学的培训，可以让临床医师对于临床研究的设计、临床研究的方法构建、临床研究的质量控制和结果评估有系统而全面地了解和掌握，从而从根本上促进和提高临床研究的方法学质量。

3. 对国家把握和控制临床医学研究决策的指导和促进　循证医学强调对现有证据的了解和评估，强调每一具体措施的成本效益评估。了解现有证据为国家对未来研究的资助提供了方向。而成本效益评估，可以帮助制定更有效更经济的医学研究决策。这对处于发展中状态而不富裕的中国，尤为重要。1997 年，我国卫生部和国家自然科学基金委最早联合支持在中国引进循证医学，并建立卫生部中国循证医学中心，最早将循证理念、方法和证据用于卫生科研和教育决策与管理。国家中医药管理局从 1999 年起，国家计划生育委员会从 2000 年起先后组织学习，并将循证医学的理念和方法引入重大攻关课题的组织与管理。国家食品药品监督管理局也从 2002 年开始以循证的方法调整我国基本用药目录。未来 10 年，循证医学原理在卫生政策领域的应用将会持续增长。

（李　峻　吴红梅）

Chapter 5　Evidence-based clinical medicine

Summary

The development of modern medicine has transformed the practice and decision-making of clinical medicine from the experience-oriented mode into the evidence-based mode, which integrates the current best evidences with the patient's preferences and values. Evidence-based clinical medicine means that clinical practices, medical education and scientific research should be based and guided on the current available high-quality evidences by using the basic concepts of evidence-based medicine(EBM). Evidence-based clinical practice(EBCP)has realized evidence-based medical idea in the daily activities of clinicians with finding and using the evidences and has great importance for the doctors, patients, medical education and country. It includes five basic steps: "ask question", "acquire evidence", "assess evidence", "apply evidence" and "after-effect evaluation". For good understanding of each step of EBCP, clinicians should be well trained in basic clinical knowledge and experience, computer-based searching and network application and language competence. For doing successful EBCP, it is very important for clinicians to learn the basic methods and concepts of the clinical epidemiology, to understand the skills in assessing the quality of evidences and to identify and recognize the advantages and disadvantages of scientific researches by others. With regard to evidence-based clinical researches, the common health research methodology includes systematic review/Meta-analysis, randomized controlled trial(RCT), cohort study, case control study, cross-sectional study, clinical practice guideline and real world study(RWS)and so on. Meta-analysis is one of special statistic methods for integrating the results from multiple original studies. It can increase the study sample size and further the power of results, and solve the inconsistency of results from multiple studies of interest. Currently RWS is a hot topic of clinical research methodology and has become more widely explored and applied than RCTs. It covers various clinical research areas including therapy, diagnosis, prognosis and pathogenesis and so on. The data resources for RWS could be from the patients'registry study, the existing electronic health records, the routinely collected data of medications, the original data of patients and the health survey of population. Evidence-based clinical research would not only promote clinicians to get to know the future direction of clinical research, but also improve the quality of clinical research methodology. Furthermore, evidence-based clinical research would be helpful for national medical institutions to formulate the research directions for clinical medicine at the level of policy making. It is believed that evidence-based clinical medicine would promote more scientifically clinical practice and further advances clinical research and medical education in the future.

(Li Jun　Wu Hongmei)

参考文献

[1] 李峻,董碧蓉. 循证医学对临床实践和医学教育的影响 [J]. 中国循证医学杂志,2008,8(3):147-150.

[2] 黄卓山,罗艳婷,刘金来. 真实世界研究的方法与实践 [J]. 循证医学,2014,14(6):364-368.

[3] KAPLAN N M, SPROUL L E, MULCAHY W S. Large prospective study of ramipril in patients with hypertension. CARE Investigators[J]. Clin Ther,1993,15(5):810-818.

[4] CHITNIS A S, APARASU R R, CHEN H, et al. Effect of certain angiotensin-converting enzyme inhibitors on mortality in heart failure: A multiple-propensity analysis[J]. Res Social Adm Pharm,2012,8(2):145-156.

[5] 李婷婷,周光帅,陈侃侃,等. 苏北三甲医院临床医生对循证医学的了解和实践现状 [J]. 中华医学图书情报杂志,2013,22(1):9-12.

[6] 董碧蓉. 循证医学与临床实践 [J]. 井岗山大学学报,2010,31(1):129-133.

[7] ALASTAIR M, HELEN S, PETER W, et al. General practitioners' perceptions of the route to evidence based medicine: a questionnaire survey[J]. BMJ,1998,316:361-367.

[8] International Diabetes Federation. IDF global guidelines for managing older people with type 2 diabetes[EB/OL].[2020-05-20]. http://www.idf.org/guidelines/managing-older-people-type2-diabetes.

[9] VALENSI P, POUVOURVILLE G D, BENARD N, et al. Treatment maintenance duration of dual therapy with metformin and sitagliptin in type 2 diabetes: The ODYSSEE observational study[J]. Diabetes Metab,2015,41(3):231-238.

[10] LEPROUST S, DALLONGEVILLE J, VALENSI P, et al. Treatment maintenance duration of dual therapy with metformin and sitagliptin in type 2 diabetes——real-world data from odyssee study[J]. Value Health,2014,17(7):A334-335.

[11] 李幼平. 实用循证医学 [M]. 北京:人民卫生出版社,2018.

[12] 李幼平,李静. 循证医学 [M]. 4 版. 北京:高等教育出版社,2020.

[13] GUYATT G, DRUMMOND R, Users' guides to the medical literature: a manual for evidence based clinical practice(JAMA)[M]. 3rd ed. New York: The McGraw-Hill Companies, Inc,2015.

[14] STRAUS S E, RICHARDSON W S, HAYNES R B. Evidence-based medicine: how to practice and teach EBM[M]. 5th ed. London: Churchill Livingston, 2019.

[15] 王家良. 临床流行病学: 临床科研设计、衡量与评价 [M]. 4 版. 北京: 人民卫生出版社, 2015.

[16] 刘续宝. 临床流行病学与循证医学 [M]. 5 版. 北京: 人民卫生出版社, 2018.

[17] 刘鸣. 临床个体化处理应尽可能循证决策 [J]. 中国循证医学杂志, 2007, 7 (02): 83-84.

[18] 卫茂玲, 牟焱明, 李幼平, 等. 我国医院信息系统管理研究现状 [J]. 现代预防医学, 2008 (08): 1474-1475.

第 六 章

循证神经病学

第一节　循证神经病学概述

一、神经病学的定义及发展趋势

神经病学（neurology）是探索神经系统疾病和骨骼肌疾病的发生与发展规律、诊断与防治措施的一门临床学科。其研究范围包括病因、危险因素、发病机制、病理、临床表现、诊断、治疗、康复和预防等。神经病学是神经科学（neuroscience）的一个组成部分，但通常认为神经科学是以基础研究为主，而神经病学则以临床研究为主，解决患者疾病诊治问题。

过去长期以来受时代局限，神经病学主要侧重于疾病的诊断和临床 - 解剖 - 病理的相关性分析，有效治疗措施相对匮乏，以致被误认为疾病的定位定性诊断和预后判断是神经内科临床医生的主要工作内容。诊断方面常常只能根据临床表现结合以往尸体解剖的病理发现进行推理，而在患者存活状态下很难证实其准确性。面对很多患者，诊断后的治疗常感束手无策。然而，半个多世纪以来，日新月异的技术进步带来了神经病学突飞猛进的发展。神经影像学、分子生物学和遗传学的技术发展，大大提高了神经疾病诊断的准确性；发病机制研究的进展和疗效评价方法的改进，使越来越多的治疗方法被开发和证明有效，可供临床医生选用。这些进展又带来对既往固有观念的质疑并引发新的研究思路，例如，CT 的使用不仅能准确鉴别脑出血与脑梗死，还使已放弃多年的溶栓和抗凝治疗成为临床研究新热点并获得新的有效证据。神经影像新软件的开发使超时间窗进行脑梗死的溶栓或取栓成为可能。现在的神经内科医生已经摆脱了过去在诊断和治疗方法方面选择面狭窄的尴尬境地，甚至在某些领域出现了有较多方法可供优化选择的可喜局面。如何从众多诊断和治疗方法中为患者筛选有益、安全、经济、方便、可行和个人满意的更精准的个体化方案已经成为当今临床医生面临的新挑战。20 世纪 90 年代循证医学的兴起，推进了临床神经病学诊断和治疗更加规范化和科学化发展，减少了临床医生因主观因素所引起的偏倚。诊治方法利弊评价标准的不断发展，不仅有利于有效治疗手段的研究，也有利于有效疗法的正确选用。

与所有临床医师一样，现代神经内科医师应在循证医学理念指导下学习神经疾病的诊断和治疗原则。除了掌握定位和定性诊断原则、针对病因与发病机制进行治疗、对症及并发症处理、康复与护理、预防等综合防治原则外，还应在诊断和治疗中加强循证意识，即不能只满足于对诊断的推测和根据机制认为某一治疗措施应该有效的推理方法，而应在条件允许时尽可能寻找当前可得到的可靠证据证明诊断的准确性（如采用金标准诊断方法）与治疗的有效和安全性（采用随机对照试验等证据）。如果发现还缺乏可靠证据，就应该针对临床问题进行科学研究来提供可靠证据，同时对患者进行长期观察随访。有了这样的临床实践，诊断和治疗水平就能不断提高，临床医学就能不断进步，患者就能得到科学诊治而更好地改善预后。

二、循证神经病学的国内外起源

循证神经病学是循证医学原则和方法在神经疾病医疗实践和临床研究中的应用，伴随着国际循证医学和临床神经病学的进步而发展。其核心是医疗决策应在当前可得最佳临床研究证据的基础上，结合医生经验和患者意愿形成。循证医学促进了神经疾病领域医疗实践更加科学化，更加注重临床研究证据在医疗实践中的正确应用以及研究证据质量的评价和提高。

国际上将循证医学理念引入神经病学领域始于 20 世纪 90 年代初期，首先应用于脑血管病的循证防治领域。此前的 20 世纪 80 年代，牛津大学神经病学专家 Charles Warlow 领导了基于社区的牛津郡卒中登记项目（OCSP）为了解卒中自然史和疾病规律提供了大量可靠的临床证据，为循证神经病学的发展奠定了基础。牛津团队到爱丁堡大学建立学术型神经内科后，于 1993 年建立了 Cochrane 脑卒中组，最早在神经疾病领域开展提供系统评价证据的工作，并于 1997 年发表了神经疾病领域最大规模的多中心随机对照试验（IST）。对在临床第一线开展研究、提供和使用证据，推广循证神经病学临床实践起到了引领和示范作用。2001 年，爱丁堡大学神经内科 Charles Warlow 主编出版第一本循证脑血管病学专著；2007 年，Cochrane 协作网神经疾病网络（Cochrane neurological network）负责人、意大利神经病学专家 Livia Candelise 主编的第一本循证神经病学专著问世。

1995 年刘鸣教授在英国牛津大学（CTSU、英国 Cochrane 中心及英国循证医学中心）和爱丁堡大学神经内科参加循证医学培训和脑卒中循证研究工作，于 1996 年率先将循证医学引入国内。在牛津的英国 Cochrane 中心和爱丁堡 Cochrane 脑卒中组指导和具体帮助下，与四川大学华西医院的同事们一起创建了亚洲和中国的第一个循证医学中心暨中国 Cochrane 中心，并在四川大学华西医院神经内科率先开展循证神经病学实践，长期坚持将循证医学原则、方法及证据应用于临床研究与临床实践。从 1996 年建立中文神经疾病临床对照试验资料库和 1998 年建立成都脑卒中病例登记库开始，到 2020 年已发表一系列在国际循证医学标准与中国临床实践相结合原则下进行的观察性研究、临床试验、系统评价和循证指南及其方法学论文。2008 年出版了我国第一本神经内科疾病循证治疗手册《临床循证治疗手册——神经内科疾病》，为神经疾病诊治提供了系统全面的临床证据。24 年来，华西医院神经内科和脑血管病中心走过了循证临床研究与实践的全程探索之路，获得了循证医学在中国临床落地的第一手经验。引进并促进了国内循证医学和循证神经病学的发展，也为世界循证神经病学实践贡献了中国力量。在华西医院中国循证医学中心和神经内科专家影响和指导下，郑州大学第一附属医院神经内科成为郑州大学循证医学中心的依托单位，联合郑州大学公共卫生学院流行病学教研室在本科生和研究生中开设循证医学课程。并在每年的河南省神经内科学术年会上开设各种形式的循证医学培训班，介绍循证医学基本概念、证据的产生与使用方法及证据在指南制定中的作用，讲授在循证指南指导下个体化治疗患者的原则和方法。培养了大量具有循证医学理念和技术的医学生和临床医生，促进了循证医学在我国神经疾病和其他临床医学领域的应用和快速发展。

三、神经病学领域的循证医学实践

神经疾病领域的循证医学实践主要体现在提供证据、使用证据和提高证据质量三个方面。其基本过程是：在日常神经疾病医疗实践中发现答案不确定的问题——寻找证据——若缺乏证据则立项进行临床研究提供证据。在神经疾病循证实践过程中常常遇到以下问题：临床对研究证据的需求远大于高质量证据产生的数量和速度；开展高质量临床研究的方法学也在不断发展完善的过程之中，能与时俱进开展高质量临床研究的人才数量远不能满足临床需求。因此，需要普及评价证据质量理念、推广规范的临床研究方法以培养更多能开展高质量神经疾病临床研究的人才，从而提高神经疾病领域临床研究证据的数量和质量，在我国尤其重要。在循证临床实践方面，华西医院神经内科及脑血管病团队进行了系统性、全方位和长周期的探索，取得了国内外认可的成绩、获得了宝贵的实践经验、培养了大批人才，为推动我国循证神经病学和循证临床实践的落地和发展做出了重要贡献。

1. 提供证据　包括开展原始临床研究（建立神经疾病临床病例登记库、进行对卒中患者诊治问题的观察性研究及随机对照试验）和进行系统评价或 Meta 分析，为临床实践和卫生决策提供当前最好临床研究证据。

（1）开展原始临床研究，例如，1998 年开始建立的成都脑卒中病例登记库是国内开展最早、病例最多和随访时间最长的单中心脑卒中病例连续性登记库，为长期和深入观察中国脑卒中患者特点建立了有重要价值的研究平台。在此平台基础上，针对需要解决的临床问题进行了系列病例对照研究和队列研究等观察性研究。同时，开展了中国特色疗法针刺治疗急性缺血性脑卒中的多中心随机单盲对照试验。在国内外学术会议和学术期刊报告研究结果与方法，并举办培训班进行推广，带动了国内相关研究的更广泛开展。

（2）开展系统评价或 Meta 分析，为临床实践提供系统全面的证据是循证医学对证据的更高要求。因为纳入多个临床研究的系统评价证据比单个研究减少了偏倚而更为可靠有用，是循证医学更全面的证据源。1993 年以来，国际 Cochrane 协作网相继成立了 Cochrane 脑卒中组（stroke group）、癫痫组（epilepsy group）、神经肌肉疾病组（neuromuscular disease group）、运动障碍组（movement disorders group）、多发性硬化组（multiple sclerosis group）、痴呆和认知改善组（dementia and cognitive improvement group）和神经疾病网络（Cochrane neurological network）等，这些学术组织提供的 Cochrane 系统评价（Cochrane systematic review）是指导神经病学临床实践和临床研究很好的参考依据，常被作为制定神经疾病临床实践指南的重要证据来源。华西医院神经内科刘鸣是最早在 Cochrane 图书馆发表脑卒中降纤疗效 Cochrane 系统评价并在国内推广其方法学的中国学者。

2. 使用证据　美国神经病学学会质量标准分委会、美国心脏学会及美国卒中协会是使用证据制定神经疾病临床指南和规范的代表性组织。20 世纪 90 年代以来，为促进研究证据尽快用于临床实践，提高医疗质量，美国神经病学学会质量标准分委会组织制定了多个以循证评价为基础的实践参数（practice parameter，相当于指南），并陆续在 *Neurology* 杂志上发表。其内容涉及帕金森病、癫痫、头痛、特发性面神经麻痹、吉兰 - 巴雷综合征、多发性硬化、重症肌无力、痴呆和认知障碍等多种神经疾病的诊断和治疗。美国心脏学会、美国卒中协会、英国国家卫生服务体系（NHS）、欧洲卒中组织及日本卒中学会等发布了多个循证的脑血管病指南。世界卒中组织（WSO）发布了制定脑卒中循证指南的方法学指导规范。我国中华医学会神经病学分会及其各专业学组于 2003 年以来也制定发布了系列脑血管病及其他神经疾病循证诊治指南。华西医院神经内科刘鸣率先探索了将国际标准与中国国情相结合的循证临床指南制定方法(指南的指南)并发表文章进行推广。同时,华西医院神经内科管理团队长期坚持循证医疗管理,促进其多年的医疗管理工作取得优异成绩,得到同行广泛认可。

3. 提高证据质量　跟随国际上循证医学方法学发展步伐,国内外多篇神经疾病临床研究方法的文献发表并有多种培训体系建立。例如,Cochrane 协作网有系统评价方法学手册不断更新的机制,各 Cochrane 神经疾病组也有相关方法学指南并不断更新改进,神经疾病如脑卒中领域有临床试验设计与实施相关的文献或规范和各种临床研究方法培训班,世界卒中组织有脑卒中指南制定规范文件等。国内华西团队也对脑卒中临床试验进行了长期监测和质量评价,并发表了临床研究规范共识及系列方法学文章。这些措施为持续提高临床研究质量、培养能进行高质量临床研究的人才起到了重要作用。

(杨伟民　王德任　刘　鸣)

第二节　循证神经病学证据的发展现状

一、神经系统常见疾病治疗方面的临床证据

证据是实践循证医学的关键和难点。创造证据和使用证据,尤其是高质量证据是实践循证医学的必要条件。系统全面地查询和使用证据至关重要,Cochrane 图书馆是最重要的临床证据来源之一。截止 2016 年初,发表在 Cochrane 图书馆中与神经系统疾病相关的完整的系统评价共 662 篇,计划书 234 篇,其中于 1993 年 8 月成立于英国爱丁堡的 Cochrane 脑卒中组研究的内容最多,共有完整系统评价 182 篇(占 27%),计划书 37 篇;1998 年 3 月成立于英国伦敦大学国王学院的 Cochrane 神经肌肉疾病组次之,其完整的系统评价共 122 篇,计划书 55 篇。此外,一些国内外医学文献数据库也是查询证据的重要来源,国际有MEDLINE、Embase 等数据库,国内有中国知网知识发现网络平台(CNKI)、维普中文期刊服务平台(VIP)、中国生物医学文献数据库(CBM)等数据库。以下介绍了发表在 Cochrane 图书馆为主的期刊上、与常见神经疾病治疗相关主要证据。

(一)脑血管病

1. 急性脑卒中(acute stroke)循证历程及主要证据　急性脑卒中治疗措施的循证历程是神经疾病循证的经典代表,具有示范和启示意义。下面以证据出现的时间先后进行介绍。

(1)卒中单元:急性脑卒中领域最早被证明有效的措施是卒中单元(stroke unit)。截止 20 世纪 90 年代初,已发表的单个随机对照试验都未证实其有效性。1993 年,Peter Langhorne 发表的 Meta 分析首次证明卒中单元降低脑卒中病死率。2001 年,Peter Langhorne 的 Cochrane 系统评价纳入 23 个试验(4 911 例患者)证实了卒中单元不仅降低脑卒中患者的病死率,也降低了残疾率。2020 年,Peter Langhorne 更新的 Cochrane 系统评价共纳入 29 个试验(5 902 例患者),证实卒中单元降低脑卒中患者发病 1 年后的病死率和残疾率,并提高回归家庭生活的患者比例,且这些获益不受患者年龄、性别、最初卒中病情严重程度和卒中类型的影响。因此,国内外指南均推荐:收治脑卒中患者的医院应尽可能建立卒中单元,所有急性缺血性脑卒中患者应尽早、尽可能收入卒中单元接受治疗(Ⅰ级推荐,A 级证据)。

(2)静脉溶栓:急性脑卒中治疗的第 2 个有效证据是静脉溶栓。1995 年美国 NINDS 随

机双盲安慰剂对照试验结果发表,证明了静脉溶栓治疗急性缺血性脑卒中获益大于风险。结果显示 3h 内 rtPA 静脉溶栓组三个月完全或接近完全神经功能恢复者显著高于安慰剂对照组,两组病死率相似,静脉溶栓组症状性颅内出血发生率高于对照组。2008 年发表的 ECASS-Ⅲ试验结果显示在发病后 3～4.5h 静脉使用 rtPA 仍然有效。2012 年发表的 IST3 试验(包括 3 035 例患者)提示发病 6h 内进行 rtPA 静脉溶栓仍可获益。随后的系统评价分析了 12 项 rtPA 静脉溶栓试验,包括 7 012 例患者,提示发病 6h 内 rtPA 静脉溶栓能增加患者的良好临床结局,80 岁以上与 80 岁以下患者效果相似。国内外指南均推荐:对缺血性脑卒中发病 3h 内(Ⅰ级推荐,A 级证据)和 3～4.5h(Ⅰ级推荐,B 级证据)的患者,应按照适应证、禁忌证和相对禁忌证严格筛选患者,尽快静脉给予 rtPA 溶栓治疗。

(3)抗血小板:1997 年急性脑卒中领域最大规模的随机对照试验 IST 和 CAST 发表,分别纳入急性脑梗死患者接近 20 000 例。研究了卒中发病后 24～48h 内口服阿司匹林(160～300mg/d)的疗效,结果显示阿司匹林能显著降低随访期末死亡或残疾率,减少复发,仅轻度增加症状性颅内出血风险,证实了急性脑梗死口服阿司匹林获益大于风险。2014 年,一项更新的 Cochrane 系统评价纳入 8 个试验(41 483 例患者),CAST 和 IST 试验病例数占该系统评价的 98%,Meta 分析结果与这两个试验结果一致。

2013 年发表的 CHANCE 试验共纳入 5 170 例发病 24h 内轻型缺血性卒中或 TIA 高危患者,结果显示早期(发病后 24h 内)联合使用氯吡格雷和阿司匹林 21d 可减少轻型卒中(NIHSS 评分≤3 分)或 TIA 高危(ABCD^2≥4 分)患者 90d 内缺血性卒中复发率,不增加出血风险。随后发表的 POINT 研究也纳入同样的患者,显示早期(发病后 12h 内)联合使用氯吡格雷和阿司匹林并维持 90d 可降低缺血性卒中复发风险,但增加出血风险。提示短疗程(21d)联合口服氯吡格雷和阿司匹林可用于高风险的 TIA 和急性脑梗死的轻型患者。中国指南推荐:对于不符合静脉溶栓或血管内取栓适应证且无禁忌证的缺血性脑卒中患者应在发病后尽早给予口服阿司匹林 150～300mg/d 治疗(Ⅰ级推荐,A 级证据)。溶栓治疗者,阿司匹林等抗血小板药物应在溶栓 24h 后开始使用(Ⅰ级推荐,B 级证据),如果患者存在其他特殊情况(如合并疾病),在评估获益大于风险后可以考虑在阿替普酶静脉溶栓 24h 内使用抗血小板药物(Ⅲ级推荐,C 级证据)。对于未接受静脉溶栓治疗的轻型脑梗死患者(NIHSS 评分≤3 分),在发病 24h 内应尽早启动双联抗血小板治疗(阿司匹林和氯吡格雷)并维持 21d,有利于降低发病 90d 内的卒中复发风险,但应密切观察出血风险(Ⅰ级推荐,A 级证据)。

(4)抗凝:急性期抗凝治疗虽已应用 50 多年,但一直存在争议。2015 年的 Cochrane 系统评价纳入 24 个随机对照试验共 23 748 例患者,所用药物包括普通肝素、低分子肝素、类肝素、口服抗凝剂和凝血酶抑制剂等。Meta 分析结果显示:抗凝药治疗不能降低随访期末病死率;随访期末的死亡或残疾率亦无显著下降;抗凝治疗能降低缺血性脑卒中的复发率、降低肺栓塞和深静脉血栓形成发生率,但被症状性颅内出血增加所抵消。心脏或动脉内血栓、动脉夹层和椎基底动脉梗死等特殊亚型尚无证据显示抗凝的净疗效。3h 内进行肝素抗凝的临床试验显示治疗组 90d 时结局优于对照组,但症状性出血显著增加,认为超早期抗凝不应替代溶栓疗法。凝血酶抑制剂,如阿加曲班(argatroban),与肝素相比具有直接抑制血块中的凝血酶、起效较快、作用时间短、出血倾向小、无免疫原性等潜在优点。一项随机、双盲、安慰剂对照试验显示症状性颅内出血无显著增高,提示安全。一项小样本随机临床研究提示 rtPA 静脉溶栓患者联合阿加曲班并不增加症状性颅内出血风险。

2018 年中国指南推荐:对大多数急性缺血性脑卒中患者,不推荐无选择地早期进行抗凝治疗（Ⅰ级推荐，A级证据）。对少数特殊急性缺血性脑卒中患者（如放置心脏机械瓣膜）是否进行抗凝治疗，需综合评估（如病灶大小、血压控制、肝肾功能等），如出血风险较小，致残性脑栓塞风险高，可在充分沟通后谨慎选择使用（Ⅲ级推荐，C级证据）。特殊情况下溶栓后还需抗凝治疗的患者，应在24h后使用抗凝剂（Ⅰ级推荐，B级证据）。对存在同侧颈内动脉严重狭窄的缺血性卒中患者，使用抗凝治疗的疗效尚待进一步研究证实（Ⅲ级推荐，B级证据）。凝血酶抑制剂治疗急性缺血性卒中的有效性尚待更多研究证实。目前这些药物只在临床研究环境中或根据具体情况个体化使用（Ⅲ级推荐，B级证据）。

（5）去骨瓣减压术：严重脑水肿和颅内压增高是急性重症缺血性脑卒中的常见并发症，是死亡的主要原因之一。2007年发表在*Lancet Neurology*杂志的一项系统评价纳入了三项在欧洲开展的随机对照试验（DECIMAL，DESTINY，HAMLET），将这三个试验的单个病例数据进行汇总分析（共纳入93例患者），结果示去骨瓣减压术组改良Rankin评分（modified Rankin scale，mRS）≤4、mRS≤3和生存的患者比例均高于对照组，且去骨瓣减压术的效果在三个试验间高度一致；提示发病48h内实施去骨瓣减压术可降低恶性大脑中动脉梗死患者的病死率，增加良好神经功能结局的患者数量。随后公布的DESTINY Ⅱ研究显示在61岁以上的恶性大脑中动脉梗死患者中，半侧颅骨切除术可提高患者的生存率，但绝大部分存活患者生活不能自理。2018年中国指南推荐：对于发病48h内、60岁以下的恶性大脑中动脉梗死伴严重颅内压增高患者，经积极药物治疗病情仍加重，尤其是意识水平降低的患者，可请脑外科会诊考虑是否行减压术（Ⅰ级推荐，B级证据）。60岁以上患者手术减压可降低死亡和严重残疾，但独立生活能力并未显著改善，因此应更加慎重，可根据患者年龄及患者/家属对这种可能结局的价值观来选择是否手术（Ⅲ级推荐，B级证据）。对压迫脑干的大面积小脑梗死患者可请脑外科会诊协助处理（Ⅰ级推荐，B级证据）。

（6）血管内机械取栓：2015年发表于*NEJM*的5项随机对照试验，包括血管内治疗急性缺血性卒中荷兰多中心随机对照试验（MR CLEAN）、血管内机械取栓治疗急性缺血性卒中试验（SWIFT PRIME）、延长急性神经功能缺损至动脉内溶栓时间的临床试验（EXTEDN-IA）、前循环近端闭塞小病灶性卒中的血管内治疗并强调最短化CT至再通时间临床试验（ESCAPE）、西班牙8h内支架取栓与内科治疗随机对照试验（REVASCAT），均证明对于合理筛选的大血管闭塞性卒中患者，血管内机械取栓治疗可带来显著的临床获益。2019年美国指南推荐：符合静脉阿替普酶溶栓指征的患者应接受静脉阿替普酶治疗，即使正在考虑血管内治疗（Ⅰ级推荐，A级证据）；对于考虑进行机械取栓的患者，不应因静脉溶栓后观察患者的临床反应而延误机械取栓（Ⅲ级推荐，B～R级证据）；当满足以下条件时，患者应接受血管内机械取栓治疗（Ⅰ级推荐，A级证据）：卒中前mRS评分为0～1；颈内动脉或MCA M1段导致的闭塞；≥18岁；NIHSS评分≥6；ASPECTS≥6；发病后6h内可以完成股动脉穿刺。

2. 卒中后康复　运动功能障碍的康复疗法有强制性运动疗法（constraint-induced movement therapy，CIMT或CIT）、减重步行训练、机电辅助卒中后行走、电路级疗法（circuit class therapy）、镜像疗法（mirror therapy）、经颅直流电刺激（transcranial direct current stimulation，TDCS）、重复运动训练和虚拟现实等。Jan Mehrholz等人发表的系统评价，回顾了包含有2 658例患者的44个试验表明接受减重步行训练与未接受该训练的卒中后患者相比在行走速度和行走耐力方面有所改善，尤其是卒中后有能力行走的患者，但在改善行走能力方面无明显差异。对患者步行频率、持续时间及强度的评价还有待于进一步研究。

非运动功能障碍有感觉功能障碍、认知障碍、情绪障碍、言语和语言障碍、排泄障碍及心肺功能障碍等，短期内进行相关康复干预可能会有所效果，但因缺乏长期随访，且多因经济等因素无法做到长期康复治疗，因而缺乏高质量的证据支持其疗效。但康复治疗需在卒中发生后病情未再进展时早期展开，遵循个体化原则，制订短期及长期治疗计划，因时制宜的选择治疗方法，对患者进行针对性的技能和体能训练，尽量降低致残率，增进神经功能恢复，提高生活质量。

（二）痴呆和认知障碍

1. 认知障碍的治疗　现有循证医学证据表明胆碱酯酶抑制剂（ChEIs）如多奈哌齐、卡巴拉汀、加兰他敏有改善血管性痴呆（vascular dementia，VaD）患者认知功能、日常生活能力的疗效。Jacqueline S Birks 等人的系统评价结果显示，中等质量研究证据支持卡巴拉汀（每日 6～12mg 口服或每日 9.5mg 贴剂）对轻 - 中度阿尔茨海默病（Alzheimer's disease，AD）患者有效。在上述剂量下，贴剂可能较胶囊的副作用更小一点，但疗效一致。两项大规模大样本随机双盲试验表明连续口服 6 个月的多奈哌齐可改善轻 - 重度的 VaD 患者的认知功能、提高临床疗效总评和日常生活能力（ability of daily living，ADL）。此外，也有研究证实加兰他敏对治疗 VaD 和 AD 合并脑血管病有一定效果，但基于队列研究的荟萃分析提示加兰他敏胃肠道副反应发生率较高，中途停药率高，影响研究结果。

Rupert Mc Shane 等发表的系统评价指出：中至重度 AD 患者，连续使用美金刚 6 个月时，对于认知、ADL 及行为均可得以改善，使用美金刚的患者不会发生躁动。轻至中度 AD 患者，在对日常生活或认知行为观察病例的分析中，未获得该治疗方法在行为和活动上产生的效果。两项为期 6 个月的临床研究结果汇总后指出，对于轻至重度 VaD 患者口服美金刚，在认知及行为上有轻微的疗效，但这并未得到临床上评分测量的支持。Schmidt R、Atri A 等人发表的系统评价表明对于中至重度 AD 患者，联合应用美金刚缓释剂和多奈哌齐可有效减缓其认知功能衰退，并且耐受性较好，固定剂量组合可能比单个药物合用更方便一些，但仍缺乏质量较高的研究证据。Taro Kishi 等人在一项荟萃分析中表明，美金刚对治疗额颞叶痴呆（frontotemporal dementia，FTD）的全身功能障碍可能是有效的，但因缺乏大样本的随机对照试验，证据力度较低。

影响自由基代谢的药物中如雌激素补充疗法（ERT）、雌激素与黄体激素结合的补充疗法（HRT）、维生素 E、维生素 B_1、维生素 B_{12} 等；血管扩张药，如尼莫地平、长春西汀等；非甾体类抗炎药，如布洛芬、吲哚美辛、阿司匹林等及他汀类药物对治疗认知障碍均有报道，但因缺乏大样本的随机对照试验，其疗效有待进一步证实。其次亦有银杏制剂、人参、益智胶囊、智灵汤等中成药物以及针灸或联合针灸等中医治疗方法治疗痴呆的研究，但上述研究纳入的文献少，且样本量小，结论尚待验证。

2. 痴呆精神行为症状治疗（behavioral and psychological symptoms of dementia，BPSD）　痴呆的精神行为症状有抑郁、焦虑等，对其治疗分药物治疗和非药物治疗。Vasiliki Orgeta 的系统评价纳入 6 个随机对照试验共 439 位参与者，结果显示心理治疗对抑郁的治疗有很好的效果，低质量研究证据表明心理治疗对临床医生评估的焦虑而不是自测的焦虑有效，暂无不良事件的报道。有证据表明胆碱酯酶抑制剂（ChEIs）和兴奋性氨基酸受体拮抗剂可以改善 BPSD，如美金刚对中 - 重度 AD 的精神症状如妄想、激越等的治疗。

抗精神病药物中有利培酮、奥氮平和喹硫平等；抗抑郁药物主要有选择性 5- 羟色胺再摄取抑制剂（SSRIs）、三环和四环类抗抑郁药等，这些药物治疗 BPSD 的效果均有相关系统评价，此处不再一一赘述。

（三）癫痫

1. 传统抗癫痫药

（1）卡马西平：Anthony G Marson 等人在其系统评价中找到了部分证据支持卡马西平作为治疗局部发作性癫痫的首选治疗，但与苯妥英钠、苯巴比妥、拉莫三嗪一样，卡马西平也是芳香类抗癫痫药物，均可以出现高敏综合征的症状，常发生于治疗早期，表现为发热、皮疹等，停药可消失。因其高发的副作用，近年有报道卡马西平控释剂可延缓剂量高峰从而可能减少与峰值血浆水平相关的不良事件，Graham Powell 等人在其发表的系统评价中得出结论，控释剂较标准剂可能会减少其不良事件，但因系统评价中纳入的证据等级低，未能明确，临床医生在药物选择时还应因人而异，谨慎选择。

（2）苯巴比妥：主要用于治疗单纯及复杂部分性、全面性强直阵挛发作、Lennox-Gastaurt 综合征（LGS）、癫痫持续状态。Sarah J Nolan 等人在其系统评价中比较了卡马西平、苯巴比妥单药治疗癫痫，共纳入了 6 项试验共 836 位患者，根据退出治疗的时间，结果表明卡马西平要优于苯巴比妥，对于控制临床症状来说，两种药物之间没有明显的统计学差异。首次发作后再次复发事件的治疗效果和发作类型间有明显的统计学差异（卡方检验亚组差异 $P=0.03$）。由于纳入研究的方法学质量差别较大，还需要更大规模、更严格的随机对照试验来证实。因过度关注苯巴比妥副作用，尤其是使用该药引起的儿童不良事件，苯巴比妥已经退出一线用药的行列。然而苯巴比妥因其低廉的价格依然在中低收入国家广泛使用。

（3）苯妥英钠：主要用于治疗全身强直阵挛、单纯及复杂部分性、继发全面性发作、癫痫持续状态。Sarah J Nolan 同样也做了关于卡马西平与苯妥英钠单药治疗癫痫的系统评价，从 12 项包含 1 192 位患者的试验中，选出共 595 位参与者的 4 项试验。结果显示，苯妥英钠治疗成人全面性发作是有效的，尽管因为副作用导致苯妥英在美国和欧洲退出一线治疗，并没有找到证据说明苯妥英钠会比卡马西平更有可能导致严重的副作用，在美国和欧洲进行的四项研究中，卡马西平组因副作用退出率为 9%，而苯妥英钠组只有 4%。由于苯妥英钠具有饱和性药代动力学特点（药物剂量与血药浓度不成正比例关系），而且治疗窗很窄，安全范围小，故较易发生血药浓度过高引起的毒性反应，如毛发增生、恶心、厌食、昏迷、眩晕等不良反应，在治疗中稍微改变剂量将会出现严重不良反应，因此，临床使用已逐渐减少。

（4）丙戊酸：主要用于癫痫的全身性发作，尤其是失神发作和强直 - 阵挛发作，还可用于部分性发作。此外，丙戊酸很少影响患者的认知功能，并极少引起癫痫的发作加重。丙戊酸作为全身性发作的首选药物在临床使用多年，但现有的系统评价并未给出明确证据证明其有效性，国内有系统评价以认知电位 P300、韦氏成人智力测验（Wechsler adult intelligence scale, WAIS）为变量综合评价丙戊酸对癫痫认知功能的影响，Meta 分析研究结果表明，癫痫患者在丙戊酸单药治疗前后 P300 的潜伏期缩短，差异有统计学意义，波幅变化有统计学意义，WAIS 结果显示全量表智商（FIQ）、言语智商（VIQ）差异无统计学意义，操作智商（PIQ）得分显著下降，表明小剂量丙戊酸 0.5mg/（kg·d）、缓慢加量（每周增加 0.5mg/kg）、低维持剂量（不超过 300mg/d）治疗癫痫，对癫痫患者的认知功能有改善作用，对 VIQ 和全面 IQ 影响不明显，但是对 PIQ 具有不良影响。

Manav V Vyas 等人进行了全面的文献回顾来证实抗癫痫药和血脂异常之间的联系，发现卡马西平、苯妥英钠和丙戊酸这些研究最多的抗癫痫药在癫痫患者中会引起血脂异常。有趣的是，大多数研究中显示，卡马西平与高密度脂蛋白水平有关系，但同时也会增加低密度脂蛋白和总胆固醇水平，丙戊酸增加低密度脂蛋白和总胆固醇水平并且降低高密度脂蛋白水平。一项系统评价和 Meta 分析中，Gorjipour 等人报道了用卡马西平和丙戊酸治疗的患者血同型半胱氨酸水平更高，分别为 1.54（95%CI，1.30～1.77）和 0.76（95%CI，0.51～1.02），这个结果也提示使用抗癫痫药在血管疾病中有较高的风险。

2. 新型抗癫痫药

（1）托吡酯：该药被用于部分性发作、全面强直 - 阵挛发作及 LGS 和婴儿痉挛症的治疗，是一种广谱抗癫痫药物。Jia Liu 等人在托吡酯单药治疗青少年肌阵挛性癫痫的系统评价中纳入了三个包含有 83 个参与者的试验表明，托吡酯可能是有效的，但证据不够充分。Jennifer Pulman 等人的系统评价表明托吡酯作为对耐药性部分发作性癫痫的添加治疗在短期内是有效的，长期疗效还需要进一步的试验来证实。在其与丙戊酸钠单药治疗成人新诊断癫痫的疗效、不良反应的对比研究中，托吡酯显示出更高的有效率，且无严重不良反应。另一项托吡酯与卡马西平、丙戊酸钠治疗成人新发癫痫的研究表明，三者的临床疗效相当，但托吡酯不良反应发生率最低，主要为头晕、乏力及皮疹，且托吡酯对语言能力、记忆能力等方面无明显影响。在其与卡马西平治疗脑梗死后继发癫痫临床疗效对比分析中，托吡酯有较高的总有效率及较低的不良反应发生率。

（2）拉莫三嗪：目前较多应用于癫痫部分性发作、全面强直 - 阵挛发作、失神发作、肌阵挛发作及 LGS 等癫痫综合征的治疗，但有致肌阵挛加重风险。Eugene Tjia Leong、Sridharan Ramaratnam 等人的系统评价中指出，有限的证据证实拉莫三嗪辅助治疗难治性全身强直阵挛发作，可以减少原发性难治性全身强直阵挛发作的频率，但长期疗效无明确证据。Carrol L Gamble 等人的系统评价表明拉莫三嗪比卡马西平单独使用时更能提高耐受性，但是卡马西平在癫痫发作控制方面可能具有较强优势。拉莫三嗪比卡马西平更能改善开始治疗后至停止试验用药的时间，卡马西平可能较有利于开始治疗后至首次癫痫发作的时间以及于 6 个月达成癫痫无发作等两方面，尽管结果未达到统计上的显著差异。因此当选择抗癫痫药物治疗患者时，应考虑有关癫痫发作控制、药物不良反应和成本等相关信息。

（3）奥卡西平：有研究中表明奥卡西平作为新型抗癫痫药物，治疗成人癫痫单纯部分性发作、复杂部分性发作、全面性强直阵挛发作或肌阵挛发作都有显著疗效，总有效率为 79.6%，完全控制率为 42.6%。Marcus W Koch 等人的系统评价证实，奥卡西平同卡马西平对治疗部分性发作的癫痫患者的疗效相当，但前者出现皮疹、恶心、呕吐等副作用可能少于后者，应用过程中患者耐受性及依从性更优于卡马西平，已逐渐代替卡马西平作为部分性发作首选药物，且对复杂部分性发作疗效优于其他抗癫痫药物，对继发性全面强直 - 阵挛发作也有较好疗效。其单药治疗效果优于添加治疗。

（4）左乙拉西坦：目前主要用于治疗部分性发作、全面强直 - 阵挛发作及肌阵挛发作。GashiraiK M bizvo 等人在更新的系统评价中证实，左乙拉西坦无论对治疗成人还是儿童难治性局灶性癫痫发作的辅助用药是有明确疗效的。在剂量为 2 000mg/d 时，左乙拉西坦可能会比安慰剂疗效增加 3.9 倍，30% 成年人对这个剂量反应有效。在剂量为 60mg/（kg·d），左乙拉西坦预计可能会比安慰剂效果增加 0.9 倍，25% 的孩子对这个剂量反应有效。当忽略剂量，4%～13% 的儿童比成人疗效好。左乙拉西坦在成人和儿童中均有较好的耐受性，将左乙拉西坦作为治疗成人和儿童难治性局灶性癫痫的辅助用药似乎是合理的，但结果未证实左乙拉西坦在长期或单独用药及在全面性发作中的作用。

（5）加巴喷丁：主要用于辅助治疗部分性发作、全面强直 - 阵挛发作等。Sarah A-Bachari

等人的系统评价证实加巴喷丁作为短期治疗局灶发作性癫痫患者的添加疗法是有效的。作为一种新型的抗癫痫药物，加巴喷丁并用其他药物，短期内可以有效治疗难治性的局灶发作性癫痫。加巴喷丁较常见的药物不良反应包括运动失调、头晕、疲劳、恶心、嗜睡和头痛，至于长期使用加巴喷丁的疗效则需要进一步的研究证实。

3. 生酮饮食（ketogenic diet，KD） Kirsty Martin 等人纳入了包括了 427 位儿童和青少年的 7 项随机试验，所有的试验都采用了一种不同于随机化的意向分析方法，由于研究的异质性无法进行 Meta 分析。其结果显示，4∶1 的生酮饮食进行三个月后，无癫痫发作率高达 55%，发作减少率有 85%。所纳入的一项试验表明短期冲击和长期持续的生酮疗法在控制癫痫发作方面没有明显差别，而后者对减少癫痫发作有较大的贡献，并有研究评估了改良的 Akins 饮食疗法（modified akins diet，MAD），结果显示无癫痫发作可达 10%，发作减少率为 60%，在比较 MAD 和 4∶1 KD 的研究中，没有报道无癫痫发作和发作减少率。不同的饮食干预措施的不利影响基本一致，报道中最常见的不良反应是胃肠综合征，也是参与者中途退出的主要原因，其他中途退出的原因包括疗效缺乏，担心远期心血管并发症和对这种饮食方法的不接受。没有研究评估膳食干预对生活质量、认知或行为功能的影响。但是否可用于治疗成人癫痫，还需要大规模随机对照试验。

4. 外科治疗 Mariangela Panebianco 等人的系统评价证实迷走神经刺激术对癫痫部分性发作似乎是一个有效和耐受性良好的治疗；迷走神经刺激使用高频刺激（high frequency stimulation，HFS）较低频刺更有效，但二者的副作用并没有明显的统计学差异。Siobhan West 等人的系统评价表明前颞叶切除术（anterior temporal lobectomy，ATL）伴或不伴胼胝体切开术或 2.5cm 或 3.5cm ATL 之间没有明显的统计学差异，全部海马切除要优于部分海马切除等。

虽然抗癫痫药物的研究从未停顿，也有一定的成果产生并造福于癫痫患者，但如多药耐药和药物不良反应等诸多问题仍尚待解决。此外，虽然有多种新药问世，但其成本效益比以及长期用药的不良反应尚需进一步观察。期望癫痫基因组学和遗传学研究的发展，能发现与抗癫痫药物有关的基因，并研发出疗效好不良反应小的药物，为多药耐药患者提供帮助，也希望祖国医学的发展，与西药相辅相成，共同用于癫痫治疗，最终有望切实改善患者的生活质量。

（四）帕金森病

帕金森病（Parkinson's disease，PD）药物治疗包括疾病修饰治疗（disease-modifying therapies，DMTs）和症状性治疗。疾病修饰治疗的目的是延缓疾病的进展，症状性治疗药物除了能够明显改善疾病症状外，也兼有一定的疾病修饰作用。目前临床上可能有疾病修饰作用的药物主要包括单胺氧化酶 B 型（MAO-B）抑制剂和多巴胺受体（dopamine receptor，DR）激动剂等。Kristian Turnbull 等人的系统评价总共纳入了 10 项试验共 2 422 位患者，9 项试验使用司来吉兰，其余 1 项使用拉扎贝胺，虽然其中只有 4 项研究中实施分配隐藏，但方法学上要求尚合理。平均追踪了 5.8 年，发现 MAO-B 抑制剂与死亡率明显上升无关，在致残的控制方面，结果虽然有统计学上显著差异但无临床上显著差异，文献并报告了 MAO-B 抑制剂的副作用一般轻微且不常见，因副作用而停药的比例却较高。Rebecca Stowe 等人在其系统评价中总共收录 29 个临床试验，共 5 347 位参与者，结果显示，使用 DR 激动剂的参与者产生运动障碍概率较低，比左旋多巴的治疗效果明显，然而，各种"非运动功能"的副作用，包括水肿、嗜睡、便秘、头晕、幻觉和恶心等副作用在接受治疗的参与者中增加（与接受左旋多巴治疗相比）。接受 DR 激动剂治疗者还更可能因为副作用而停止药物的治疗。最后，比起多巴胺受体激动剂，以左旋多巴治疗 PD 的效果较好，不过这一部分的报告数据并不一致，综合分析的结果也不完全。

　　Regina Katzenschlager 在其系统评价中比较了苯海索（平均剂量 8～20mg/d）、奥芬那君（未列出平均剂量）、苯托品（未列出平均剂量）、波那普林（平均剂量 8～8.25mg/d）、贝那利秦（平均剂量 200mg/d）等抗胆碱药物对早期 PD 症状的治疗，并证实其可以改善 PD 患者的运动症状，但同时可能造成精神上的不良反应，如智能障碍、记忆困难、坐立不安及幻觉，目前没有足够的证据能比较各种抗胆碱药物间的作用差别。Niall J Crosby 在其系统评价中得到一些关于金刚烷胺疗效的证据，显示该药可能会改善中晚期患者的异动症，但因纳入的试验均为非对照性研究，证据质量较低。Rebecca Stowe 研究证实，与左旋多巴比较，DR 激动剂造成运动功能的并发症较少，但产生其他较严重的副作用的概率较大，症状控制效果也较差。为了更可靠的比较两种药物的益处和风险，目前还需要样本量更大及更长期的试验以评估患者的生活品质及经济效益。Van Hilten 等人证实，在治疗早期 PD，溴隐亭对于延迟运动并发症和运动困难是有效的，而且在可以忍受这个药物的患者身上，对于残障和认知障碍的效果也不会较差。Rebecca Stowe 等的系统评价针对在左旋多巴治疗的基础上加用 DR 激动剂、COMT 抑制剂或 MAO-B 抑制剂，治疗因使用左旋多巴并发的异动症，结果证实辅助治疗可以减少使用左旋多巴出现运动障碍的 PD 患者"关闭"状态的时间、左旋多巴用量及提高 unified Parkinson's disease rating scale（UPDRS）评分，然而这会增加肌张力障碍和其他很多副作用，DR 激动剂治疗或许比 COMT 和 MAO-B 抑制剂更有效。

　　目前尚缺乏对于中晚期 PD 治疗及非运动症状治疗的证据。对于 PD，除外一些传统治疗方法和已有高质量证据支持的疗法外，近些年生物标记、基因疗法等的新进展为未来攻克这一神经变性疾病带来了希望，但这些成果大多数尚处于动物实验阶段，仍需要我们进一步探明 PD 的机制，明确新技术的安全性和有效性。

（五）多发性硬化

　　多发性硬化（multiple sclerosis，MS）的治疗包括急性发作期治疗、缓解期治疗即 DMTs 和对症治疗。对于急性发作期治疗，主要集中在对使用糖皮质激素、血浆置换（plasma exchange，PE）或静脉注射大剂量免疫球蛋白（IV immunoglobulin，IVIG）进行系统评价。大剂量甲泼尼龙冲击一般为首选，对激素无效或有禁忌证患者，可选择 PE 或 IVIG 治疗。有学者评价了甲泼尼松龙和地塞米松治疗急性期 MS 的疗效，结果显示甲泼尼松龙在短时间内使患者残疾情况迅速缓解、且患者住院时间明显少于地塞米松；大剂量甲泼尼松龙可以改善多发性硬化患者早期残疾的情况，但远期效果没有表现出优势，两组研究期间的症状改善无统计学意义；随访 2 年不同剂量组 MS 的复发率比较，提示大剂量治疗组能减少患者的复发率，但未达到统计学差异，可能因为研究例数较少，需更大样本的观察。在临床上甲泼尼松龙有多种用法：常用冲击疗法、间歇冲击疗法、持续冲击疗法、甲泼尼龙与地塞米松联合疗法、连续与间歇联合疗法。有研究对长疗程组与短疗程治疗组进行比较发现，两者在残疾及锥体系统症状改善方面差别无统计学意义，但是短疗程治疗可以大大减少临床上患者不良反应的发生。

　　在疾病调节治疗方面，Graziella Filippini 等人的网络系统评价中共纳入 44 项试验，17 401 位参与者。其中有 23 个试验研究的参与者为 RRMS（9 096 人，占 52%），18 个试验的参与者是进展型 MS（7 726 人，占 44%），还有 3 个试验包括复发缓解型 MS 和进展型 MS（579，占 3%）。结果主要来源于 33 个试验共 9 881 名参与者，研究的干预措施为干扰素 β、醋酸格拉替雷、那他珠单抗。荟萃分析显示，有高质量的证据支持在第一个 24 个月使用那他珠单抗和干扰素 β1A（瑞必夫）对复发缓解型 MS 的治疗较对照组是有效的；且较 IFNβ-1a（Avonex）更有效。中等质量的研究证据支持 IFNβ-1b 和米托蒽醌与对照组比较可能会减少 RRMS 患者出现临床复发的可能性。从网状 Meta 分析中可以看出，最有效的药物可能为那他珠单抗，其次是干扰素 β1A、米托蒽醌、醋酸格拉替雷、干扰素 β1B。成对的荟萃分析中，中等质量的研究证据表明那他珠单抗和 IFNβ-1a（rebif）与对照组相比，可能减少复发缓解型 MS 患者在两年随访中的残疾进展，分别减少 14% 和 10%。那他珠单抗和 IFNβ-1b 比 IFNβ-1a 在减少复发缓解型 MS 患者 2 年内进展数量方面显示更有效，这方面评估的研究证据质量为中等。从网络荟萃分析来看，米托蒽醌似乎是控制复发缓解型 MS 患者两年随访期内有进展的最有效的药物，但研究证据质量很低。无论是成对的还是网络 Meta 分析均表明纳入的研究中没有有效的药物可阻滞进展型 MS 患者 2 年或 3 年以上残疾的进展，所纳入的治疗中，除了米托蒽醌剂量 - 疗效相关，别的药物均没有相关研究数据支持。

　　Filippo Martinelli Boneschi 等人发现，虽然暂无米托蒽醌相关的重大恶性事件或症状性心脏疾病的报道，但对其长期的随访研究中发现，心脏收缩功能和治疗相关的急性白血病发生率分别为 12% 和 10%，已引起高度重视，米托蒽醌应该限制用在恶化的 RRMS 和 SPMS 患者。Loredana La Mantia 等人证实，醋酸格拉替雷在复发缓解型 MS 中长期的复发相关的临床治疗中，的确显示部分疗效，对病情的临床进展无明显的效果，该药对进展型 MS 无效。Dian He 等人找到有关特立氟胺作为疾病修饰治疗的低级别证据，短期内单独使用特立氟胺 7mg 或者 14mg 或联合 IFN-β，对于复发型 MS 患者都有潜在的受益且是安全的。Ilaria Casetta 等证实硫唑嘌呤对于 MS 长期复发和需要类固醇的患者是适宜的维持治疗方式，累积剂量不应该超过 600g，这和可能增加致癌的风险有关。综合衡量其受益和风险，硫唑嘌呤是用来替代 IFN-β 治疗 MS 合适的选择，不过还需要设计合理的试验来直接比较硫唑嘌呤和 IFN-β 的疗效。环磷酰胺无法阻止进展性多发性硬化的恶化，并且常出现副作用。Loredana La Mantia 等针对环磷酰胺对进展性 MS 的疗效做出系统评价，其结论显示环磷酰胺在疾病中期时减缓恶化速度的证据很弱，并常有副作用如脱发、恶心、呕吐以及月经紊乱等，有些证据则显示这些副作用持续至停药 2 年后。Orla Gray 等的系统评价显示，已有的研究证据支持免疫球蛋白可以减少进入缓解期 MS 患者复发的概率，没有明确的证据显示免疫球蛋白可以减慢 MS 的进展或是逆转已存在的损害。有中等质量的证据支持富马酸二甲酯 240mg 每日 3 次或 2 次口服较对照组可以减少患者 2 年以上复发次数和年复发率，两种使用剂量均有效且安全性一致。由于其可导致淋巴细胞和白细胞减少，虽不常见，但后果严重，这就更支持选用低剂量给药，其在减少残疾进展患者数量方面的证据较低，也没有高质量的证据支持在 MRI 结果上的获益，常见的副作用是面部潮红、胃肠道不适。对疲劳、行走困难、疼痛等亦有相应循证证据支持相关药物治疗的疗效；临床常用金刚烷胺或莫达非尼治疗患者疲劳症状，职业治疗、物理治疗、心理干预及睡眠调节可能有效。但 Eugenio Pucci 等人在其针对金刚烷胺治疗 MS 中疲劳症状的系统评价中未得出其有肯定疗效的结论。还有共济失调、抑郁等均可采取药物对症治疗，但目前仍无足够的研究证据支持。

（六）特发性面神经麻痹

　　药物治疗有皮质类固醇、抗病毒药物、维生素及物理疗法。

　　Ildiko Gagyor 的系统评价表明，现有的证据显示，联用激素和抗病毒药物是目前治疗不同严重程度的特发性面神经麻痹最好的方法，单独使用激素治疗效果较单独使用抗病毒药物疗效好，中等质量证据表明联合抗病毒和激素治疗比单独使用激素治疗可更好地减少特发性面神经麻痹的后遗症，抗病毒治疗未见明显的副作用。也有低质量的研究证据证明高压氧治疗中度到重度的特发性面神经麻痹可能是有效的。目前对于维生素 B、针刺疗法、手术等治疗特发性面神经麻痹，患者受益与否，证据均不足。

（七）吉兰 - 巴雷综合征

Jean Claude Raphaël 等人的系统评价中，中等质量的证据表明吉兰 - 巴雷综合征（Guillain-Barré syndrome，GBS）患者血浆置换治疗比单纯的对症治疗效果好得多，接受血浆置换治疗的 GBS 患者在发病后的 6～12 个月与那些没有接受治疗的人相比，显著增加复发的风险，尽管如此，接受血浆置换后一年后完全康复可能性更大，严重致残可能性更小。Richard AC Hughes 等证实，发病两周内使用静脉输注免疫球蛋白（intravenous immunoglobulin，IVIG）可以达到和血浆置换一样的恢复速率。IVIG 的不良事件较血浆置换更少，并且血浆置换后再使用 IVIG 没有额外的益处；较低质量证据表明，儿童患者，IVIG 较单纯支持治疗或许可以加速恢复。发病 2 周后使用 IVIG 的证据和用量范围的研究目前还较为缺乏。中等质量的证据表明单独使用糖皮质激素不能显著的加速 GBS 患者的恢复，影响长期预后，较低质量的证据表明口服糖皮质激素会延迟恢复。糖尿病患者在使用糖皮质激素时需要胰岛素对抗。加巴喷丁及卡马西平在治疗 GBS 患者的疼痛中是有效的，但支持治疗的研究证据质量较低。还有关于干扰素 β-1a、脑源性神经营养因子和脑脊液过滤对 GBS 的治疗，但均因临床研究较少而无法获得更多的证据来判断疗效。Fary Khan 等人在 GBS 患者的多学科护理的系统评价中指出，纳入的观察性研究表明多学科护理的有效性，尚缺乏随机对照试验来证实。

（八）慢性炎症性脱髓鞘多发性神经病

Richard AC Hughes 等人发表的系统评价指出，尽管糖皮质激素在临床中治疗慢性炎症性脱髓鞘多发性神经病（chronic inflammatory demyelinating polyneuropathy，CIDP）普遍使用，但并无高质量的证据显示口服泼尼松较安慰剂组在统计学上有显著的差异，但每月口服地塞米松的患者出现失眠和满月脸的情况明显少于其他药物。Man Mohan Mehndiratta 等的系统评价指出，血浆置换术可短期内显著改善 CIDP 患者的残疾、临床损伤和运动神经的传导速度，但是快速恶化不良事件常与静脉通路不畅有关。Filip Eftimov 等人的系统评价纳入共 332 位参与者的 8 个 RCT 研究，进行了 IVIG 和对照组比较，IVIG 和 PE 比较，IVIG 和泼尼松龙比较，IVIG 和静脉内甲泼尼龙比较。高质量研究证据表明 IVIG 与对照组相比，有相当一部分参与者在残疾方面有很大改善（RR 2.40）。系统评价中唯一一个长期随访的试验结果表明，超过 24 周，IVIG 较对照组能改善残疾症状。中等质量研究证据表明，6 个月的 IVIG 和血浆置换治疗、2 周或 6 周的泼尼松龙和 IVIG 治疗结果、2 周或 6 个月的甲泼尼龙和 IVIG 的治疗结果，平均致残分数均无统计学差异。在用 IVIG 治疗中，49% 患者出现轻度和一过性不良反应，6% 患者有严重不良反应（未具体报道）。

（九）重症肌无力

Christiane Schneider 等人对糖皮质激素、硫唑嘌呤和 IVIG 治疗 MG 的研究做出的系统评价表明，比起安慰剂，糖皮质激素对于重症肌无力（myasthenia gravis，MG）能提供显著的短期利益，这支持了观察性研究的结论及专家的论点，但随机对照试验的有限证据，没有显示任何类固醇和硫唑嘌呤或静脉注射免疫球蛋白间疗效的差异。

Ian K Hart 等的系统评价中表明，在全身型重症肌无力中，小的随机对照试验显示，环孢素 A 无论是单一治疗或加上类固醇，或是环磷酰胺加上类固醇可以明显改善肌无力。有限的研究证据显示硫唑嘌呤（单一治疗或是加上类固醇），或是麦考酚酸吗乙酯（单一或是加上类固醇或是环孢素 A），或是他克莫司（加上类固醇或血浆交换），并无显著的益处，还需要样本量更大、设计更好的试验来证实。

二、中国脑卒中急性期随机对照试验证据发展的回顾与现状

一直以来，面对中国指南使用的研究证据多来源于西方发达国家研究证据的现状，国内专家不断呼吁，中国指南应尽量使用中国人自己的研究证据。下面回顾由我国专家立足国内自己开展和发表的缺血性脑卒中急性期随机对照试验证据现状。

（一）我国脑卒中急性期临床试验总体情况 24 年动态监测分析

1996 年，刘鸣通过手检 5 种中文神经疾病杂志和一本会议论文集，对已发表的中国历年脑卒中临床试验现状进行初步分析，同年在爱丁堡举办的英国 Cochrane 年会上发言报告了结果，于 1998 发表在 JAMA 杂志上。结果提示：1965—1996 年 30 多年间中国仅有 28 个与脑卒中相关的随机对照试验发表，其中 18 个与急性期治疗相关，多发表于 1983 年后，大多数是小样本研究（样本量≤200）。2013 年何莎在中华医学杂志发表我国 17 年急性脑卒中随机对照试验证据现状与趋势分析。纳入 1996 年 1 月至 2013 年 5 月我国发表的 13 493 个可能的随机对照试验，17 年间随机对照试验数量呈递增趋势。但样本量为 500 例以上的多中心随机安慰剂对照试验仅 3 个，采用安慰剂对照的多中心药物随机对照试验 13 个，采用双盲双模拟阿司匹林对照的多中心试验 1 个，采用分组隐藏的非药物随机对照试验仅 3 个，主要结局采用了远期终点指标的多中心药物试验和非药物试验各 2 个。提示这 17 年中国大陆急性脑卒中治疗措施的临床试验发表数量增长明显，但有安慰剂对照或分组隐藏的多中心随机对照盲法判断疗效的试验数量仍然非常有限。2020 年何莎再次发表论文对 2000—2019 年国内外发表的中国内地脑卒中相关多中心随机对照试验的方法学质量进行了分析，发现 20 年间共发表多中心随机对照试验 90 个，2010—2019 年发表数量是 2000—2009 年发表数量的 1.31 倍。与 2000—2009 年比较，2010—2019 年发表的多中心随机对照试验在报告失访情况（$P=0.005$）、明确报告主次要结局指标（$P=0.027$）以及不良反应报告（$P=0.007$）方面有所改进，差异有统计学意义；两个时间段发表的多中心随机对照试验在正确使用随机分组方法（$P=0.341$）、分组隐藏（$P=0.611$）、盲法（$P=0.551$）、报告使用意向处理分析（$P=0.573$）以及随访时间（$P=0.061$）方面比较，差异均无统计学意义；提示中国内地近 20 年来脑卒中治疗多中心随机对照试验质量改善虽有所进步，但在关键性的保障真正随机分组和采用盲法方面依旧进展缓慢。因此，中国脑卒中随机对照试验证据数量和质量提高是机遇与挑战并存，任重而道远。下面以中国特色疗法为主，介绍国内提供随机对照试验证据的现状。

（二）针刺和中成药治疗急性缺血性脑卒中的随机对照试验

1. 针刺　我国针刺用于治疗脑卒中有悠久历史，但目前已有针刺治疗急性脑卒中的临床试验研究质量参差不齐，结果不一致。2005 年张世洪等发表的 Cochrane 系统评价共纳入来自全世界的 14 个随机对照试验，共 1 208 例发病 30d 内急性卒中患者，试验组为针刺组，对照组为安慰剂针刺组、假针刺组或不用针刺治疗组，主要结局指标包括随访期末的死亡或依赖率、死亡或需住院患者的比例、不良事件等，次要结局指标包括随访期末的神经功能缺损评分变化情况等，分析发现大多数纳入试验的研究质量较低，Meta 分析显示，与对照组

相比，针刺组远期死亡或残疾人数降低，差异达统计意义的临界值（$P=0.05$），神经功能缺损评分显著改善。但对针刺与假针刺进行比较的试验未能重复以上结果。

2015年张世洪等（刘鸣团队）在 *Stroke* 杂志发表针刺在缺血性脑卒中急性期应用的多中心、随机、单盲试验结果，共纳入40家医院的862例发病3～10d内的急性缺血性脑卒中患者，采用计算机产生的随机数字表法进行随机分组，并用连续编号且密封的不透光信封进行分组隐藏。针刺组在常规治疗基础上给予针刺治疗，对照组单用常规治疗。主要结局指标采用6个月时死亡或残疾（BI≤60）率、6个月时死亡或长期住院患者的比例。采用盲法判断疗效。结果发现针刺组（80/385，20.7%）比对照组（102/396，25.8%）6个月时死亡或残疾患者的比例有降低趋势（OR 0.75；95%CI 0.54～1.05）但差异未达统计学意义，针刺组与对照组的严重不良事件发生率相似（7.6% vs. 8.3%）；作者进一步将该试验数据与已发表的其他临床试验数据合并进行 Meta 分析，结果显示针刺可显著降低6个月时的病死率或残疾率（OR 0.72；95%CI 0.55～0.93），差异具有统计学意义。这些研究提示针刺有促进急性脑卒中患者功能恢复的效果。但若要得到国际认可，还需进行更大样本量的随机对照试验。2018年更新的 Cochrane 系统评价虽纳入了更多随机对照试验（33个试验、共3 946例患者），结论无实质性改变。

国际上对针刺治疗急性脑卒中的证据仍然期望更多有安慰剂的随机对照试验，虽然一些发达国家有采用假针刺或安慰剂对照的临床试验，但因文化和传统的因素，中国患者基本不能接受自己被随机分配到安慰剂对照组参加试验。因此，国内目前在脑卒中领域尚难以实施采用安慰剂对照的针刺随机对照试验。

目前中国指南推荐：针刺治疗急性缺血性脑卒中的疗效尚需更多高质量随机对照试验进一步证实。建议根据具体情况结合患者意愿决定是否选用针刺（Ⅱ级推荐，B级证据）。

2. 中成药　多年来中成药一直在我国广泛用于治疗缺血性脑卒中，但其对脑卒中的疗效仍有争议。2007年吴波等在 *Stroke* 杂志发表系统评价，旨在评估中成药治疗缺血性脑卒中效果的证据数量、质量和总体证据强度。共纳入191个随机对照试验（19 338例患者）涉及22种中成药，均为我国完成。其中120个试验是确定的或可能的随机对照试验，71个是对照试验。118个试验纳入的缺血性卒中患者发病时间在14d内，其余试验纳入的患者的发病时间在30d内。纳入试验的方法学质量整体较差，很少有研究报告随机分组的具体方法。3个试验报告为随机、双盲、安慰剂对照试验。2个试验报告了至少3个月随访期末的死亡或残疾情况，均无统计学差异。涉及21种中成药共189个临床试验（19 190例患者）的 Meta 分析结果提示，其可能改善神经功能缺损，但研究质量有限，值得进一步开展高质量研究予以证实。2013年 *Stroke* 杂志发表了由新加坡学者进行的研究中成药（MLC601/NeuroAiD）的国际多中心、随机、双盲、安慰剂对照试验（CHIMES），共纳入1 100例急性缺血性脑卒中患者，随机分为 NeuroAiD 试验组或安慰剂组，采用3个月时 mRS 顺序移位分析（ordinal shift analysis）作为主要结局指标。结果显示两组间 mRS 评分未见统计学差异（OR 1.09；95%CI 0.86～1.32），亚组分析提示在卒中48h后接受治疗的患者有获益趋势，有待进一步研究。在脑卒中领域，国内目前临床试验数量不少但缺乏高质量大样本多中心随机双盲安慰剂对照的临床试验证据。

目前中国指南推荐：中成药治疗急性缺血性脑卒中的疗效尚需更多高质量随机对照试验进一步证实。建议根据具体情况结合患者意愿决定是否选用中成药治疗（Ⅲ级推荐，C级证据）。

（三）其他国产药物治疗急性缺血性脑卒中的随机对照试验

药物循证研究方法最为公认的是多中心随机、双盲、安慰剂对照的临床试验。普及与国际标准接轨的临床试验设计方法是基本需求。多中心和大样本固然重要，但样本的问题可以通过对多个试验进行系统评价或 Meta 分析而进行弥补。多年的循证实践证明国产药物临床试验的最大难点是高质量的管理和实施，保障真正的随机分组、安慰剂对照、使用远期终点指标和盲法评价疗效等关键性措施得到落实。近 20 年，已发表的用于脑梗死急性期的国产药物中报告随机对照试验采用了安慰剂对照的药物有尿激酶、降纤剂、丁基苯酞和人尿激肽原酶等。但因其样本量及终点指标使用方面的局限，在中华医学会发布的急性缺血性脑卒中指南中，这些疗法的推荐意见为 B 级证据、Ⅱ级推荐。尚待进一步提供更高级别的大样本多中心随机双盲安慰剂对照试验证据。

（四）在国内开展与国际协作的多中心随机对照试验

1. 双联抗血小板治疗　急性缺血性脑卒中阿司匹林与氯吡格雷双联抗血小板治疗在本节抗血小板治疗证据部分提到，2013 年在《新英格兰医学杂志》发表的 CHANCE 试验是王拥军等在国内开展的、与国际协作进行的大样本、多中心、随机双盲安慰剂对照试验。纳入来自国内 114 家医院的发病 24h 内轻型缺血性卒中或 TIA 高危患者共 5 170 例。证明了发病 24h 内启用氯吡格雷和阿司匹林联合用药 21d 后单用氯吡格雷 90d，与单用阿司匹林相比，降低轻型卒中（NIHSS 评分≤3 分）和 TIA 高危患者（ABCD2 评分≥4）90d 内卒中复发率（8.2% vs. 11.7%；HR 0.68；95%CI 0.57～0.81），联合治疗组与单用阿司匹林组中重度出血风险相似（0.3% vs. 0.3%；$P=0.73$），两组出血性脑卒中发生风险也相似（0.3% vs. 0.3%）；提示轻型卒中和 TIA 高危患者在发病 24h 内启动氯吡格雷和阿司匹林双联抗血小板治疗并维持21d 有益于降低发病 90d 内的卒中复发风险，同时不增加出血风险。

2. 血管内机械取栓　2020 年在《柳叶刀神经病学》杂志发表的 BEST 试验是我国刘新峰等开展的与国际合作的多中心随机、单盲对照试验，采用盲法评价结局。共纳入来自国内 28 家医院的 131 例发病 8h 内的急性椎基底动脉闭塞性脑卒中患者。意向性分析发现血管内治疗联合标准内科治疗组与单纯标准内科治疗组 90d 时 mRS 在 0～3 分的患者比例没有统计学差异（42% vs. 32%；校正 OR 1.74；95%CI 0.81～3.74），符合方案集分析发现血管内治疗联合标准内科治疗组 90d 时 mRS 在 0～3 分的患者比例更高（44% vs. 25%；校正 OR 2.9；95%CI 1.20～7.03），两组 90d 时病死率相似（33% vs. 38%；$P=0.54$），两组 24h 内症状性颅内出血发生率相似（8% vs. 0；$P=0.06$）。提示，对于急性椎基底动脉闭塞导致的后循环脑卒中，没有证据支持血管内治疗优于标准内科治疗；该阴性结果可能受分组后依从性差和过早终止试验导致的样本量过小等因素影响。

2020 年我国杨鹏飞等（刘建民团队）与国外学者合作在《新英格兰医学杂志》发表了DIRECT-MT 试验。DIRECT-MT 试验是一项多中心随机、单盲对照试验，采用盲法评价结局。共纳入来自国内 41 家医院的 656 例发病 4.5h 内的前循环大血管闭塞性脑卒中患者，按 1:1 随机分配到单纯血管内治疗组（327 例）或重组组织型纤溶酶原激活剂（recombinant tissue plasminogen activator，rtPA）静脉溶栓后联合血管内治疗组（329 例）；根据有序逻辑回归移位分析（ordinal logistic regression shift analysis），单纯血管内治疗组 90d 时功能结局不劣于联合治疗组（adjusted common odds ratio，1.07；95%CI 0.81～1.40；非劣效性检验时 $P=0.04$）；但单纯血管内治疗组在取栓之前血流成功再灌注（2.4% vs. 7.0%）和整体成功再灌注（79.4% vs. 84.5%）的患者比例均更低；单纯血管内治疗组 90d 时病死率是 17.7%，联合治疗组是 18.8%。提示对于同时符合静脉溶栓和血管内治疗的前循环大血管闭塞性脑卒中患者，直接实施血管内治疗的效果和安全性不劣于先行 rtPA 静脉溶栓后再行血管内治疗。

从前述我国急性脑梗死治疗领域的随机对照试验现状可以看出，一方面，中国缺血性脑卒中急性期临床试验数量增长快速，质量越来越好，逐步得到国际认可，已在世界顶级学术期刊上发表。另一方面，与我国人口数量和经济体量相比，高质量大样本能达到 A 级证据标准的随机对照试验仍然数量太少，难以满足巨大需求。且多数大样本多中心随机对照试验是与国际合作完成的，国内独立进行的获得国际认可的急性脑梗死多中心、大样本、随机对照试验还非常少。经过多年循证医学的推广普及，国内临床试验设计的质量已经明显提高，但在临床试验的管理和实施层面还相对落后且未得到充分重视。这反映出一个现实，因各种原因，高质量随机对照试验在中国大量开展的难度还相当大，困难相当多，其中最关键的是目前国内能管理和实施高标准、高质量临床试验的临床试验管理机构尚很缺乏（虽然数量不少），设计很好的临床试验在实施过程中真正得到质量保障还需要更多重视和更多投入。因此，目前还不能否认真实世界实效性研究和观察性研究的作用。循证医学已发展到在证据质量评价和指南推荐中采用 GRADE 标准的阶段，即设计和实施质量好的观察性研究其证据等级可以上调，而设计和实施质量不好的随机对照试验其证据等级可以下调。不能只根据自称为"随机对照试验"就评为高等级证据。国际上近年出现了对实效性、真实世界研究的呼声，美国和中国 FDA 都在考虑接受真实世界研究证据的可能性。

（王德任　杨伟民　刘　鸣）

第三节　循证医学与神经康复及神经护理

一、循证医学与神经康复

（一）神经康复的定义

神经康复（neurological rehabilitation）是根据各种神经系统疾病功能障碍的特点，采用物理、作业及语言治疗等康复方法，进行有针对性的综合治疗，减轻疾病和损伤所致的残损（impairment）、残疾（disability）和残障（handicap）程度，使患者有较好的生存质量并重返社会。

（二）在神经康复中开展循证医学的意义

由于神经康复是一门复杂而庞大的学科，在已有的方法中，不乏有效措施，但也可能混杂着不少看似有效而实际却无效甚或有害的方法。尤其是随着人口的老龄化及现代工业和交通的发达所致的脑血管病、变性疾病、痴呆及外伤等患者的逐年增多，康复患者多需要较长随访期才能获得准确结果，以及患者功能恢复评定的特殊性等特点常使一些疗法的结果在早、中、晚期呈现不同表现，主观和客观功能评定的差异，许多文献的结果无法进行比较等，都使神经康复科学更具有特殊性，迫切需要一种准确的临床方法来验证结果。

即使是有效的方法，在不断出现的新的临床问题面前也迫切地需要改进。因此，如何在浩如烟海的方法中找出有效的方法，如何根据临床客观状态改进现有方法和找出更为有效的新方法，是摆在每个神经康复工作者面前亟待解决的问题和必须面对的新挑战。

（三）循证医学在神经康复学上的发展现状

目前发达国家已在各层次医学教育中引入循证医学内容，康复领域也不例外，如澳大利亚的昆士兰大学（University of Queensland）就设有健康相关医学循证医学实践（evidence-based practice in allied medicine）教学项目，为康复工作者提供循证医学教育。高质量随机对照试验研究数量的大幅度增加，是近来国际康复领域的重要进展之一。这一进展也促进了康复专业性杂志的增加以及康复领域的循证医学实践。在国际 Cochrane 协作网已设有康复及相关治疗领域专栏（Cochrane rehabilitation and related therapies field），旨在：①对康复专业杂志进行全面检索，并将检出的随机对照试验归入 Cochrane 临床随机对照试验数据库；②为系统分析评价组推荐具备物理治疗、作业治疗、语言治疗或康复医学专业知识的系统评价者；③制作与更新和 Cochrane 系统评价有关的康复医学及相关治疗专业数据库；④促进 Cochrane 协作网与国际间关键专业组织的联络。在昆士兰大学设有专门从事循证康复治疗的组织 - 循证作业治疗组（evidence-based occupational therapy group），在悉尼大学物理治疗学院（School of Physiotherapy, University of Sydney）还成立了循证物理治疗中心（CEBP-the center for evidence-based physiotherapy），旨在通过促进现有最好证据的临床应用，最大程度地发挥物理治疗的有效作用，使康复领域的循证医学实践成为现实。

在神经康复领域已有数十个系统评价在 Cochrane 图书馆发表，为神经康复工作者的循证医学实践提供了安全、有效的最佳证据。其中脑卒中协作组发表在 Cochrane 图书馆中的系统评价涉及康复的内容有：①全部的服务措施：住院患者的照护（卒中单元）；帮助急性卒中患者避免住院的措施；减少急性卒中住院患者的住院时间；在家患者的康复治疗。②服务措施的组成内容：卒中的照护方法；卒中患者及其陪护者的信息提供。③语言治疗：卒中后的失语症；非进行性脑损伤所致的构音障碍；卒中后的失语症患者的药物治疗。④运动疗法：姿势控制和下肢功能恢复的运动疗法；体质训练；活动平板上减重步行训练。⑤作业疗法：日常生活活动能力有问题患者的作业疗法；认知康复；卒中后注意障碍；卒中后记忆障碍。⑥卒中后抑郁的干预措施等。

有关卒中后康复的详细指南也已制定并在国内指南库中收录，但目前在国内神经康复领域，随机对照试验的数量和涉及的病种还比较少。因此我国神经康复的临床研究者有责任去进行高质量的研究，为神经康复的临床决策提供真实可靠的科学依据，并使之容易获得；应用高质量的研究结果，为患者做出更加科学合理、有效、安全和经济的决策。

二、循证医学与神经护理

（一）循证护理的定义

循证护理（evidence-based nursing, EBN）是准确并且明智地运用当前医学界最科学的研究证据，并依据护士的个人技术、临床经验和患者的实际病情、要求，制订的适合患者的完整的护理方案。核心是应用医学界现有最新、最可靠的医学证据为患者治疗疾病，是深受循证医学影响而产生的一种新的护理理念，以最有价值、最可靠的科学研究成果为依据，针对患者疾病，寻找实证并运用实证来实施最有效的护理。

（二）循证护理在神经内科中的发展现状

1. 在压疮预防中的运用 压疮（pressure sores）是指由于局部组织长期受压导致血液不能正常循环而导致的软组织溃烂或者坏死。这一疾病较多见于截瘫、偏瘫患者和老年卧床患者，他们长时间的卧床和身体的不翻转，导致局部组织受压溃烂。临床验证，循证护理大大地降低了压疮的发生率，能有效地预防截瘫、偏瘫者或老年卧床患者发生压疮。

2. 在重症护理中的运用 每年世界上都会出现很多重症患者，其重症成因各有不同。

针对神经科的重症患者，目前医学界在重症护理中引入了"循证护理"理念，其方法为首先寻找重症领域中临床试验的问题，再系统地搜索关于重症的实证并对其进行审视，然后根据医院护理人员的专门知识和相关经验，并结合患者的需求和实际情况，制订出具有实用性的护理方案，为患者的后期恢复提供最佳的护理计划，帮助患者尽早恢复健康的身体。

3. 在肺部感染预防中的运用　循证护理在神经内科肺部感染预防中也有着举足轻重的地位。它为护理人员准确地提供了当前医学界所拥有的关于肺部感染的研究证据，要求护理人员根据自身技术和经验，并充分考虑患者的实际状况和需求，制订适合患者的最佳且完整的护理方案，为患者身体的早日恢复打下良好基础。

（杨伟民　张　瑞　王德任）

第四节　循证神经病学面临的挑战及展望

尽管循证神经病学有了长足的发展，但仍面临许多问题和挑战。首先，循证医学在神经疾病临床领域的应用尚不平衡。脑血管病、癫痫、帕金森病等常见多发疾病领域的循证医学证据相对较多，而另一些少见疾病的证据则相对较少。其次，对已有的证据也未充分普遍的使用。目前神经疾病领域总体上高质量的临床证据还很缺乏，不能完全满足需要，这是循证神经病学临床实践存在的最主要问题。其原因主要是：一方面可用于提供高质量证据的资源缺乏，例如研究经费缺乏、专业技术人员和专业临床研究管理和实施机构的缺乏等；另一方面，掌握有限资源的不少研究人员缺乏循证医学知识及方法学的正规训练，以至其研究的设计和实施欠规范，研究质量不高，结果的真实性和可靠性不佳，从而浪费了有限的资源。

对已有的证据使用不充分是另一个挑战。其主要原因为条件的限制使临床医生难以获得最新研究证据，尤其是基层医院，在繁忙的日常工作中快速上网查询研究证据还存在困难，尚难形成循证诊治的学术氛围；再者重推理和个人经验、轻证据和客观事实的固有观念尚难转变，对临床证据视而不见，不予应用；一些商业利益的驱使也阻碍了循证用药的顺利实行。可见，循证神经病学在国内的发展虽然有了良好的开端，但仍面临巨大挑战。因此，循证医学的宣传、教育和普及工作应该是长远的、可持续的常态性工作。不能只停留在知道抽象概念的水平上，还应具体落实到日常医疗工作的行为之中。同时，应该对循证医学有全面的认识。在临床实践中临床医生应认识到单纯凭临床经验、直觉或病理生理机制进行医疗决策的局限，但也不能认为循证医学可忽视临床经验和直觉，忽视病理生理学知识，忽视病史采集、体格检查等临床技能的培养。病史采集、体格检查为疾病的诊断和治疗提供了重要的信息，有时甚至是最佳信息。当缺乏临床证据时，解决临床问题可依靠疾病发生的病理生理机制，而且它有助于合理解释临床所观察到的现象和研究结果。因而，必须重视临床实践中个人经验和从系统研究中获得的科学证据，如何自觉地将二者结合并认真切实合理地应用于临床决策中以提高诊疗水平，是每个临床工作者需要认真面对的问题。

医学是复杂的，临床需要解决的问题远多于已发表的科学研究证据，且一些已发表的研究证据是低质量不可靠的，不能满足临床需求，在神经疾病领域也存在这些问题。因此，作为神经科的临床医生有责任在临床工作中发现问题并进行观察分析和研究来解决这些问题。新时代的神经科临床医生更应该意识到这点，并加强这方面的学习，提高自身的研究能力，在临床开展尽可能好的研究，提供力所能及的最好证据。另一方面，在临床研究中尚存在很多挑战，包括研究方法、研究经费、研究时间及研究团队建设的受限，加之受政治、经济和社会文化种种因素的影响，临床研究证据的质量问题将长期存在，不可能在短期内得到解决。这就需要临床医生练就一双"火眼金睛"来对临床研究证据进行犀利的批判性解读，还需要学习评价证据的方法，以提高去伪存真的能力。作为临床研究者，如何科学、经济且有效地设计和实施临床研究，是另一种巨大的挑战。研究者应注意及时总结其完成课题的经验和教训。失败是成功之母，研究者不仅要注意自己成功的经验，也要反思研究的失败、失误和不足之处，从而有利于提升自己提供高质量临床证据的能力，促进循证实践的发展完善。年轻医生和医学研究生是推动循证医学发展的主要力量，不仅需要在研究课题的设计与实施方面下足功夫，也应重视研究工作最后一步的科研总结，这是科研工作非常重要的一环。另外，循证医学思想提倡研究工作实事求是，即使是阴性结果或与当前主流学术思想相悖的结果也要尊重客观事实。只要方法准确、结果可靠，学术界应予认可，相应的学术期刊也应予发表。由于长期以来研究者本人和学术期刊都不愿发表阴性结果，虽然在循证医学潮流的推动下有所进步，但鼓励发表阴性结果仍然是循证医学的一项长期的艰巨工作。

　　循证医学提倡采用临床流行病学方法对已有研究证据进行批判性严格评价，以提高未来研究和论文的质量和可靠性。系统评价需要评价所纳入研究的质量，但系统评价本身也需要被严格评价。我国南方医科大学收集和统计了 10 年（2004—2013）来我国在校研究生发表系统评价和 Meta 分析的数量和质量，首次分析了目前中国在校研究生系统评价和 Meta 分析论文发表情况，结果显示，最近 10 年我国在校研究生（主要为生物医学专业的研究生）发表的系统评价和 Meta 分析在国际同行评议杂志中大幅增加，呈对数增长趋势。2013 年，我国的该类文章发表总数量超过英国。为什么在近 10 年期间，涌现出那么多来自中国研究生撰写的系统评价和 Meta 分析？首先，应该归因于我国最近 20 多年来循证医学的迅速传播，其次一个重要原因可能是实施系统评价和 Meta 分析的成本比基础实验研究和临床试验研究低，任何学生都可以较快学习其方法和参与撰写。理想情况下，系统评价和Meta 分析的结果是临床和卫生决策的最高级证据，但是，与其他研究方法一样，质量缺陷大的系统评价或 Meta 分析，其错误结论就可能误导决策。因此，任何进行此类研究的作者都应高度重视质量控制问题，加强学习、多请教相关专家，增强自律，克服惰性，做出真实、可靠、令人信服的研究结果，真正服务于临床。

　　回顾过去，循证神经病学的发展尽管经历了重重困难，但在临床医生中的接受程度已远远超过了预期的进程；展望未来，循证神经病学是临床神经病学发展的必然趋势，要想回避是不可能的。即使今后人们不再使用"循证"这一术语，但遵循科学研究证据进行疾病诊断和治疗的理念必将变为现代神经科医生日常工作的自觉行动，而导致真正意义上科学治病的早日实现。面对前述种种挑战，我们应该认识到，随着科技和社会的整体进步，人工智能的发展和医、工等学科间的更好合作，忙碌的临床一线医生方便快速地得到和使用证据、临床研究的质量控制措施更快地落到实处将在可以预见的未来逐步得以实现。未来的循证医学实践还会更加关注真实世界的实效性研究证据，因为随机对照试验虽然级别最高但不是唯一的证据，且可行性非常有限。研究个体化患者的精准诊断、预测和治疗也是进一步努力的大方向。我们应当继续呼吁尽快认识到循证神经病学的重要性。积极开展当前能够开展的最高质量的研究，使用当前能够得到的最好证据，是神经科临床医生和临床研究人员义不容辞的责任，也是对推动临床神经病学更快更好发展的重要途径。

（杨伟民　王德任　刘　鸣）

Chapter 6　Evidence-based neurology

Summary

With the popularization of the concept of evidence-based medicine, evidence-based neurology emerges at the historic moment. At present, researchers at home and abroad, using the concept and methods of evidence-based medicine, have systematically evaluated treatment methods related to the nervous system diseases such as stroke, dementia and cognitive disorders, epilepsy, Parkinson's disease, multiple sclerosis, idiopathic facial palsy, Guillain-Barrés syndrome and myasthenia gravis, etc., and the research results have been published, which laid a solid foundation for the rapid development of evidence-based neurology. We analyzed the quality of systematic reviews which published online in the Cochrane Library related to neurologic diseases, concluded and summarized the studies, gave the corresponding recommendations, which can provide theory basis for neurologist to carry out the evidence-based treatment, and provide evidence-based support for formulating guidelines of interest. On the other hand, we also analyzed the development status of evidence-based medicine in the field of neurological rehabilitation and neurological nursing, analyzed the relevant problems and challenges of evidence-based neurology, and put forward feasible suggestions and corresponding measures for its further development, so as to promote the better development of evidence-based neurology.

（Yang Weimin　Zhang Rui　Wang Deren　Liu Ming）

参考文献

[1] 刘鸣, 谢鹏. 神经内科学 [M]. 2 版. 北京: 人民卫生出版社, 2014.

[2] 刘鸣, 何俐. 神经疾病领域循证医学的应用概述 [J]. 中华神经科杂志, 2000, 33 (6): 368-370.

[3] 何俐, 刘鸣. 循证医学与神经康复 [J]. 现代康复, 2001, 5 (04): 5-6.

[4] 刘鸣. 循证神经病学的发展、问题与展望 [J]. 中国循证医学杂志, 2005 (2): 91-93, 96.

[5] WARLOW C P, DENNIS M S, VAN GIJN J, et al. Stroke: a practical guide to management[M]. 2nd ed. Oxford: Blaekwell Science, 2001.

[6] 李幼平, 李静, 孙鑫, 等. 循证医学在中国的起源与发展: 献给中国循证医学 20 周年 [J]. 中国循证医学杂志, 2016, 16 (1): 2-6.

[7] 刘鸣. 应当提倡脑血管病的循证防治 [J]. 中华神经科杂志, 2002, 35 (5): 259-260.

[8] 刘鸣. 脑血管病循证医学与个体化处理不相对立 [J]. 中华神经科杂志, 2006, 39 (9): 577-579.

[9] 刘鸣. 临床循证治疗手册 - 神经内科疾病 [M]. 北京: 人民卫生出版社, 2008.

[10] 林川, 刘鸣, 唐萍, 等. 成都市缺血性脑卒中的亚型分布: 基于住院患者的研究 [J]. 华西医学, 2001, 16 (1): 41-43.

[11] 李伟, 刘鸣. 卒中登记研究进展 [J]. 中国神经精神疾病杂志, 2005, 31 (4): 317-318.

[12] 郝子龙, 刘鸣, 李伟, 等. 成都卒中登记方法及 3 123 例患者基本特征和功能结局 [J]. 中华神经科杂志, 2011, 44 (12): 826-831.

[13] TAO W D, LIU M, FISHER M, et al. Posterior versus anterior circulation infarction: how different are the neurological deficits?[J]. Stroke, 2012, 43 (8): 2060-2065.

[14] WANG D，LIU M，HAO Z，et al. Features of acute ischemic stroke with rheumatic heart disease in a hospitalized Chinese population[J]. Stroke，2012，43（11）：2853-2857.

[15] 刘鸣. 脑卒中临床试验设计与实施应注意的若干问题 [J]. 中华神经科杂志，2004（4）：289-291.

[16] 刘鸣. 外科手术疗效研究需要采用随机对照试验 [J]. 中国脑血管病杂志，2009，6（11）：561-562，606.

[17] ZHANG S，WU B，LIU M，et al. Acupuncture efficacy on ischemic stroke recovery：multicenter randomized controlled trial in China[J]. Stroke，2015，46（5）：1301-1306.

[18] 刘鸣. 脑卒中临床研究新方法：Meta 分析介绍 [J]. 国外医学脑血管疾病分册，1996，4（6）：352-356.

[19] 刘鸣. 系统评价、Meta 分析及在神经疾病的临床应用 [J]. 中华神经科杂志，2001，34（6）：369-371.

[20] 赵晓玲，刘鸣，袁强，等. 中文神经疾病临床对照试验数据库的建立 [J]. 中国循证医学杂志，2003，3（4）：311-314.

[21] HAO Z，LIU M，COUNESLL C，et al. Fibrinogen depleting agents for acute ischaemic stroke[J]. Cochrane Database of Systematic Reviews，2012（3）：CD000091.

[22] WU B，LIU M，LIU H，et al. Meta-analysis of traditional Chinese patent medicine for ischemic stroke[J]. Stroke，2007，38（6）：1973-1979.

[23] 袁强，刘鸣，赖晓辉. 雷米普利临床研究证据的综合评价：循证评药实用方法初步探索 [J]. 中国循证医学杂志，2001，1（1）：25-29.

[24] 徐嘉玲，周东，文黎敏，等. 循证医学在神经内科的应用 [J]. 中华医院管理杂志，2001，17（7）：411-412.

[25] 杨杰，刘鸣. 急性缺血性脑卒中临床实践指南的现状及趋势 [J]. 中国神经精神疾病杂志，2002，28（5）：400-402.

[26] 刘鸣. 临床实践指南意义、建立方法和评价 [J]. 中国卒中杂志，2006，1（1）：33-36.

[27] 中华医学会神经病学分会脑血管病学组急性缺血性脑卒中诊治指南撰写组. 中国急性缺血性脑卒中诊治指南 2010[J]. 中华神经科杂志，2010，43（2）：146-153.

[28] 中华医学会神经病学分会，中华医学会神经病学分会脑血管病学组. 中国急性缺血性脑卒中诊治指南 2014[J]. 中华神经科杂志，2014，48（4）：246-257.

[29] 刘鸣，张苏明，郝子龙. 中国急性缺血性卒中诊治指南 2010 版的制定及解读 [J]. 中华神经科杂志，2011，44：369-374.

[30] 刘鸣，刘峻峰. 中国脑血管病指南制定方法及应用 [J]. 中华神经科杂志，2015，48（4）：241-245.

[31] LIU M，COUNSELL C，SANDERCOCK P. Report of randomized controlled trials identified in the Chinese literature vs MEDLINE[J]. JAMA，1998，280（15）：1308-1309.

[32] 吴波，刘鸣. 脑卒中临床试验疗效判定现状及趋势 [J]. 中华神经科杂志，2002，35（3）：177-179.

[33] 刘鸣，吴波，袁强. 我国急性脑卒中临床试验疗效判断方法分析 [J]. 中国循证医学杂志，2004，4（3）：164-166.

[34] 何莎，刘鸣，曾泉滔. 中国急性脑卒中随机对照试验证据现状与趋势分析 [J]. 中华医学杂志，2013，93（43）：3343-3437.

[35] 何莎，张田，孙伟，等. 中国内地脑卒中治疗多中心随机对照试验方法学质量现状报告 [J]. 华西医学，2020，35（6）：1-6.

[36] 刘鸣，韦琛琛，吴波. 应重视脑卒中临床研究设计的 PICOS 要素 [J]. 中华神经科杂志，2018，51（4）：241-243.

[37] 中华医学会神经病学分会，中华医学会神经病学分会脑血管病学组. 中国急性脑卒中临床研究规范共识 2018[J]. 中华神经科杂志，2018，51（04）：247-255.

[38] LANGHORNE P，WILLIAMS B O，GILCHRIST W，et al. Do stroke units save lives?[J]. Lancet，1993，342（8868）：395-398.

[39] Stroke Unit Trialists' Collaboration. Organised inpatient（stroke unit）care for stroke[J]. Cochrane Database

Syst Rev, 2002(1): CD000197.

[40] LANGHORNE P, RAMACHANDRA S. Organised inpatient(stroke unit)care for stroke: network Meta-analysis[J]. Cochrane Database Syst Rev, 2020(4): CD000197.

[41] 中华医学会神经病学分会,中华医学会神经病学分会脑血管病学组. 中国急性缺血性脑卒中诊治指南 2018[J]. 中华神经科杂志, 2018, 51(9): 666-682.

[42] POWERS W J, RABINSTEIN A A, ACKERSON T, et al. Guidelines for the Early Management of Patients With Acute Ischemic Stroke: 2019 Update to the 2018 Guidelines for the Early Management of Acute Ischemic Stroke: A Guideline for Healthcare Professionals From the American Heart Association/American Stroke Association[J]. Stroke, 2019, 50(12): e344-e418.

[43] WANG Y, WANG Y, ZHAO X, et al. Clopidogrel with aspirin in acute minor stroke or transient ischemic attack[J]. N Engl J Med, 2013, 369(1): 11-19.

[44] SANDERCOCK P A, COUNSELL C, KANE E J. Anticoagulants for acute ischaemic stroke[J]. Cochrane Database Syst Rev, 2015(3): CD000024.

[45] WHITELEY W N, ADAMS H P, BATH P M, et al. Targeted use of heparin, heparinoids, or low-molecular-weight heparin to improve outcome after acute ischaemic stroke: an individual patient data Meta-analysis of randomised controlled trials[J]. Lancet Neurol, 2013, 12(6): 539-545.

[46] VAHEDI K, HOFMEIJER J, JUETTLER E, et al. Early decompressive surgery in malignant infarction of the middle cerebral artery: a pooled analysis of three randomised controlled trials[J]. Lancet Neurol, 2007, 6(3): 215-222.

[47] ZHANG S H, LIU M, ASPLUND K, et al. Acupuncture for acute stroke[J]. Cochrane Database Syst Rev, 2005(2): CD003317.

[48] XU M, LI D, ZHANG S. Acupuncture for acute stroke[J]. Cochrane Database Syst Rev, 2018(3): CD003317.

[49] CHEN C L, YOUNG S H, GAN H H, et al. Chinese medicine neuroaid efficacy on stroke recovery: a double-blind, placebo-controlled, randomized study[J]. Stroke, 2013, 44(8): 2093-2100.

[50] 中华医学会神经病学分会,中华医学会神经病学分会脑血管病学组,中华医学会神经病学分会神经血管介入协作组. 中国急性缺血性脑卒中早期血管内介入诊疗指南 2018[J]. 中华神经科杂志, 2018, 51(9): 683-691.

[51] MOSHÉ S L, EMILIO P, PHILIPPE R, et al. Epilepsy: new advances[J]. Lancet, 2015, 385(14): 884-898.

[52] MARTIN K, JACKSON C F, LEVY R G, et al. Ketogenic diet and other dietary treatments for epilepsy[J]. Cochrane Database Syst Rev, 2016(2): CD001903.

[53] KOCH M W, POLMAN S K. Oxcarbazepine versus carbamazepine monotherapy for partial onset seizures[J]. Cochrane Database Syst Rev, 2009(4): CD006453.

[54] PANEBIANCO M, RIGBY A, WESTON J, et al. Vagus nerve stimulation for partial seizures[J]. Cochrane Database Syst Rev, 2015(4): CD002896.

[55] TJIA-LEONG E, LEONG K, MARSON A G. Lamotrigine adjunctive therapy for refractory generalized tonic-clonic seizures[J]. Cochrane Database Syst Rev, 2010(12): CD007783.

[56] PULMAN J, JETTE N, DYKEMAN J, et al. Topiramate add-on for drug-resistant partial epilepsy[J]. Cochrane Database Syst Rev, 2014(2): CD001417.

[57] VYAS M V, DAVIDSON B A, ESCALAYA L, et al. Antiepileptic drug use for treatment of epilepsy and dyslipidemia: Systematic review[J]. Epilepsy Res, 2015, 113: 44-67.

[58] RITTER A, PILLAI J A. Treatment of Vascular Cognitive Impairment[J]. Current Treatment Options in Neurology, 2015, 17(8): 1-18.

[59] 刘鸣,郝子龙. 从循证医学角度看多巴胺受体激动剂在帕金森病治疗中的作用 [J]. 中国循证医学杂

志，2010，10（3）：232-234.

[60] 中华医学会神经病学分会帕金森病及运动障碍学组. 中国帕金森病治疗指南（第三版）[J]. 中华神经科杂志，2014，47（6）：428-433.

[61] ORGETA V，SPECTOR A E，ORRELL M. Psychological treatments for depression and anxiety in dementia and mild cognitive impairment[J]. Cochrane Database of Systematic Reviews，2014，1（1）：CD009125.

[62] ORGETA V，QAZI A，SPECTOR A，et al. Psychological treatments for depression and anxiety in dementia and mild cognitive impairment：systematic review and Meta-analysis[J]. Br J Psychiatry，2015，207（4）：293-298.

[63] DEANE K，JONES D E，ELLIS-HILL C，et al. Physiotherapy for Parkinson's disease：a comparison of techniques[J]. Cochrane Database of Systematic Reviews，2001，6（1）：CD002815.

[64] HE D，ZHANG Y，DONG S，et al. Pharmacological treatment for memory disorder in multiple sclerosis[J]. Cochrane Database of Systematic Reviews，2013（12）：CD008876.

[65] GORJIPOUR F，ASADI Y，N KO，et al. Serum level of homocysteine，folate and vitamin-B12 in epileptic patients under carbamazepine and sodium valproate treatment：a systematic review and Meta-analysis[J]. Iran Red Crescent Med J，2013，15（3）：249-253.

[66] POWELL G，SAUNDERS M，RIGBY A，et al. Immediate-release versus controlled-release carbamazepine in the treatment of epilepsy[J]. Cochrane Database Syst Rev，2014（12）：CD007124.

[67] LEVACK W M，WEATHERALL M，HAY-SMITH J C，et al. Goal setting and strategies to enhance goal pursuit in adult rehabilitation：summary of a Cochrane systematic review and Meta-analysis[J]. Eur J Phys Rehabil Med，2016，52（3）：400-416.

[68] SEPPI K，RAY C K，COELHO M，et al. Update on treatments for nonmotor symptoms of Parkinson's disease-an evidence-based medicine review[J]. Mov Disord，2019，34（2）：180-198.

[69] FOX S H，KATZENSCHLAGER R，LIM S Y，et al. International Parkinson and movement disorder society evidence-based medicine review：Update on treatments for the motor symptoms of Parkinson's disease[J]. Mov Disord，2018，33（8）：1248-1266.

[70] CROSBY N J，DEANE K H，CLARKE C E. Amantadine for dyskinesia in Parkinson's disease[J]. Cochrane Database Syst Rev，2003（2）：CD003467.

[71] MCSHANE R，SCHNEIDER LS. Meta-analysis of memantine：summary and commentary on the Cochrane Collaboration's systematic review[J]. Alzheimers Dement，2005，1（1）：67-71.

[72] SCHMIDT R，BAUMHACKL U，BEREK K，et al. Memantine for treatment of behavioural disturbances and psychotic symptoms in moderate to moderately severe Alzheimer dementia：a naturalistic study in outpatient services in Austria[J]. Neuropsychiatr，2010，24（2）：125-131.

[73] ATRI A，MOLINUEVO J L，LEMMING O，et al. Memantine in patients with Alzheimer's disease receiving donepezil：new analyses of efficacy and safety for combination therapy[J]. Alzheimers Res Ther，2013，5（1）：6.

[74] KISHI T，MATSUNAGA S，OYA K，et al. Memantine for Alzheimer's Disease：An Updated Systematic Review and Meta-analysis[J]. J Alzheimers Dis，2017，60（2）：401-425.

[75] LIU X，DAI Q，YE R，et al. Endovascular treatment versus standard medical treatment for vertebrobasilar artery occlusion（BEST）：an open-label，randomised controlled trial[J]. Lancet Neurol，2020，19（2）：115-122.

[76] YANG P，ZHANG Y，ZHANG L，et al. Endovascular Thrombectomy with or without Intravenous Alteplase in Acute Stroke[J]. N Engl J Med，2020，382（21）：1981-1993.

[77] 王德任，刘鸣. 实效性研究及在神经疾病领域应用动向[J]. 中国循证医学杂志，2015，15（2）：244-248.

[78] LAVER K，GEORGE S，THOMAS S，et al. Virtual reality for stroke rehabilitation：an abridged version of a Cochrane review[J]. Eur J Phys Rehabil Med，2015，51（4）：497-506.

[79] FURUKAWA T A，WATANABE N，OMORI I M，et al. Association between unreported outcomes and

effect size estimates in Cochrane Meta-analyses[J]. JAMA，2007，297（5）：468-470.

[80] FRENCH B，THOMAS L，LEATHLEY M，et al. Does repetitive task training improve functional activity after stroke? A Cochrane systematic review and Meta-analysis[J]. J Rehabil Med，2010，42（1）：9-14.

[81] KWAKKEL G，VEERBEEK J M，VAN WEGEN E E，et al. Constraint-induced movement therapy after stroke[J]. Lancet Neurol，2015，14（2）：224-234.

[82] CHENG L，FENG S，HU Y. Evidence-based nursing implementation in Mainland China：A scoping review[J]. Nurs Outlook，2017，65（1）：27-35.

[83] MAOLING W，DEREN W，DEYING K，et al. Overview of Cochrane reviews on Chinese herbal medicine for stroke[J]. Integrative Medicine Research，2020，9：5-9.

[84] 刘鸣. 十年纷争十年发展：正确理解循证医学的临床实践 [J]. 国外医学（脑血管疾病分册），2003，11（01）：29-33.

[85] LIVIA C，RICHARD H，ALESSANDRO L，et al. Evidence-Based Neurology：Management of Neurological Disorders[M]. Oxford：Blackwell Publishing，2007.

[86] BART M D，DEAN M W. Evidence-Based Neurology：Management of Neurological Disorders[M]. 2nd ed. Oxford：John Wiley & Sons，Ltd，2015.

[87] FISHER M，FURIE K. Practicing Evidence-Based Stroke Medicine[J]. Stroke，2017，48（10）：2647-2649.

[88] MA T T，WONG I C K，MAN K K C，et al. Effect of evidence-based therapy for secondary prevention of cardiovascular disease：Systematic review and Meta-analysis[J]. PLoS One，2019，14（1）：e0210988.

[89] 刘鸣. 论循证医学临床实践的常见问题 [J]. 中国循证医学杂志，2003，3（01）：1-3.

[90] 朱晓霞，聂飚，林金凤. 从系统评价和 Meta 分析的发表分析中国研究生循证能力的培养 [J]. 分子影像学杂志，2014（2）：85-87.

[91] 郝子龙，李丹，刘鸣. 精准医学与循证医学关系思考及其在脑血管病领域的应用 [J]. 中国循证医学杂志，2016，16（04）：373-377.

[92] 刘鸣. 重视脑卒中病因和预后研究常用方法的正确应用 [J]. 中国循证医学杂志，2004，4（03）：143-145.

第 七 章

循证内分泌代谢病学

第一节 循证医学与内分泌代谢疾病实践概述

内分泌代谢性疾病是一系列以体内激素水平及其调控靶器官受体，或效应分子，以及体内能量，水盐电解质代谢平衡失调为主要病变的疾病。内分泌代谢疾病以其发病隐匿、症状多样且不典型，曾一度被忽视。随着人民健康需求的不断提高，内分泌代谢性疾病逐渐被重视。由于其多为慢性疾病，往往涉及终身服药和多层次的生活方式干预，其诊断治疗和预防形成了自身的特殊性。而其长期的用药和综合管理带来的健康和经济负担，也给传统的卫生决策模式提出了挑战。一些疾病的患病率随着社会经济的发展和人民生活方式的改变而大幅增加，使其传统经验医学中包括的诊断方法和治疗方法，以及如何判断和评价诊断和疗效等面临巨大挑战。循证医学思想的传入，特别是在临床流行病学与公共卫生领域的应用，为内分泌代谢疾病的防控带来了新的曙光。最近 30 年间，大量临床证据使得很多经验医学时代积累的常规被颠覆，彻底改变了内分泌代谢疾病的临床实践。然而在这些改变中，我们看到了优秀的范例，也不乏一些经验教训。本章拟采用案例的方式探讨循证医学在内分泌代谢领域中的应用。

第二节 循证医学在糖尿病治疗领域的应用

一、强化降糖能否防治慢性血管并发症

（一）循证医学在糖尿病治疗的背景

在过去 30 年间，中国的糖尿病患病率从刚刚改革开放时的不足 1% 飙升至 2013 年最新报道的 11%，增长了 10 多倍。这样从无到有的变化也令中国的临床医生措手不及。糖尿病患者由少到多，临床经验由无到有。而几乎每一名临床医生，甚至大多数患者都清楚地知道，糖尿病本身并不可怕，可怕的是慢性并发症（大血管病变和微血管病变）。慢性并发症的防控成为糖尿病的核心。然而糖尿病慢性血管病变的防控始终是困扰临床医生和科学家的重要难题。

1921 年，加拿大人 Banting 等人成功分离出动物胰岛素，并开始用于糖尿病治疗，终结了糖尿病一直以来被认为是不治之症的观点。随着糖尿病患者（尤其是 1 型糖尿病）的寿命大为延长，糖尿病慢性并发症的危害逐渐显现，并逐渐成为糖尿病患者致残、致死的主要原因。然而，糖尿病长期的血糖控制是否能够有效减少糖尿病的慢性并发症呢？这是一件单

靠直觉并不能解决的问题。临床医生观察到的往往是孤立的患者，而血糖与并发症的关系并非一朝一夕的影响。即使建立了稳定的医患关系，单个临床医生所观察到的病例也十分有限，由于慢性并发症的发生机制的多方面因素，意外事件也可能导致临床医生对治疗的认识偏差。即使临床医生发现了控制血糖对慢性并发症的影响，而具体的血糖控制目标也只能凭主观臆断。传统的经验医学在糖尿病这样的慢性病面前似乎无能为力。

（二）循证医学在糖尿病控制血糖防治慢性血管并发症的应用

为了回答强化降糖与糖尿病慢性并发症的关系，早在 20 世纪 60 年代，首个关注长期降血糖与血管并发症的研究——大学组糖尿病研究项目（UGPD）在美国的 12 家教学医院募集了 400 余名糖尿病患者。分别给予第一代磺脲类药物甲苯磺丁脲和固定剂量动物胰岛素、调整剂量的胰岛素和安慰剂。出人意料的是，在随访 8 年后，甲苯磺丁脲组患者的心血管死亡数远远高于安慰剂对照组和调整剂量胰岛素组。这个结果震撼了临床医生，甲苯磺丁脲也随之被淘汰。时至今日，西方指南中对磺脲类药物的推荐也弱于其他药物。然而，细心的临床研究者发现，UGPD 在设计上存在大量疏漏，特别是在随机化问题上。尽管研究者声称采用了严格的随机分组，然而各组间基线特征并不均衡。甲苯磺丁脲组患者入组时即有更多的高血脂、心绞痛和心电图异常，这严重影响了研究结果的可靠性。此外，研究中使用的糖尿病诊断标准、各中心的医疗服务差异、统计学方法等也都受到了挑战。于是研究得到的结论也越来越不受到认可，以至于在今天，UGPD 都很少被业界提及。

在糖尿病领域具有跨时代意义的糖尿病控制与并发症研究（DCCT）就在这样的背景下诞生的。这个由美国国立卫生研究院（National Institutes of Health，NIH）支持的临床随机对照试验于 1983—1989 年间在美国的 29 个临床中心募集了 1 441 名 1 型糖尿病患者，旨在研究长期将血糖控制在接近正常范围内是否可以减少糖尿病微血管并发症的风险。为了进一步明确关系，该研究将纳入患者首先按照一级预防（糖尿病病程短且无视网膜病变）和二级预防（糖尿病病程 1～5 年并伴有轻度视网膜病变）分为两层，并在两层中分别进行随机分组。彼时计算机尚不发达，随机在各分中心进行，但采用总中心配发的随机数字表。这个严格按照循证医学要求执行的随机对照试验，将初始的研究方案先于研究结果公布在网上，并在研究过程中不断公布研究开展的情况以及方案的细微调整。DCCT 的结果也是振奋人心的，经过了平均 6.5 年的严格随访，仅 8 名患者失访，失访率不足 1%。在一级预防组，强化降糖组与常规治疗组相比，糖化血红蛋白仅降低了 2%，但糖尿病视网膜病变的发生率却降低了 76%。在二级预防组，糖尿病视网膜病变进一步加重的风险降低了 54%。此外，长期血糖控制还降低了 39% 的糖尿病微量蛋白尿、54% 的大量蛋白尿和 60% 的临床神经病变风险。研究成果在 1993 年的 *New England Journal of Medicine* 公布。文章发表之后，美国糖尿病学会（ADA）等纷纷撰文总结 DCCT 的成就，并指出其在糖尿病防治中里程碑的意义。而基于 DCCT 的研究人群，研究者进一步开展了研究后的长时间随访——糖尿病干预及并发症流行病学研究（EDIC）。EDIC 结果提示，DCCT 研究阶段平均 6.5 年的强化降糖治疗在 27 年后仍可有效降低 1 型糖尿病患者的糖尿病视网膜病变、糖尿病肾脏病变和神经病变，还可以有效降低 33% 的全因死亡率。直至今日，1 型糖尿病的治疗仍然受到这一研究的影响。

DCCT 在 1 型糖尿病并发症防治中的成功令人深思，2 型糖尿病患者是否也可以从强化降糖获益呢？几年后，大西洋彼岸的英国开展的一项几乎与 DCCT 同期的研究——英国糖尿病前瞻性研究（UKPDS）也公布了研究结果。研究纳入了英国 15 个中心的 4 000 余名新诊断 2 型糖尿病患者，其中 1 704 名超重或肥胖患者被随机分配到常规饮食治疗组、氯磺丙脲强化治疗组、格列本脲强化组、胰岛素强化组和二甲双胍强化组。在平均随访 10.7 年后，二甲双胍强化组相比常规组下降了 32% 的任何糖尿病相关终点、36% 的全因死亡、39% 的心肌梗死和 41% 的卒中风险。这个研究公布的年代正值全球 2 型糖尿病患病率迅速飙升的大背景下，积极的结果极大地鼓舞了糖尿病研究者的热情，"强化降糖"一词一时间风靡全球，二甲双胍在沉睡多年后"重出江湖"。然而，在 UKPDS 磺脲类（格列本脲）强化组和胰岛素强化组并没有看到上述大血管终点的改善。一些学者于是提出质疑，这样的差异会不会是二甲双胍药物本身所致，而与强化降糖无关呢？到目前为止，仍然没有二甲双胍的大样本心血管结局随机对照的研究（cardiovascular outcomes trials，CVOT）。那么磺脲类强化组和胰岛素强化组的阴性结果会不会是由于血糖降的不够呢（在研究结束时，强化与非强化组的 HbA1c 实际差异仅 0.9%）？于是，围绕这些问题，一系列的强化降糖相关的临床试验，如 Steno-2 研究、糖尿病与血管疾病控制行动 - 百普乐和达美康缓释片对照研究（action in diabetes and vascular disease：preterax and diamicron modified release controlled evaluation，ADVANCE）、糖尿病心血管疾病风险控制行动研究（action to control cardiovascular risk in diabetes，ACCORD）、退伍军人糖尿病研究（the veterans affairs trial，VADT）等纷纷开展。

Steno-2 是这一系列研究中为数不多的影响重大却仅为单中心的研究。研究实施单位 Steno 糖尿病中心坐落在丹麦哥本哈根。然而丹麦并不是一个人口大国，在临床研究方面并没有患者量的优势。研究仅纳入了 160 名有微量蛋白尿的 2 型糖尿病患者，并随机分入强化降糖组和标准降糖组。该研究在两组间并不限定具体的治疗方案，仅对治疗目标设定值作出了区分。强化降糖组 HbA1c 设定的目标值在 6.5% 以下，而标准降糖组在 7.5% 以下。此外，强化降糖组在血糖、血压、血脂等指标上均设定了更为严格的目标，而这些目标也是今日指南推荐的依据来源。在平均随访 3.8 年后，强化降糖组肾脏疾病进展的风险仅为标准降糖组的 1/4，而自主神经病变的风险不到标准降糖组的 1/3，视网膜病变进展的风险也不足标准降糖组的一半。然而，大血管事件和全因死亡在两组间仍然没有差异。9 年之后，Steno-2 的后续报道在 *New England Journal of Medicine* 发表。7.8 年的治疗期加 5.5 年的观察期后，强化降糖组的死亡风险相比标准治疗组减少了 46% 的死亡风险和 59% 的心血管事件风险，而眼底和肾脏的获益依然保持。Steno-2 研究奠定了当今糖尿病综合管理的基础，从饮食运动到降糖降压降脂抗血小板——这个 20 世纪 90 年代的临床试验设计的临床理念时至今日仍未过时。此外，这个样本量并不大的开放标签临床试验成为经典的原因，更多在于研究执行完美。随机化完全平衡了两组间基线，且这个随访长达 13.3 年的研究仅 3 名受试者退出。更难能可贵的是，在研究各个阶段的报告中，强化组和非强化组之间低血糖发生率始终没有差异。

在 UKPDS 和 Steno-2 微血管病变报道的鼓舞下，加上同期美国退伍军人系列研究的发表，临床研究者们对强化降糖产生了更大的兴趣。事实上，UKPDS 和 Steno-2 虽然设定了更为严格的血糖控制目标，而受试者并没有真正达到这一要求，甚至连 HbA1c 的平均值都没有达标。那么在此基础上不惜一切代价真正做到血糖正常化，是不是糖尿病的慢性并发症就可以完全纠正呢？此外，UKPDS 虽然涉及了 4 000 余名 2 型糖尿病患者，但真正随机到每个强化降糖组的患者不过两三百，而 Steno-2 每组的样本量也不过 80 人。著名的 ADVANCE 和 ACCORD 试验就是在这样的背景下开展的。

其中，ADVANCE 试验沿用了 Steno-2 的思路，同时将降压和降糖的策略进行了划分。试验采用了降压与降糖的 2×2 析因设计，4 个组分别为强化降压普通降糖、强化降糖普通降压、强化降压降糖、普通降压降糖。这样似乎能让我们更明确地看到心血管获益到底是降压更重要还是降糖更重要，解决了 Steno-2 综合管理后获益的具体来源不明的问题。降压的干预方案选用血管紧张素转化酶抑制剂（ACEI）类药物培哚普利加上利尿剂吲达帕胺，降糖的干预方案选用磺脲类药物格列齐特和二甲双胍，并预设降糖目标为 HbA1c 在 6.5% 以下。对照组均采用安慰剂。同时，ADVANCE 研究为了更快更好地看到心血管事件的获益，专门招募 55 岁以上、心血管高风险的 2 型糖尿病患者。同时，由于受到美国 NIH 的大力资助，研究设计时拟纳入一万名患者，实际参与随机的患者 11 140 人，且并没有规定基线的 HbA1c。这使得入组时两组的平均 HbA1c 仅 7.5%，远低于 Steno-2 的 8.6%。ADVANCE 研究进一步将强化降糖组的平均 HbA1c 降到了 6.5%，而 Steno-2 研究干预期结束时强化组 HbA1c 仍有 7.8%。然而，虽然 ADVANCE 研究在平均随访 5 年后，主要微血管事件和大血管微血管复合终点得到了统计学意义的下降，但降幅仅为 10%～14%。大血管事件仅有小幅下降趋势，而综合住院风险强化降糖组甚至略高于对照组。

相比而言，与 ADVANCE 发表于同一期杂志的 ACCORD 试验的结果却有所不同。ACCORD 试验也是由美国多个政府部门资助的大型临床试验，有 1 万多名平均糖尿病病程 10 年、心血管高危且血糖控制不佳（入组时 HbA1c > 7.5%）的 2 型糖尿病患者参与研究，仍然采用析因设计，所有受试者随机分入强化降糖组和标准降糖组。研究选择了更为严苛的血糖控制目标，强化组的 HbA1c 目标值低于 6.0%，标准降糖组目标值为 7.0%～7.9%。所有受试者同时又被分为两部分，一半参与降压试验而被分为强化降压组和标准降压组，另一半参与降脂试验而被分为非诺贝特组和安慰剂组。其中，强化降压组目标为收缩压低于 120mmHg，标准降压组目标为收缩压低于 140mmHg。研究预设了 5.6 年的随访时长。然而，仅 3.5 年后，研究就被提前终止。尽管强化降糖组的 HbA1c 的确降到了 6.4% 左右，心血管主要复合终点在强化降糖组也有小幅度降低，但是强化降糖组的全因死亡率较对照组增加了 22%，以至于伦理委员会考虑到受试者安全将研究提前破盲终止。随着 ACCORD 试验的公布，强化降糖从"红得发紫"一时间受到各界质疑。

痛定思痛，研究者们也开始反思相似研究的结果不同的原因。ACCORD 试验的研究者们注意到，ACCORD 试验中强化降糖组的低血糖风险是对照组的 3 倍。尽管总的心肌梗死事件数并没有增加甚至有所减少，但心血管相关死亡是 ACCORD 试验中最主要增加的死因。强化降糖组共计 205 起心肌梗死中有 19 人死亡（9%），而标准降糖组 248 起心肌梗死中仅 13 人死亡（5%）。提示接受强化降糖治疗的人群即使心肌梗死被小幅度预防了，但他们一旦出现心肌梗死则更为致命。众所周知，低血糖是诱发心肌梗死等心血管事件的重要诱因，ACCORD 试验中显著增加的低血糖风险会不会就是造成心血管死亡的元凶呢？死亡风险为中性的 ADVANCE 研究，强化降糖组较标准降糖组低血糖风险有 50%～80% 的增加。降低一半全因死亡风险的 Steno-2 研究中强化降糖组和标准降糖组的低血糖风险几乎一致。最后回到 UKPDS 研究，二甲双胍强化组与磺脲类和胰岛素强化组相比，大血管事件的降低主要出现在二甲双胍强化治疗组；在长达 10 年的研究随访中，二甲双胍与饮食干预的主要低血糖事件数并无差异，而磺脲类与胰岛素强化组的主要低血糖风险则成倍增加。

在 ACCORD 试验结果公布数月之后，UKPDS 在 *New England Journal of Medicine* 发表研究结束后的十年随访结果。尽管在研究结束后，各组患者的 HbA1c 水平快速趋于一致，但二甲双胍强化组的全因死亡率相比标准降糖组仍有 27% 的降低，促泌剂 / 胰岛素强化组全因死亡率降低 13%。2009 年，*Lancet* 和 *Annals of Internal Medicine* 上分别发表系统评价，各自纳入 5 项大型随机对照试验，最终汇总结果均显示强化降糖对非致死性心肌梗死和任何冠心病事件的获益，却不能改变卒中和全因死亡的结局。2016 年 1 月，美国糖尿病学会（ADA）会刊 *Diabetes Care* 刊登了一篇对 ACCORD 试验结束后的随访研究，生存曲线上强化降糖与标准降糖组的全因死亡率在试验结束 10 年之后终于再次汇合，标志着两组人群"重回同一起跑线"。后来的研究包括 α- 糖苷酶抑制剂（如阿卡波糖）对伴有心血管疾病（CVD）的糖耐量减低（IGT）患者 5 年的大型前瞻性研究（ACE），结果没有能显著改变主要心血管不良事件（MACE）。而在长效胰岛素类似物甘精胰岛素对年龄较大，且具有较高的心血管疾病风险的糖尿病前期或 2 型糖尿病患者严格控制血糖（空腹血糖目标为 <5.3mmol/L），以观察是否能减少 MACE 的甘精胰岛素初始干预转归研究 ORIGIN 研究中，随访 6.2 年后，与血糖一般控制的对照组相比，结果两组的 CV 转归率无显著差异。

近十来年，不断研发了新的降糖药，这些药物在上市后做了 CVOT，证明新药是否能减少心血管不良事件，或至少对心血管是安全的。到目前为止，已有几项二肽基肽酶 4（DPP4）抑制剂针对不同 CV 风险的 2 型糖尿病人群的大型前瞻性试验，包括沙格列汀（SAVOR-TIMI 53 研究）、阿格列汀（EXAMINE 研究）、西格列汀（TECOS 研究）、利格列汀（CARMELINA 研究）。这些 DPP4 抑制剂临床试验的纳入人群包括有病程长并具有 CVD 病史或多个 CVD 危险因素的 2 型糖尿病患者，结果证实：与安慰剂对照组相比，DPP4 抑制剂在主要复合 CV 终点虽具有统计学的非劣效性，但均未显示出显著的 CV 益处。

而另一类能够减轻体重、轻微降低血压的降糖药，胰高糖素样肽 1 受体激动剂（GLP1-RA），让我们看到了降低 2 型糖尿病心血管不良结局事件的曙光。在利拉鲁肽的 LEADER 试验中，具有高 CV 风险的 2 型糖尿病患者（81% 以前有心血管疾病）使用利拉鲁肽治疗 3.1 年后，与安慰剂组相比，主要复合终点（CV 死亡，非致死性心肌梗死，或非致死性卒中）显著降低了 13%。此外，利拉鲁肽显著降低 22% 的 CV 死亡和 15% 的总死亡率。在索马鲁肽的 SUSTAIN-6 的三期临床研究中，伴有高 CV 风险（73% 患者伴有 CVD）的 2 型糖尿病患者使用索马鲁肽（0.5～1.0mg、每周一次）2.1 年后，与安慰剂组相比，显著降低了 26% 的 MACE，且非致死性卒中显著降低了 39%。此外，索马鲁肽还减少了新发或肾脏病变恶化的次要终点。杜拉糖肽（每周一次皮下注射）的 REWIND 试验中，对 9 901 名高 CV 风险的 2 型糖尿病患者使用杜拉糖肽，5.4 年随访后，杜拉糖肽组与安慰剂组相比 MACE 终点的危险比（HR）为 0.88（95%CI 0.79～0.99；$P = 0.026$）。当然，也有其他 GLP1-RA（与人类 GLP-1 同源性不高）药物，其 MACE 降低不显著，如艾塞那肽（exenatide）、利司那肽（lixisenatide）。

还有新一类降糖药钠 - 葡萄糖共转运蛋白 2 抑制剂（SGLT2 抑制剂）在减少 2 型糖尿病 MACE 中发挥了显著作用。4 种 SGLT2 抑制剂都进行了 CVOTs 临床试验，包括恩格列净的 EMPA-REG 试验和卡格列净的 CANVAS 研究，达格列净的 DECLARE-TIMI 研究和卡格列净对糖尿病肾病肾脏事件与评估的 CREDENCE 试验均已完成。在 EMPA-REG 试验中，7 020 例病程长并患有 CVD 的 2 型糖尿病患者随机分配到口服恩格列净 10mg 组或 25mg 组以及安慰剂组。平均随访 3.1 年。与安慰剂相比，恩格列净可显著降低主要复合终点（CV 死亡、非致死性心梗或非致死性卒中）的风险 14%；CV 死亡显著降低了 38%；而非致死性心肌梗死的发生率降低了 13%（$P = 0.30$），非致死性卒中的发生率增加了 24%，但无统计学意义。亚组分析显示，恩格列净降低心衰相关住院率 35%（$P < 0.002$），且在治疗开始后恩格列净组立即出现，提示减少心衰风险的早期效应；总死亡率降低了 32%（$P < 0.000\ 1$）。在卡格列净的 CANVAS 研究中整合了来自两个随机对照试验（CANVAS 和 CANVAS-r）的数据，

10 142 例高 CV 风险的 2 型糖尿病患者随机分配到卡格列净 100～300mg/d 组和安慰剂组。随访 3.1 年后,卡格列净显著降低了 14% 的复合终点(MACE)($P=0.02$),但未显著改变 CV 死亡或总死亡。与 EMPA-REG 结果相似,卡格列净显著减少心衰住院率。然而,卡格列净导致了不明原因下肢截肢的发生率增加(尽管数量少),这一发现并没有在其他大型队列研究中重现。达格列净的 DECLARE-TIMI 研究纳入了 17 160 名伴有 CVD 或存在多重心血管危险因素的 2 型糖尿病患者,试验组每日 10mg 达格列净。随访 4.2 年后,与安慰剂对照组比较,达格列净并没有显著降低 MACE,但减少了 CV 死亡或心衰住院的联合终点(4.9% vs. 5.8%;HR 0.83,95%CI 0.73～0.95;$P=0.005$)。将三个试验进行荟萃分析显示,一致性的获益是减少心衰住院和 CV 死亡以及延缓肾脏疾病的进展(无论是否存在动脉粥样硬化性心血管病或心衰的历史),MACE 的减少只在有心血管疾病患者明显。SGLT2 抑制剂的 CV 益处大多与降低血糖的程度无关,而且心血管获益发生很快,因此不能用减重的结果解释。在这些试验中取得的心血管获益更可能是心衰相关事件减少的结果。其机制可能涉及对血流动力学的影响,如降低血浆容积,对心脏代谢和功能的直接影响,或其他心血管效应。

(三)挑战与展望

这些大型临床随机对照试验在设计和结果上的差异,对各国的糖尿病临床指南都产生了深远影响。临床实践中对于大多数糖尿病患者不再推荐不惜一切代价地将血糖控制在"正常范围"内,而是采用血糖控制目标的分层管理。对于那些年轻、新诊断、并发症少、预期生存期长、低血糖风险小的糖尿病患者,强化降糖可能更好地减少其糖尿病大血管微血管并发症,减少致死致残。而对于年龄大、糖尿病病程长、并发症多、预期生存期短、低血糖风险高的患者,宽松的血糖控制反而可能带来更多获益。

直观判断下的"异常就要纠正"的观点并不一直正确,有时可能会付出更大代价。判断这种代价的大小,主观臆断是不足的,有赖于设计严谨的临床研究所取得的高质量证据。在强化降糖争论中,虽然各项研究的结果差异较大,但大多数研究的设计严谨并有良好质控,也给研究后的总结分析提供了基础条件。其次,随机对照试验具有严格的受试者纳入排除标准和试验条件控制,可以在最大程度上确保研究的可靠性。但另一方面也造成了研究的外推性受限。例如,Steno-2 研究中强化降糖治疗使患者在大血管和微血管方面均有获益,但研究在设定强化降糖的同时,对血脂、血压、血小板、生活方式的治疗均非常严格。而在 ACCORD 试验中,被进一步强化的血糖则无法再现 Steno-2 的出色结果。最后,一个缺少亚组分析和详细讨论的系统评价,相比原始研究并不能给出更多的信息以解释现象来指导临床。对研究结果的错读,可能严重误导临床医生在实践中的决策。

近年上市的 GLP1-RA 以及 SGLT2 抑制剂,显著减少了心血管不良结局,给糖尿病心血管病变的防治带来了希望。改变了国内外 2 型糖尿病治疗指南药物的选择路径,对于已经存在动脉粥样硬化性心脏病、心衰、糖尿病肾病的患者,可优先选择以上新药。当然这些药物上市时间还不长,还有待在长期治疗过程中得到更多完善的研究证据。例如,真实世界大数据和公开数据库的发展为这种分析带来了可能。如何利用好这些数据,避免数据滥用,则是未来每一个临床医生都可能面临的挑战。

二、降糖药罗格列酮不良反应的循证评价与再评价

(一)罗格列酮不良反应的研究背景

在所有的糖尿病患者中,95% 以上是 2 型糖尿病。而 2 型糖尿病被定义为"胰岛素相对

不足"的疾病。这里"相对"和"不足",分别提示存在"胰岛素抵抗"和"胰岛功能不全"。这就意味着 2 型糖尿病的治疗靶点不仅可以如 1 型糖尿病一样外源性补充胰岛素,也可以通过口服药物促进内源性胰岛素分泌或者降低胰岛素抵抗。在 UKPDS 研究中,二甲双胍作为可以增加胰岛素敏感的药物,通过改善肝脏胰岛素抵抗,减少肝糖输出,被证明可以显著降低糖尿病血管并发症和糖尿病相关死亡风险。UKPDS 研究之后,二甲双胍广泛用于临床,并在各国指南中赋予了一线首选治疗的位置。然而,二甲双胍并不是治疗 2 型糖尿病的全部。临床上仍然有部分患者不能耐受二甲双胍的胃肠道不良反应,或者单用二甲双胍治疗并不能达到满意的血糖控制水平。这时,临床非常希望能有一种二甲双胍之外的胰岛素增敏剂用于临床。

作为噻唑烷二酮类药物的罗格列酮就在这样的背景下诞生了。罗格列酮通过特异性激活过氧化物酶体增殖物激活受体 γ,进一步影响一系列下游分子转录而达到药理作用。罗格列酮在 2 型糖尿病中主要通过改善肌肉组织的胰岛素抵抗,在Ⅰ、Ⅱ、Ⅲ期临床试验中被证实可以有效降低血糖,成为继二甲双胍之后又一作用机制完全独立的胰岛素增敏剂。该药物的上市,全世界的糖尿病医生和患者欢欣鼓舞,期待其达到二甲双胍的成就。2006 年 *New England Journal of Medicine* 公布了 ADOPT 试验的结果。这个纳入了 4 000 余名新诊断 2 型糖尿病患者的随机对照试验,旨在研究不同药物单药起始治疗的失效时间,罗格列酮以 2.9/(100·人·年)的失效率优于其他两种对照药物(二甲双胍:4.3/(100·人·年);格列本脲:7.5/(100·人·年))。另一项同年发表在 *Lancet* 上的 DREAM 研究则纳入了 5 000 余名糖尿病前期(包括糖耐量异常和空腹血糖受损)的患者,随机给予罗格列酮和安慰剂治疗。随访三年后,接收罗格列酮治疗的受试者减少了 62% 发生糖尿病的风险,增加了 83% 血糖正常化的可能性。罗格列酮不仅治疗糖尿病疗效稳定可靠,还能够预防糖尿病。

(二)罗格列酮不良反应的评价与再评价

2007 年 6 月,美国某诊所的 Nissen 博士的一篇 Meta 分析发现,罗格列酮可能增加心肌梗死和心血管死亡的风险。该 Meta 分析纳入了 42 项随访时间不少于 24 周的比较使用和未使用罗格列酮患者并报道了心肌梗死或心血管相关死亡事件的随机对照试验,共涉及 20 000 余名 2 型糖尿病患者。研究发现罗格列酮治疗组与对照组相比,心肌梗死风险的比值比(odds ratio,OR)为 1.43(95%CI 1.03~1.98),结果具有统计学意义。而心血管相关死亡的风险也具有增加趋势。2007 年 9 月,*Journal of the American Medical Association*(*JAMA*)、*Lancet*、*British Medical Journal*(*BMJ*)三个医学刊物,几乎同时发表了与 Nissen 研究相近的 Meta 分析。

Singh 等在 JAMA 发表的报告,在 Nissen 检索的美国 FDA 和葛兰素史克公司数据库的基础上,进一步检索了公开发表的文献数据库,并选用了随访时间在 12 个月及以上的研究。剔除了大量短时程小样本的研究。研究调整为主要基于糖尿病大血管并发症,最终纳入研究 4 个。然而这样调整后的心肌梗死风险结果与 Nissen 的研究几乎完全一致,罗格列酮与对照组相比心肌梗死的相对危险度(relative risk,RR)为 1.42。进一步指出罗格列酮治疗组心衰风险也显著增加(RR 为 2.09),而心血管死亡风险的 RR 却降为 0.9。从方法学角度来看 Singh 的报告格式更为规范,但两项 Meta 分析从设计和计算上并没有本质区别。

Lago 等在 *Lancet* 发表的 Meta 分析,则考察了罗格列酮的这种心血管危险性是否可以推广至所有的噻唑烷二酮类药物。主要研究终点也由心肌梗死转为了充血性心力衰竭。结果与 Singh 的研究一致,提示不论罗格列酮还是吡格列酮,都能够显著增加心衰风险。Eurich

等发表在 BMJ 的研究则考察了当时所有种类的口服降糖药和胰岛素的心血管安全性,研究在噻唑烷二酮类药物中得到了类似结果。但指出噻唑烷二酮类药物虽然可以增加心衰风险,却可以降低 17% 的全因死亡率。同时,Eurich 等的研究也指出,二甲双胍是当时唯一一个不与任何心血管不良事件相关并降低糖尿病患者死亡率的药物。

原本对糖尿病的治疗就是为了减少各种并发症的风险。然而一系列的 Meta 分析却指出,罗格列酮治疗 2 型糖尿病不但不能减少这些风险,反而提高 2 型糖尿病的心血管风险。这在当时的 2 型糖尿病及药品安全领域均引起了轩然大波。这时正在进行的大型临床试验 RECORD 研究也不得不提前公布研究结果。事实上,在罗格列酮"大红大紫"之时,如果说 ADOPT 研究解决了罗格列酮作为糖尿病一线治疗的问题,RECORD 研究则在于考察罗格列酮作为二线用药的作用。RECORD 研究纳入了 4 400 余名二甲双胍初治失效的患者,随机给予罗格列酮或磺脲类药物,并以心血管事件(死亡和住院)作为主要研究终点。Nissen 研究发表之时,这个计划进行 6 年的临床试验纳入的患者平均随访还不足 4 年。而它的结果似乎正好可以回答这些 Meta 分析提出的问题。研究者在 Nissen 文章的同期提前报告了研究进展。结果并没有看到主要心血管终点的显著增加。心血管归因死亡的 HR 为 0.83(95%CI 0.51~1.36),而急性心肌梗死的 HR 为 1.16(95%CI 0.75~1.81),均无统计学意义。而充血性心力衰竭的发生率却增加了 1 倍多(HR 2.15;95%CI 1.30~3.57)。半年以后,DREAM 研究也专门总结了心血管事件,心肌梗死和心血管死亡事件结果虽然没有统计学意义,却都有增加的趋势(HR 分别为 1.20 和 1.78)。此外,DREAM 研究再次印证了心衰风险的增加,HR 高达 7.04(95%CI 1.60~31.0)。

在这样的大背景下,虽然大多数临床医生根据自己的临床实践,纷纷为这个新型胰岛素增敏剂鸣不平,并期待进一步的研究证实。而美国 FDA 在 Nissen 的研究在线出版不久(2007 年 5 月 21 日)即给予罗格列酮严肃的黑框警告,指出罗格列酮存在潜在的心脏相关风险。警告向所有医务人员指出:①罗格列酮在某些患者可能导致心肌缺血;②不推荐罗格列酮与胰岛素联合使用。而后者也均基于对于 Nissen 研究的进一步亚组分析。8 月 14 日,FDA 增加了黑框警告:①包括罗格列酮在内的噻唑烷二酮类药物在某些患者中可能导致或加重充血性心力衰竭;②在 NYHA 分级为Ⅲ~Ⅳ期的充血性心力衰竭患者禁止启用罗格列酮;③对于那些已启用罗格列酮的患者应严密观察患者心衰心梗症状体征;④患者一旦出现心衰,在积极处理的同时,应减量或停用罗格列酮。同时,一项仍处于起始阶段的旨在头对头对比罗格列酮和吡格列酮对心血管疾病影响的随机对照试验(TIDE 研究)也被临时叫停。欧洲医学会(EMA)也随即发表声明,限制了罗格列酮的临床应用。

各种针对罗格列酮心血管风险的前瞻性和回顾性临床研究层出不穷。然而,人们还是更关注那个还在进行中的 RECORD 研究。2009 年,RECORD 研究公布了最终研究结果,在平均 5.5 年的随访事件中,全因死亡和心血管死亡的风险并没有增加(HR 分别为 0.86 和 0.84),心肌梗死的风险也不具有统计学差异(HR 1.14;95%CI 0.80~1.63)。但心衰的风险加倍了(HR 2.1)。另有临床试验和 Meta 分析甚至提示罗格列酮的治疗可能延缓颈动脉内中膜厚度的进展。Bari2D 的亚组分析甚至提示,罗格列酮在冠心病支架术后的患者中应用与非噻唑烷二酮类(TZD)使用者相比甚至可能减少心肌梗死、卒中等血管事件的风险。然而,2010 年 6 月,Nissen 再次发表题为罗格列酮问题回访的 Meta 分析,虽然肯定了罗格列酮并不增加全因死亡和心血管死亡风险,却再次指出了罗格列酮增加心肌梗死的风险。2010 年 9 月,FDA 发布了严格限制罗格列酮的临床应用的通告。罗格列酮的命运由此达到了最低谷。

2013 年，随着 FDA 在 2010 年发起的罗格列酮风险评估与降低计划（REMS）项目对 RECORD 研究和罗格列酮相关临床证据再评估的结果，罗格列酮终于被取消临床应用的限制，但临床医生在使用该药物时仍需注意不良反应，并及时上报。由美国杜克临床研究学院（Duke Clinical Research Institute）领衔的 REMS 指出，尽管之前的 Meta 分析（Nissen，2007）指出了罗格列酮的潜在心肌梗死风险，然而其发表以来，其方法学和可靠程度始终受到学界的质疑。Nissen 的 Meta 分析纳入了大量的 II、III 期小样本短随访的临床试验，这些临床试验纳入人群迥异，缺乏相应的质控，随机化等方法学均存在潜在不可预知的风险。同时，Nissen 使用了固定效应模型对这些存在严重统计学异质性的研究进行了合并分析，这可能导致某些偏倚较大的研究的权重被高估，从而影响整体的研究结果。此外，Nissen 研究中提出的相对风险增加的心血管死亡率，其判断带有一定的主观性质，可能是由于研究者在死因判断上的偏差造成了偏倚。此外，心血管死亡在之后的原始研究和 Meta 分析均未被证实。相反，在其他的 Meta 分析和 RECORD 研究中，全因死亡、心血管死亡、非致死性卒中的风险不仅均无明显升高，还都无统计学意义且有减少的趋势。风险增加的仅为非致死性心肌梗死和心力衰竭。值得一提的是，罗格列酮作为 PPARγ 激动剂，可以直接导致水钠潴留，引起水肿。DREAM 研究中，心衰风险的 HR 高达 7.0，明显高于其他研究，考虑原因可能与罗格列酮相关的水肿可能被误判为心力衰竭。大血管并发症仅为糖尿病治疗的一部分，放弃罗格列酮虽然可能会有利于上述非致死性大血管事件的防控，却可能导致部分患者血糖控制不好而发生严重的微血管并发症。虽然这些讨论仍然存在一些证据上的不足，但这时限制罗格列酮的使用反而可能导致更差的社会影响。

那么 REMS 到底是一个什么项目，可以如此改变 FDA 的决策呢？也就是在 Nissen 研究之后，美国 FDA 意识到传统药品监管体系的缺陷及其造成的潜在风险。2007 年 9 月，美国政府签署了《食品药品管理修正案（FDAAA）》，并指出当一种药品初次进入市场，或在上市后发现新的可疑的安全问题，如果 FDA 认为有必要制订风险管理计划以确保该药品使用的效益大于风险时，FDA 可以要求制药企业提交 REMS。2010 年罗格列酮限制使用的报告事实上也是这个 REMS 的建议结果。在此事件后，FDA 也要求所有降糖药上市后均需进行长期心血管安全性的评价。于是近年来上市的 DPP4 抑制剂心血管风险评估的大型临床试验（如 SAVOR-TIMI、EXAMINE、TECOS 等），在过去几年纷纷发表。然而这些研究大多采用了非劣效设计，其中除了 SAVOR 研究使用的沙格列汀可能增加心衰风险外，其他 DPP4 抑制剂在心血管安全性问题上都得到了中性的结果。而最近公布的随机对照试验 LEADER 研究提示，新一代 GLP-1 受体激动剂利拉鲁肽可以显著降低全因死亡和心血管事件，也算为糖尿病治疗领域点燃了一缕新的曙光。REMS 体系属于药品上市后风险评价体系的一部分，其本质是通过药品上市后临床试验进一步评估药品的安全性，从而更好管控药品长期不良反应。同时，由于是上市后评价，该体系也较小影响药品上市速度。而 FDA 要求医药企业提供 REMS 相关资料，导致医药企业将在药品上市后仍需投入大量成本维系，间接提高了药品研发投入。

（三）挑战与展望

凡事都有两面，REMS 项目也并非十全十美。近年来不少学者及医药企业指出 REMS 要求的上市后药品风险评估变相增加了药品研发和上市成本，制约了降糖药物的快速发展，同时也潜在增加了医疗成本和负担。同时，另一些学者也指出，REMS 的现有规定使医药厂商在设计临床试验时，更多考虑到出现负性结果的严重后果，而采用一些"调节手段"应对 FDA，而降低研究的科学意义。

罗格列酮风波最终虽然以罗格列酮的"平反"告终，但罗格列酮在糖尿病治疗中曾经的重要地位早已荡然无存。大多数临床医生仍会忌惮数年前这场风波中反复提及罗格列酮的心血管安全性问题，而谨慎处方。而在近十年间，因为这场风波丧失罗格列酮获益机会的患者已无法统计。然而这场风波也完善了美国 FDA 的上市后药品监管体系，临床医生和临床研究者更加重视药品上市后的安全性评估。同时人们也认识到系统评价方法学对结果的影响，对研究结果解读以及平衡风险和收益的重要意义。

（李舍予 田浩明）

第三节 糖化血红蛋白：从发现到应用的循证之路

一、糖化血红蛋白的发现

20 世纪 50 年代，随着电泳及色谱技术的出现和发展，人们逐渐认识到血红蛋白（hemoglobin，Hb）可以分成 A、A2、F 三种组分，构成比分别为 97%、2.5% 和 0.5%。HbA 由两个 α 链和两个 β 链构成，HbA2 由两个 α 链和两个 δ 链形成，HbF 由两个 α 链和两个 γ 链形成。成人 HbA 又可分为 HbA0 和 HbA1 两种状态，HbA0 为未被糖基化部分，而 HbA1 为糖基化部分。

1958 年，Allen、Schoeder 及 Balog 发现正常人的红细胞裂解液中存在 HbA1c 成分，后来的研究计算出 HbA1c 含量约在 5%～7% 左右。糖化血红蛋白组分中除了 HbA1c 外，还有 HbA1a 和 HbA1b，但两者含量非常低（两者总量之和 <1%），故以后的研究中选用了 HbA1c 作为反映糖化血红蛋白的指标。

直到 20 世纪六七十年代，HbA1c 的临床价值才逐渐得到认识。1967 年，伊朗学者 Samuel Rahbar 使用电泳的方法第一次发现糖尿病患者的血红蛋白中存在奇怪的"快速移动"的成分，随后，Samuel 在 Albert Einstein 医学院与 Helen Ranney 等人通过 Allen、Schoeder、Balog 等采用的色谱法（Bio-Rex70 系统）做了深入研究，结果提示该异常的成分与 Allen 等描述的 HbA1c 的电泳及色谱特点相似，结构学研究证实了该成分就是 HbA1c，并发现糖尿病人群 HbA1c 水平较非糖尿病人群高约 2 倍。后续的研究证实了该结果，并促使色谱法成为目前临床检测 HbA1c 的公认方法。

正常人体内血葡萄糖会通过酶促和非酶促反应与体内多种蛋白质的氨基酸残基结合，形成糖基化合物。葡萄糖通过非酶促反应，即 Maillard 反应，与血红蛋白 β 链上缬氨酸残基的 N 末端结合（60%），以及 α 链、β 链上缬氨酸及赖氨酸残基侧链的 N 末端（40%）结合，之后引发 Amadori 重排，最终形成不可逆的糖化血红蛋白。生理条件下，非酶促糖化反应产物的生成量与反应物的浓度成正比。由于血红蛋白浓度保持相对稳定，糖化血红蛋白水平主要决定于血浆葡萄糖浓度。非糖尿病和糖尿病人群红细胞的寿命一般为 38～59d 和 39～56d，最大寿命为 100～120d，而且红细胞处于动态更新中，总体半衰期为 30d 左右。因此，HbA1c 的 50% 反映的是测量前 30d、40% 为前 31～90d、10% 为前 91～120d 的平均血糖水平。

葡萄糖与血红蛋白结合的过程是缓慢持续的，空腹血糖和餐后血糖的变化均会影响 HbA1c 的水平。空腹或餐后 2h 血糖对 HbA1c 贡献程度的问题一直争论不休。2003 年，Monnier L 等对 290 例 2 型糖尿病（未使用胰岛素和糖苷酶抑制剂）数据分析显示，空腹和餐后 2h 血糖对 HbA1c 的贡献是动态变化的，当 HbA1c<7.3% 时，餐后血糖对 HbA1c 水平影响比较大；当 HbA1c 水平在 7.3%～8.4% 时，空腹血糖和餐后血糖对 HbA1c 的贡献差不多；当 HbA1c>8.5% 时，空腹血糖所扮演的角色就更重要。

二、HbA1c 从血糖控制监测到糖尿病诊断应用的循证历程

HbA1c 自被发现以来，其在血糖监测中的作用备受关注。1993 及 2005 年先后公布的预防 1 型糖尿病（T1DM）患者慢性并发症的 DCCT 及 EDIC 研究，1998 年公布的预防 T2DM 慢性并发症的 UKPDS 研究，均将 HbA1c 作为血糖控制的主要观察指标。上述研究一致发现将 HbA1c 控制到 6.5% 或 7% 可以显著减少糖尿病微血管并发症，并可对大血管并发症的控制带来获益。基于以上数据，HbA1c 作为评价血糖控制和降糖方案的金标准逐渐得到广泛认可，并先后被美国糖尿病协会（ADA）、世界卫生组织（WHO）、欧洲糖尿病学会（EASD）和国际糖尿病联盟（IDF）列入指南，将 HbA1c 控制在 7% 或 6.5% 逐渐成了各大指南推荐的血糖主要控制目标。中华医学会糖尿病分会（CDS）在历次指南中均推荐将 HbA1c 作为血糖控制的主要目标。

自 1980 年，口服葡萄糖耐量试验（oral glucose tolerance test，OGTT）被 WHO 推荐为诊断糖尿病的标准。然而无论是空腹状态还是餐后状态，血糖的变化受影响因素很多。同时，OGTT 受医院环境、采血人员、患者等多重因素影响，可重复性一般。因此，临床工作者及研究人员在使用 OGTT 的同时，一直在寻找更好的诊断标准。鉴于 HbA1c 水平相对稳定，不受到血糖短期内变化的影响，其能否用于诊断糖尿病迅速引起了极大的关注。

日本学者 Ito 等对 13 174 例 OGTT 时空腹及餐后 2h 血糖与 HbA1c 的相关性进行了分析，结果显示，HbA1c 与空腹血糖及餐后 2h 血糖高度相关，与空腹血糖的相关系数为 0.854（$P<0.000\ 1$），餐后 2h 血糖相关系数为 0.809（$P<0.000\ 1$）。

然而也有其他研究展示了不同的数据。Olson DE 等的研究发现 HbA1c 与 OGTT 比较，诊断糖尿病的 ROC 曲线下面积为 0.79～0.83，但诊断糖耐量异常的 ROC<0.7。使用 HbA1c≥6.5% 作为诊断标准筛查会漏诊 70% 的糖尿病、使用 HbA1c 6.0%～6.4%（IEC 标准）或者 5.7%～6.4%（ADA 标准）会漏诊 82%～94% 糖尿病前期。荷兰的一项研究也提示，HbA1c 与空腹和餐后 2h 血糖的相关性仅为 0.46 和 0.33，在已诊断糖尿病的人群，相关系数为 0.71 和 0.79。HbA1c 最佳切点为≥5.8%，敏感性为 72%，特异性为 91%，使用该切点仅可诊断 72% 的糖尿病患者。该研究认为 HbA1c 诊断糖尿病的价值有限。

那么，HbA1c 是否能用于诊断糖尿病呢？众所周知，糖尿病对健康的危害主要是微血管并发症和大血管并发症，糖尿病的诊断标准应该包括能更好预测并发症发生风险的指标。OGTT 临界值（空腹血糖≥7mmol/L、75g 葡萄糖餐后 2h 血糖或随机血糖≥11.1mmol/L）划分的依据是在此切点以上糖尿病视网膜病变发生的风险显著增加。流行病学数据显示，HbA1c 与视网膜病变的关系与空腹血糖及餐后 2h 血糖一致。因此，2008 年 Saudek 等首先提出 HbA1c≥6.0% 作为糖尿病的诊断标准。2009 年，由美国糖尿病协会、欧洲糖尿病学会、国际糖尿病联盟任命的国际专家委员会（International Expert Committee Appointed by the ADA，EASD and IDF，IEC）重新评估了三个横断面流行病学研究数据，包括埃及人群（1 018 例）、Pima 印第安人（960 例）以及美国（NHANES，2 821 例），所有研究均采用眼底荧光造影或直接眼底镜检查确诊糖尿病视网膜病变。结果显示，视网膜病变在 HbA1c 水平位于 6.0%～7.0% 时开始显著增加。IEC 进一步引用了 DETECT-2 的数据，后者纳入了包括上述

3个研究在内的共 28 000 例个体，分别来自9个国家，采用眼底荧光造影准确评估视网膜病变，ROC 曲线结果显示 HbA1c>6.5% 时，糖尿病患者视网膜病变显著增加。

基于 IEC 的数据分析结果，2009 年 ADA、IDF、EASD 联合推荐除 OGTT 外，HbA1c ≥6.5% 也作为糖尿病的诊断标准，2010 年，ADA 在糖尿病诊治指南中正式推荐该标准用于诊断糖尿病，随后 ACE、WHO 和 CDA 先后在指南上推荐 HbA1c 用于诊断糖尿病。我国因地域差异，糖化血红蛋白检测技术未全面标准化，也缺乏具有中国人代表性 HbA1c 作为糖尿病诊断切点的流行病学调查数据，目前暂未推荐 HbA1c 用于中国人群糖尿病筛查和诊断。

三、挑战与展望

HbA1c 的优势在于不需要空腹、日间变异小、不易受检测前因素（应激或疾病）等影响。缺点是价格偏贵，某些发展中国家的某些地区缺乏检测设备或技术，在某些人群中 HbA1c 与平均血糖相关性差，在不同种族间 HbA1c 的变异性较大，对于儿童糖尿病的诊断价值还不确切。另外，合并贫血或血红蛋白病时 HbA1c 的价值有限。在红细胞转换率稳定的状态下，如镰形红细胞性贫血时，血红蛋白异常不影响 HbA1c 的检测。但在红细胞转换率异常的个体，如妊娠、失血、输血或某些类型的贫血，HbA1c 与血糖相关性差，不能用于诊断。

如前文所述，HbA1c 用于诊断糖尿病有优势也有局限性。与 OGTT 一样，超过切点以上的人群以后罹患视网膜病变的风险增加。而对糖尿病的大血管并发症，OGTT 和 HbA1c 的预测更加有限。因此，精确阐明糖尿病的本质及寻找更好的诊断标准是以后临床及研究工作的重点。

（陈　涛　田浩明）

第四节　循证医学在库欣综合征诊断与治疗发展的应用

一、库欣综合征的历史概要

库欣综合征（Cushing's syndrome）又称皮质醇增多症，是由于多种病因引起的肾上腺皮质长期过量分泌皮质醇所造成的一组综合征。库欣综合征是罕见病，欧美患病率为（2～3）/100 万，国内暂无相关数据。库欣综合征临床表现多样、病情轻重程度不一、病变可在下丘脑 - 垂体，也可在肾上腺皮质，或下丘脑 - 垂体 - 肾上腺皮质轴以外。因此，库欣综合征临床诊治需要根据病因和病变部位进行。近来随着流行病学证据的增多，不同的协会先后推出了一系列共识指南。本文将以此为依据，系统回顾库欣综合征诊治方法进展的过程。

1912 年，Harvey W Cushing 首次描述了一个 23 岁女性患者，主要表现为肥胖、多毛和闭经。20 年后 Cushing 进一步总结了8例患者的临床特征，包括向心性肥胖、糖耐量受损、高血压、多毛、骨质疏松、肾石症、月经紊乱以及情绪偏激等，并把这些综合征命名为库欣综合征。Cushing 推测这些体征由原发性垂体病变引起的肾上腺增生所致。几乎在同期，瑞典学者发现肾上腺皮质肿瘤也可引起库欣综合征。1961 年后，学者们发现异位 ACTH 综合征也是病因之一。

在 1942 年前后，Albright 提出库欣综合征可能由肾上腺皮质分泌的碳水化合物调节激素（S 激素）引起。1951—1953 年，Nelson 和 Romanoff 等先后明确 S 激素就是可的松。1937—1952 年，Kendall 和 Reichstein 逐渐提出并明晰了肾上腺皮质激素的结构，促进了可的松及其代谢产物检测技术的建立。激素检测技术的应用,促进了库欣综合征的发病机制的阐明,即下丘脑-垂体-肾上腺轴某个环节的功能亢进导致可的松分泌增多所致。

在临床工作中,医生们发现库欣综合征患者临床表现多种多样。典型特征包括紫纹、多血质面容、近端肌肉萎缩、非创伤皮下瘀斑等,但不典型的库欣综合征可仅表现为肥胖、抑郁、糖尿病、高血压、月经紊乱和骨质疏松等非特异症状。此外,具有经典临床特征的患者诊断并不困难,难点在于不典型患者的诊断。而周期性库欣综合征以及垂体、肾上腺意外瘤的情况存在也让诊断变得更加困难。此外,某些生理状态(如应激)、多种疾病状态(如抑郁、焦虑状态、强迫症、血糖控制欠佳的糖尿病、酗酒、肥胖症)等也会导致高皮质醇血症。这些情况使人们认识到,诊断库欣综合征靠单纯评估皮质醇水平是不够的,准确评估下丘脑-垂体-肾上腺轴反馈环的整体功能、评估皮质醇的生理节律更加重要。

1960年,Liddle报道了使用地塞米松抑制垂体-肾上腺轴来诊断库欣综合征,该报道为经典小抑制和经典大抑制地塞米松抑制试验的范本。随后又逐渐演化出1mg地塞米松过夜抑制试验、8mg地塞米松过夜抑制试验、静脉地塞米松抑制试验等。这些试验至今仍是诊断库欣综合征的关键指标。

1960年,Doe等发现库欣综合征患者的皮质醇分泌的日节律消失了,主要表现为午夜皮质醇不能降低至生理水平。1995年,Price等报道提示住院48h后午夜睡眠状态的皮质醇低于50nmol/L时,排除库欣综合征的敏感性为100%。血清中检测的皮质醇是总皮质醇,受皮质醇结合球蛋白(CBG)结合的影响,而唾液中不含CBG。研究发现午夜唾液皮质醇大于2.0ng/ml(5.5nmol/L)时,诊断库欣综合征的敏感性和特异性为100%和96%。

影像学定位检查的发展也不是一帆风顺的。因ACTH瘤直径多小于1cm,常规X线或CT检测常难以发现肿瘤,1986年前后,发现钆喷酸二甲葡胺增强MRI检测垂体肿瘤的准确性较高,该检查逐渐被认可为ACTH瘤的首选定位检测技术。对于肾上腺肿瘤的影像学检查,腹膜后充气X线检查曾一度被临床应用,但该检查为有创操作,患者非常痛苦,且敏感性较差。1980年前后,CT逐渐被认可为定位肾上腺肿瘤非常好的无创性手段。

对于ACTH依赖性的库欣综合征,因ACTH瘤体积小,MRI检测敏感性低,有时很难跟异位ACTH综合征鉴别。1977年,美国华盛顿特区Walter Reed Army Medical Center的Dominic等首先报道了对一个患有ACTH依赖性库欣综合征的军人采用岩下窦取血方法检测库欣病和异位ACTH综合征的方法,该方法随后逐渐受到重视,目前被认为是鉴别库欣病和异位ACTH综合征的标准。

如上所述,针对库欣综合征诊断困难的问题,临床工作者逐渐建立起了一系列检测方法。这些方法有些被学者共同接受,如小剂量地塞米松抑制试验用于筛查,而岩下窦取血用于鉴别库欣病与异位ACTH综合征的诊断等。但争论也非常突出,如小抑制试验地塞米松的剂量、其他筛选指标的应用,定位诊断如过夜大抑制试验、静脉地塞米松抑制试验等,在不同的地区、不同的医师临床操作中有很大的分歧。因库欣综合征患病率低,大样本量临床随机对照研究有时很难完成,因此根据循证医学原则,检索、筛选、分析、整合现有的数据,制定专家共识或指南统一认识极为必要。

二、循证医学在库欣综合征的诊治共识及指南中的重要作用

2008年,随着临床证据增多,美国内分泌学会在欧洲内分泌协会的协助下,指派工作组制按照循证医学的原则,规范整合了各种临床证据,制定了库欣综合征的诊治指南。主

要内容包括待筛查人群、筛查指标、定位检查方法、治疗原则几个方面。其中，筛查人群包括：①年龄不相符的病症如高血压、骨质疏松患者等；②具有库欣综合征多个典型临床特征的患者；③身高增幅下降但体重增加的青少年；④疑似肾上腺腺瘤的肾上腺意外瘤患者。初筛指标推荐尿游离皮质醇（至少 2 次）、午夜唾液皮质醇（2 次）、1mg 地塞米松过夜抑制试验、经典地塞米松抑制试验（2mg/d，共 48h）任选一项，对于初筛阳性患者推荐安排另一项目确诊；对于临床高度怀疑但包括经典地塞米松抑制试验检查均阴性的患者推荐地塞米松 - 促皮质激素释放激素（CRH）试验或午夜唾液皮质醇检测。该指南进一步规范了试验结果解读：如两个筛查指标都阴性，不建议进一步筛查；两个筛查指标一致阳性，建议进一步病因筛查；对于两次筛查结果阴性但临床怀疑周期性库欣综合征或两次筛查结果不一致的患者，建议进一步筛查和随访。并对特殊人群如孕妇、癫痫、肾衰竭、周期性库欣综合征、肾上腺意外瘤等人群的检查做了特别推荐。

在 2015 年，两个协会发布了库欣综合征的治疗指南。指南指出，库欣综合征的治疗要点是减少死亡率和相关并发症。有效的治疗包括病因治疗、对并发症的辅助治疗。外科手术为首选治疗方案，二线治疗方案包括药物治疗、双侧肾上腺切除和放射治疗，选择治疗方案应该个体化。上述指南是目前被广泛认可、最具权威的指南，其他一些国家和协会也先后推出了共识和指南，或者与该指南类似或以该指南为范本制定。

2003 年，在欧洲神经内分泌协会、意大利内分泌协会及垂体协会的推动下，邀请了世界上 50 余名该领域的专家，共同推出了库欣综合征的诊治共识。该共识对需要筛查的人群、一线及二线筛查的指标、定位诊断采用的方法以及治疗原则做了推荐。2008 年，欧洲神经内分泌协会及垂体协会进一步推出了 ACTH 依赖性库欣综合征的治疗共识。

2008 年，法国内分泌协会就肾上腺意外瘤推出了专家共识，将地塞米松过夜抑制试验作用库欣综合征的筛查指标，并制定了库欣综合征的诊治指南。总体原则与上述原则一致。

日本卫生部劳动和社会保障部在 2003 年即委派工作组制定了库欣病的诊断标准，随后于 2007 年、2010 年做了两次修改。在 2010 年指南中，推荐同时具有库欣貌及 ACTH 和皮质醇升高的患者进入筛选流程，筛选指标的主要不同是推荐 0.5mg 地塞米松过夜抑制试验，并将 CRH 试验纳入了筛选指标，分型诊断标准基本与美国内分泌学会推荐的一致。

2011 年，中华医学会内分泌学分会参考 2003 年以来发表在 *The Journal of Clinical Endocrinology & Metabolism*（JCEM）的共识、指南及 Meta 分析，制定了中国库欣综合征专家共识。共识中详细介绍了库欣综合征的概况、临床表现、诊断流程、治疗措施及术后随访等。具体细则与 2008 年美国内分泌学会指南基本一致，初筛环节与美国指南略有不同，推荐直接筛查两个指标。

三、挑战与展望

目前已有的确诊手段、定位诊断技术都存在不同程度的缺陷，且失去手术机会的患者缺乏有效的治疗方法，这些都会显著影响患者的生活质量及寿命。探讨更精确的发病机制、建立更精准的诊断指标、发展无创的肿瘤定位技术、研发肿瘤靶向药物等都是未来的研究热点。因库欣综合征发病率低，大样本量临床研究难以设计，因此按照循证医学的原则设计、实施、评估、整合数据，将在上述问题的临床转化中发挥关键作用。

（陈　涛　田浩明）

第五节　循证医学在骨质疏松领域的应用

一、对骨质疏松症认识的背景

骨质疏松症（osteoporosis，OP）是一种骨量下降、骨微结构破坏，导致骨强度下降、骨折风险升高的全身性骨病。随着人口老龄化，骨质疏松症的发病率和疾病负担逐渐增加。据美国国立骨质疏松基金会（National Osteoporosis Foundation，NOF）估计，美国有 1 020 万骨质疏松症患者，每年有超过 200 万骨质疏松相关性骨折，其中 70% 发生于女性。我国的流行病学调查显示，仅以骨密度（bone mineral density，BMD）为诊断标准，50 岁以上人群的骨质疏松患病率女性为 20.7%，男性为 14.4%，实际的骨质疏松症患病率应明显高于这个水平；50 岁以上女性椎体骨折的发生率高达 15%。骨质疏松症的严重后果是骨折，可显著增加患者的致残率和死亡率，并带来极大的家庭和社会经济负担，但有效的抗骨质疏松治疗可显著降低其发生，对于已发生骨折的患者也可有效预防再次骨折的发生。

二、补充钙和维生素 D 能否减少骨折风险？循证证据之争

虽然骨质疏松症的发生有着复杂的病理生理机制，其中骨量丢失、骨强度下降和跌倒是导致骨折风险增加的主要因素。钙对维持骨骼健康非常重要，99% 钙和磷以羟基磷灰石的形式储存在骨骼当中，剩下不到 1% 的钙维持着重要的生理功能，例如血管的收缩舒张、正常的肌肉功能、神经传导、细胞内信号传导和激素分泌等。维生素 D 可以促进肠道对钙的吸收，维持合适的血清钙和磷的比例，以保证正常的骨骼矿化。因此，补充钙和维生素 D 历来就是骨质疏松症的预防和治疗措施中最为基础的部分，且贯穿于所有的抗骨质疏松药物治疗方案。然而，补充钙和维生素 D 到底能否有效预防骨折？数十年以来科学家和临床研究者通过不同角度、不同类型的试验试图阐明补钙和维生素 D 的获益和风险，但研究的结论却一直存在较大争议。

2007 年，美国健康研究和质量管理局（Agency for Healthcare Research and Quality，AHRQ）和渥太华大学循证实践中心（Evidence-Based Practice Center，EBPC）共同发布了关于维生素 D 对骨骼健康益处和风险相关的证据综合报告，其中纳入了 167 个研究（112 个随机对照试验、19 个前瞻性队列研究、30 个病例对照研究和 6 个前后对照研究）。绝大多数研究在老年人中进行，这部分研究给出了确切的证据证明 25- 羟维生素 D[25(OH)D_3]，即反映维生素 D 状态的指标，与骨密度、甲状旁腺素、跌倒等有正相关性，但是否可以减少骨折风险却无一致的结论。另外，对于骨密度等的正面作用在绝经前女性、婴儿和儿童中得到的结论并不一致，其中部分原因归咎于相应人群研究的缺乏。

这仅仅只是开始，AHRQ 和塔夫斯大学（Tufts）EBPC 在 2009 年再次发表了维生素 D 和钙影响肿瘤、生长、骨骼等健康结局的系统评价，并成为美国医学研究所（Institute of Medicine，IOM）在 2011 年制定钙和维生素 D 的饮食摄入推荐量时的主要依据。该系统评价结果提示，无法明确补充维生素 D 后的 25(OH)D_3 水平以及钙摄入量是否对于人体总体有益。例如对于结肠癌和妊娠相关结局，众研究的结论无法达成一致。高血压患者补充钙可能可以降低收缩压 2～4mmHg，但对舒张压没有影响。该 Meta 分析也没有发现儿童和青少年身高和体重的生长和增加钙摄入量有关。对于乳腺癌，在绝经前女性补充钙可能有降

低的作用，但对于前列腺癌，高钙摄入却和其风险增加有关。对于骨骼健康指标，补充钙和维生素 D 可轻微的增加绝经后女性骨密度。基于如此不一致的结果，IOM 表示现有的证据无法支持补充维生素 D 或钙有骨骼以外的获益，并且过量的摄入可能带来不良后果，因此对维生素 D 的推荐膳食摄入量（recommended dietary allowance，RDA）较之前美国内分泌学会及国际骨质疏松学会等的推荐量大幅下调，由每日 1 000～1 200IU 降到每日 600IU，钙的 RDA 则基本维持不变。因为 IOM 在美国有非常重大的影响力，其维生素 D 推荐量发布之后，有很多医师表示较前明显减少了维生素 D 处方量。

IOM 的推荐在骨质疏松与骨代谢学界掀起了轩然大波。一些著名的骨质疏松专家指出，IOM 所引用的系统评价并未检索，例如，Embase 等重要的数据库，漏纳入一些重要的随机对照试验和基于单个病例数据的系统评价。重要的是，骨质疏松症的病理生理机制主要是雌激素的缺乏所致的破骨细胞功能亢进，只有补充雌激素或者采用抑制破骨的药物，如二膦酸盐，才可能真正有效地减少骨折风险，补充钙和维生素 D 仅仅是基础措施，其对骨折风险的预防作用本就微弱，而 IOM 却对补钙和维生素 D 寄予了过高的期望，且过度重视了某些关于单纯补钙可能增加髋部骨折的风险研究，导致对补充这两种营养素的获益 - 风险平衡判断失误。除了 RDA 大幅降低之外，IOM 还对血浆 25（OH）D$_3$ 的推荐水平做出了修改，与内分泌及骨质疏松相关学会推荐的 75nmol/L 不同，其认为只要大于 50nmol/L 就可以满足 97.5% 人群的需要（既往指南中为维生素 D 缺乏的标准），而可以接受的低限被定为 30nmol/L，这在既往的指南中被视作严重的维生素 D 缺乏。骨质疏松专家认为 IOM 所引用的系统评价并未像其他系统评价一样将终点水平 25（OH）D$_3$ 是否达到 75nmol/L 进行亚组研究（达到 75nmol/L 上骨折风险才开始减少，而低于此阈值则没有作用）。因此同样是 Meta 分析，纳入研究的不同和方法学的不同造成了所得到的结论可能相反，再次证明循证医学需要公正、严谨的方法为基础，才能保障所得结论的正确性。

争议还在继续。2011 年，Tufts EPC 发表的 Meta 分析纳入了非常著名的女性健康启动研究（women health initiative，WHI，$n = 36\ 282$）。WHI 研究包含了 RCT 和观察性研究两个部分，其全部人群的结果得出的关于补钙和维生素 D 对骨折风险的影响结论偏负面。由于 WHI 研究的权重惊人，因此，该 Meta 分析得出钙和维生素 D 对于社区居住女性的骨折就没有预防效果（RR 0.89，95%CI 0.76～1.04）。据此，美国预防服务工作组（USPSTF）反对给非养老院的绝经后妇女每日 1 000mg 的钙和 400IU 的维生素 D$_3$ 作为骨折的初级预防措施。然而，2013 年有学者对 WHI 研究数据进行了深入的重新分析，认为基线时有超过一半的受试者在接受每日 1 000mg 的钙和 400IU 维生素 D 之外已经自行补充了较多的钙和 / 或维生素 D，直接影响了试验终点时对于该剂量的钙和维生素 D 效果的评估。学者们将受试者按照基线时补钙、补 D 与否分为亚组，结果发现对于基线时没有自行补钙补 D 的亚组在补充 5 年以上后其髋部骨折发生率较安慰剂组下降了 38%（HR 0.62，95%CI 0.38～1.00），而之前总体受试者的 HR 为 0.88（95%CI 0.72～1.02）。除此之外，依从性也成为最初 WHI 结果解读中令人诟病的问题。依从性好的且并未自行补钙和 D 的受试者，5 年后其依从性校正后髋部骨折的 HR 达到了惊人的 0.24（95%CI 0.07～0.84），说明补钙和维生素 D 对髋部骨折的预防效果很大程度上依赖于患者是否依从，如果依从性不好，就无法体现该干预措施的有效作用。这对于钙和维生素 D 摄入量非常缺乏的我国人民具有非常大的指导价值，反观 USPSTF 的推荐，就存在较大的局限。这说明审慎的数据分析结果，是正确应用循证医学指导卫生健康策略的前提。

鉴于以上两个权威机构都基于存在明显缺陷的证据颁布了不支持补充钙和维生素 D 的声明，且产生了连续的发酵反应和深远的社会影响，作为骨质疏松领域领头者的美国国家骨质疏松基金会组织专门工作组对于钙和维生素 D 对骨折风险的作用进行更新的 Meta 分析，并于 2016 年 10 月在国际骨质疏松杂志发表。这篇 Meta 分析检索时间段是从 2011 年 7 月 1 日到 2015 年 7 月 31 日止，即纳入的是 Tufts EBPC 的 Meta 分析之后发表的随机对照试验，总共有 8 篇随机对照试验含 30 970 名受试者被纳入。有意思的是，该工作组将之前公布的 WHI 的结果以及后来更新过的 WHI 结果分别进行了 Meta 分析：如果采用最初公布的 WHI 结果，其和安慰剂组对照的骨折风险相对危险度（summary relative risk estimate，SRRE）仍然为 0.89（95%CI 0.79～1.01），完美地重复出 Tufts EPC 的结论。但如果采用后来更新过的 WHI 结果，SRRE 下降到 0.85（95%CI 0.73～0.98），产生了戏剧性的反转。最终该 Meta 分析结果提示补充钙和维生素 D 可减少 15% 的总骨折风险和 30% 的髋部骨折风险，支持在社区居住和疗养院居住的老年人都补充钙（1 000mg/d）和维生素 D（800IU/d），400IU/d 的维生素 D 可能无法产生足够的预防骨折作用。

三、挑战与展望

随着循证医学的兴起，人们认识到现代医学已经不像过去靠听从所谓的专家经验等来指导实践，越来越多的临床医师已经习惯遵从并应用各种学会颁布的指南或专家共识，因为这些指南或共识都是在全面总结临床研究结果后得出。然而，本节中关于补充钙和维生素 D 是否减少骨折的案例说明即使是权威机构颁布的推荐意见，也会因为采用的循证证据是否合理而产生偏倚。毕竟 Meta 分析或者系统评价是二次文献分析，其结论一方面依赖于所纳入的原始文献质量和结果是否可靠，另一方面还会因为所采用的荟萃分析方法学正确与否产生截然不同的结果，而且临床试验所纳入的人群一般是特定的，不能盲目推广到所有现实中的患者，而且，还有很多的临床问题没有相应研究给出确切答案。作为临床医师，需要具有批判性的思想，不能盲从权威，如果能够掌握循证医学的原理和方法，将更容易对证据做出正确的判断。当然，虽然经历了一波三折，补充钙和维生素 D 对于骨折的预防作用仍需要在不同特征的人群中进行证实，只有将循证医学证据和临床医师的专业知识和经验相结合，再根据每一个患者的个体情况来决定，才能形成对该患者的正确决策。这也是很多指南当中强调的，临床决策需要个体化的原因。

（王　覃　田浩明）

第六节　妊娠合并甲状腺疾病的循证证据和指南更改

一、背景

甲状腺疾病多发于育龄期女性，未控制的甲状腺功能亢进或减退以及抗甲状腺药物对妊娠结局的影响一直为临床医师所关注。但因旧观念认为母体甲状腺素不能透过胎盘，轻度甲状腺功能的波动与妊娠的关系未被关注。20 世纪 80 年代末，Vulsma 等发现新生儿的脐带血中存在甲状腺激素，Eseobar 证实了妊娠 1～20 周母体甲状腺激素对在胎儿脑发育具有重要作用，20 世纪 90 年代 Haddow 等发现孕妇甲状腺素缺乏（甲状腺功能减退）对胎儿神经智力发育产生不良作用，这些结果导致甲状腺疾病与妊娠的关系受到极大关注，成为多个学科研究热点。随后有较多大样本的临床研究发表，但研究结果并不完全一致。且因甲状腺疾病病情复杂、与妊娠交互影响（妊娠会导致甲状腺激素水平发生变化）、需要在妇产及内分泌科等多科室就诊等因素存在，患者获得的诊疗建议常存在较大分歧，有时会给患者及家属造成困惑。在这种背景下，联合多个学科制定共识和指南显得非常重要。

二、国际上有关妊娠与甲状腺疾病指南的推出及更改

2005 年，美国内分泌协会赞助成立了妊娠与甲状腺疾病工作组，组员来自内分泌协会、内分泌医师协会、四个甲状腺协会（美国、欧洲、亚洲及大洋洲、拉丁美洲）等多个组织。该工作组系统分析了近 20 年发表的高质量文献，按照美国预防服务工作组（UAPSTF）及 GRADE 的分级原则，制定了第一个妊娠与甲状腺疾病指南。该指南于 2007 年颁布，对热点问题的诊治原则进行了推荐，涉及内容包括甲状腺功能减退与妊娠、妊娠合并甲状腺疾病、妊娠剧吐和甲亢、自身免疫学甲状腺疾病和流产、甲状腺结节和癌症、碘与妊娠、产后甲状腺炎以及妊娠期甲状腺功能筛查等八个方面。

2011 年，随着新证据的增多，美国内分泌协会对 2007 年指南做了修订。修订内容包括孕期 fT_4 的检测，不同孕期抗甲状腺药物的转换，胎儿甲亢的诊断，孕期碘补充以及早期诊断母体甲减等问题。其中，重点修订内容为孕早期结束后改用甲流咪唑控制甲亢、各个实验室建立孕期特异 fT_4 参考值以及高危备孕妇女产前筛查甲状腺功能等问题。

此外，美国甲状腺学会联合亚洲及大洋洲、拉丁美洲甲状腺协会、美国妇产科医师协会和北美助产士联盟，于 2011 年颁布了另一版本妊娠和产后期甲状腺疾病诊治指南。该指南整合及诊治建议的推荐原则基本与内分泌协会一致。不同之处在于，其在文中将临床问题逐一列出，并对每个问题做了详细的阐释，最后进行结论式建议。该指南还详细介绍了甲状腺功能检测的最新进展、甲状腺自身抗体与妊娠结局、亚临床甲减、碘补充及高危人群筛查。这些问题在 2012 年内分泌协会指南中的阐述稍显简略。

甲状腺协会指南还指出目前各指南引用的文献大部分证据级别不高，有些问题如甲状腺功能正常而 TPOAb 抗体阳性患者补充甲状腺素是否可以获益、哺乳期补碘是否对胎儿有益等，尚缺乏高质量临床研究而不能定论。

三、中国的妊娠和产后甲状腺疾病指南的推出

为了规范甲状腺疾病领域的临床诊疗，中华医学会内分泌学分会组织 17 位内分泌专家、2 位核医学专家于 2007 年 4 月制定了首部中国甲状腺疾病诊治指南，因缺乏临床证据，该指南主要参照国外相关数据，简要记录了妊娠合并甲减、甲亢及产后甲状腺炎的的诊治原则。

2012 年，中华医学会内分泌分会联合中华医学会围产医学分会，编撰了中国版妊娠和产后甲状腺疾病诊治指南。因在中国人群缺乏高质量流行病学及干预性研究数据，该指南基本以 2011 年美国甲状腺协会指南为蓝本，加入了我国学者的最新数据，并结合我国甲状腺疾病领域临床工作实际情况整合而成。该指南依据循证医学 5 级强度推荐原则，对我国育龄妇女围产期常见甲状腺疾病的诊治原则进行了推荐。内容包括妊娠期甲状腺功能相关指标参考值、临床甲状腺功能减退、亚临床甲减、低甲状腺素血症、甲状腺自身抗体阳性、产后甲状腺炎、妊娠期甲状腺毒症、碘缺乏、甲状腺结节和甲状腺癌、先天性甲状腺功能减退、妊娠期甲状腺疾病筛查等 11 方面内容。并将临床热点列为 64 个问题，逐一作了详细阐述

及具体处理推荐。该指南为我国妊娠与甲状腺疾病领域最权威的治疗,为指导我国内分泌及产科医生的临床工作、解答妊娠期妇女及家属的困惑提供了重要的指导意义。但因缺乏国内研究数据,尤其是地区特异参考值及临床随机对照试验数据,该指南为初步认识,仍需更多、更有力的循证医学证据支持,从而不断提高、完善。

2019 年,中华医学会内分泌学分会和中华医学会围产医学分会对 2012 年指南进行了修订。修订版加入中国人群的研究数据,参考了 2017 年 ATA 指南。主要修改内容包括妊娠期甲状腺功能减退促甲状腺激素诊断切点值、妊娠期甲状腺功能减退和甲状腺功能亢进药物治疗等,以及制定妊娠前促甲状腺激素筛查后处理流程图等。新版指南为临床医师对相关问题做出临床决策提供了更新的参考。

四、挑战与展望

我国在妊娠期甲状腺疾病的研究仍然滞后,且为多民族国家,各地民族分布、生活环境、生活习惯均有不同,对于不同地区、不同妊娠阶段妇女的甲状腺功能参考值、甲状腺功能异常与妊娠终点事件的关系等热点问题,仍缺乏大规模流行病学调查数据和前瞻性研究结果。因此,我国需要更多流行病学调查数据以及高质量前瞻性随机对照双盲的研究,为解决这些难题提供确凿的证据。

(陈　涛　田浩明)

Chapter 7　Evidence-based endocrine and metabolic diseases

Summary

Of the endocrine and metabolic diseases, type 2 diabetes, osteoporosis, and thyroid disease are the most common chronic diseases. Therefore, a lot of researches(such as randomized control trials, big data analysis, real-world researches, etc)of interests have been conducted and updated substantially for further supporting comprehensive evidence-based endocrine and metabolic practice. With regard to type 2 diabetes, the strategies for prevention and treatment of atherosclerotic cardiovascular disease(ASCVD)have been changed from the simple blood glucose control to the ASCVD risk factors interventions, from the generalization of simple glycemic target(HbA1c target) to the individualization of glycemic target and from focusing on the effectiveness of lowing blood glucose to emphasizing the effectiveness of reducing major adverse cardiovascular events(MACE) and heart failure with low risk of hypoglycemia and weight growth when considering an appropriate hypoglycemic agents. The changes are fully beneficial from the current extensive evidence-based researches and the new drug developments. With regard to osteoporosis, it has been debated whether calcium supplementation and vitamin D are beneficial for the prevention of osteoporosis and its related fractures. The inconsistent results may be due to the differences in the characteristics of populations included and the type of methods used among researches. It is reported recently that the effect of calcium supplementation and vitamin D on preventing hip fractures depends on the patient's compliance predominantly. Based on current available evidence, the final conclusion showed that calcium and vitamin D supplementation could reduce the total fracture risk by 15% and the hip fracture risk by 30%. With regard to thyroid disease, the issues about hyperthyroidism or hypothyroidism during the period of pregnancy and the impacts of anti-thyroid drugs on the safety of pregnancy are of concern. Based on the increasing new research data from Chinese population, in reference of the ATA guidelines in 2017 and the revised guidelines of Chinese Endocrine Society and the Chinese Perinatal Medicine Association(2012)in 2019, the main contents revised involve the cut-off points of TSH for the diagnosis of hypothyroidism in pregnancy women and the medication strategy for hypothyroidism and hyperthyroidism during the period of pregnancy.

(Tian Haoming　Chen Tao　Li Sheyu　Wang Qin)

参考文献

[1] XU Y, WANG L, HE J, et al. Prevalence and control of diabetes in Chinese adults[J]. JAMA, 2013, 310(9): 948-959.

[2] NATHAN D M, MCGEE P, STEFFES M W, et al. Relationship of glycated albumin to blood glucose and HbA1c values and to retinopathy, nephropathy, and cardiovascular outcomes in the DCCT/EDIC study[J]. Diabetes, 2014, 63(1): 282-290.

[3] DAVIS T M, COLEMAN R L, HOLMAN R R, et al. Ethnicity and long-term vascular outcomes in type 2 diabetes: a prospective observational study(UKPDS 83)[J]. Diabet Med, 2014, 31(2): 200-207.

[4] GAEDE P, LUND-ANDERSEN H, PARVING H H, et al. Effect of a multifactorial intervention on mortality in type 2 diabetes. N Engl J Med, 2008, 358(6): 580-591.

[5] COSENTINO F, GRANT P J, ABOYANS V, et al. 2019 ESC guidelines on diabetes, pre-diabetes, and cardiovascular diseases developed in collaboration with the EASD[J]. European Heart Journal, 2019(2): 2.

[6] NISSEN S E, WOLSKI K. Effect of rosiglitazone on the risk of myocardial infarction and death from cardiovascular causes[J]. N Engl J Med, 2007, 356(24): 2457-2471.

[7] HOME P D, POCOCK S J, BECK-NIELSEN H, et al. Rosiglitazone evaluated for cardiovascular outcomes in oral agent combination therapy for type 2 diabetes(RECORD): a multicentre, randomised, open-label trial[J]. Lancet, 2009, 373(9681): 2125-2135.

[8] MONNIER L, LAPINSKI H, COLETTE C. Contributions of fasting and postprandial plasma glucose increments to the overall diurnal hyperglycemia of type 2 diabetic patients: variations with increasing levels of HbA(1c)[J]. Diabetes care, 2003, 26(3): 881-885.

[9] American Diabetes Association. Standards of medical care in diabetes: 2010[J]. Diabetes care, 2010, 33 Suppl 1: S11-S61.

[10] NIEMAN L K, BILLER B M, FINDLING J W, et al. Treatment of Cushing's syndrome: an endocrine society clinical practice guideline[J]. The Journal of clinical endocrinology and metabolism, 2015, 100(8): 2807-2831.

[11] 中华医学会内分泌学分会. 库欣综合征专家共识(2011 年)[J]. 中华内分泌代谢杂志, 2012, 28(2): 96-102.

[12] CRANNEY A, HORSLEY T, O'DONNELL S, et al. Effectiveness and safety of vitamin D in relation to bone health[J]. Evid Rep Technol Assess, 2007(158): 1-235.

[13] PRENTICE R L, PETTINGER M B, JACKSON R D, et al. Health risks and benefits from calcium and vitamin D supplementation: Women's Health Initiative clinical trial and cohort study[J]. Osteoporos Int, 2013, 24(2): 567-580.

[14] WEAVER C M，ALEXANDER D D，BOUSHEY C J，et al. Calcium plus vitamin D supplementation and risk of fractures：an updated Meta-analysis from the National Osteoporosis Foundation[J]. Osteoporos Int，2016，27（1）：367-376.

[15] STAGNARO-GREEN A，ABALOVICH M，ALEXANDER E，et al. Guidelines of the American Thyroid Association for the diagnosis and management of thyroid disease during pregnancy and postpartum[J]. Thyroid：official journal of the American Thyroid Association，2011，21（10）：1081-1125.

[16] 中华医学会内分泌学分会，中华医学会围产医学分会. 妊娠和产后甲状腺疾病诊治指南 [J]. 中华内分泌代谢杂志，2019，35（8）：636-665.

[17] 刘鸣，田浩明. 循证医学与内分泌代谢疾病 [J]. 中华内分泌代谢杂志，2000，16（05）：61，63.

[18] 田浩明. 临床循证治疗手册：内分泌代谢疾病 [M]. 北京：人民卫生出版社，2008.

第 八 章

循证心血管病学

第一节　循证心血管病学概述

一、循证心血管病学的定义、范畴及研究内容

（一）循证心血管病学的定义

20世纪80年代以来，循证心血管病学（evidence-based cardiovascular medicine，EBCVM）日益受到重视。循证心血管医学即指以证据为基础的医学。这里的证据强调药物或非药物治疗手段对患者预后的影响，强调对预后指标的评估。循证心血管病学是指在处理心脏病患者的临床问题时，认真、准确和谨慎地应用当前能得到的最佳证据做出临床决策。

（二）国际国内循证心血管病学的产生及发展过程

国际上循证心血管病学产生于20世纪40年代。我国循证心血管病学是于90年代在临床实践中迅速发展并受到广泛关注的医学理念，其核心是慎重、准确和明智地应用当前所能获得的最佳客观研究证据，结合医师的个人专业技能和临床经验，充分考虑患者的实际情况和愿望，把三者完美地结合制定治疗措施，将最正确的诊断、最安全有效的治疗和最精确的预后估计服务于每一个患者。

60年代，美国退伍军人协会开始抗高血压临床试验。随后国际上一些大规模的临床试验的结果指导着临床心血管疾病的治疗、评估患者的预后。例如，总死亡率是常用的主要预后终点。"贝特"类调脂药物的早期临床试验结果表明它们虽降低冠心病的发病或死亡，但未见总死亡率下降，因而不能除外药物导致非冠心病或非心脏病死亡增加的可能性。直至近年结束的斯堪的纳维亚辛伐他汀生存率研究（Scandinavian simva statin survival，4S）、胆固醇和复发事件研究（cholesterol and recurrent events trial，CARE）、普伐他汀对缺血性心脏病长期干预（long-term intervention with pravastatin in ischemic disease，LIPID）、西苏格兰冠心病预防研究（west of Scotland coronary prevention study，WOSCOPS）等一系列使用"他汀"类调脂药物的前瞻性随机安慰剂对照试验，以令人信服的证据显示这类药物不仅降低冠心病死亡，而且显著降低总死亡率，不增加非冠心病死亡，从而确定了调脂药物在冠心病预防中的重要地位。

国内心血管病的专家、学者们对循证心血管病学的重视程度也越来越高。20世纪80年代以前，心血管疾病防治的研究与医疗实践大多遵循的是以经验和推论为基础的医学模式，采用临床替代指标评价药物或非药物治疗手段的安全性和有效性，这些替代指标包括血压、心律失常（如室性期前收缩、心房颤动等）、血流动力学、血液生化指标（如血糖和血脂）等，这

一模式虽能短期改善患者的症状，却忽略了远期预后指标。80 年代以后，众多的临床试验结果表明，临床替代指标显示有效的药物并不平行地改善患者预后，甚至疗效显著的药物反而使患者预后恶化。例如，心律失常抑制试验（cardiac arrhythmia suppression trial，CAST）的结果显示，I 类抗心律失常药物氟卡尼、恩卡尼和莫雷西嗪虽可有效减少心肌梗死后左心室射血分数、患者的室性期前收缩和非持续性室性心动过速，但与安慰剂组相比显著增加了猝死与总病死率。前瞻性随机米力农存活评价试验（prospective randomized Milrinone survival evaluation trial，PROMISE）的结果显示，NYHA Ⅲ级或Ⅳ级的慢性心力衰竭患者应用非洋地黄类正性变力性药物米力农，虽可明显改善患者的血流动力学参数，但与安慰剂组相比，总病死率增加，心血管病的病死率增加，猝死增加。另一方面，一些药物没有明显改善替代指标，甚至产生不利影响，却可显著改善患者的预后。例如，在心肌梗死后或慢性心力衰竭患者中应用β受体阻滞剂，其减少室性期前收缩或非持续性室性心动过速的作用远不如 I 类抗心律失常药物，并且具有负性变力性作用，但有充分的临床试验证据表明阻断剂可显著降低患者的总病死率、猝死的危险和再梗死的危险，改善患者的预后。β受体阻滞剂对血糖和血脂的代谢有不良影响，但心肌梗死患者早期静脉用药和作为二级预防长期口服用药，与无糖尿病的患者相比，在合并有糖尿病的患者可更为显著地降低总死亡率和再梗死的危险。

同一时期，中国也开始进行心血管疾病的临床试验，如大样本抗高血压随机对照临床试验。有代表性大样本试验是刘力生教授牵头的老年收缩期高血压研究（Syst-China）、龚兰生教授牵头的老年高血压研究（STONE）、刘力生教授牵头的脑卒中后抗高血压研究（PATS）、中国心脏研究 - I（CCS-I）、张廷杰教授完成的成都硝苯地平治疗高血压研究（CNIT）。90 年代，刘力生教授牵头进行了急性脑梗死阿司匹林研究（CAST）、中国心脏研究-Ⅱ（CCS-Ⅱ/COMMIT）。参加了国际多中心大样本随机临床试验：培哚普利降压治疗预防脑卒中再发的研究（PROGRESS）、低分子肝素急性心肌梗死试验（CREAT）。高润霖教授牵头参加的溶栓治疗急性心肌梗死试验（TUCC）、陈在嘉教授牵头的尿激酶溶栓试验。2000 年后，中国医学科学院阜外医院牵头进行了非洛地平高血压并发症研究（FEVER）、陆宗良教授牵头的血脂康冠心病二级预防研究（CCSPS）。刘力生教授牵头参加的国际多中心研究：降压降糖治疗 2 型糖尿病以预防血管疾病的研究（ADVANCE）、老年高血压治疗研究（HYVET）、WAVE、ONTARGET/TRANSEND 等。2006 年，王文教授牵头的高血压综合防治研究（CHIEF）和刘力生教授牵头的正常高值血压干预研究（CHINOM）等。

（三）循证心血管病学的范畴及研究内容

1. 循证心血管病学的范畴　循证医学实践要求把临床专业知识、技能与系统研究得来的最有效的外部临床证据有机地结合起来。专业知识（或技能）是临床医师个人在临床实践和临床经验中获取的对疾病的判断力和精通程度。专业知识的提高反映在许多方面，但最主要反映在诊断的有效性及其效率、对每个患者病情的全面的认识把握以及做出临床决定的倾向等方面。最有效的外部证据指的是临床相关的研究，常见于心脏基础科学研究，但更常见于有关诊断实验（包括临床检验）的精确性、预后标志的力度及治疗、康复和预防方案的有效和安全性等以患者为中心的临床研究。

2. 循证心血管病学的研究内容　循证心血管病学包括循证心血管病学实践、科学研究和医学教育。

（1）循证心血管病学实践是一个终生自我指导和学习过程。在此过程中，对患者的诊治提供了诊断、预后、治疗及其他临床和健康保健问题的重要临床信息。此时，研究内容包括：①把这些信息的需求变为可回答的问题；②以最大效率跟踪最佳外部证据，从而有效回答这些问题；③严格评价证据的有效性（是否接近真实情况）和有用性（是否有临床应用价值）；④把这些评价与我们的临床专业知识相结合，并把结果应用到临床实践中；⑤评价我们的实践。

（2）循证心血管病学的科学研究：传统的临床医学模式以经验和推理为基础。它评价药物或非药物治疗手段所用的指标是临床替代终点（clinical surrogate）或替代终点（surrogate end-point）。例如，血压、血流动力学、血液生化指标（血糖、血脂等）、心律失常（室性期前收缩、非持续性室性心动过速、心房颤动等）。

80年代以来，人们逐渐接受了循证医学的概念和模式。循证医学的模式要求将对患者疾病的防治干预建立在有充分的科学证据的基础之上，它不但评价药物或非药物手段对替代终点的作用，而且强调评价它们对预后终点（如对总死亡率、心血管主要事件、生活质量和成本-效益比等药品经济学指标）的影响。循证心血管医学是循证医学中最活跃的领域之一。获取证据的途径包括原始研究，如流行病学研究、病例对照研究，二次研究如系统评价或Meta分析等。这些途径提供的资料虽有重要参考价值，但所获证据的可靠性仍不充分。例如，虽有大量流行病学资料显示绝经期后女性的雌激素水平降低是该人群冠心病的发病率与死亡率增高的危险因素，雌激素可升高高密度脂蛋白胆固醇和降低低密度脂蛋白胆固醇，但在已完成的前瞻性干预临床试验中，未能证实雌激素替代治疗在绝经期后女性冠心病二级预防中可改善患者的预后。对任何一种可能对患者预后产生具有统计学的显著性意义，但仅为轻至中度影响的药物或非药物干预手段安全有效性的评价需要周密设计和进行以主要预后指标为终点的前瞻性、多中心、大规模的随机化对照临床试验，总死亡率是常用的主要预后终点。

（3）循证心血管病学在医学教育中的应用：在临床教学中树立循证医学思想、培养医学生的循证医学思维方式，对于提高医学生临床思维能力、造就高素质医学人才、应对医学知识日新月异的挑战，具有十分迫切和重要的现实意义。

不可否认，循证医学模式的直接受益者是患者，但要让循证医学模式更好地在临床推广并服务于广大患者，必须重视医学教育。目前循证医学实践参差不齐，有些学校医学生在学习阶段尚未接触循证医学或知之甚少，有些临床教师对循证医学也不甚了解，阻碍了主动培养学生实践循证医学的能力，这是当今教学中必需重视和亟待解决的问题。许多医学生毕业后不能适应医学科学的快速发展，依然靠陈旧的知识和有限的个人经验或所谓权威论断进行医疗决策，有的了解一些，但应用时畏首畏尾抑或是片面应用。例如，一项对我国基层医院慢性心力衰竭患者药物治疗的调查显示，利尿剂及地高辛的使用率最高，而血管紧张素转化酶抑制剂（angiotensin-converting enzyme inhibitor，ACEI）、β受体阻滞剂、醛固酮受体阻滞剂的应用较前两者低，尤为重要的是对于应用ACEI制剂、β受体阻滞剂治疗的，其达到靶剂量的不超过2%。其原因可能与循证医学推广力度不足、基层医院继续教育滞后、对指南学习欠缺所致。由此可见加强循证医学教育的迫切性。一名临床医师不但要有丰富的临床专业基础与经验技能，而且还应善于不断更新知识，掌握最新最佳的循证医学客观证据。只有这样才能更好地为广大患者服务。

医学生在临床实习中，不可避免地会遇到这样或那样的问题，然而问题的解决常常通过被动接受上级医师提供的知识和信息或从教科书上查寻答案。采用以问题为基础的教育方式，可变被动为主动，充分调动学生的主动性和积极性。具体方法为：由上级医师提出心血管实践中的问题，要求学生检索相关方面的文献和书籍，然后由上级医师结合具体患者和学生进行讨论，在讨论过程中向学生传授如何分辨查询的文献的真伪，如何应用查询的最新知识指导患者的临床诊治，同时比较传统治疗方案与依据循证医学的研究成果的治疗方案的不同及原因，这样使得学生对于知识的理解更深刻，从而避免了知其然而不知其所以然的尴尬结果。

二、循证心血管病学评价证据的方法

（一）初筛临床研究证据的真实性和相关性

判断证据的真实性主要参考指标：该研究证据是否来自经同行评审（peer-reviewed）杂志、产生证据的机构是否与自己所在的机构相似、该证据是否由某个组织所倡议且其研究设计或结果是否因此受影响等。

判断证据的相关性主要参考指标：①若该研究证据提供的信息是真实的，是否为自己的患者所关心的问题及对其健康有无直接影响；②该研究证据是否为临床实践中常见问题，其涉及的干预措施或试验方法在自己所在机构是否可行；③若该研究证据提供的信息是真实的，是否将改变现有的医疗实践。

（二）确定研究证据的类型

最适合的研究设计方案往往因为临床研究问题的不同而不同。不同的研究设计方案也需要不同的技术手段，其研究功效亦不相同。因此，评价研究证据前应根据其所研究的问题和所采用的研究设计方案准确判定其类型。

（三）根据研究证据类型进行评价

证据的评价应遵循临床流行病学和循证医学的原则与方法，并根据其分类属性采用相应评价标准进行科学评价。

三、循证心血管病学不同阶段的证据评价

（一）心血管疾病病史及体格检查的评估

当今社会科学技术发展迅猛，心血管疾病的诊疗手段已有巨大进步。但是，由于许多检查项目需要较高级的设备，或者对操作人员有较高的技术要求，因而难以普及。另外，详尽的病史采集以及有针对性的体格检查是临床医师都必须掌握的基本功，同时也是心血管病患者进行初步诊断的基础。

评估参考指标有：①是否与诊断金标准的独立的盲法对比；②是否是在合适的研究患者群体中评估临床特征；③是否任何临床特征均有参考标准；④是否详细描述临床检查方法，是否具有可重复性；⑤是否有临床医师进行临床检查的个人经验总结。以上 5 条可帮助读者决定研究结果是否可靠。此外，对于临床检查的结果如何也需要评估，具体可参考以下两点：①结果是否计算了可能性比率，或提供了计算所必需的数据资料；②是否考虑了可重复性、可靠性及争议。

（二）疾病诊断、治疗的证据评估

1. 心血管疾病诊断的证据评估　评价有关疾病诊断证据的途径为：是否存在一个用参考"金"诊断标准的独立的盲比较（或无偏向的比较）？诊断性试验是否在恰当的患者谱（类似于临床检验的患者）中进行了评估？无论诊断性结果如何，是否都应用了参考标准？结果是什么？

　　研究的结果是否有效，首先要确定某项诊断试验的精确性，必须与"真实"情况相比较。通常把诊断试验的结果与诊断的"金标准"相比。值得考虑作为存在某疾病的金标准诊断的诊断试验，通常定义为通过活检、尸检或外科确定的肯定性实验。对诊断性试验进行检验时，应将该试验同时应用于通过金标准确定具有或不具有此种疾病的两类患者。

　　例如，一年轻人诊断感染性心内膜炎，经胸超声显示与菜花样物相一致的独立的活动性阴影，与二叶主动脉瓣相关联，感染科医师建议做经食管超声（transesophageal echocardiography，TEE）。复习有关经胸超声研究的结果，一致同意超声诊断是正确的。然而，感染科医师认为经食管超声可以提供有关患者临床过程更为有用的信息。并特别强调若只应用经胸超声可能遗漏瓣周肿胀，可能与这类患者的主要并发症及死亡率增加相关。此后将经胸和经食管超声心动图同时应用于两组患者。研究包括从轻至重度的经治和非经治疾病，以及可能与靶疾病相混淆的临床状况。最后，应确定是否被研究的诊断试验影响了金标准诊断检查，进而导致证据的偏倚。以往的研究中，心血管外科标准（金标准）是具有临床意义的，没有患者因为超声检测到瓣周脓肿而进行瓣膜置换。

　　如果这些金标准的结果是存在的，为什么还要应用其他一些确定性较差的诊断试验呢。为了避免这些问题，可应用阳性和阴性预测值。阳性预测值通过真阳性的数量除以获得阳性结果的总数量，阴性预测值通过真阴性除以获得的阴性结果的总数目。经食管超声的阳性和阴性预测值分别是 91% 和 95%，经胸超声的阳性和阴性预测值分别为 95% 和 74%。因而，在通过经食管或经胸超声发现有瓣周脓肿的所有患者，通过外科和活体检查确认，有接近相同比例（91%～95%）的患者真正存在脓肿。然而，经食管超声比经胸超声的阳性预测值高，经胸超声漏诊了许多脓肿，因而证实经食管超声优于经胸超声。《2014 成人感染性心内膜炎预防、诊断和治疗专家共识》也指出，经食管超声不仅在检出赘生物方面较经胸超声更敏感，对感染性心内膜炎瓣周并发症诊断的敏感性也更高。

　　如何应用结果帮助我们处理具体患者？为了辅助临床医师应用诊断性试验结果处理具体患者，还有许多问题必须问及。就经食管超声来说，其在确定患者心内膜是否有脓肿方面具有更高的价值，还须确定这种方法是否即刻可用及是否由训练有素并能对结果予以解释的医师操作。总体来说，它是一种耐受良好且对患者来说风险较低的方式。由阳性或阴性试验结果产生的可能性比例应在某一范围之内，从而有助于临床医师作出最后的诊断。

　　2. 疾病治疗证据评估　　评估有关疾病治疗或预后的证据方法，主要是评价治疗试验的结果是否有效。要回答以下问题：患者的治疗分配是否随机？以及随机条目是否保密？除试验性治疗之外，各组一般情况是否是相似的？在作结论时是否对入选试验的所有患者进行了说明，终点的分析是否没有偏向性？研究样本是否足够大，以便可靠地检测或排除某些临床上重要的差别？该有效试验的结果是否重要？

　　依据已发表的研究结果，人们对地高辛在充血性心力衰竭者中应用的安全性表示关注。MOSS 研究提示地高辛对充血性心力衰竭患者具有风险。该研究的结果报道的 72 个回顾性研究，入选了心肌梗死后予以随访的 972 名患者。心肌梗死后 4 个月，189 名应用地高辛处理心衰症状或体征的患者，21 名（11%）死亡，相比而言，未应用地高辛治疗的 783 例患者只有 24 例（3%）死亡。研究的结果是有效的吗？仔细检验 MOSS 等研究，发现存在许多方法学问题。其中最重要的是 MOSS 研究中的患者并未用任何系统的方法将患者分为地高辛治疗或非地高辛治疗组，故对此完全不同的两组患者的死亡率进行比较有失公平。

　　随机对照临床试验是公认的判断临床药物治疗效果的最佳设计方法。它是指研究对象具有同等的机会进入试验组和对照组，比较分析接受试验性治疗的患者和接受对照措施的患者的主要终点结局差异。对照措施可以是无治疗、安慰剂治疗，或作为标准疗法组成部分的已成形的药物治疗。良好的临床试验设计方案且隐藏，尽可能平衡已知和未知的潜在影响结局的因素。实施评估方法严谨，包括无实施和评估偏倚，对研究患者进行恰当和完全随访等。对于某些实施盲法不可行的情况，如评价外科方式的试验或生活方式改变的试验，可采取意向性治疗分析方法（intention-to-treat analysis，ITT），来减少未应用盲法可能对结果判断带来的偏倚。

　　如何应用研究结果帮助我们处理具体患者问题？如果有关设计的问题，临床试验的实施和分析已经评估，那么，结果的真实性和结论的有效性是令人信服的。接下来要做的决定是否能将源于试验的结论用于具体患者。如果患者有与已评估的临床试验中的患者相同的人口统计学和预后特点的话，那么就比较容易。然而，若患者在某些方面不同，那么结果的应用将会变得更为复杂。例如，你的患者可能与临床试验中的患者有相同的疾病，但具有较高合并症或死亡事件的风险。如果治疗效果足够好，那么把结果推广到患者可能是合理的。即便已报告具有明确的不良效应发生，对于处于高危的患者来说，获益的机会有可能超过风险。另一方面，患者与临床试验入选者相比可能具有较低风险，此时如果治疗效果较小而不良事件风险较显著，那么你可以选择不试用该新方法，直到它在类似的患者身上经过恰当检验，且获益超过风险。

（三）生活质量评估

　　自从 1977 年美国罗彻斯特大学医学院精神病学和内科学教授恩格尔提出生物 - 心理 - 社会医学模式后，越来越多的临床工作者开始关注疾病对于患者生理、心理及社会功能等方面所带来的影响。生活质量评估在国内心血管病领域的应用时间较短。对于生活质量的定义一直存在争议，因为生活质量是患者的主观体验，涉及健康、文化、价值观等诸多领域。目前，WHO 将生活质量定义为不同文化和价值体系中的个体对他们在生活中的目标、期望、标准以及生活状况的体验，包括生理功能、心理功能、社会功能及物质状态 4 个方面。生活质量因其涵盖范围广，能够较为全面地反映出疾病对患者的影响，同时一定程度上反映出治疗的效果。早在 2000 年，欧洲心脏病学会心房颤动终点工作组就强调将心房颤动患者的生活质量作为评估治疗结局的重要内容。

　　生活质量测量方法主要包括面试和笔试问卷方法。由于面试成本较高，因而目前笔试问卷最为常用。笔试问卷的设计应当采取疾病定向的方法，提出与症状或功能受限的客观证据且有意义的问题。如西雅图心绞痛问卷（SAQ）、Mayo 心房颤动特异性症状目录（MAFSI）等都是心血管领域中在相应疾病生活质量分析中的经典量表。通过对这些量表进行归纳总结，不难看出，生活质量评估主要应看其健康状况是否合理量化，是否真实体现了疾病对人群生活的影响。同时还应注意问卷内容是否全面。对生活质量相关的证据也应从这些方面进行评估。

（四）卫生经济学评估

　　经济学关注的是如何在可选择的范围内充分和有效地分配有限的资源。评价卫生经济学证据时，主要应把握是否来自同质性的经济学研究、成本计算方法是否恰当、是否对不同治疗方案进行了对比分析、是否进行了敏感性分析等。

（五）预后评估

对于预后证据，首先对其真实性进行判断：所确定的具有代表性的患者样本是否处于病程的相同阶段？患者随访时间是否足够，是否充分？是否应用盲法？是否根据不同亚组校正了其他预后影响因素？是否在另外的独立测试中进行了验证？除了以上一些要素之外，还应根据临床遇到患者的具体情况进行考量，如文献中的情况与实际要处理的患者是否相近，这些证据是否已过时，预后评估的精确度如何，这些证据是否会对自己的决策有影响等。

第二节　循证心血管病学的发展现状

随着动脉粥样硬化性疾病患者数逐渐增多，关于心血管疾病的临床实践的研究逐步开展并深入。循证医学指导临床实践，最经典的方法即采用"5A"法：评价患者（assess）、提出临床问题（ask）、检索获得证据（acquire）、评阅证据（appraise）以及证据的应用（apply）。其中检索获得证据和评阅证据费时费力。目前心血管研究十分繁杂，研究质量良莠不齐。二次医学文献的出现（如 Meta 分析、系统综述）为证据的采集和评估提供了很大便利。临床应用时，各专业疾病的诊治指南应成为临床医师优质信息来源的首选。因相较于二次医学文献，指南中的证据涵盖更为全面。临床指南由各个学会及相关专家组共同编写，同时兼顾了临床实践的操作性，为临床医师获取证据提供了方便。

一、循证心血管疾病的预防发展现状

2012 年 5 月 3 日欧洲心脏杂志上发表了《2012 欧洲心血管疾病预防临床实践指南》，该指南撰写目的是在 2007 年版的基础上给内科医师及其他卫生工作者在预防心脏病方面提供新的知识，以适应临床实践的需求。相比于 2007 年的心血管疾病预防临床实践指南，该指南更多关注新的科研结果，引用参考文献多达 568 篇。同时，新的评级系统（表 8-1 和表 8-2）的使用采纳了更多的基于循证医学的推荐，以指导临床实践。

表 8-1　推荐等级

推荐等级	定义	使用建议
Ⅰ级	指已证实和 / 或一致公认有益、有用和有效的操作或治疗	应该使用
Ⅱ级	指那些有用性和 / 或有效的证据尚有矛盾或存在不同观点争议的操作或治疗	
Ⅱa级	有关证据和 / 或观点倾向于有用和 / 或有效	应该使用
Ⅱb级	有关证据和 / 或观点尚不能充分证明有用和 / 或有效	可以考虑使用
Ⅲ级	指已证实和 / 或一致公认无用和 / 或无效，并对某些疾病可能有害的操作或治疗	不推荐使用

表 8-2　证据分级

证据级别	定义
A	资料来源于多项随机临床试验或汇总分析
B	资料来源于单项随机临床试验或多项非随机对照研究
C	仅为专家共识意见和 / 或小规模研究、回顾性研究、注册研究

新的指南从五部分探讨了心血管疾病（cardiovascular disease，CVD）预防的问题：何为CVD预防？为什么要预防CVD？谁会从中获益？CVD预防如何开展？在哪里提供预防？

（一）何为CVD预防？

CVD预防是指一系列针对大众和个体的综合行动，其目标为根除、消除或减少心血管疾病及其相关伤残导致的危害。预防措施基于心血管流行病学和循证医学。

CVD与生活方式密切相关，尤其是吸烟、不健康的饮食习惯、缺乏运动以及心理应激。WHO指出，改变生活方式可降低超过3/4的总CVD死亡率。

（二）为什么要开展CVD预防？

动脉粥样硬化性CVD，尤其是冠心病，在全球范围内仍是导致过早死亡的主要原因，其对男女均有影响。欧洲小于75岁人群中，女性42%，男性38%均死于CVD。CVD预防开展后，冠心病死亡率有所下降，这其中50%要归功于风险因素的改变，40%来自于诊疗技术的进步。由此可见，CVD预防的作用甚至要大于治疗的作用。

CVD的预防应是贯穿终生的，自怀孕开始直到生命终结。在日常生活实践中，预防工作主要在确诊CVD的中老年人群中（即二级预防）或心血管事件高危人群中（如吸烟、饮酒、高血压、糖尿病及血脂异常者）展开。而实际上，在青年人、老年人、或仅有轻到中度CVD风险者中开展CVD预防同样可使其获益。

（三）谁会从中获益？

新的指南主张应当在40岁以上男性、50岁以上或者绝经期女性中进行包括血脂谱的危险因素筛查，这些人均是心血管预防的获益人群。风险评估系统如SCORE评分能够帮助制订诊疗计划，而且可能能够帮助避免治疗不足或过度医疗。SCORE评分系统能够评估10年内恶性心血管事件的死亡风险（图8-1，见文末彩图）。该评分需要性别、年龄、是否吸烟、收缩压和总胆固醇。评分方法是找出最接近个体年龄、胆固醇水平和血压值的小方格，若个体的年龄、胆固醇水平和血压值越靠近高一级别，其患病风险越高。

CVD风险分级如下：

极高危——具有以下任何特征的个体：①经介入或非介入检查（如冠状动脉造影、核素成像、超声心动图负荷试验、超声提示颈动脉斑块）证实的CVD，以往心肌梗死病史、急性冠脉综合征、冠状动脉血运重建术（经皮冠状动脉介入治疗或搭桥手术）和其他动脉血管重建手术、缺血性脑卒中和外周动脉疾病；②糖尿病（1型或2型）同时伴1或多个心血管危险因素，和/或伴有靶器官损害（如微量白蛋白尿：30～300mg/24h）；③严重的慢性肾脏疾病（CKD）[肾小球滤过率（eGFR）<30ml/(min·1.73m^2)]；④SCORE评分≥10%。

高危——具有以下情况之一者：①显著升高的单一的危险因素，如家族性血脂异常和重度高血压；②糖尿病（1型或2型），但无其他心血管危险因素或靶器官损伤；③中度CKD[eGFR 30～59ml/(min·1.73m^2)]；④SCORE评分10年发生致死性CVD的风险≥5%但$<10\%$。

中危——受试者还被认为是在中度的风险时，他们的SCORE计分是≥1和10年内致命的CVD的风险$<5\%$。许多中年对象属于这一类。这种风险被上面提到的因素进一步上调。

低危——低危人群的SCORE评分$<1\%$，不具有其他可能导致风险增加的指标。

（四）CVD预防如何开展？

1. 改变生活方式　采用认知-行为的干预措施（如激励性访谈）以促进生活方式改变。

当需要且可行时,应要求专业的卫生保健人员(例如护士、营养学家、心理学家等)参与干预。对于极高风险的个体,应当进行多方面的干预,包括综合的健康生活方式指导和药物治疗、运动训练、压力调节并提供针对社会心理危险因素的咨询。

2. 社会心理危险因素治疗建议 开展多模式的行为干预,综合健康教育,体育锻炼和进行针对社会心理危险因素以及如何应对疾病的心理疗法。对于临床上有明显抑郁、焦虑、敌对等症状的病例,应考虑采用心理疗法、药物疗法或者联合治疗。尽管没有证据显示患者可以在心血管终点事件上获益,但这种方法能够改善心理症状并且提高健康相关的生活质量。

3. 关于吸烟 任何形式的吸烟都是心血管疾病独立且强关联的危险因素,因此必须戒除。暴露于被动吸烟环境能增加心血管疾病的危险,因此必须避免。鼓励年轻人应该远离烟草。应该建议所有的吸烟者戒烟并对他们提供帮助:采用强化支持疗法进行戒烟,并给予有计划的随访可提高戒烟率。

4. 膳食营养 健康的饮食是预防心血管疾病的基础。通过多不饱和脂肪酸的替代,使饱和脂肪酸摄入小于总能量的 10%。反式不饱和脂肪酸摄入越少越好。每日盐摄入应少于 5g,从全麦食品,水果和蔬菜中摄入 30~45g 膳食纤维。每日 200g 水果(2~3 份)和 200g 蔬菜(2~3 份)。每周至少吃两次鱼,其中一次是富含脂肪的鱼。男士每日饮用不多于 2 杯的含酒精饮料(酒精 20g/d),女士每日饮用不多于 1 杯的含酒精饮料(酒精 10g/d)。

5. 关于体重 超重和肥胖均可增加患心血管疾病死亡的风险,BMI 和全因死亡率之间存在 J 型关系曲线,BMI 范围在 20~25kg/m² 时全因死亡率最低。因此,超重和肥胖人群应当减重。

6. 关于活动 即使在训练效果显现之前,任何类型的体育锻炼均可减少心血管疾病的风险。健康成年人每周进行体育活动或者中等强度以上的有氧运动时间应为 2.5~5h,或者每周 1~2.5h 的高强度运动。强烈建议久坐不动的人开始低强度的锻炼。有氧运动每次应超过 10min,每周均匀分配时间。对于曾经有心梗史或 CABG 或 PCI 史、稳定型心绞痛或者慢性稳定性心衰患者,应在医师指导下开展中等强度的有氧运动,每周不少于 3 次并且每次不少于 30min。强烈建议久坐不动的患者在进行充分的运动相关风险评估后,开始低强度的体育锻炼。

7. 关于血压控制的建议 所有高血压的患者及正常血压高值的个体都推荐采用改变生活方式的干预措施,比如控制体重、增加体育锻炼、限制饮酒、限制钠的摄入以及增加水果、蔬菜、低脂奶制品的摄入等。所有高血压患者的目标收缩压应小于 140mmHg,舒张压小于 90mmHg。主要的抗高血压药物(如利尿剂、ACEI、钙通道阻滞剂、血管紧张素受体阻滞剂、β 受体阻滞剂)的降压效果无明显差别,均可在高血压的起始治疗和维持治疗中使用。一级或二级高血压患者伴中度 CVD 风险的患者,应观察数周再行药物治疗。对于无任何危险因素的高血压 1 级患者,需观察数月再行药物治疗,同时改变其生活方式控制血压。但大多数患者则需要一种以上的药物才能完全控制血压。高血压 3 级患者和心血管病高危和极高危的高血压 1 级或 2 级患者,应该立即开始药物治疗。对于每个高血压患者,采用 SCORE 危险评分表来进行危险分层是最基本的要求。有证据表明亚临床阶段的器官损害对心血管病死亡风险的预测独立于 SCORE 评分,可以对低危或中危的高血压患者做是否存在亚临床器官损害的检查。明确患有心血管疾病的高血压患者或者 10 年心血管疾病死亡风险≥5%(基于 SCORE 评分表)的高血压患者应采用他汀类药物治疗。具有多种代谢危险因素的高血压患者,由于药物可能会增加新发糖尿病风险,不推荐使用 β 受体阻滞剂和噻嗪类利尿剂。糖尿病患者推荐使用血管紧张素转换酶抑制剂或肾素 - 血管紧张素受体阻滞剂。

8. 关于控制糖尿病的建议 加强糖尿病患者的血糖控制可以减少微血管并发症的风险,轻度减少心血管疾病的发生风险。糖尿病患者预防 CVD 的 HbA1c 目标水平为 <7.0%(<53mmol/mol)。控制 HbA1c 的水平至 <6.5%(<48mmol/mol)即 HbA1c 的最低安全水平,对诊断糖尿病可能有所帮助。对于长期糖尿病患者,此目标可能降低微血管终点的发生风险。如果患者耐受且无禁忌证,二甲双胍应作为糖尿病的一线治疗药物。糖尿病患者推荐使用他汀类药物,降低心血管疾病风险。

糖尿病患者强化血压的控制可以降低大血管和微血管病变的风险,推荐的血压范围为 <140/80mmHg。患有复杂疾病的患者应避免低血糖和体重增加,并且可进行个体化治疗(包括治疗目标制定和药物选择)。对于临床上未诊断动脉粥样硬化疾病的糖尿病患者不推荐使用抗血小板药物阿司匹林。

9. 关于抗血小板治疗的建议 在急性冠脉综合征急性期和随后的 12 个月内,若无禁忌证如较大的出血风险时,推荐双重抗血小板药物治疗,即 P2Y12 抑制剂(替格瑞洛或普拉格雷)与阿司匹林同时使用。不能耐受替格瑞洛或普拉格雷的患者推荐使用氯吡格雷(负荷剂量 600mg,日剂量 75mg)。

在心肌梗死之后的慢性期(>12 个月),推荐使用阿司匹林作为预防用药。非心源性血栓短暂缺血性发作或缺血性脑卒中的患者,推荐使用双嘧达莫加阿司匹林或单独使用氯吡格雷作为二级预防用药。

10. 关于患者长期用药的建议 医师应对患者用药的依从性进行评估,确定不能依从用药的原因,以便针对患者或高危人群的需要调整治疗措施。在临床实践中,推荐将药物剂量降低到最低可接受剂量,并实施长期的监测和反馈。若可行,对依从性极差的患者应采用多途径或联合行为干预。

(五)在哪里提供预防?

预防 CVD 的行为应该融入到每个人的日常生活里,从童年时期开始,并一直持续整个成年期和老年期。全科医师是开展 CVD 预防工作的关键,负责发起、协调并提供长期随访。护士参与的预防工作应该整合到卫生保健服务体系中。当出现预防用药使用不明确或常规预防措施无法实现时,应咨询心内科医师。所有 CVD 患者出院时,必须接受明确的指南推荐的出院指导,最大程度避免不良事件的发生。所有需要住院治疗或因急性缺血事件需要介入治疗的患者,均应该参加心脏康复项目,通过调整生活习惯和提高治疗依从性来改善预后。心脏病患者应该参与自助项目,保持和增加对危险因素管理的意识。非政府组织在促进预防心脏病方面是卫生保健工作者的重要合作伙伴。

二、循证心血管疾病诊治的发展现状

心血管领域是循证医学中最活跃、发展最迅速的领域,从 20 世纪 80 年代以来,国际上开展的大型多中心随机对照临床试验(RCT),以心血管疾病或心血管药物、干预方法居多,其数量和质量均超过其他领域。尤其是在冠心病、高血压等方面,几乎每年都有大规模的 RCT 结果报告。本部分从以下几种疾病入手介绍循证医学在心血管疾病的临床实践中的发展。

（一）冠心病

目前关于冠心病的 RCT 研究非常多，其内容涵盖了冠心病的发病机制、危险因素、三级预防、药物治疗、介入治疗等许多方面。在此仅以他汀类药物为例介绍冠心病治疗药物方面循证医学的发展。

他汀类药物属于 HMG-COA 抑制剂，能通过抑制胆固醇合成来降低血脂。1994 年 *Lancet* 上公布了一项名为"北欧辛伐他汀生存研究（SSSS）"的研究项目。该研究为多中心、随机、双盲、安慰剂对照研究，目的在于评价冠心病伴轻至中度高血清胆固醇患者长期应用辛伐他汀能否降低总死亡率以及减少冠脉事件的发生。研究人群为 4 444 例 35～70 岁有过典型心绞痛与心肌梗死病史患者，血清总胆固醇 5.5～8.0mmol/L（209～213mg/dl），血清甘油三酯≤2.5mmol/L。随机分为辛伐他汀治疗组（2 221 例）或安慰剂组（2 223 例），随访 4.9～6.3 年（平均 5.4 年）后，发现治疗组血清总胆固醇（TC）降低 25%，低密度脂蛋白 C（LDL-C）降低 35%，并且首次证明降低 TC 水平能够降低 30% 冠心病患者总死亡率和 33% 心血管事件发生率。该研究开创了他汀类药物治疗冠心病的新纪元。随后也有一些大型 RCT 如发表于 NEJM 的 CARE 试验，证实了 TC 水平正常或接近正常的人群也可从他汀类药物中获益。这些研究确立了他汀类药物在冠心病二级预防中的地位。那么他汀类药物能否应用于冠心病的一级预防呢？1995 年和 1996 年又有两项针对以上问题的大型临床试验公布，分别是 WOSCOPS 和 AFCAPS/Tex-CAPS 试验。

WOSCOPS 试验是一项随机、双盲、安慰剂对照研究，其目的在于评估无心肌梗死史的男性高胆固醇血症患者普伐他汀治疗能否减少心肌梗死的危险和冠心病死亡。研究人群为 6 595 例高胆固醇血症患者，年龄 45～64 岁，基础血 LDL-C＞252mg/dl，降脂饮食 4 周后仍＞155mg/dl。入选前均无心肌梗死史，5% 有心绞痛史。双盲法随机分为治疗组（服用普伐他汀 40mg）和对照组（服用安慰剂），每晚 1 次。在随访 4.9 年（平均值）后，结果显示普伐他汀使冠心病事件的风险减少 31%，冠心病死亡的危险减少 33%。2014 年 11 月 18 日，格拉斯哥大学的 Chris J Packard 博士在 AHA 2014 年会上公布了 WOSCOPS 试验 20 年随访结果。结果显示，与安慰剂组相比，普伐他汀组患者的冠心病死亡率下降了 27%，全因死亡率下降了 13%。AFCAPS/Tex-CAPS 试验则入选了无冠心病且 TC 正常或轻度增高的患者，药物选用洛伐他汀，也得出了类似的结果。这些试验表明他汀类药物在冠心病一级预防中也有作用。

通过以上一些 RCT 研究，美国于 2001 年公布了美国国家胆固醇教育计划 ATPⅢ，确立了他汀类在冠心病预防和治疗中的重要地位。建议 LDL-C 大于或等于 130mg/dl 的高危患者接受治疗性生活方式改变和降 LDL-C 药物治疗；如果 LDL-C 水平介于 100～129mg/dl，药物治疗可作为一种治疗选择；ATPⅢ指南不推荐对 LDL-C＜100mg/dl 的患者采取治疗措施。但随后一些 RCT 研究（如 PROSPER、HPS 等研究）又指出，辛伐他汀可使各基线水平的主要心血管事件发生率下降。随后，美国于 2004 年对 ATPⅢ进行修订，建议对冠心病及高危患者在 LDL-C≥100mg/dl 时即应开始治疗，LDL-C＜100mg/dl 时也应进行药物治疗。推荐的 LDL-C 的目标为＜70mg/dl。

许多研究表明，他汀类药物除了作为冠心病的治疗用药之外，尚有许多其他应用。ARMYDA-1 研究提示阿托伐他汀在稳定性心绞痛患者中除了具有明确的降脂作用之外，还具有抗炎、抗氧化、保护血管内皮等作用。ARMYDA-ACS 研究则提示短期术前大剂量使用阿托伐他汀（80mg）可减少行 PCI 的急性冠脉综合征患者的心肌损害并改善患者的预后终点。Kjekshus J 等学者给予 5 000 名平均射血分数在 31% 的老年缺血性心力衰竭患者瑞舒伐他汀治疗 3 年以上，发现瑞舒伐他汀能够显著降低 LDL-C 和 C 反应蛋白浓度，但不能显著降低心血管病所致的死亡、心肌梗死和卒中等心血管主要事件的发生率。而 Goas 等在其包含 24 598 名患者的大规模临床试验结果显示，在以往未使用过他汀类药物的患者中，此类药物能够显著降低患者的死亡率和住院率。Baigent C 等在其包含 9 270 名患者的研究中证明每日 20mg 辛伐他汀联合依折麦布 10mg 可降低有慢性肾功能不全的患者主要心血管事件的发生。美国心脏病学杂志主编 Roberts 教授对他汀类药物曾如此评价："他汀是一类神奇的药物，其对动脉粥样硬化的疗效如同青霉素治疗感染性疾病。"因此，冠心病患者要充分应用这类药物，足见他汀类药物对冠心病治疗的重要性。即便如此，他汀类药物还存在许多我们尚未探索明了的方面，仍需要进一步大规模的临床研究来指导药物的安全使用。

（二）高血压

迄今为止，循证医学在药物防治高血压方面是应用最多、最为广泛的一个领域。自 20 世纪 60 年代起，随着降压药物的不断发现，美国市场上已出现了将近 20 种降压药物，而围绕着如何正确使用这些药物，在不断总结中，逐渐出现了以利尿剂为基础治疗的阶梯疗法。

阶梯治疗方案是 1977 年美国高血压国家联合委员会第一次报告（JNC Ⅰ）中首次被正式提出来的，是指从小剂量单一药物逐渐增加至可耐受的最大剂量。若一种药物难以控制血压时，则加用第二、第三甚至更多种药物。这种阶梯治疗方案提高了降压达标率，同时减少药物副作用。阶梯治疗中第一步推荐噻嗪类利尿剂，第二步可加用 β 受体阻滞剂，第三步可加用血管扩张剂如肼屈嗪，第四步可用胍乙啶或使用胍乙啶、可乐定、哌唑嗪替代第二步中的药物。为什么利尿药在当时会成为首选呢？

其实从 20 世纪 60 年代开始，作为降压治疗基石的利尿剂就在积累循证医学方面的证据。美国退伍军人降压药协作研究组进行了一系列研究，即美国退伍军人管理局降压药物协作研究（VACSAA），证实了以利尿剂为基础的降压治疗对临床事件的影响，这对降压药领域是具有里程碑意义的研究。这一系列研究包括 3 个部分。VACSAA-Ⅰ 入选了 143 例舒张压在 115～129mmHg 的高血压患者，随机接受氢氯噻嗪 100mg 加利血平和肼屈嗪或安慰剂，结果与安慰剂组相比，治疗组事件的相对风险减少达 92%。1970 年发表的 VACSAA-Ⅱ 的研究设计和治疗与 Ⅰ 相似，但不同的是入组患者舒张压在 90～114mmHg，结果显示治疗组较对照组相对风险减少达 59%。对 VACSAA-Ⅱ 的进一步分析（即 VACSAA-Ⅲ）表明，对于舒张压 >105mmHg 的患者，降压治疗组相对于安慰剂组的风险减少为 58%～69%。这些研究为 JNC Ⅰ 的制定提供了依据。

除了上述研究之外，同样重要的研究还有高血压监测和随机计划、OSLO 研究、澳大利亚轻型高血压治疗试验、多项危险因素干预试验及英国轻型高血压治疗试验。

加拿大高血压教育计划（CHEP）专家委员会更新并颁布了 2015 年高血压诊治指南（表8-3）。新的指南内容涵盖了血压测量、高血压诊断、风险评估、预防与治疗等建议，为临床医师降压治疗的药物选择及治疗方案提供了新的循证依据。

（三）心力衰竭

至今为止，心力衰竭（简称心衰，HF）仍是心血管疾病重要的致死因素。相比于循证医学证据较为充分的慢性心衰（chronic heart failure，CHF），目前急性心衰（acute heart failure，AHF）缺少大规模的随机对照临床试验，循证证据较为匮乏。

表 8-3　CHEP 2015 高血压指南

类别	初始治疗	二线治疗	注释 / 警示
无其他强制性适应证的高血压治疗方案			
舒张期高血压伴 / 不伴收缩期高血压（目标 BP＜140/90mmHg）	氢氯噻嗪类利尿剂、β 受体阻滞剂、ACEI、ARB 或者长效 CCB（部分患者可加用阿司匹林和他汀） 若 SBP 高于目标值≥20mmHg 或 DBP 高于目标值≥10mmHg，初始用药考虑联用一线药物	一线药物联合治疗	不推荐用于单一用药治疗：α 受体阻滞剂、β 受体阻滞剂用于 60 岁的患者、ACEI 用于黑种人。防止服用利尿剂的患者出现低血钾。ACEI、ARB 和直接肾素抑制剂有潜在的致畸风险，所以对有生育能力女性开处方时需谨慎。不推荐 ACEI 和 ARB 联合使用
单纯收缩期高血压，无其他强制性适应证（年龄＜80 岁者目标 BP＜140/90mmHg，≥80 岁者目标 SBP＜150mmHg）	氢氯噻嗪类药物、ARB 或长效 CCB	一线药物联合治疗	
糖尿病（目标 BP＜130/80mmHg）降压方案			
糖尿病伴微量蛋白尿、肾脏疾病、心血管疾病或者其他心血管风险因素	ACEI 或者 ARB	加用 CCB 类的效果优于氢氯噻嗪类利尿剂	高血压慢性肾脏病患者伴有细胞外液容量超负荷者可考虑袢利尿剂
非以上情况的糖尿病	ACEI、ARB、CCB 或者氢氯噻嗪类利尿剂	与 ACEI 联用时，CCB 类优于氢氯噻嗪类利尿剂	正常情况下，尿微量蛋白与肌酐的比值＜2.0mg/mmol
心血管疾病（目标 BP＜140/90mmHg）降压方案			
冠心病	ACEI 或者 ARB；稳定性心绞痛患者给予 β 受体阻滞剂	长效 CCB；若给予高危患者联合用药方案，优先考虑 ACEI＋CCB	避免使用短效硝苯地平，强调不推荐联用 ACEI 和 ARB；若 DBP≤60mmHg，SBP 也低于目标 BP，则需谨慎
近期心肌梗死	β 受体阻滞剂和 ACEI（若 ACEI 不耐受则换用 ARB）	若 β 受体阻滞剂禁用或无效，可选长效 CCB	伴心衰患者不推荐给予非二氢吡啶类 CCB
心力衰竭	ACEI（可换 ARB）和 β 受体阻滞剂：近期因心血管疾病住院、急性心肌梗死、BNP 或 NT-proBNP 升高或者 NYHA Ⅱ-Ⅳ 级症状的患者可加用醛固酮受体拮抗剂（盐皮质激素拮抗剂）	联用 ACEI＋ARB：若禁用或不耐受该组合，可换用肼屈嗪＋酸异山梨酯；也可选用噻嗪类利尿剂或袢利尿剂，或者二氯吡啶类 CCB	若使用 ACEI 和 ARB，需缓慢增加到额定剂量，若联合使用 ACEI＋ARB 和 / 或醛固酮受体拮抗剂，应监测血钾和肾功能
左心室肥大	ACEI、ARB、长效 CCB 或者氢氯噻嗪类利尿剂	联用其他药物	不推荐使用肼屈嗪和米诺地尔

续表

类别	初始治疗	二线治疗	注释/警示
既往卒中或短暂性脑缺血发作	联用 ACEI 和氢氯噻嗪类利尿剂	联用其他药物	除非 BP 非常高,一般不推荐给予卒中患者常规降压治疗,不推荐联用 ACEI+ARB
非糖尿病慢性肾脏疾病(目标 BP<140/90mmHg)			
非糖尿病性慢性肾脏疾病伴蛋白尿	若有蛋白尿则给予 ACEI(或 ARB),可加用利尿剂	联用其他药物	联用 ACEI 或 ARB 者应监测肾功能和血钾:无蛋白尿者不推荐联用 ACEI+ARB
肾血管疾病	不影响初始治疗建议:对于肾动脉狭窄者,主要为药物治疗	联用其他药物	若双侧肾动脉狭窄或孤立肾单侧动脉疾病,应谨慎使用 ACEI 或 ARB:对于肾动脉狭窄伴复杂且难控的高血压患者,建议肾动脉成形术和支架植入术
其他疾病(目标 BP<140/90mmHg)			
外周动脉疾病	不影响初始治疗建议	联用其他药物	重度患者避免使用 β 受体阻滞剂
血脂异常	不影响初始治疗建议	联用其他药物	—
预防心血管疾病	≥3 个心血管危险因素或动脉粥样硬化性疾病患者需给予他汀类治疗:年龄≥50 岁患者给予低剂量阿司匹林:建议戒烟,若有适应证则予以戒烟药物		若血压未能控制,应谨慎给予阿司匹林

1. AHF

(1) AHF 的评价与监测:2012 年欧洲心脏病学会(ESC)指南提出,心房钠尿肽前体中肽段(MR-proANP)在 AHF 诊断中意义不亚于脑钠肽(BNP)和氨基末端脑钠肽前体(NT-proBNP)。BACH 是一项 15 个单位参加的国际前瞻性临床试验,采用多种生物标志物来观察 1 641 例因气促就诊的患者。结果发现,MR-proANP 对 AHF 患者 90d 死亡率预测准确率(73.1%)优于 BNP(60.6%,$P<0.001$)。此外,Val-HeFT 试验和 GISSI-HF 试验共入选 5 284 例患者,研究了连续监测超敏肌钙蛋白 T(hs-cTnT)在 CHF 患者中的意义。结果表明,hs-cTnT 浓度变化情况仍然是 CHF 患者心血管事件的强预测因子,但对于预后判断能力有限。荟萃分析表明,与通常的临床评估相比较,动态监测 BNP/NT-proBNP 对心力衰竭的治疗有益,全因死亡和因心力衰竭恶化再住院率均降低。但 TIMI-CHF 试验比较常规按症状治疗和采用 BNP 动态监测指导治疗两种方案的疗效,结果却并无差异。因此,关于 BNP/NT-proBNP 在指导心力衰竭中的意义仍需进一步探讨。

除生物标志物之外,心力衰竭的无创检测和远程监测也有一定的研究。科研人员开发了首个用于心衰患者的无线、植入式血流动力学监测系统——Cardio-MEMS 心脏传感器,并开展了前瞻性单盲随机对照的 CHAMPION 研究,旨在明确血流动力学监测指导下的 HF 治疗能否减少患者的代偿失调,避免患者入院。研究入选了美国 64 个中心的心功能 NYHA

Ⅲ级心衰患者，随机分配到植入式血流动力学检测组或对照组。通过 6 个月的观察，发现对于心功能 NYHA Ⅲ级患者，植入式血流动力学检测可显著减少心衰患者住院次数，并且可增加有关肺动脉压的信息，有助于心衰患者的管理。

（2）AHF 的治疗：RELAX-AHF 研究是一项国际性的双盲安慰剂对照研究，入选 1 161 例急性左心衰患者，随机分为接受重组人松弛素 -2 治疗组（581 例）或安慰剂（580 例）组，结果显示重组人松弛素 -2 治疗可缓解 AHF 患者呼吸困难症状，但对再次入院却无影响。同时重组人松弛素 -2 治疗使 180d 死亡率降低。

正性肌力药物在心衰治疗中始终占据重要地位，一些新的正性肌力药物被合成并开展了一系列研究。HORIZONE-HF 研究表明，一种新型静脉制剂伊司他肟可通过抑制细胞膜钠 - 钾 -ATP 酶以及激活肌浆网 ATP 酶而发挥正性肌力作用，具有松弛特性，可以改善肺毛细血管楔压，也可能改善心脏舒张功能。与目前的正性肌力药物不同，伊司他肟可增加收缩压，降低心率。除药物治疗外，对一些非药物治疗手段也开展了相关研究。INOVATE-HF 研究评价了刺激迷走神经的效应，CARRESS-HF 研究则探讨了急性失代偿性心衰合并持续淤血和肾功能恶化患者中血液超滤的有效性和安全性。急性心衰正在被心血管疾病工作者逐渐重视起来。

2. CHF 的诊断　　CHF 是大多数心血管疾病的最终归宿，其发病率逐年增加，已成为世界范围内主要的公共卫生问题。随着 HF 发生机制的研究不断深入和循证医学证据的积累，心力衰竭治疗措施也在不断更新。以 CHF 的诊断为例。

2009 年 ACC/AHA 指南指出，超声心动图是心衰诊断最有用的工具，能定量回答 3 个关键问题：左室射血分数是否降低？左室结构是否异常？是否存在能够解释患者临床表现的其他心脏结构异常？指南推荐任何怀疑或诊断为心衰的患者都必须接受至少一次全面的超声心动图评价，并且首次超声心动图检查结果可作为日后评价患者病情变化、心室重构过程和临床治疗效果等的基线参照。中华医学会心血管病学分会在 2014 年《中国心力衰竭诊断和治疗指南》上已将二维超声心动图及多普勒超声列为心衰的常规检查，用以分析心脏结构及功能，区别舒张及收缩功能不全，估测肺动脉压，并为评价治疗效果提供客观指标。

心衰常并发传导异常，导致房室、室间和 / 或室内运动不同步，严重影响左室收缩功能。心电图可用于诊断心脏不同步。2014 年《中国心力衰竭诊断和治疗指南》中心电图同样为常规检查，可提供既往心梗、左室肥厚、广泛心肌损害及心律失常等信息，可判断是否存在房室、室间和 / 或室内运动不同步。伴有心律失常或怀疑存在无症状性心肌缺血时应作 24h 动态心电图。

一些实验室检查也是诊断心衰常用的。BNP 及 NT-proBNP 在慢性心衰中的作用已得到指南的认可，在我国指南中为Ⅰ类 A 级推荐，可用于因呼吸困难而疑为心衰患者的诊断和鉴别诊断。BNP < 35ng/L，NT-proBNP < 125ng/L 时不支持慢性心衰诊断，其诊断的敏感性和特异性低于急性心衰。同时，利钠肽也可用于评估慢性心衰的严重程度和预后（Ⅰ类 A 级）。抵抗素（resistin）是富含半胱氨酸的分泌性蛋白，与脂联素同属脂肪细胞因子。Frankel 等测定了 2 739 例 Framingham 研究参与者血浆抵抗素和脂联素的浓度，评价二者与新发心衰的相关性。6 年随访结果提示血浆抵抗素水平可预测新发心衰的危险。目前已证实加压素水平与心衰程度相关。但是加压素很不稳定、清除快，检测困难。和肽素（copeptin）是加压素原的 C 端部分肽段，稳定性好，可快速测定，可作为加压素的替代性标志物。Neuhold 等对 786 例不同程度的慢性心衰患者进行了长期观察，并与公认的心衰标志物 BNP 和 NT-proBNP 相比较。研究结果显示，在心功能Ⅱ级和Ⅲ级患者中，和肽素是最有利的预测死亡的单项指标。后两项指标在我国 2014 年心衰指南中尚未提及，这二者在我国人群中是否具有同样的价值仍需进一步研究。

2014 年《中国心力衰竭诊断和治疗指南》中还提及一些心衰的特殊检查。心脏磁共振对于超声心动图检查难以诊断时，可作为最佳的替代影像学检查。同时，对于疑诊心肌病、心脏肿瘤或心包疾病时，心脏磁共振有助于明确诊断。对于复杂的先天性心脏病患者则是首选检查。冠状动脉造影则适用于既往有心绞痛、心肌梗死或心脏停搏史的患者。核素心室造影可准确测定左心室容量、左室射血分数及室壁运动。而核素心肌灌注和/或代谢显像可诊断心肌缺血和心肌存活情况，并可辅助扩张型心肌病或缺血性心肌病的诊断。负荷超声心动图可检出是否存在可诱发的心肌缺血及程度，并确定心肌是否存活。经食管超声心动图适用于经胸超声窗不够而心脏磁共振不可用或有禁忌证时，还可用于检查左心耳血栓，但有症状的心衰患者宜慎用该检查。

（四）心肌病

1995 年 WHO/ISFC 将心肌病定义为伴心功能不全的心肌疾病，可分为原发和继发两类。原发性心肌病包括扩张型心肌病（dilated cardiomyopathy，DCM）、肥厚性心肌病（hypertrophic Cardiomyopathy，HCM）、致心律失常性右室心肌病（arrhythmogenic right ventricular cardio-myopathy，ARVC）、限制性心肌病（restrictive cardiomyopathy，RCM）和未定型心肌病。近年来，随着影像技术的进步以及分子生物学、分子遗传学理论知识的应用，加之多中心、大规模临床循证医学证据的获得，临床科学家们对于心肌病的发病、命名、诊断、治疗及预后等有了许多新的观点，尤其是在基因方面。心肌病基因和基因后修饰资料的累积和发现，心肌肌节蛋白基因突变导致 HCM 的发病率超过 50%，现 HCM 被定义和分类为遗传性心肌疾病。由此可见，当代心肌病的定义和分类强调以基因和遗传为基础，并在此基础上将心肌病分为遗传性、混合性和继发性 3 大类，完全改变了 WHO/ISFC 的分类方法。

以往 β 受体阻滞剂由于其负性肌力作用而在治疗 DCM 方面一直存在争议。有学者在其研究中将 β 受体阻滞剂应用于 DCM 伴心动过速和严重的充血性心衰的患者中，发现 β 受体阻滞剂能够改善患者的活动能力。随后又有研究发现，美托洛尔可改善 DCM 患者的症状以及心脏功能，使左室舒张末期内径显著缩小，降低左室舒张末期压力，使左室射血分数增加，长期治疗可减少病死率和心脏移植。第三代 β 受体阻滞剂，如具有阻滞β1、β2 和 α 受体的作用，能选择性降低冠状窦的去甲肾上腺素水平，降低心脏交感活性指数，并且在减低交感活性、改善左室功能方面明显优于第二代美托洛尔。

血管紧张素转化酶抑制剂（ACEI）或血管紧张素受体阻滞剂（ARB）：ACEI 对 RAAS 具有抑制作用，在扩张周围动静脉的同时，能够降低水钠潴留，使心脏负荷降低，并且不会引起反射性心率增快，有效促进心力衰竭的纠正，并可逆转心室重构。研究证实 ARB 也具有上述作用。这二者是目前治疗心衰、改善心室重构的重要药物。因此只要无明确禁忌证，都应将 ACEI 或 ARB 加至最大剂量，但不主张二者联用，因为联用不能给患者带来更多益处，并且会增加不良反应。

钙离子拮抗剂（CCB）：钙离子拮抗剂可减低心肌细胞钙离子负荷，降低血浆中儿茶酚胺水平，改善左室舒张功能和射血分数。但是，第一代 CCB 可能增加 DCM 患者心衰发病率和病死率，尤其是对左室收缩功能减低的患者。第二代 CCB 虽扩血管功能较强，但是不能增加 DCM 患者运动耐量及降低心力衰竭的发病率和病死率。有研究表明在治疗心衰的基础上加用地尔硫䓬或维拉帕米,能改善心功能,减少左室舒张末期容积,增加左室射血分数。

非药物治疗中的心脏再同步化治疗(CRT):Bax 等通过对全球 8 个中心随机入选的 4 017 例 CHF 患者的临床资料进行分析发现,CRT 能够明显改善心衰患者的临床症状,提高 6min 步行距离,改善其生活质量,明显降低失代偿 CHF 患者的住院率,提高其生存率。 2005 年,ACC/AHA 已将 CRT 作为 CHF 患者符合条件治疗的 I a 类适应证。但其长期效果、应用指征等方面仍存在争议。

(五)心律失常

自从 1918 年 Frey 将奎尼丁在临床上应用以来,抗心律失常药物使用已近百年。即便在射频消融等方式兴起后,对大多数患者而言,药物治疗仍是心律失常的主要治疗方式。心律失常的治疗包括病因治疗、药物治疗和非药物治疗,其中抗心律失常药物的合理应用是临床工作的难点,而抗心律失常药物的相关研究也是目前研究的热点,为循证医学提供了大量有力的证据。目前,由于风险 - 效益比较低,I a 类药物在临床使用已越来越少。而 I b 类药物中利多卡因虽被广泛用于治疗室速,但也出现了一些替代药品。I c 类药物则在心脏结构异常患者中禁用。β 受体阻滞剂(II 类)与 III 类则在心律失常治疗中使用频繁。IV 类的使用同样有限。抗心律失常药物在抑制心率的同时也会增加死亡率,因此这些药物在安全性和实用性方面仍需要大量相关临床试验去检验。

以心房颤动的治疗为例。心房颤动(简称房颤)是指心房肌纤维发生 350～600 次 /min 的不协调、不规则乱颤,心律绝对不齐,是一种常见的心律失常。房颤的治疗最佳结果是恢复窦性心律,而心房颤动节律控制的随访研究(AFFIRM)验证了对房颤患者心室率的控制和窦性心律控制疗效相似,这使得房颤的药物治疗不再盲目只追求窦性心律的维持,对于一些长期慢性房颤患者,心室率控制和抗凝药物治疗可能是目前有效的选择。控制心室率可以保证心脏的基本功能,尽可能降低房颤引起的心脏功能紊乱。欧洲心脏病协会 2010 年指南建议开始采取心室率控制策略时初始宜采用宽松的心率控制(110 次 /min 之内),如果仍有心悸等相关症状,则应严格控制心室率,即静息时心室率 60～80 次 /min,运动时心室率 <15 次 /min。控制心室率常用的药物有 β 受体阻滞剂、钙通道拮抗剂、洋地黄、胺碘酮等。近年来,屈奈达隆作为治疗房颤的新药已获得美国食品药品管理局的批准。ATHENA 试验是唯一一项对房颤患者抗心律失常治疗后房颤复发和死亡率进行分析的双盲研究,结果显示,屈奈达隆较安慰剂可显著降低无心衰(NYHA II 级)房颤患者全因心血管住院或死亡风险达 24%,并且由于不含有碘,因而无甲状腺和肺毒性,是目前唯一能够降低房颤、房扑患者心律失常发作和死亡率的安全、有效的抗心律失常药物。随后又有研究发现,屈奈达隆可增加严重左心功能衰竭(NYHA III-IV 级)患者死亡率而限制了其在严重左心衰竭患者中的使用。

总之,循证医学理论用于心血管疾病领域中的例子还有很多,但是,由上述研究中也可看出,即使是循证医学提供的证据也不能全盘肯定,毕竟对于某些疾病,现代医学也难以对其发病机制做出完整而全面的解释。不过,正是因为认识不全面才会促使临床工作者不断对疾病进行研究,也因此促进了循证医学的发展。

第三节　循证心血管病学面临的问题与挑战

循证心血管病的模式尚有许多不足和局限性,有待完善。目前循证心血管病学面临的问题与挑战有以下五个方面:

1．每一个临床试验都应有明确和严格的患者入选和排除标准，试验结果仅适用于一定范畴的特定患者群，并且大多数临床试验入选的是病情相对稳定和病情偏轻的患者，因而不可将某一试验的结果不加限定的在同一类患者中推广应用。

2．在入选的试验人群中也有不同临床情况，如不同病因、不同严重程度、合并用药等情况的不同亚组，他们在同一干预手段获益或有害的程度不同。例如，溶栓药物与安慰剂对比，前壁心肌梗死患者死亡率下降幅度大于下壁心肌梗死患者，而非 Q 波心肌梗死亚组未见获益。

3．临床试验对患者观察和随防时间较短，难以评价远期疗效。

4．大规模临床试验耗资、费时。临床上大量实际问题缺乏证据，即"灰区"。临床医师不可能等待所有临床试验完成后才决定患者的治疗方案。心血管医师在没有临床试验的结果的支持下，需采用经典的诊断治疗手段处理患者。

5．循证医学在遇到具体患者时不能一概而论。临床试验仅在宏观上明确疾病防治对策，但在医疗实践中诊治每一个具体患者仍需医务人员个体化地评估治疗手段对患者的获益／风险比，确定治疗方案，并在长期医疗实践中不断积累经验。循证医学不排除经验，在当前证据不可及时，经验也是宝贵的证据。

第四节　循证心血管病学的发展前景与展望

近 30 年来，中国国民经济持续快速发展，使心血管疾病的防治面临着巨大挑战与机遇。循证心血管病学在以下方面对心血管疾病的诊治和改善人群的生活方式作出了巨大贡献。例如，纠正不健康的生活方式，注重健康的饮食及各种营养物质的摄入，心血管介入诊疗技术引进及推广普及，加强高血压的防治，控制血脂异常，提高心血管医师对糖代谢异常的关注程度，急性心肌梗死溶栓疗法的推广和绿色通道体系的创建，规范抗血小板治疗与抗凝治疗，心力衰竭治疗观念的转变。

在过去 30 年间，我国心血管疾病的防治已有了长足发展。但与此同时，我们也必须清楚认识到我们的工作仍存在着很多不足。只有不断完善与发展我国心血管疾病的防治策略与管理模式，才能进一步提高全民心血管健康水平。

以心血管事件为终点的大规模多中心随机对照临床试验，为心血管病临床治疗提供了许多证据，大大提高了临床研究的整体水平。我国进行的以心血管事件为研究终点的心血管病领域的大规模多中心随机临床试验已取得良好的证据，为临床治疗提供了依据，为治疗指南提供了参考。目前，我国大规模随机对照临床试验已进入成熟发展阶段，表现为试验设计科学、操作日益规范、质量控制良好。

第一，应积极推动各类心血管疾病防治的均衡发展。第二，介入诊疗技术的临床应用亟待规范。第三，心血管流行病学研究亦应成为今后工作的一个重点内容。第四，心血管系统健康管理模式亦有待转变。主要包括以下四个方面：①从终末期防治向早期防治转移。从青少年时期开始重视预防或矫治不良生活方式以及相关危险因素，在早期阶段阻止心血管疾病的发生。②从城市向农村转移。由于社会经济各方面的原因，近年来大中城市一直成为心血管疾病的防治重点，农村的防治工作亟待加强。例如，加强基层心血管医师的理论水平，定期组织培训学习，加强对农村心血管病患者的健康教育。③从关注局部向关注全身转移。虽然冠心病的主要病理改变位于冠状动脉，但后者只是全身动脉系统的一部分。只有全面关注全身动脉系统，才能更为有效地防治心血管疾病。④重视多种危险因素综合防治。动脉粥样硬化性心血管疾病具有多种危险因素（不良生活方式、高血压、血脂异常、糖代谢异常及吸烟等），只有综合防治这些危险因素才能最大程度地降低患者心血管系统的整体危险水平。

（王聪霞）

Chapter 8　Evidence-based cardiovascular diseases

Summary

Evidence-based cardiovascular medicine(EBCVM), an early-derived discipline in evidence-based medicine(EBM), currently has become the most active and rapidly developing field in EBM. Modern epidemiological researches indicate that the incidence of cardiovascular disease is increasing year by year. Large-scale multicenter randomized controlled clinical trials(RCTs) conducted internationally mostly involve cardiovascular disease or cardiovascular drugs and intervention methods, and both its quantity and quality surpass other fields. EBCVM provides a lot of evidence for clinical treatment of cardiovascular disease, and greatly improves the overall level of clinical research. Chinese large-scale multicenter RCT that ended with cardiovascular events have provided high quality evidence for clinical treatment, and have provided a reference for guidelines in cardiovascular field. EBCVM provides the best clinical decisions for the prevention, diagnosis, clinical treatment, and prognostic guidance of cardiovascular disease, and has made great contributions to the diagnosis and treatment of cardiovascular disease and the improvement of people's lifestyle. This chapter includes the overview of EBCVM, the current development of EBCVM, the problems and the challenges of EBCVM and the development prospects of EBCVM. It is written to introduce the definition of EBCVM, the scope and research content of EBCVM in detail, and to lead readers to review the emergence and development of EBCVM. We also introduce in this chapter the EBCVM methods for evaluating evidence in cardiovascular disease, and how to evaluate evidence in EBCVM at different stages of cardiovascular disease(such as the etiology, diagnosis, clinical treatment, quality of life evaluation, health economics evaluation and prognosis). Finally, we will elaborate on how to formulate guidelines for the diagnosis and treatment of cardiovascular disease, and how to guide the clinical practice according to guidelines. In a word, this chapter is a review, summary and prospect of EBCVM.

（Wang Congxia）

参考文献

[1]　王吉耀. 循证医学与临床实践 [M]. 3 版. 北京：科学出版社，2012.

[2]　陈薇，刘建平. 循证临床实践指南的制订和评价Ⅱ. 循证临床实践指南的报告 [J]. 中华口腔医学杂志，2013，48（3）：186-187.

[3]　胡大一，许玉韵. 循证心血管病学 [M]. 天津：天津科学技术出版社，2001.

[4]　WINDECKER S, KOLH P, ALFONSO F, et al. 2014 ESC/EACTS Guidelines on myocardial revascularization:

The Task Force on Myocardial Revascularization of the European Society of Cardiology(ESC)and the European Association for Cardio-Thoracic Surgery(EACTS)Developed with the special contribution of the European Association of Percutaneous Cardiovascular Interventions(EAPCI)[J]. Eur Heart J, 2014, 35(37): 2541-2619.

[5] 中华医学会心血管病学分会. 中国心力衰竭诊断和治疗指南 2014[J]. 中华心血管病学杂志, 2014, 42(2): 98-122.

[6] 中华医学会心血管病学分会. 2014 成人感染性心内膜炎预防、诊断和治疗专家共识 [J]. 中华心血管病学杂志, 2014, 42(10): 806-816.

[7] O'KELLY S, RYDEN L. The political power of heart doctors: with the European Heart Health Charter towards a European policy on cardiovascular disease[J]. Eur J Cardiovasc Prev Rehabil, 2009, 16 Suppl 2: S58-S60.

[8] FIHN S D, GARDIN J M, ABRAMS J, et al. 2012 ACCF/AHA/ACP/AATS/PCNA/SCAI/STS guideline for the diagnosis and management of patients with stable ischemic heart disease: a report of the American College of Cardiology Foundation/American Heart Association task force on practice guidelines, and the American College of Physicians, American Association for Thoracic Surgery, Preventive Cardiovascular Nurses Association, Society for Cardiovascular Angiography and Interventions, and Society of Thoracic Surgeons[J]. Circulation, 2012, 126: e354-e471.

[9] HOULE S K, PADWAL R, POIRIER L, et al. The 2015 Canadian hypertension education program(CHEP) guidelines for pharmacists: an update[J]. Canadian pharmacists journal, 2015, 148(4): 180-186.

[10] SCHACKY C V. Omega-3 脂肪酸与心血管疾病关系随机对照试验的荟萃分析 [J]. 卫茂玲, 译. 英国医学杂志: 中文版(BMJ), 2013(1): 55-56.

[11] KATRINE B B, LARS G, EMILIE C R, et al. Pulmonary artery perfusion versus no perfusion during cardiopulmonary bypass for open heart surgery in adults[J]. Cochrane Systematic Review, 2018(2): CD011098.

第九章

循证消化病学

第一节　循证消化病学概述

一、循证消化病学的定义、范畴及研究内容

（一）循证消化病学的定义和范畴

循证消化病学是将循证医学的方法和理念运用到消化疾病诊治的新兴学科。涉及消化领域的常见病、多发病和危急重症的诊治，特别是各种药物的疗效及毒副作用评估。目前应用最多的是消化领域内的新药评价，多中心随机对照试验联合系统评价已成为新药疗效评价的金标准。此外，消化内镜领域内的应用课题，如洗肠液的正确使用方法、内镜和消化微创介入手术后的药物治疗等，也已纳入循证消化病学的研究和应用范畴。

消化领域使用循证医学方法进行药物筛选最成功的范例是对质子泵抑制剂的疗效评估，质子泵抑制剂奥美拉唑是治疗消化性溃疡的一个里程碑似的药物，而这种药物进入临床应用时，恰逢循证医学的理念、方法等也进入临床应用。通过循证医学的研究，奥美拉唑及其后续研发药物，如雷贝拉唑、兰索拉唑、埃索美拉唑等都进行了循证医学的系统研究和评估，通过对国内外临床试验的荟萃分析，得出了不同质子泵抑制剂使用剂量、疗程、毒副作用等方面的研究结论。同时，对比研究证实了质子泵抑制剂的疗效优于 H2 受体拮抗剂，从而使质子泵抑制剂取代 H2 受体拮抗剂治疗消化性溃疡成为业界共识，质子泵抑制剂随之成为临床治疗消化性溃疡的的首选药物。

另一个范例是抗幽门螺杆菌诊治的研究。幽门螺杆菌（*helicobacter pylori*，*Hp*），作为消化性溃疡、MALT 淋巴瘤、慢性萎缩性胃窦炎等疾病的重要致病因素，如何杀灭和控制这种寄生在胃内的细菌，目前仍是消化领域研究的重点和热点之一。首先，*Hp* 的诊断方法就历经了细菌培养法、免疫抗体 IgG、IgM 检测法、胃黏膜尿素酶检测法、^{14}C（^{13}C）呼气法等多种方法的研究，通过循证医学的方法，比较检测效果、可行性、经济学评估等，目前得出的结论是 ^{14}C（^{13}C）呼气法查 *Hp* 是最有效、快捷且无创的方法，也是目前临床上诊断 *Hp* 感染的金标准。

而 *Hp* 治疗是困扰临床消化科医师的另一个难题，循证医学的研究仍在持续进行中，并根据研究结果对治疗的适应证、治疗方案等进行了数次调整。由于中国人的进餐方式基本上是共餐制，*Hp* 极易在进餐者之间相互传染，导致中国人群中 *Hp* 感染者居高不下，而且根治后阴转的患者也容易被反复感染，由于被感人群的基数十分庞大，如果都进行治疗，医疗费用上将是一个沉重的负担。而且由于需要治疗的人群日益增多，耐药问题也随之而来，

导致循证研究筛选的治疗方案疗效降低，为减少耐药困扰，治疗方案从三种药物联合用药发展到四种药物联用，而且疗程也延长至 2 周，同时，随着耐药抗生素的不断增多，抗生素的筛选使用也成为循证医学研究的重点，但目前治疗的适应证和方案仍处于探讨争论中，尚没有最后定论。

除以上研究热点外，对消化内科常见危急重症（急性上消化道大出血、急性重症胰腺炎）中使用的药物也进行了循证医学研究，这其中主要是生长抑素及其衍生物，尽管国内外的研究结果有一定分歧，但通过纳入研究和数据的合并，证实生长抑素对上述两种疾病都有重要的治疗价值，这也是消化领域药物应用的一个重要进展。此外，消化内镜微创领域也进行了相关研究，如食管曲张静脉套扎术后使用质子泵抑制剂控制再出血，胶囊内镜洗肠液的应用，也通过循证医学的研究得出了结论。消化介入领域也进行了循证医学的总结研究，对肝硬化门脉高压肝内分流术（TIPS）的术后疗效、术后用药等也进行了循证医学的评价，相关研究共识也已得到了临床应用。

（二）循证消化病学的研究内容

循证医学研究的消化疾病目前主要涉及消化系统常见病、多发病中比较疑难或争议较多的问题。包括胰腺疾病、消化道肿瘤、炎症性肠病、肝病、幽门螺杆菌、消化内镜及介入治疗等多个领域。循证医学成为探讨这些疾病诊治要点的首选方法。

1. 胰腺疾病　包括抗氧化剂、中药、内镜逆行胰胆管造影取石术等治疗急性胰腺炎，抗生素预防急性胰腺炎坏死后继发感染、急性胰腺炎肠内外营养等临床问题；胰腺癌的手术治疗、放化疗、辅助治疗、镇痛治疗、内镜安置支架姑息治疗等。

2. 炎症性肠病　各种药物诱导缓解或维持缓解治疗溃疡性结肠炎，这些药物包括氨甲蝶呤、环孢素 A、硫唑嘌呤、FK506、新型糖皮质激素（如布地奈德）、肿瘤坏死因子 -α、干扰素、5- 氨基水杨酸等，以及抗生素预防性治疗和 ω-3 脂肪酸辅助治疗等。各种药物诱导缓解或维持缓解治疗克罗恩病，这些药物包括氨甲蝶呤、环孢素 A、硫唑嘌呤、新型糖皮质激素（如布地奈德）、沙利度胺及其类似物、重组白介素 -10、肿瘤坏死因子 -α、5- 氨基水杨酸等；以及抗生素预防性治疗和 ω-3 脂肪酸辅助治疗等。

3. 各种消化道常见肿瘤　包括早期胃癌的内镜剥离治疗、进展期胃癌的姑息手术治疗、腹腔引流效果、放化疗、中药辅助治疗、常规支持治疗、抗氧化剂补充治疗等。术前放化疗对食管癌手术疗效的影响，食管内镜剥离治疗和外科手术比较治疗食管早癌、癌前病变 Barrett 食管的治疗等、中药辅助治疗、结直肠肝转移癌的治疗包括手术治疗、肝细胞癌辅助疗法、冷冻疗法，他莫昔芬治疗肝细胞癌。包括甲胎蛋白和超声检查监测肝脏可疑癌结节。胰腺癌的手术治疗、放化疗、辅助治疗、镇痛治疗、内镜安置支架姑息治疗等。结直肠癌的治疗包括转移后的姑息手术疗效、姑息化疗、腹腔镜治疗的短期疗效、非转移性结肠癌的术后随访，中药缓解结肠癌化疗副作用的疗效，粗纤维和非甾体类药物预防结肠腺瘤性息肉（癌前病变）的研究等。

4. 肝硬化　主要包括降门脉压药物剂量、疗程和毒副作用等方面研究。各种保肝药物剂量、疗程和毒副作用的研究。缓解和纠正肝昏迷药物的使用。尽管某些药物已长期使用，循证医学的研究不仅是对其疗程的进一步肯定，更重要的是确定这些药物使用的最佳剂量和疗程，同时把毒副作用降到最低。

5. 幽门螺杆菌感染的治疗　幽门螺杆菌（*Hp*）是许多上消化道疾病的重要致病因素，因此 *Hp* 的根除治疗一直是消化科医师研究的难点和重点。特别是随着初治和复治人群的增加，*Hp* 的治疗方案呈现越来越严重的耐药趋势，如何通过循证医学的方法筛选疗效好、疗程适当、耐药少而毒副作用小的治疗方案，一直是研究的热点。

6. 消化内镜和介入领域　循证医学的研究主要集中在各种消化微创和介入新技术的筛选和验证上。包括术前消化道清洁、术中术后并发症的预防和处理、术后疗效评估。目前研究的重点是对消化道早癌剥离术疗效的评估，特别是术后复发和转移的评估。门脉高压食管 - 胃底静脉曲张肝内分流技术（Tips）和内镜套扎注射治疗技术的疗效，术中、术后并发症发生率的评估，以及这两种术式的适应证和禁忌证等。其他还包括消化内镜各种消毒方法的评估，包括环氧乙烷法、酸化水法等，消化内镜的消毒灭菌对防止疾病的医源性传播有重要意义。

二、在消化病学中实践循证医学理念

消化疾病的循证医学实践包括临床医疗和教学见习等方面的实践。临床实践要注意循证证据的正确使用，要强调将循证医学的理念和方法贯穿整个医疗行为的始终。具体而言，从患者入院后搜集疾病病情（症状、体征）开始，到各项生化、影像学检查及最后明确诊断并进行治疗，都迫切需要循证医学进行指导。目前不足之处集中表现在病历文书（入院记录、病程记录、会诊记录、出院记录）的记录中，没有体现诊治行为的证据性。这和记录者（低年级住院医师、研究生、进修医师等）没有受过系统的循证医学培训有直接关系。其结果是一旦出现医疗纠纷，病历文书提供的医疗行为表现为记录不当、记录不全面或记录不正确，没有形成循证医学的思维方式。具体表现有：①记录不当：包括入院诊断、出院记录有疾病诊断，住院期间也进行了相关疾病的诊治处理，但病程记录中没有对诊治的依据和理由进行说明；或病程记录中对诊治的依据和理由进行说明，但出院记录和病情说明书中没有对相关疾病的诊治进行说明和记录。②记录不全面：包括对病情变化、诊断过程、治疗结果记录不连贯或漏记，缺乏内在逻辑性。③记录不正确：住院表现为应该记录的没有记录，或记录时没有强调内容的重要性，或流水账式地记录了许多次要的东西。

解决上述不足之处的要点是要进行临床循证医学的教学，要让记录者充分理解记录的要点是遵循临床诊疗活动的证据，在记录每一个诊疗事件时，必须阐明进行这个事件的依据和理由。教学方式可选择各亚专业组的主要病种进行示范说明。同时对记录内容进行点评，指出记录者漏记、少记的内容，并说明这些内容必须记录的理由。临床教学反复进行上述培训工作，不仅完善了病历文书的内容，也提高了记录者的临床工作能力。

但更重要的工作应该从记录者的临床见习和实习期开始，循证医学是一种与传统教学模式不相同的学习方法，医学生在进入临床工作前，要学习以问题为导向的循证医学课程，掌握学习的技巧和方法，成为一名终身受用的自我教育者。进入消化领域后，能查找相关亚专业主要病种的循证医学研究成果，合理采用他人制定的循证医学方法，使自己的临床知识和技能得到及时更新和提高。并在此基础上，结合消化各亚专业病种的临床特点，进行创造性思维，比较不同病例的差别，决定该做什么检查，采取什么治疗措施，同时养成带着问题去查阅文献、综合评价、提供处理依据的循证医学思维习惯。养成临床问题从循证医学出发，通过循证医学寻找答案的科学态度和方法，将临床试验的证据融合到日常的医疗实践中，从根本上改变医师的个人诊疗习惯和模式。

然而，目前临床教学仍主要采取讲课、查房、专科病例讨论等方法，住院医师、研究生、进修医师获取知识和技能的主要方法仍以灌输式的方法为主。在内科住院医师阶段的方式仍然是学生汇报病史、临床带组医师查房、分析病情、下级医师记录主管医师下医嘱并被动执行,而这个过程无论主管医师如何改变讲解方式,学生总是处于被动地位,缺乏独立思考,分析和解决问题的能力得不到充分培养和锻炼。同时,在每天的临床实践中,都会面临许多有关疾病诊断、治疗和预后的问题,解决这些问题也是通过被动接受上级医生提供的知识和信息,或从消化专业书籍中查寻答案,这种被动方式获得知识虽然方便,但却可能不可靠或已过时,这是目前临床各专业,包括消化专业教学在内都需要解决的问题。因此涉及如何获取亚临床领域更新知识的问题。

除了消化道感染性腹泻、消化性溃疡、急性胃黏膜病变等少数疾病外,目前多数消化疾病仍无法进行根治治疗,也没有公认的有效疗法。常见疾病包括各种原因所致的肝硬化、炎性肠病、消化道晚期肿瘤、肠易激综合征、消化不良、*Hp* 治疗的耐药问题等。目前循证消化病学科学研究在以下几方面还有很大的提升空间:

1. 更新存在的问题　尽管发表在 Cochrane 图书馆中的系统评价数据库(Cochrane database systematic review,CDSR)会根据计划书中的要求进行定期更新,更新期间旧的系统评价会从数据库中撤出。但发表在非循证医学杂志中的很多消化疾病的系统评价,没有进行定期更新。没有更新的原因一方面是作者仅以发表文章为目的,发表后没有对相关研究领域内最新的研究结果进行追踪和收集,因此无法更新。另一方面是相关研究领域内的研究结果没有进展,研究文献太少,也无法进行有效更新。另外,Cochrane 系统评价数据库对发表的循证医学文献强调临床应用价值,如果临床初期研究结果提示效果不佳或疗效不肯定时,有拒绝注册的倾向,这也影响了循证医学文献随后的书写和更新。

2. 更新时间的选择　尽管 Cochrane 系统评价一般要求两年左右进行更新,但更新的速度也取决于研究领域中所发表的可纳入研究文献的数量。如果在一定的时间内发表的文献多,或研究结论有重大进展和变化时,应及时更新。但具体到某一消化疾病时,则主要受限于病种类型和样本量,如果是少见病,更新时间可适当延长,而常见病或多发病,则更新时间应缩短。特别强调的是,当临床试验的研究结论有变化时,更新时要审慎评估导致这种变化的原因,新纳入文献的数量和样本量是否能改变既往评价的结论。

3. 更新的注意事项　更新是在既往文献的基础上增加新内容,因此更新后文献的发表比第一次发表容易。但要注意纳入的新文献一定要满足既往文献的纳入标准,如果要修改纳入标准,一定要联系相关的亚专业组,和循证医学专家讨论纳入标准修改的原因,是否能修改,以及修改后是否会对结论造成影响。此外,对更新中增加或减少的评价指标也要进行说明,否则会造成更新失败或更新后的文献无法再发表。

4. 更新的终止　如果新的更新结论提示疗效肯定或无效,应继续保持更新,如果反复更新结论仍没有变化,可维持结论不再更新,即成为治疗方案的定论。消化领域内,质子泵抑制剂治疗消化性溃疡、生长抑素治疗急性消化道大出血、5-氨基水杨酸诱导缓解和维持治疗炎症性肠病、糖皮质激素诱导缓解和维持治疗炎性肠病、免疫抑制剂治疗诱导缓解和维持治疗炎性肠病的系统评价已终止更新。这些治疗方案已成为消化领域公认的标准方案。

5. 阅读循证医学更新文献　除了首先比较更新前后主要结论是否有不同外,也要比较次要结论是否有改变,如药物的疗程,剂量和毒副作用等是否有变化。此外,要分析新纳入文献的数量和样本量是否有偏倚,如更新时纳入病情严重的病例较多,则可能得出疗效较差的结论,反之则可能得出疗效较好的结论。消化领域内炎性肠病和急性重症胰腺炎等病变就存在这个问题：急性重症胰腺炎所使用的药物、疗程、并发症的发生率和急性轻型胰腺炎有显著差异，如果纳入病例样本的基本病情轻重不一，很可能影响最后的更新结论。这类疾病应进行分层分析或亚组分析。

第二节　循证消化病学的起源及发展现状

一、循证医学在国内消化病学中的发展及现状

从 20 世纪 90 年代初开始，四川大学华西医院和复旦大学一些临床专家将循证医学的理念从国外引入中国后，循证医学逐步在临床各亚专业开始实践应用，因国内的临床工作模式和国外有一定差别，特别是如何和中国医院的临床工作有机结合、具体的应用模式如何，还处于探索阶段，同时有关循证医学的概念仍处于模糊阶段，如何进行临床科研设计，如何收集有效的临床诊治证据并进行科学评估等工作，都处于起步阶段。

华西医院消化内科在时任科主任领导下，首先在其研究生中进行了培训学习。华西医院中国循证医学中心也对各亚专业的年轻医师（主要是研究生和住院医生）进行了多期循证医学知识的培训，学习结业后颁发结业证书。学习内容主要是在临床科研设计的基础上，首先阐述了循证医学如何收集、分析治疗性证据，并根据证据结果进行临床应用。其要点是强调高质量的临床随机对照试验（RCT）及其系统评价所提供的临床证据（A 级证据）是说服力度的较高的证据，而专家意见和临床经验证据的证明力相对较低。其次是如何收集证据，即收集本专业或本专业相关的临床随机对照试验（RCT），证据收集时要鉴别文献是否为真正的 RCT，如果是符合要求的 RCT，则纳入随机对照试验数据库备用。由于当时大多数杂志没有电子版，或录入数据库的文献只有题目或摘要，因此，人工检索（hand search）查找 RCT 是一项重要工作。基本的工作流程是确定本专业领域内常用或权威的杂志（纳入的杂志种类尽可能多），从这些杂志的首卷开始查找 RCT 的治疗文献，如果确定是 RCT 治疗文献，则分析 RCT 的类型是否是人体试验（随机／半随机），是否使用盲法等问题，并用标准分析表格进行记录，最后将所有记录表格送交中国循证医学中心定期提交国际 Cochrane 协作网收录在 CENTRAL 数据库，为进一步的系统评价工作提供原始研究资料。人工检索工作直到医学刊物的全文数据库出现、网上可以查找全文文献后才停止。

随着循证医学在国际上影响力的增加，注册和书写 Cochrane 系统评价成为新的学术热点，国内包括华西医院在内等多位医师在 Cochrane 协作网亚专业组注册了数十个研究题目，涉及肝胆胰疾病、炎性肠病、门脉高压病变等领域，相关研究延续至今，发表了多个系统评价，提高了消化疾病循证医学研究的水平。在进行系统评价撰写的同时，国内也派出了人员赴英国循证医学中心学习，系统学习循证医学的研究内容，取得了良好效果，这些人员回国后进一步推动了国内循证医学的规范化研究。

国内消化疾病循证医学的研究工作开展较国外晚，许多常见的临床疾病已被国外研究人员注册，中国注册的研究题目包括中药治疗胰腺炎、胆石症、痔疮出血等，也有洗肠液的临床应用，套扎后使用抑酸剂预防出血等研究题目，肠道动力剂治疗肠易激综合征等，大部分研究结果最后都发表在 Cochrane 系统评价数据库。

随着系统评价的方法为国内广大医师所认可，循证医学的研究工具为更多医生所掌握，系统评价的方法已成为临床研究中一种重要而常用的方法，已取代了部分单纯的综述性评

述。国内目前有许多研究生及其导师从事相关亚专业的循证医学工作，并扩大到消化介入领域，多篇文章在相关领域的 SCI 期刊上发表。

总之，我国开展循证医学研究二十年来，研究团队不断壮大发展，研究内容十分丰富，研究领域和深度不断拓展，不断取得新的研究结果。

二、Cochrane 消化组

Cochrane 消化卫生组是国际循证医学组织在消化医学领域的亚组，根据研究领域的不同有多个亚组。正式的系统评价会发表在 Cochrane 图书馆收录的 CDSR 上：该杂志是国际循证医学组织的门户期刊，属循证医学顶级期刊，质量控制严格。该杂志一般不直接接受循证医学文章发表。发表工作分为两步：

1. 注册申请　需在相应的亚专业组系统评价小组注册，不同的小组有固定的网址，先要发邮件到相应网址进行申请，如炎症肠病组（在加拿大），肝胆疾病组（在丹麦）等。注册人员要表明自己有进行循证医学系统评价研究的学术能力和研究背景，计划书写好后通过电子邮件提交到该注册小组，进行审核修改，一般约 3～7 个月方能通过发表收录到 Cochrane 图书馆中。

2. 撰写正式的系统评价，系统评价完成后再提交到相应的注册小组，由该小组的同行评议（peer reviewers）专家进行同行评议。通过后才正式发表，成为被 SCI 数据库收录的文章。发表不收版面费，但必须注意的是撰写计划书和系统评价要使用统一的 Cochrane handbook 和书写工具（RevMan），而这些专业的书写工具又必须经过相关培训才能正确使用。整个过程较为繁琐，且文章发表周期长，特别是正式的系统评价需要反复修改，且要求必须纳入发表前半年内的最新文献，如果对循证医学的评价方法不熟悉，新文献又不断发表出来，容易陷入反复修改，反复补充新文献后又反复修改的循环中，所以一般计划书发表后要 4～6 年才能发表正式的系统评价。

随着循证医学研究的深入，循证医学在临床消化领域也得到了广泛应用。除了前述的对新药剂量和疗程的科学筛选外，也包括对诊断方法和卫生经济学的评估。荟萃分析（Meta-analysis）是其中最常用、也是最有效的工具。此外，也包括描述性研究。

在临床应用中，最重要的方法是针对某种疾病搜寻最有效的诊治方法，同时也要考虑费用。除了常用的各种医学文献数据库，如 Embase、Medline 和 SCI 外文数据库外，国际循证医学网站提供了专门的循证医学图书馆（Cochrane Library），供医生搜寻最新的循证医学文献。循证医学图书馆除了可以搜寻到各种常见的消化系统疾病的最新诊治方法外，还有重要的研究价值：如果临床医师从图书馆无法搜索到需要的临床信息，则证明该信息缺如，临床医师就可以到相应的消化亚专业网址申请注册，进行相关的循证医学研究。结合中国医学的特色，多个中药治疗消化系统疾病的系统评价研究注册并发表：包括中药治疗急性胰腺炎、中药治疗溃疡性结肠炎、中药治疗痔疮出血和中药治疗胆石症等。其中，中药辅助治疗晚期胃癌的系统评价研究得到了丹麦癌症中心的经费资助。

使用 Cochrane Library 和一般的医学数据库方法类似，可以使用主题词、作者等方法查找所需要的文献，但要注意的是搜寻到的文献包括计划书（protocol），系统评价（review），更新后的系统评价（review updated）等类型。如前所述，protocol 仅是注册后的研究方案，还没有形成正式的系统评价，只是提醒读者已经有人在进行相关研究；review 是正式的系统评价文章，有研究结论供参考。而 review updated 是对发表后的 review 进行补充修改，特别是既往研究尚不完善的 review，不完善的原因包括纳入文献质量欠佳（如文章有发表偏倚、试验设计欠完善和纳入样本量少等），或纳入文献数量有限，或存在较大的统计学异质性等，如果发表的 review 存在上述问题，一般每隔 1～2 年，作者要自动进行更新，但是多次更新的结果如果和原结论没有区别，则不再继续更新，就是最后的研究结论，如质子泵抑制剂治疗消化性溃疡的剂量和疗程，得出的研究结论就是最终结论，就不再需要继续更新。

　　阅读循证医学文献时，要仔细分析研究文献的研究结论。应用时要注意以下几个问题：①研究使用了荟萃分析还是一般描述性研究？②纳入文献是否全面？由于常用的医学数据库多纳入英文文献，而其他语言的学术文献有可能被排除，如许多中药的医学文献都是用中文书写后发表在国内的中医杂志上，而大部分中医杂志发表的文献都没有被英文数据库收录，如果系统评价进行荟萃分析时没有纳入中文数据库中的文献，则存在文献纳入偏倚，最后会影响研究结果。③纳入文献的时效性：一般要纳入发表前半年内的文献，如果没有纳入最新发表的文献，则研究结论的可靠性欠佳。④研究疾病的类型：如果一种疾病有轻、中、重型，如果系统评价没有完整纳入各类型的疾病，则研究结论对临床的指导价值就比较有限。

　　Cochrane 消化卫生组的重要工作是指导撰写消化疾病相关的循证医学文章，特别是消化疾病的系统评价，是循证医学学术研究的重要组成部分。国际 Cochrane 协作网提供的基本撰写工具是 RevMan 软件，该软件提供了撰写循证医学系统评价的基本框架，对于熟悉医学文章撰写的人员，如果熟悉基本的统计学知识，特别是 Meta 分析的使用，就能按步骤书写系统评价。

　　掌握系统评价的撰写工具后，还必须掌握各医学数据库的文献查找方法，常用的外文数据库有 Medline、Embase、SCI 等，中文数据库有 CNKI 数据库、万方数据库和中华医学杂志数据库，只有应用了正确的搜索策略，才能最大限度地纳入研究所需的文献。如果搜索策略不全，则纳入的文献有可能被遗漏，最后的研究结论就会相应的受到影响。对于不熟悉或没有完全掌握查找策略的研究者，可以提供研究用的主题词，付费让图书馆工作人员制定搜索策略，并查找研究文献；对于已在 Cochrane 网各消化亚组注册成功的研究题目，可以请相关亚组的编辑人员制定搜索策略，并定期提供查找文献原文的服务。

　　当研究文献收集好后，要对符合研究目的的文献进行筛选，一般选择论证强度大的临床随机对照试验纳入研究，剔除不符合研究目的的文献。而队列研究可根据研究目的纳入文献，如果随机对照文献足够多，可不纳入。否则可考虑纳入样本量大的队列研究文献。

　　当研究文献选定后，要分析文献所能提供的研究信息，特别是不同的文献之间有无共同的诊疗指标可以合并研究，进行 Meta 分析研究，如果没有，则只能进行描述性研究。同时，如果能合并的诊疗指标较多，则能提供更多的 Meta 分析结果，得出更全面的疾病诊疗指导意见。

　　撰写中一个重要的问题是研究目的的选择，如果选择的目的太宽泛，则要纳入的文献数量将非常多，当纳入的文献达到数百篇后，后续的分析工作将变得十分繁重；同时要对纳入研究疾病的不同类型、药物使用差异等因素进行亚组分析。整个系统评价将变得庞杂，阅读非常困难。反之，如研究目的过于局限，则能纳入的研究将很少，无法进行论证力度更大的 Meta 分析，有可能得不出有明确临床指导价值的研究结论，导致长期反复更新，增加了研究周期和工作量。

　　系统评价撰写中需要注意的是语言问题，特别是需要发表在 Cochrane 图书馆中的 Cochrane

database systematic review 和其他国外杂志的循证医学研究文章。循证医学文章虽然和综述性文章类似，也是属于对既往研究结果进行总结的二次文献，其与综述性文章的显著区别是要尽可能对纳入研究数据进行定量合并分析，若实际情况不允许，才对研究文献结果进行定性评述。因此语言风格和格式与综述性文章有较大区别，特别是讨论部分，应是对统计分析的结果进行归纳总结，得出新的结论，如果不能准确把握，只是如综述性文章一样泛泛而论，极有可能被拒稿而不能发表。而且引用的文章分两部分：一部分是概述和讨论时引用的参考文献，另一部分是纳入研究分析的研究文献。

目前消化疾病的系统评价多集中在临床新药和介入新技术的评价上，包括治疗胃肠道早癌和黏膜下病变的内镜剥离／挖除技术，特别是一些剥离新技术，如隧道技术等。治疗常见病、慢性病的常用药物不需再撰写系统评价进行评估。Cochrane 卫生组的成立对国内循证医学的学术研究具有积极影响，相应的学术研究成果也在消化领域的多种杂志上发表，国内的研究结果也发表在中华消化杂志等顶级专业杂志上。同时，多个杂志的编辑都对循证医学的研究充满兴趣，主动与循证医学研究团队成员约稿发表研究成果。

第三节 循证消化病学的挑战和机遇

一、循证消化病学临床面临的问题和挑战

虽然消化系统疾病的循证医学研究在国内已开展时间较长，但在具体应用中仍存在许多问题，而系统评价的最终结论是否具有临床指导价值是最重要的问题。实际上，无论系统评价的结论是否有临床指导价值，使用者阅读系统评价后首要的问题并不是直接应用评价结论中提供的方法、药物剂量、药物疗程等，而是分析系统评价本身的评价方法是否有缺陷，这就要求使用者要有非常深厚的科研功底，要熟悉临床科研设计方法、系统评价方法、文献查找方法等。因为国内系统评价撰写者的水平参差不齐，与国际循证医学组织在 Cochrane Library 上发表的系统评价质量上尚有差距。因此，应用者（临床医师、卫生决策制定者等）除了首先要使用发表在 Cochrane Library 的高质量文献外，还应接受相关的循证医学培训，而国内广大的基层和中级医师，接受正规培训的并不多，正确使用系统评价仍有很多困难。

另一个问题是临床医师的习惯问题，目前临床医师遇到问题时并不是从最新的循证医学证据中寻找答案，而是根据自己的经验或既往的循证证据拟定诊治方案，此有可能导致患者没有得到最佳的方法措施进行诊治，这一方面是由于临床工作繁忙和思维定式，另一方面也和语言障碍有关，国外大多数质量较高的系统评价都是英文撰写的，如果临床医师的英文阅读能力有限，则无法快速阅读多篇文献，并从中找到有用的诊治方法。而国内的循证医学中心人手和经费有限，无法将 Cochrane Library 上的英文文献全部翻译成汉语，而且 Cochrane Library 上的循证医学文献更新扩充很快，目前也没有设置自动的语言翻译软件，导致循证医学在国内的应用受阻，仅仅在一些英文水平较高的教学医院开展，而广大基层和中级医院的开展较少，这些医院的医师多是通过学术活动等方式被动接受一些循证医学的研究结论。

此外，循证医学提供的结论都是对已知疾病的诊治意见，对于临床疑难病症，循证医学的研究结论无法提供有效帮助，而实际临床工作中，多种难以解释的问题常常困扰临床医

师,如下消化道疾病中不明原因的慢性腹泻、慢性腹痛等,循证医学很难针对具体疾病提供个体化的诊治意见,而且诊治措施也具有一定的滞后性,这也导致许多临床医师对系统评价的应用失去了兴趣。而对于危急重症患者,如急性重症胰腺炎、急性上消化道大出血等,由于病情复杂、变化快、预后差,对个性化的诊治措施要求更高,系统评价的研究结论的滞后性更难以解决这类问题。

最后,循证医学系统评价主要由临床医师撰写,如果能被 Cochrane Library 收录,系统评价可同时被 SCI 数据库收录,撰写者相当于发表了一篇高水平的综述论文,发表不收版面费,或在一定时间内网上免费阅读 Cochrane Library 上的文献,但对于一般使用者,类似于使用 SCI 数据库等,使用 Cochrane Library 需要支付一定的费用,这对于非学术研究机构的使用者,如国内基层医院和中级医院的医师,如果单位没有购买或共享,也会在一定程度上造成应用障碍。

综上,系统评价在国内的临床应用虽然也进行了推广宣传,但仍未成为临床疾病诊治的主流模式,大部分应用仍停留在查漏补缺阶段,或已用了某些诊治措施后,再寻找类似的循证医学证据加以佐证,故仍有很大的空间需要完善。

系统评价的应用方式多种多样,但快捷方便是最基本的要求,因此国际循证医学中心已将光盘版的 Cochrane Library 逐步过渡为网络版,方便用户随时从网上查找所需内容。这种方式显然比光盘模式更方便,光盘模式需要安装在用户的每一台计算机上,而且随着新的内容更新后要重新安装新光盘,而网络模式只要是有因特网的地方都可以上网查询。但网络模式仍有缺陷,因为一般医疗单位使用的网络都是局域网,为了数据安全,都没有和因特网直接联通,因此局域网的主机也需要随时更新 Cochrane Library 或其他因特网数据库中的系统评价,这就需要付费购买,对于一些基层小医院,长期更新将是一笔不菲的开支。实际上,在国内许多大中型的医疗机构,包括知名大学的附属医院和教学医院,目前也不具备从医院信息系统(hospital information system,HIS)中直接查找循证医学最新成果的条件。其根本原因是 HIS 系统的前期研发工作中就没有考虑到要使用系统评价软件这一重要的临床工具。

由于国内绝大多数医院(县级及以上医院)已使用 HIS 系统作为日常医疗活动的工作平台,而这个平台还没有和循证医学进行有机整合,也是循证医学在国内没有得到很好推广应用的一个重要原因。目前绝大多数医院的 HIS 系统主要是医学数据录入功能和历史数据查找功能,很少安装医学数据库的搜索引擎。因此,即使医疗机构购买了 Cochrane Library,还需要开发安装局域网的网络搜索引擎,才能应用这一循证医学数据库。

随着 HIS 系统的使用,医疗小组的日常查房和诊治工作也从纸质版的医疗文书转到网上数据的分析应用,相应的诊疗措施也在网上执行。这给了系统评价一个很好的应用契机:从病情分析到明确诊断,从诊断到治疗的每个环节,都可以搜寻相关主题词的系统评价,并对各系统评价的结论进行分析,以得出最优化的诊疗措施。这种工作模式最大的优点是能将系统评价的最新成果快速、实时用于临床工作。

另一个优点是能大大促进循证医学的学术研究,临床工作中遇到问题时,如果实时查找循证医学数据库没有查到有帮助性的文献,则应立即搜索其他医学数据库和临床随机对照试验数据库,对相关文献进行综合分析研究,就可以快速撰写新的系统评价,当类似问题再次出现时,其他医师就可以直接参考和应用系统评价的诊治结论,有助于提高工作效率,少犯错误。

　　此外，系统评价的网络应用方式也有助于卫生技术评估和政策制定，通过大数据挖掘技术，卫生行政部门可以评估不同临床诊疗方法治疗类似疾病的疗程、费用效益比、平均住院日，据此可以制定合理的临床路径和到达最佳的费用效益比。而临床上对某一疾病的疗程、平均住院日等指标，目前只能进行同等水平的院际间横向比较，缺乏其他的参考标准，而这些指标的设定值涉及医疗资源的配置和利用效率，在当今中国优良医疗资源仍十分紧缺的情况下，循证医学的方法提供了一个相对公允的评判指标，因为基于循证医学指导进行的临床诊疗活动，可以极大地降低医务人员临床工作的随意性，如果循证医学提示某个临床诊疗路径的费用效益比最高，就可以固化成为诊治某一疾病的标准路径。而更重要的是，这个标准路径也不是一成不变的，必然会随着循证医学的发展而得到不断更新，这比目前临床传统意义的标准路径更具合理性和可操作性。

二、循证消化病学临床研究面临的问题和挑战

　　撰写系统评价时，虽然要求尽可能多地纳入临床 RCT，但国内可应用的大多是 20 世纪 90 年代以后的文献，以前的文献基本不能用。其实也只有最近 10 年的 RCT 文献质量才有所提高。

　　出现上述问题，除了国内研究者临床科研设计的方法有缺陷外，临床 RCT 缺乏管理也是一个重要原因，国外研究者要进行临床 RCT 前，一般要先书写计划书（protocol）并报相关的研究网站进行登记注册，表明自己在进行相关工作，告知其他研究者不要再重复相关研究，或进行多中心研究。而国内缺乏这样一个管理机构，任何医疗人员都可按自己的意愿随意进行研究，如中药治疗溃疡性结肠炎，尽管每年都有大量 RCT 文献报道各种方剂治疗溃疡性结肠炎有效，但这些文献质量普遍较差，极少有按共同标准进行多中心研究，而针对每一个方剂的研究文献都很少，导致研究结果纳入系统评价后无法进行 Meta 分析，所以很难得出哪个方剂有确切疗效的结论。

　　同样，国内由于系统评价管理注册的机构缺乏，针对同样的消化系统疾病，可能存在多个相似的系统评价。临床医师在阅读这些系统评价时，一定要看不同的系统评价搜索的数据库和纳入的文献是否有区别，如果区别较大，一定要选择检索数据库多、文献检索策略完善、纳入 RTC 文献多、RCT 文献质量高、国内外 RCT 文献都有纳入的系统评价进行阅读，除了比较结论是否有区别外，更要比较系统评价之间文献的纳入标准是否有区别，Meta 分析的使用是否正确，研究指标是否全面，纳入文献的异质性是否过大等问题进行分析，才能最终决定哪个系统评价的结论更合理，更有临床指导价值。

　　此外，系统评价撰写中统计学方法的应用也存在很多问题。目前，虽然各种消化系统疾病的系统评价已有很多，基本涉及亚专业的各种病变，用于消化系统疾病常见药物的评价已经完成，而现在的研究多集中在少见疾病和新药的评估方面。和其他临床专业类似，消化疾病系统评价结论的可靠性取决于临床大样本随机对照试验（RCT）的质量和数量。而 RCT 的质量又取决于临床科研设计的水平。临床科研设计课程是 20 世纪 80 年代初才逐步引入临床教学。因此，国内之前针对消化系统疾病进行的大量临床研究要么不是 RCT，要么不是真正意义上的 RCT，或者是不合乎研究要求的 RCT。具体表现为：虽然文中提到随机对照，但分到对照组和干预组的方法并不是用随机方法分配，而是"随便"分配，多数文章没有仔细阐明随机所使用的方法，如信封法、抽签法、随机数字表法等。其次，文献中盲法的使用很少，没有分配隐藏。或者是假盲法，如文章中描述肠道病变使用了不同药物进行

灌肠治疗，由于不同药物配制后颜色有明显区别，又没有使用无毒色素进行色彩配比调节，就不可能起到盲法的效果。再者，研究样本数量普遍较少或没有经过统计学评估要纳入的样本数量。同时，纳入的病例样本缺乏代表性，如研究只纳入了病情轻的患者，没有纳入病情重的患者，也没有进行随机分层。另外，多数研究中使用的诊疗评价指标不全面也是一个严重缺陷，如有的 RCT 只研究一两个指标的短期结果，对其他重要的指标均没有研究，也没有研究中失访病例的追踪报道和处理结果，或没有随访结果的报告，以上因素导致国内消化疾病 RCT 的总体质量较差，系统评价往往无法得出确切的结论，即使反复更新也无最后结论。

由于国际循证医学组织开发了专用于撰写系统评价的 RevMan 软件，且该软件已不断完善升级到了 5.0 以上的版本，该软件的一个重要功能是加载了系统评价常用的 Meta 分析软件，使用者不需要了解 Meta 分析的具体操作运算过程，只需按步骤输入数据（计量资料或计数资料）就可以很方便地得出 Meta 分析的结果。但对于纳入文献的数据是否能合并，出现异质性后如何处理，如何使用随机效应模型和固定效应模型，都需要学习专门的循证医学教材才能深入理解和正确应用。如当出现异质性后，要进行亚组分析或分析异质性的来源，如何剔除异质性大的文献等都需要专门培训才能正确应用。而且，Meta 分析的方法自身也在不断发展，如何应用最新的研究成果，对一般的 RevMan 软件使用者，如果没有医学统计专家的指导，也是一个不小的挑战。

首先，纳入文献的数据能否合并就是一个挑战，对于化学结构式明确的西药，数据合并存在的问题主要集中在药物使用的剂量、疗程和治疗疾病的严重程度上，如果疾病的严重程度已进行了随机分层处理，则合并主要取决于药物是的剂量和疗程，如果差别大则要进行亚组分析。而随机分层和亚组分析有可能使纳入的文献数量变小，影响 Meta 分析的结果和论证强度。更棘手的问题是复合方剂药物，如中药方剂往往由多种中药组成（平均约 6～10 味药物），每一味药物又可能是动物性药物、植物性药物或矿物性药物，本身又由多种化学成分组成。使用时除了每味药物有加减外，每味药物的剂量还有变化，而且同一味药物，如果产地来源不同，化学成分组成也可能有较大差别，导致药效有差别，有时甚至差别还很大。如何评价这些方剂 RCT 的异质性，能否合并都需要进一步的研究和规范。

其次是发表偏倚和报道偏倚。如果系统评价无法纳入阴性研究结果的 RCT 文献，则最后的结论有可能出现偏差。现在各学术刊物登载的多是诊疗结果为阳性（有效）的文章，而结果无效的文章刊登较少，尽管系统评价研究中可以通过漏斗分析等方法进行评估，但仍对结果有影响。

还有一个困扰系统评价研究的问题是纳入文献的研究指标问题，由于发表文章的作者一般是探讨某一疾病中感兴趣的临床问题，而不是对所研究的疾病的所有诊治指标进行全面报道，而只报道部分诊疗指标的文章对系统评价的结论有明显影响。对于报道较少的结果，或报道的结果既有计量资料，又有计数资料，就很难合并进行 Meta 分析。对于一些病因尚不清楚的消化系统疾病，如溃疡性结肠炎，除了便血、腹痛、黏液便等临床症状指标外，还有内镜检查结果和多种免疫学和实验室指标，国内虽有多篇溃疡性结肠炎的 RCT 文章，但绝大多数文章都没有完整涉及上述指标，特别是一些报道较少的指标，如免疫学指标，就只能进行描述性研究，而 RevMan 软件没有提供其他统计方法，如果要对描述性结果进行验证，还必须使用其他统计学软件对纳入文献的数据进行分析，评估其使用的统计方法是否恰当，结论是否正确。

对于不熟悉或未使用 RevMan 软件撰写系统评价的作者,除了文章内容和格式外,还必须使用其他统计学软件进行 Meta 分析,如 Stata 等统计学软件。而学习这些统计软件,正确掌握其中 Meta 分析的应用方法,也十分繁琐和耗时。

第四节　循证消化病学发展展望

目前,由于国际循证医学中心推荐使用 RevMan 软件撰写系统评价,使 RevMan 软件平台客观上成为了撰写系统评价的标准方式。但 RevMan 软件曾经有汉化版本但更新不及时,而且相关的使用方法和问题解答全部都是英语,相当一部分和撰写内容、格式、科研设计、统计相关的专业内容较为繁琐复杂,对于英语阅读理解水平较差的使用人员,仍有不小的难度,因此,RevMan 软件虽然可以从因特网上免费下载,但一般的国内使用者都局限在英语水平较好的高校研究生或专业人员。对于普通医院的临床工作人员,很难推广使用,和撰写医学专业文章相比,循证医学系统评价的撰写仍无法广泛开展。

RevMan 软件的另一个显著缺点是没有提供系统评价的完整范例,而不同亚专业的系统评价书写是有差别的。当在国际 Cochrane 专业组注册成功,并在 Cochrane Library 发表用 RevMan 书写的计划书后,对于英语不是母语的撰写者,正式的系统评价完成后往往要修改多次,修改的时限有时需要 2~3 年,而且一边修改一边补充新发表的文献,导致内容不断变化、不断修改而陷入恶性循环,部分作者因不堪忍受这种漫长繁琐的修改工作而放弃系统评价的发表。原因之一是撰写者不熟悉系统评价各部分内容的写作要点和重点,导致书写内容不符合发表要求而反复修改。但究其根本原因,除了英语水平达不到发表要求外,一是没有经过专门的系统评价撰写培训,或者培训后没有真正理解书写的要领。二是没有和撰写内容接近的范例文献供参考。三是某些栏目细化不够,如在正文部分的书写中,不同亚专业的系统评价内容相差很大,导致撰写者反复修改、补充内容。

综上,国内要建立系统评价标准化的一个重要措施是 RevMan 软件的汉化工作,特别是自带的指导工具要汉化,方便撰写者遇到问题可自学解决。其次是各栏目书写要点的细化工作,让撰写者明确书写要点,快速进入写作状态。如果能配备汉 - 英自动翻译软件,则能在很大程度上拓展 RevMan 软件的使用空间,方便撰写者用母语书写后自动翻译成英语,即使翻译后的英语不够标准,但和直接用英语写作相比,翻译后修改也能大大提高撰写者的书写速度。其次,系统评价计划书研究题目、目标的选择是否恰当,必须要由相关的专家进行审核论证。Cochrane 循证医学亚组的编辑不能只审核计划书的文字内容,也要审核研究目标是否具有可行性。如在中医治疗消化性疾病的领域中,中药治疗胰腺炎、中药治疗胆石症、中药治疗溃疡性结肠炎等研究题目不太恰当,因为中药涉及的范围太广,如中药治疗溃疡性结肠炎的基本方剂有十数个之多,各方案一般又涉及 8~10 味中药,研究中总的纳入文献有数百篇之多,规模庞大,内容复杂,编辑无法审阅,导致正式的系统评价无法完成。

另外,目前的 RevMan 软件没有自动搜索目标 RCT 的功能,而发表要求纳入的文献最迟不能超过半年时间,因此修改过程中一旦时间延长,撰写者不得不反复到各纳入数据库搜寻新发表的文献,如果文献搜索策略确定后,RevMan 软件能根据设定的时间跨度自动检索各网上数据库的文献,则可以随时纳入新发表的文献,在一定程度可减少撰写者查找文献的工作量。

为了解决对同一临床问题的多个研究结果作系统性评价和总结,循证医学引入了荟萃分析（Meta 分析）。特别是对小样本较多的临床试验，Meta 分析的优点是可以提高统计效能和效应值估计的精确度，对效应指标进行更准确、客观地评估，并能分析不同研究结果之间的异质性。相对于常用的描述性分析，循证医学引入 Meta 分析是一个巨大的进步。但荟萃分析和其他常用的统计方法，如卡方检验、t 检验相比有很大不同，荟萃分析源于较复杂的线性代数，没有高等数学基础，一般用户很难理解其操作模式和运算过程。而在荟萃分析过程中涉及的异质性检验、森林图、漏斗图制作和敏感性分析等内容，必须通过专业的统计软件或 RevMan 软件完成，这些软件虽然可以很方便地得出结果，但如果要对结果进行正确分析，仍要通过培训学习才能初步掌握。而 RevMan 软件虽然有指导手册，但没有汉化版本，一般国内的使用者，如果不了解英语的统计学术语，很难通过指导手册掌握荟萃分析结果的分析方法。而且近 10 余年，荟萃分析也在不断发展，包括网络荟萃分析等方法，可以对研究结果进行直接和间接比较，拓展了荟萃分析的使用范畴，可以对更多的临床试验结果进行分析比较，是目前荟萃分析研究和应用的热点，但使用方法和结果分析都更为复杂，必须通过专门的培训学习，使用统计学软件才能进行应用。

尽管中国循证医学中心已长期开办系统评价 /Meta 分析等培训课程，但花费、耗时不菲。而各亚专业很少针对本专业的具体问题开办相关学习班，导致系统评价中的荟萃分析有很多问题，影响发表。而网络视频学习是一个更方便可行的办法，学习安排弹性和自由度更大，学习者可根据自身不足进行针对性学习，而且对重点和难点可以反复学习。此外，如果 RevMan 软件能提供视频版的学习指导手册，则更利于使用者快速掌握分析使用要点。

而更重要的措施是医学统计学课程的改革，随着循证医学的兴起，荟萃分析的使用变得不可或缺，国内大学的医学统计学教材已纳入荟萃分析内容，作为研究生教学的重要内容。由于荟萃分析和网络荟萃分析等完全依赖于统计学软件，对于非医学统计学专业的学生，除了学习荟萃分析的基本原理和使用要点外，也要掌握常用医学统计学软件，如 SAS、SPSS 等的使用，方便在以后的临床科研工作中使用。

总之，目前国内的荟萃分析培训学习多局限在医学统计人员和循证医学研究人员，一般的基层和中级医院的临床医务人员仍对其不甚了解或知之不深，如何帮助这些人快速掌握和应用荟萃分析解决相关的专业问题，仍有许多工作要做。此外，临床医务人员如果遇到问题，指导手册和教材无法解决，最好向专业的医学统计学人员寻找帮助。

目前消化专业领域中，系统评价尚没有成为指导临床日常工作的首选方法。改善这一状况的除了要求使用者提高循证医学的知识水平外，通过 HIS 系统进行网络化的应用是最佳方法之一。目前国内各级医院虽已广泛使用 HIS 系统作为电子病历的书写和诊疗平台，但还没有医院在 HIS 系统中搭载可以查阅系统评价的搜索系统。

HIS 系统目前存在的问题是网络传输速度慢，导致目标网页打开等待的时间很长，特别是工作时间实时搜索时，几乎无法应用。这不仅是使用循证医学 Cochrane Library 的问题，其他的日常临床工作也受影响。这主要是由于医院为了对患者的信息和隐私保密，无法使用公众网，而必须搭建自己的局域网，同时医疗工作中有大量的影像，如 CT、MRI、内镜的图片资料需要传输，这种传输在很大程度上拖慢了网络速度。如果由医院自行加强网络建设和维护，提高传输速度，又会增加医院的运营成本。但另一方面，在高速网络下使用循证医学工作模式后，有可能降低医院的诊疗成本。但目前还没有医院实行这种工作模式，也就无法对总体成本的增减进行评估，而各级医院也就没有进行局域网升级更新的动力。但提高局域网的传输效率是各级医院进行信息共享的长期目标，循证医学临床工作模式的评估只能随着网络建设的逐步提高而慢慢发展。

另一方面，如果卫生技术评估决策部门能把医院内部和医院之间的网络建设纳入监管范畴，促进网络建设工作，则有可能改变目前循证医学在临床上的回顾性使用模式，转为前瞻性使用模式，有助于对患者的诊疗决策起到优化作用。

网络建设只是循证医学应用硬件条件的改善，而临床医师思维模式的转变则更为重要，主动从个人经验模式转为循证医学模式是软件条件的改善。应用循证医学模式要避免两个极端：一切按系统评价的结论进行临床诊疗，或怀疑系统评价的结论而完全拒绝应用相关结论指导临床诊疗。在消化领域，面对危急重症和疑难杂症时，应该分析具体病情，综合多个系统评价的结论进行应用，如急性重症胰腺炎，可能涉及质子泵抑制剂、生长抑素、内镜介入、外科手术等多个系统评价，各系统评价对疾病发展的不同阶段指导价值是不一样的，系统评价提供的治疗方法使用时机是不一样的，各方法是序贯使用还是联合使用可能导致患者的预后有很大差别，如果病情发展到某一阶段，不能确定最佳的治疗方案，可能还需要使用网络荟萃分析的方法对各方案进行间接比较，其间如果出现并发症，还要评价各治疗方案对并发症的影响情况，如重症胰腺炎出现急性呼吸窘迫综合征，还能否进行内镜和外科治疗，就应该通过系统评价进行评估，决定最后的治疗方案。

循证医学系统评价的网络化使用，不但方便了用户，也为用户及时反馈提供了条件，由于部分系统评价仍处于更新中，最终的结论仍需要更多的临床试验结果进行评估，目前的方法是由系统评价的撰写者定期搜索网上数据库已发表的临床试验结果，或其他途径收集未发表的临床试验结果后再进行更新，这导致更新具有滞后性。而通过网络的交互作用，可以随时将应用效果实时反馈给系统评价的撰写者进行参考。

由于不是每个临床医师都能收集到某种疾病的大量病例，因此无法进行大样本的 RCT 试验，而且即使收集到较多的病例或进行多中心的 RCT 研究，从开始 RCT 到最后发表结果，所耗费的时间也较长，通过网络的交互模式可以提供大量的临床个案结果，如果在网上设立某个病种的诊断标准和随机对照的程序，国内外的临床医师发现满足诊断标准的病患后，将患者的病情信息输入网络，通过随机对照程序，可分入不同的干预组进行治疗，可形成大样本的网络 RCT，和传统的单中心或多中心 RCT 研究模式相比，研究时间更短。可以根据治疗后反馈的结果，比较不同系统评价提供的诊治方法孰优孰劣，但如何通过统计学的方法评价这些结果还不得而知。

消化系统炎性肠病中，克罗恩病的病例总体来说较溃疡性结肠炎少，要分析克罗恩病的各系统评价提供的药物疗效，网络 RCT 的方法可以进行进一步的评估，如果各医院使用网络的方法上传克罗恩病患者的基本病情，满足诊断要求后进行网上随机分组，最后根据分组结果使用不同系统评价提供的治疗方法，则能比较不同系统评价治疗方案的优劣，进而可以对治疗方案的疗程、费用效益比、平均住院日、毒副作用等进行评估，从而筛选出最佳的治疗方案。

综上，网络 RCT 法虽然提供了一种新的评估方法，但由于其依赖于因特网进行信息交流，而目前绝大多数医院均使用自建的局域网，如何在一定程度上开放局域网和因特网的互联，仍需要进一步探索。而网络 RCT 是否可行，由谁负责管控，也需要探索。比如，能否由国际 Cochrane 或各国的循证医学中心或循证医学各研究亚组发起类似的研究方法，并根据各国提供的病例信息进行随机分组，再对治疗结果进行分析研究，都需要探索。总之，网络交互技术不仅促进了系统评价的临床应用，也加快了临床疗效的反馈，二者相互促进，可以不断促进循证医学和临床医学的融合与发展，也有助于卫生技术的决策和评估。

（甘 涛）

Chapter 9　Evidence-based gastroenterology

Summary

In this chapter, evidence-based digestive medicine(EBDM)was introduced and discussed extensively from four aspects, including the overview, the origin and the present, the challenges and the future. For the first part, the overview introduced the basic concepts of EBDM involving the definition, scope and the special issues relevant to evidence-based digestive practice, especially emphasizing that many advances have been made in digestive medicine due to the introduction of evidence-based medicine. For the second part, the beginning and the present status of EBDM in China have been described in detail, especially the contributions from West China Hospital of Sichuan University. For the third part, the problems and challenges in scientific research and clinical practice for EBDM were discussed deeply and directly. For the last part, the possible answers or strategies to above problems or challenges were proposed and explored in the future.

（Gan Tao）

参考文献

[1] HE H S, LI B Y, CHEN Q T, et al. Comparison of the use of vonoprazan and proton pump inhibitors for the treatment of peptic ulcers resulting from endoscopic submucosal dissection: a systematic review and Meta-analysis[J]. International medical journal of experimental and clinical research, 2019, 13（25）: 1169-1176.

[2] CHEN M J, CHEN C C, CHEN Y N, et al. Systematic review with Meta-analysis: concomitant therapy vs. Triple therapy for the first-line treatment of helicobacter pylori infection[J]. American journal of gastroenterology, 2018, 113（10）: 1444-1457.

[3] VAN DE M M M, SCHULTHEISS J P D, OLDENBURG B, et al. Does the 5-Aminosalicylate concentration correlate with the efficacy of oral 5-Aminosalicylate and predict response in patients with inflammatory bowel disease? A systematic review[J]. Digestion, 2019, 23（1）: 1-17.

[4] THOGULUVA C V, SPADACCINI M, AZIZ M, et al. Cold snare endoscopic resection of nonpedunculated colorectal polyps larger than 10 mm: a systematic review and pooled-analysis[J]. Gastrointestinal endoscopy, 2019, 89（5）: 929-936.

[5] 王家良. 循证医学 [M]. 北京: 人民卫生出版社, 2001.

[6] 杨树勤. 卫生统计学 [M]. 北京: 人民卫生出版社, 1999.

[7] 王一平, 刘鸣. 如何寻找循证医学的最新信息: Cochrane 图书馆简介 [J]. 中华肝脏病杂志, 1999, 7（S1）: 80.

[8] 王一平, 刘鸣. 循证医学与肝胆疾病 [J]. 中华肝胆外科杂志, 2001, 7（09）: 524-526.

[9] 王一平, 刘鸣. 循证医学与消化系统疾病 [J]. 中国实用内科杂志, 2001, 21（04）: 19.

[10] 王一平. 临床循证治疗手册: 消化疾病 [M]. 北京: 人民卫生出版社, 2008.

[11] HEWITSON P, GLASZIOU P, WATSON E. 综述: 便潜血筛查试验降低结直肠癌死亡风险 [J]. 卫茂玲, 译. 英国医学杂志: 中文版（BMJ）, 2009, 12（3）: 180-181.

[12] MAYOR S. 对 55～64 岁的成人进行一次纤维乙状结肠镜筛查,可降低结直肠癌的发生率和死亡率 [J]. 卫茂玲,译. 英国医学杂志:中文版(BMJ),2011,14(1):49-50.

[13] GEORGE T. 对质子泵抑制剂有效的胃食管反流病患者的症状控制,腹腔镜抗反流手术和奥美拉唑具有相似的疗效 [J]. 王君,译. 英国医学杂志:中文版(BMJ),2012,15(4):243-244.

[14] 卫茂玲,牟焱明,李幼平,等. 我国医院信息系统管理研究现状 [J]. 现代预防医学,2008(08):1474-1475.

[15] LIU J P, YANG M, LIU Y X, et al. Herbal medicines for treatment of irritable bowel syndrome[J]. Cochrane Database Syst Rev, 2006(1): CD004116.

第十章

循证肾脏病学

第一节　循证肾脏病学发展概述

一、循证肾脏病学的概念

1997年3月，国际循证医学肾脏协作组（Cochrane Renal Group）在法国里昂成立，目前已更名为 Cochrane Kidney and Transplant Group。Cochrane 肾脏病专业组旨在系统分析肾脏病患者治疗有效性方面的证据，评价与肾脏病治疗方法有关的各类问题的解决方法，致力于肾脏疾病治疗的最新证据的总结和信息发布。

与其他专业比较，肾脏病学应用循证医学进行临床实践开始较晚，循证肾脏病学起步较晚，发表的随机对照试验（RCT）研究也相对较少。目前，已在原发性肾脏病、继发性肾脏病、肾脏替代治疗方面取得了系列成果，已经有高水平的 RCT 研究发表，其中具有代表性的，如非洲裔美国人的肾脏病与高血压关系的 AASK 研究、进行性肾功能不全患者人群中应用血管紧张素转换酶抑制的 AIPRI 研究以及抗高血压治疗对非糖尿病患者肾功能不全进展影响的 ESPIRAL 研究等；也有系列关于肾脏疾病治疗方法的循证建议性文件发表，如 K/DOQI 指南和 KDIGO 指南等。

美国肾脏基金会（National Kidney Foundation，NKF）在1995年启动了"透析患者生存质量指导"（dialysis outcome quality iniative，DOQI）的撰写工作，1997年推出了关于血液透析充分性、腹膜透析充分性、血管通路及贫血的指南；1999年美国肾脏基金会肾脏疾病患者生存质量指导（the national kidney foundation　kidney disease outcome quality imitative，K/DOQI）指南发表，该指南不仅在人群上覆盖了慢性肾脏病（chronic kidney disease，CKD）各个分期的患者，而且在内容上也涵盖了肾脏病学的各个方面。随着新的临床证据的增加，K/DOQI 指南还会定期更新。其他国家的肾脏病学家也制定了一些指南，其中比较重要的有欧洲最佳实践指南等。

随着全球 CKD 发病率逐渐增多，各国肾脏病学家思考将指南全球一体化。2003年改善全球肾脏预后组织（Kidney Disease：Improving Global Outcomes，KDIGO）成立。通过制定一致的评价证据力度和指南分级系统，采纳共同的 CKD 评价和分类方法，评价现有指南在不同国家的应用并进行比较，KDIGO 制定出有利于改善患者生存的指南，并在全球加以推广，达到了应对肾脏疾病全球流行的公共卫生对策。

二、国内循证肾脏病学的发展概况

1997 年 7 月由卫生部批准在华西医科大学筹建中国 Cochrane 中心，1999 年 3 月国际 Cochrane 协作网批准注册中国 Cochrane 中心。在此背景下，樊均明教授等在国内率先提出"循证肾脏病学"的概念，在肾脏疾病领域应用循证医学理念进行工作和研究，建立了循证肾脏病学方法，并将循证肾脏病学这一概念向国内肾脏病领域同行进行推广、普及，使广大肾脏病临床工作者了解在肾脏病研究治疗中循证医学的重要意义和作用，提高了肾脏病临床研究质量和服务质量。为推广应用循证治疗肾脏疾病的理念，2006 年 10 月樊均明教授学术团队举办了"循证医学在肾脏疾病临床治疗中的应用"学习班，为来自全国的 100 多位专业人士进行了为期 10d 的培训学习，学员充分理解、掌握并应用循证医学的理念和方法，严格在药物临床试验管理规范（good clinical practice，GCP）法规指导下进行临床试验。

为了方便快捷提供循证医学证据，更好服务于临床，指导临床实践，建立临床 RCT、半随机对照试验（CCT）及诊断试验数据库是循证医学实践的核心任务之一。中医临床研究数据库在中国 Cochrane 中心申请注册后，也于 1998 年开始建立起来。樊均明教授学术团队为中西医结合肾脏病 RCT 数据库的建立作出了突出贡献。

自提出循证肾脏病学以来，多位肾脏病学家进行规范的系统评价和对国内发表的系统评价 /Meta 分析进行再评价。樊均明等率先在国际循证医学中心 Cochrane 协作网注册了多个中药防治肾脏疾病的系统评价研究课题，制定并发表详尽的研究计划书，在相应 Cochrane 评价小组编辑部的指导下，完成和公开发表多篇高质量的 Cochrane 系统评价。候凡凡等也发表了有关血管紧张素制剂在非糖尿病肾病呈中度以上肾功能损伤时的肾脏保护作用及其应用的随机对照试验，以及应用来氟米特治疗狼疮性肾炎的多中心前瞻性队列研究，在肾脏疾病诊断方面有关国人评估肾小球滤过率（glomerular filtration rate，GFR）公式的建立及尿蛋白与肌酐比值测定的研究等。这些应用循证医学方法所进行的临床研究引起了国际、国内同行的广泛重视，为循证肾脏病学的发展作出了贡献。

为介绍循证医学的理念和方法，促进循证医学在肾脏领域的应用，樊均明等编著了我国首部关于循证医学理论和方法在肾脏病中应用的专著。从肾脏常见疾病的概述、发病机制、诊断与鉴别出发，在疾病的治疗方面重点介绍如何综合采纳可靠的循证医学证据。有助于在肾脏病学界进行循证临床实践与研究，推动我国循证肾脏病学的发展。

临床实践指南（clinical practice guideline，CPG）是指针对特定的临床情况，制订的一套系统的、能帮助临床医生和患者做出恰当处理的合理意见。世界各国都有自己的临床指南，以用于规范医疗行为。中医药疗效独特，其在肾脏病领域的应用也有悠久的历史，广为我国人民接受和信赖，并已成为我国医疗保健的重要组成部分。如何更好地在临床实践中践行循证医学的思想，发挥中西医结合治疗肾脏疾病的优势是中西医临床工作者共同关注的话题。如何将中西医结合领域治疗肾脏疾病的证据进行综合，形成指南，进而指导临床实践，同时在实践中进一步完善证据，目前已成为一个较为迫切的问题。樊均明教授团队在中西医结合循证治疗肾脏病研究的基础上，积极与全国相关专家一起着手中西医结合循证指南的制定。中西医结合治疗肾脏疾病临床指南制订对将来中西医结合肾脏病临床实践的指导和规范必将产生深远影响。

樊均明等还倡导定期开展循证查房以指导肾脏专科医生的临床实践，应用循证医学方法，通过实际病例,指导肾脏专科医生掌握通过提出问题(ask question)、检索证据(acquire evidence)、评价证据(appraise evidence)、应用证据(apply evidence)、后效评价(after assessment)这一新型循证查房的学习方法。这种将科研实证、临床经验、患者需求有机结合的循证查房指导,不仅高质量地保证了医疗查房,使肾脏专科医生临床实践水平得到了极大提高,更重要的是保证了患者得到了最科学、合理、有效的治疗。

循证肾脏病学发展至今,成就斐然。然而,从宏观上看,国内肾脏病学界应用循证医学进行临床研究还比较落后,高质量肾脏专业 RCT 研究数目较少、增长速度最慢。需要进一步提高我国肾脏病学界认识和应用循证医学的水平。

第二节 国际国内循证肾脏病学实践概述

一、各型肾小球肾炎的免疫抑制剂治疗

(一)微小病变型肾小球肾炎

儿童轻微病变型肾小球肾炎:①对于初发患者,建议泼尼松 60mg/$(m^2 \cdot d)$ 或 2mg/$(kg \cdot d)$[最大剂量 60mg/$(m^2 \cdot d)$]治疗 4~6 周,之后改用隔日泼尼松 40mg/$(m^2 \cdot d)$ 或 1.5mg/$(kg \cdot d)$ 治疗 4~6 周(A 级)。②对于初次复发患者,建议泼尼松 60mg/$(m^2 \cdot d)$[最大剂量 80mg/$(m^2 \cdot d)$]治疗 4~6 周,直至尿蛋白阴性,然后改用隔日泼尼松 40mg/$(m^2 \cdot d)$ 治疗 4 周(A 级)。③对于频繁复发患者,建议环磷酰胺或苯丁酸氮芥 8 周治疗可减少发作次数(A 级)。其他治疗方法有左旋咪唑(B 级)、常规泼尼松、长期泼尼松隔日疗法、限钠利尿对症治疗(D 级)。④对于激素依赖患者,建议环孢素 A 6mg/$(kg \cdot d)$(A 级),然而疗程没有统一意见。也可采用环磷酰胺 2mg/$(kg \cdot d)$ 治疗 12 周者(D 级)。⑤对于激素抵抗患者,建议再次肾活检排除局灶性硬化(D 级);环磷酰胺 2mg/$(kg \cdot d)$ 治疗 12 周(D 级)或环孢素 A 6mg/$(kg \cdot d)$(D 级)可以诱导缓解或恢复对激素的敏感性。

成人轻微病变型肾小球肾炎:有关成人微小病变型肾小球肾炎治疗的临床实验较少。对成人微小病变型肾炎激素依赖患者,推荐环孢素 A 5mg/$(kg \cdot d)$ 治疗(A 级);对于激素抵抗患者,推荐环孢素 A 5mg/$(kg \cdot d)$ 治疗(D 级)。

(二)IgA 肾病

IgA 肾病是临床上最常见的肾小球疾病,其自然病程及预后各不相同。大多患者的病程呈良性过程,病情进展缓慢。据报道仅 20% 病例 10 年后发展至终末期肾衰竭,30% 病例 20 年后发展至终末期肾衰。不良预后因素包括大量蛋白尿、血压高、血肌酐水平高、发病年龄大、肾脏病理肾小球硬化及小管间质萎缩、新月体形成等。有学者回顾了 1976 年以后发表的有关 IgA 肾病药物治疗相关研究显示:建议尿蛋白在 3g/d 以上、肌酐清除率在 70ml/min 以上且肾脏病理改变较轻微的病例,可用泼尼松治疗 4~6 个月,开始剂量 1mg/$(kg \cdot d)$,8 周后改为隔日 1mg/kg,之后逐步减量(A 级)。不主张对 IgA 肾病患者使用环磷酰胺、潘生丁及华法令三联疗法(A 级),也不主张使用环孢素 A(B 级)。有关硫唑嘌呤在 IgA 肾病应用的资料较少,目前尚无明确结论。对于 IgA 肾病肾功能急剧恶化病例,目前也无明确的治疗意见。但肾功能缓慢恶化且肌酐清除率在 70ml/min 以下的病例可使用鱼油治疗(B 级)。对血压高的病例,应积极控制血压,尽可能选用 ACEI 制剂(B 级)。反复扁桃体炎的病例,可考虑切除扁桃体(D 级)。

（三）局灶节段性肾小球硬化

局灶节段性肾小球硬化（FSGS）在所有肾活检病例中约占 2.5%～18.7%，在引起蛋白尿的原发性肾小球疾病中约占 7%～12%。发病时血肌酐水平、小管间质硬化程度是影响预后的两大重要因素。评价 FSGS 临床疗效的临床试验（一、二级）目前报道相当少，仅 1996 年 Tarshish 等报道了激素和 CTX 治疗儿童 FSGS 一级临床试验结果。病理表现为 FSGS 的肾病综合征临床上亦常为难治性肾病综合征。目前对 FSGS 治疗的建议是，主张试用泼尼松 0.5～2.0mg/（kg•d），至少须泼尼松 60mg/d 诱导缓解，如果治疗有效，3 个月后可将泼尼松减至 0.5mg/（kg•d）（D 级）。如果激素治疗 6 个月仍无效，患者则为激素抵抗。对于激素治疗无效的病例，可考虑环孢素 A 5mg/（kg•d）以减少尿蛋白（B 级），但环孢素 A 减量或停用后，复发率很高，对于这些病例可考虑长期环孢素 A 治疗以维持缓解（D 级）；在 FSGS 病例治疗中，主张环磷酰胺或氮芥仅作二线药物使用（D 级）；对于肾移植术后发生 FSGS 的病例，可试用血浆置换或血浆蛋白免疫吸附疗法（D 级）。

（四）膜增殖性肾小球肾炎

膜增殖性肾小球肾炎（MPGN）分为原发性和继发性两种，其中原发性膜增殖性肾小球肾炎是肾小球肾炎比较常见的病理类型。然而，近年研究发现，继发性 MPGN 发病率有增多趋势，因此，在诊断原发性 MPGN 时应注意要排除继发性的可能。MPGN 是肾小球疾病中预后较差的一种病理类型，其 10 年生存率仅为 60%～65%。大量蛋白尿、小管间质病变是影响预后的两大危险因素。国外对原发性膜增殖性肾小球肾炎进行了系统回顾。研究结果提示，对于肾功能正常、具有无症状非肾病综合征范围蛋白尿的 MPGN 患者，可以不使用激素及免疫抑制剂，仅给予一般治疗（B 和 C 级）。非免疫抑制剂的总体疗效不甚理想。因此，建议仅对大量尿蛋白（3g/d 以上）、存在小管间质病变（B 级）或肾功能损害（C 级）的病例进行积极药物治疗。对于儿童 MPGN、肾病综合征以及已有肾功能损伤的患者，应该使用糖皮质激素积极治疗（A 级），最好是大剂量的糖皮质激素隔日治疗 6～12 个月 [40mg/（m²•d），隔日]。如果无效，应该果断减药停药。对于伴肾功能损伤、伴或不伴肾病综合征范围蛋白尿的成人病例，则采用潘生丁（75～100mg，每日三次）和阿司匹林（325mg，每日 1 次）治疗，或者两者结合治疗 12 个月（B 级）。如果无效，应该将延缓肾功能进展作为治疗的主要目标（B 级）。

（五）新月体性肾小球肾炎

新月体性肾小球肾炎以肾功能急剧恶化为突出特点，故又称为急进性肾小球肾炎。依据发病机制不同，可分为抗肾小球基底膜抗体相关性新月体性肾小球肾炎、免疫复合物相关性新月体性肾小球肾炎、寡免疫物型新月体性肾小球肾炎 3 型。国外有研究对新月体性肾小球肾炎进行了系统回顾。研究结果显示，对于抗肾小球基底膜抗体相关性肾小球肾炎应尽早治疗，目前推荐应用甲泼尼龙 7～15mg/（kg•d）静脉冲击（最多 1g/d）联合血浆置换 2 周，之后泼尼松 60mg/d 共 7d，最后 45、30、20、15、10、5mg 各口服 1 周（B 级）；对于年龄在 55 岁以下的患者可同时加用环磷酰胺 3mg/（kg•d），年龄在 55 岁以上的患者则加用 2mg/（kg•d），共维持 8 周（C 级）；血浆置换对逆转该型患者肾功能有较好的疗效，每天置换血浆 4L，共维持 14d 或直至抗肾小球基底膜抗体转阴，但不主张对无尿且 85% 肾小球已有新月体形成的患者进行血浆置换治疗，除非患者同时存在肺出血（B 级）；如果抗肾小球基底膜抗体持续阳性，可适当延长上述治疗（B、C 级）。对于寡免疫复合物型新月体性肾小球肾炎，应用甲泼尼龙 7～15mg/（kg•d）（最多 1g/d）静脉冲击治疗 3d，之后改口服泼尼松 1mg/（kg•d），维持 1 个月，最后在 6~12 个月内逐步减量（B 级）；对这些病例主张积极加用环磷酰胺口服 2mg/(kg·d)，或静脉每月 0.5g/m²（以后每月增加 0.25g，直至最大每月 1g/m²），共维持 6~12 个月，治疗期间应根据外周血白细胞计数调整剂量（B 级）；对于病情严重、有肺出血和上述治疗无效的病例可考虑血浆置换治疗（B 级）；治疗后缓解的病例，应继续临床随访肾功能和抗中性粒细胞胞浆抗体，如果病情复发可重复以上治疗（B 级）。对于原发性免疫复合物相关性新月体性肾小球肾炎，其治疗方案与寡免疫复合物型新月体性肾小球肾炎相同。

二、新型免疫抑制剂在肾脏疾病中的应用

（一）来氟米特

来氟米特是一种小分子异噁唑类免疫抑制剂，它能通过抑制二氢乳酸脱氢酶活性，从而抑制 DNA 和 RNA 的合成以及细胞增殖。基础研究显示，来氟米特具有类似氨甲蝶呤和柳氮磺胺吡啶的作用，可用于治疗类风湿关节炎等自身免疫性疾病。近年研究发现，来氟米特也可用于治疗免疫介导的肾脏疾病。

有研究者对来氟米特治疗狼疮肾炎的有效性和安全性进行了系统评价。他们从多个数据库中采集了 2014 年 12 月以前完成的有关来氟米特治疗狼疮肾炎的 RCT 研究，经过层层筛选，最终有 11 个 RCT 研究共 254 例患者被纳入分析。结果发现，与治疗前相比，来氟米特治疗后患者 SLEDAI 评分、尿蛋白水平和血肌酐水平均明显降低（$P<0.05$）；在达到完全缓解方面明显优于 CTX，但是两种药物在 SLEDAI 评分方面没有明显差异。另外，患者使用来氟米特治疗有利于对肾功能保护，有利于降低 24h 尿蛋白定量和血肌酐水平。在安全性比较方面，来氟米特在药物副作用，包括肝脏损害、脱发、白细胞减少、感染等方面比 CTX 更安全，而且不会增加胃肠道反应和带状疱疹的发生率。对于狼疮肾炎患者，来氟米特是一个获益更高的治疗，主要是因为其具有较高的有效性和较好的安全性。

CTX 联合泼尼松治疗是诱导活动性韦格纳肉芽肿性肾小球肾炎疾病缓解的常见疗法，但这一疗法常伴有较高的疾病复发率和死亡率。国外研究了来氟米特联合小剂量泼尼松用于韦格纳肉芽肿性肾小球肾炎维持治疗的有效性和安全性。该研究观察了使用 CTX ＋ 泼尼松联合治疗达到完全缓解（4 例）和部分缓解（16 例）患者在维持期采用来氟米特治疗的效果。来氟米特初始给药 20mg/d，对完全缓解病例 12 周后增加至 30mg/d，对部分缓解病例 24 周后增加至 40mg/d，整个治疗过程均结合小剂量的泼尼松（10mg/d）治疗，随访 2.5 年。结果，20 例患者中仅有 1 例患者严重复发需要再次使用 CTX/ 泼尼松治疗；8 例患者轻微复发，仅需来氟米特加量至 40mg。对韦格纳肉芽肿性肾小球肾炎部分缓解和完全缓解病例，来氟米特在维持期可能表现出更好的有效性、安全性和耐受性。

特发性肾病综合征是常见的儿童慢性肾小球疾病。大约 80% 的儿童特发性肾病综合征病理类型为微小病变，大部分儿童特发性肾病综合征对激素敏感。然而，对儿童难治性肾病综合征单用激素常常是无效的。国外有多中心 RCT 研究推荐使用来氟米特治疗儿童难治性肾性综合征，该研究观察了来氟米特治疗儿童难治性肾病综合征的有效性和安全性。该研究纳入难治性肾病综合征患者 51 例，均行肾活检，其中轻微病变 26 例（微小病变 8 例、系膜增生性肾小球肾炎 18 例）；膜性肾病（MN）16 例；局灶节段性肾小球硬化症（FSGS）6 例；膜增殖性肾小球肾炎（MPGN）3 例。采用皮质激素和来氟米特联合治疗：来氟米特初始剂量 50mg/d，3d 后 30mg/d，3 月后适当减量，疗程 6~12 个月，同时口服泼尼松 20~60mg/d，在病情许可的条件下适当加快皮质激素的撤药速度。结果发现，来氟米特联合皮质激素可以

使轻微病变和 MN 患者尿蛋白定量下降和血清白蛋白上升。26 例中的 15 例轻微病变第 4 周起效；17 例获得完全缓解，激素依赖者可顺利减量。16 例中的 5 例 MN 第 4 周起效，11 例有效，3 例获得临床完全缓解；1 例 MPGN 和 2 例 FSGS 患者有效。治疗过程中 6 例因感染致尿蛋白增加，诱因清除后好转，未停用药；其他副作用均可耐受而未影响用药及观察。治疗前后肾功能无变化。结果证明，来氟米特是治疗难治性原发性肾病综合征有效的免疫抑制剂，其副作用是可以耐受的。

（二）他克莫司

他克莫司是一种新型免疫抑制剂，主要用于器官移植后降低移植排斥反应。它通过抑制钙调磷酸酶活性而抑制 T 细胞活化，显著抑制 Th2 细胞产生 IL-10 从而减少 B 细胞产生自身抗体，起到抑制免疫的作用。近年研究表明，他克莫司也可用于慢性肾小球疾病的免疫治疗中。

特发性膜性肾病（IMN）是成人肾病综合征最常见的病因。大约 40% 的 IMN 患者最终将进展至终末期肾病。尽管目前对 IMN 缺乏确定的治疗方案，最近的 KDIGO 指南仍推荐 CTX 联合糖皮质激素为一线免疫抑制治疗方案。然而，研究发现，按照此方案进行治疗，大约 30% 的患者将复发肾病综合征并最终将进入终末期肾病。最近一些研究证明他克莫司对 IMN 治疗有效，并有系统评价了他克莫司治疗 IMN 的有效性和安全性。比较他克莫司联合糖皮质激素和 CTX 联合糖皮质激素疗效的研究，4 个研究 259 例患者纳入分析。结果显示，相比 CTX 联合糖皮质激素治疗，他克莫司联合糖皮质激素具有更高的完全缓解率（$RR=1.53,95\%CI\ 1.05\sim2.24,P<0.05$），但是在部分缓解率和药物副作用方面没有明显差异。而且两种治疗方案在血肌酐水平和蛋白尿方面也没有明显差异。在整个随访观察过程中，两组患者的血肌酐水平均相对稳定，增长没有超过原水平的 50%。研究认为，他克莫司联合糖皮质激素治疗能够诱导 IMN 患者的完全缓解。

狼疮肾炎是系统性红斑狼疮最常见的并发症，特别是在非高加索人群中。中国人在诊断系统性红斑狼疮 5 年后肾脏疾病的发生率为 60%。对于狼疮肾炎，目前的治疗常常与明显的药物副作用、治疗失败和高复发率相关，所以还需要探索更有效的、毒性更小的治疗。近年来，他克莫司被用于治疗狼疮肾炎，并且越来越受到关注。有人对他克莫司治疗狼疮肾炎进行了系统评价。13 个病例对照研究中有 9 个研究符合标准纳入分析。结果显示，他克莫司能够比 CTX 更有效地诱导完全缓解（$P=0.004$），但与 MMF 没有明显差异（$P=0.87$）。他克莫司联合 MMF 多靶点治疗相比 CTX 能够更有效缓解（$P=0.000\ 6$）。与其他免疫抑制剂相比，胃肠道反应、白细胞减少症等不良反应发生率更低，但可能引起新发的高血压和高血糖等反应。他克莫司治疗组死亡率更低，但没有统计学意义（$P=0.15$）。他克莫司能更有效减少蛋白尿，但也无统计学意义。现在还没有在婴幼儿和青少年人群中的对照研究，但已有个案报道提示他克莫司在这些人群中治疗的安全性和有效性。总之，在中等程度的狼疮肾炎中，已经有一些证据表明他克莫司或者他克莫司联合 MMF 的多靶点治疗是有效的，他克莫司能够有效降低狼疮肾炎患者的蛋白尿，可能影响患者预后。

目前有 Meta 分析推荐使用他克莫司治疗中国成人难治性肾病综合征。该分析纳入 7 篇文献 254 名中国成年患者。他克莫司组在完全缓解率（OR 2.33；95%CI 1.37～3.98；$P=0.002$）与总有效率（OR 2.91；95%CI 1.61～5.28；$P=0.000\ 4$）均优于对照组。在 24h 尿蛋白定量及血清白蛋白变化的比较，加权均数差（WMD）分别为 −2.17、11.35；95%CI 分别为 −2.97～−1.38、8.32～14.39，提示他克莫司能有效降低尿蛋白及升高血清白蛋白。关于不良反应,他克莫司组不良反应主要为感染,消化道症状,肾功能损伤,肝功能损伤,糖耐量异常等,其总发生率较对照组低(OR 0.25; 95%CI 0.13~0.50; $P=0.000\ 1$)。结果显示,在中国成人难治性肾病综合征的治疗中,与环磷酰胺相比,他克莫司治疗有更好的疗效,安全性及耐受性更高。

(三)霉酚酸酯

霉酚酸酯(MMF)是一种选择性抑制淋巴细胞增殖的药物,最近十年被引进临床,最初主要应用于器官抑制后抗排斥反应。现在研究发现,MMF 是一种对包括狼疮相关并发症在内的自身免疫性疾病具有明显的效果和安全性的免疫抑制剂。

以前研究认为,对于狼疮肾炎的标准治疗药物为环磷酰胺(CTX)。现在研究提示,对于狼疮肾炎的治疗,MMF 可能具有与 CTX 相似疗效或者更有效,而且副作用更小。有 Meta 分析研究 MMF 和 CTX 对增殖性狼疮肾炎的疗效。国外一篇 Meta 分析回顾了 MMF 治疗狼疮性肾炎诱导缓解的疗效。研究比较 MMF 与 CTX 治疗狼疮肾炎疗效,主要终点为诱导治疗失败(主要指标是蛋白尿、肾功能、尿沉渣镜检)。符合标准的 4 个 RCT 研究共 268 例患者被入选进行分析。结果显示,与 CTX 相比,MMF 诱导狼疮肾炎缓解的 RR 值为 0.70,死亡或者进入 ESRD 的风险为 0.44。在 CTX 治疗组,白细胞减少症和闭经的发生率更高。与 CTX 治疗相比,使用 MMF 治疗狼疮能够减少诱导治疗失败的风险,并且在诱导治疗期能够减少死亡率,延缓进入 ESRD。对于没有严重肾功能不全的狼疮肾炎患者,MMF 应该作为一线推荐治疗药物。

正是由于 MMF 被用于治疗增殖狼疮肾炎,传统药物 CTX 在狼疮肾炎治疗中的作用正逐渐受到挑战。有研究比较了 MMF 与 CTX 治疗狼疮肾炎的有效性和安全性。该研究以"霉酚酸酯""狼疮肾炎""肾炎"为关键词检索了各个电子数据库中英文文献。总共有 10 个 RCT 研究共 847 例患者符合纳入标准纳入研究。在诱导肾脏缓解率(RR 1.052; 95%CI 0.950~1.166)、死亡风险(RR 0.709; 95%CI 0.373~1.347)和进入终末期肾衰竭(RR 0.453; 95%CI 0.183~1.121)等,MMF 与 CTX 相比具有相似性。但是,接受 MMF 治疗的患者更少出现闭经(RR 0.212; 95%CI 0.094~0.479)、白细胞减少症(RR 0.473; 95%CI 0.269~0.832),发生疱疹感染和肺炎的概率更低,但比 CTX 更容易出现腹泻。Meta 分析结果显示,MMF 与 CTX 在治疗增殖性狼疮肾炎诱导缓解方面效果相当,但 MMF 安全性优于 CTX。

以前的研究显示局灶的、弥散的、增殖的和膜性的狼疮肾炎(WHO 定义Ⅲ、Ⅳ、Ⅴ型)的预后不佳,特别是Ⅳ型,这些型别都需要积极的免疫抑制治疗以阻止或延缓疾病进展至肾功能衰竭。CTX 大剂量冲击治疗后以小剂量维持并联合糖皮质激素治疗是对重型狼疮肾炎的经典治疗方案。最近一些报道提示 CTX 低剂量使用后联合 AZA 维持可能比大剂量 CTX 冲击治疗效果更好且副作用更少。然而,这样一些治疗方案都与严重的副作用相关,比如白细胞减少症、脱发、感染、带状疱疹、性腺抑制、出血性膀胱炎、闭经等。最近 MMF 也被推荐用于治疗重型狼疮肾炎。有 Meta 分析评价了重型狼疮肾炎采用 MMF 治疗时的疗效,该研究共纳入 5 个 RCT 研究 307 例患者,其中 4 个 RCT 研究是比较 MMF 与 CTX 对重型狼疮肾炎的诱导缓解治疗,2 个 RCT 研究是比较 MMF 与硫唑嘌呤(AZA)对重型狼疮肾炎的维持期治疗。结果发现,与 CTX 相比,MMF 诱导重型狼疮肾炎缓解的效率更高,副作用发生率更低。MMF 用于重型狼疮诱导缓解治疗时诱发感染的风险性明显减低(RR 0.65, $P<0.001$),完全缓解率也明显提高(RR 3.10, $P=0.006$)。相比静脉使用 CTX 治疗,MMF 治疗后白细胞减少症的发生率也明显降低(RR 0.66, $P=0.04$)。在预后和其他副作用

方面，MMF 与 CTX 没有明显差异。重型狼疮患者在维持期接受 MMF 或者 AZA 治疗后，在预后和闭经、带状疱疹等副作用方面并没有明显差异。因为没有额外明显增加副作用，AZA 是治疗重型狼疮肾炎的很有效的备选方案。

IgA 肾病是比较常见的肾小球肾炎。有各级 RCT 研究分析了 MMF 在 IgA 肾病中的疗效。Gaosi 等分析了 MMF 治疗 IgA 肾病的益处和风险。该研究共纳入 4 个 RCT168 例患者，结果发现，MMF 治疗 IgA 肾病再减少蛋白尿、保护肾功能方面与激素相比没有统计学差异。目前的证据不建议在 IgA 肾病治疗中使用 MMF。

三、非免疫抑制剂在肾脏疾病中的应用

（一）慢性肾脏病肾性高血压治疗

高血压在全球范围内极大影响人类的健康。大部分 CKD 患者均存在高血压，目前已经证实高血压是 CKD 患者疾病进展和肾功能恶化的危险因素。高血压和慢性肾脏病（CKD）通过多种途径相互影响。CKD 人群中高血压发生率高，控制率低，存在极大的心血管病及死亡风险。已有众多指南及研究表明，合理降压治疗不仅可以延缓肾脏疾病的进展，防止器官损害，减少临床疾病发生，还可以降低 CKD 患者心血管事件的死亡率，防止 CKD 并发症的发生。

JNC-7 推荐 CKD 患者的降压目标为 130mmHg/80mmHg。然而，这一过于简单的标准对于许多具有蛋白尿的 CKD 患者可能是不合适的。MDRD 试验共研究了 840 例 CKD 患者，所有的病例被随机分为普通血压目标组（平均动脉压 <107mmHg）和严格血压目标组（平均动脉压 <92mmHg）。对于蛋白尿基线水平 >1g/d 的 CKD 患者，严格血压目标组能够获得更多的受益。然而，在蛋白尿基线水平为 0.5~1g/d 的入选病例，两组患者在获益方面没有观察到明显差异。最近，AIPRD 研究分析了 1 860 例入选患者，结果发现，由降压药物控制血压所获得的临床益处取决于 CKD 患者的尿蛋白排泄水平。AIPRD 研究结果显示，当 CKD 患者血压控制在 110~129mmHg 时，患者疾病进展的风险最小。然而，使用降压药物控制血压是否能使肾脏疾病进展的速度降低，还取决于患者尿蛋白排泄水平。对于尿蛋白定量 >1.0g/d 的 CKD 人群，当收缩压超过 120~130mmHg 时肾脏疾病进展的风险明显增加。对于尿蛋白定量 <1.0g/d 的 CKD 人群，110~159mmHg 范围内的收缩压与 CKD 疾病进展关系不明显。对于 CKD 人群，无论蛋白尿定量多少，收缩压低于 110mmHg 均与 CKD 疾病进展风险增加有关。因此，这一研究推荐，对于尿蛋白定量 >1g/d 的 CKD 患者，收缩压应降至 110~129mmHg，不推荐将收缩压降至 110mmHg 以下。

许多研究证实，RAAS 在 CKD 疾病进展中具有重要作用。除了具有降压作用之外，RAAS 阻断还能减轻肾小球内压力，减轻肾小球毛细血管压力，抑制细胞增殖。另外，RAS 阻断剂还被推荐具有修复血管内皮活性、抑制血小板黏附，并可能具有抗氧化作用。这些可能的特点有利于减轻尿蛋白排泄，延缓 CKD 疾病进展，抑制心血管事件的发生。许多研究比较了 ACEI 类降压药物与其他降压药在延缓 CKD 疾病进展方面的差异。AIPRD 分析了 11 个随机对照研究，结果表明，相比与其他降压药物，ACEI 类药物能明显降低尿蛋白排泄，明显延缓 CKD 疾病进展。而且，ACEI 类药物的这一作用独立于降压效果之外。尿蛋白排泄率越高，ACEI 类药物的这种作用更明显。AASK 研究的结果表明，相比于其他降压药物，ACEI 类药物对高血压肾小球硬化的作用更明显。这一研究推荐，对于 CKD 患者、特别是具有蛋白尿的 CKD 人群，推荐使用 ACEI 类降压药物控制血压。

ARB 类药物被认为是对不能耐受 ACEI 类药物患者的替代药物。ARB 类药物的作用

大多根据 ACEI 类药物的作用进行推断。最近的研究发现，采用单一 ACEI 类药物的疗法对于完全抑制 RAAS 可能是不足的。有一个纳入 33 例患者的小样本研究比较了 ACEI 和 ARB 两类药物对 RAAS 阻断的效果，结果发现，18% 的病例对 ACEI 有反应但对 ARB 没有反应，15% 的病例对 ARB 有反应但对 ACEI 没反应。该研究强调这两类药物具有不同的机制，因此推荐联合用药。COOPERATE 研究纳入了 263 例具有蛋白尿的非糖尿病肾病患者，随机分为 ARB 组（氯沙坦 100mg/d）、ACEI 组（群多普利拉 3mg/d）、联合应用组（等效剂量），结果发现，联合应用组更有效地降低非糖尿病肾病患者的尿蛋白排泄水平，延缓了 CKD 疾病进展。对具有蛋白尿的 CKD 患者，联合使用 ACEI 和 ARB 可能获得更大的受益。但这需要更多的研究证实。

（二）慢性肾脏病贫血治疗

贫血是 CKD 的常见并发症，常会降低生活质量，增加死亡率。WHO 定义贫血的标准为成年人血红蛋白浓度低于 130g/L，月经期女性患者血红蛋白浓度低于 120g/L。当 GFR 降低至 20ml/min 以下时，CKD 患者常会伴有各种不同的贫血。随着肾功能的降低，由于肾脏不能合成足够的促红细胞生成素（erythropoietin，EPO），故贫血会逐渐加深加重。许多研究，比如 NHANES 研究、PAERI 研究等均提示，CKD1 期和 2 期患者贫血发生率不低于 10%，CKD3 期患者贫血发生率不低于 20%，CKD4 期患者贫血发生率约为 50%～60%，CKD5 期患者贫血发生率超过 70%。

在人重组促红素（recombinant human erythropoietin，rhEPO）临床使用之前，维持性血透患者常需要频繁多次输血以纠正贫血，这使得他们更容易发生铁超载、病毒性肝炎、HIV 感染，并可能产生多种自身抗体从而限制器官移植。在 20 世纪 80 年代，rhEPO 应用于临床之后 CKD 患者的肾性贫血治疗得到了显著的改善。在这一人群中的贫血治疗的好处远远超出了疲劳的改善以及体力活动的恢复。因此，对于 CKD 患者贫血应早期发现、早期诊断、早期治疗。目前，对于 CKD 患者血红蛋白（hemoglobin，Hb）目标值仍没有定论，许多研究结果显示这一目标值目前仍在变化中。对 CKD 患者不仅需要考虑贫血的治疗，更应该考虑贫血治疗对患者的风险和益处。

CKD 患者重组人促红素药物临床试验已经证明纠正贫血与提高 CKD 患者生活质量和功能状态明显相关。重组人促红素的使用能减少 CKD 患者输血，从而降低了输血所致的过敏反应、感染、铁超载等的发生。虽然重组人促红素治疗纠正 CKD 患者贫血的生存优势尚未在临床随机试验中证明，但有一个随访观察 2 年的队列研究结果显示，接受促红细胞生成素类制剂（erythropoietin stimulating agents，ESAs）治疗的维持性血透患者寿命明显长于不接受 ESAs 治疗的维持性血透患者。观察结果表明，当 Hb 大于 120g/L 时维持性血透患者具有更高的存活率。但随机对照研究结果表明，更高的 Hb 目标值并不会引起死亡率和心血管事件发生率的降低。大部分的临床研究表明，与 Hb 目标值 100g/L 相比，Hb 超过 140g/L 的维持性血透患者具有更高的死亡率。2010 年 NKF/KDOQI 指南推荐，CKD 患者的 Hb 目标值为 110～120g/L，在使用 ESAs 治疗时不要超过 130g/L。

ESAs 治疗纠正贫血能够延缓 CKD 疾病进展，目前仍存在争议。Roth 等设计随机对照试验对接受或不接受 ESAs 治疗的 CKD 患者进行了观察研究，接受 ESAs 治疗的 CKD 患者目标血细胞比容为 35%（相当与 Hb 117g/L），研究结果表明，两组患者自试验开始至结束期间 GFR 改变的平均值没有差异。另外，有随机对照研究结果表明，CKD 患者 Hb 目标值为 130g/L 时能够延缓 CKD 疾病进展，对肾脏替代治疗的需求可以降低 60%。最近的数据表明，ESAs 治疗能否有益于 CKD 疾病进展主要取决于 Hb 目标值，高 Hb 目标值可能会导致透析需求的增加。

肾性贫血常会引起交感神经活性增强，这与心血管并发症相关，比如血压升高和左心室肥大等。ESAs 治疗能够改善心衰症状，抑制左心室肥大。然而当 Hb 目标值低于 100～110g/L 时这一作用很弱。

尽管 CKD 患者接受 ESAs 治疗具有较多的临床获益，但 ESAs 治疗仍存在风险。有 RCT 研究证明，相比低 Hb 目标值组（110～115g/L），Hb 高目标值组（130～150g/L）发生心血管并发症的风险明显增加。CREATE 是一个关于 Hb 目标值的临床随机对照研究。研究假设为相对于部分纠正贫血，完全纠正贫血能够明显改善 CKD Ⅲ～Ⅳ 期患者的心血管并发症。为了验证这一假设，研究共纳入 22 个国家 94 个中心 603 例患者，所有患者被随机分为两组。所入选病例为年龄超过 18 岁的具有轻到中度贫血的 CKD 患者，GFR 15.0～35.0ml/min，血压不超过 170/95mmHg。具有严重心血管疾病、非肾性贫血、以前接受过 ESAs 治疗、预期 6 个月以内将接受的肾脏替代治疗的患者被排除。主要终点事件为发生心血管并发症。次要终点为左心质量指数、生活质量评分和 CKD 疾病进展。两组比较，心血管事件发生率并没有明显差异（58% vs. 47%，$P = 0.20$），然而，Hb 高目标值组心血管事件发生的趋势增加，生活质量明显提高。两组比较，左心肥大指数没有明显差异，在其他医学事件发生方面也没有明显统计学差异。

肾性贫血是 CKD 患者重要的常见并发症，对于 CKD 患者的健康管理应该做到肾性贫血的早期发现、早期评估和早期治疗。对肾性贫血不予治疗将使患者暴露于心血管事件发生和 CKD 快速进展的风险，将明显降低患者的生活质量。有多种因素参与了肾性贫血的发生，促红素产生不足是主要原因。贫血常会导致 CKD 患者肾功能迅速降低。一旦可能导致贫血的其他原因被排除，肾性贫血患者常常需要给予 ESAs 治疗。根据 KDOQI 指南，当 CKD 患者 Hb 低于 100g/L 时即应给予 ESAs 治疗，Hb 达到 110～120g/L 为治疗目标。指南还建议，接受 ESAs 治疗的患者 Hb 不应超过 130g/L。在接受 ESAs 治疗前和治疗期间，常需要常规补充铁剂。对于非透析 CKD 患者常常需要口服铁剂，维持性透析患者若对口服铁剂治疗无反应，应给予静脉补充铁剂。静脉铁剂治疗可能引起某些副作用，包括一些潜在的致死性反应，但有利于纠正贫血和降低 ESAs 使用量。尽管使用静脉铁剂纠正缺铁和足量的 ESAs 治疗，少部分患者仍有可能无法提高 Hb 水平甚至需要输血治疗。尽管 CKD 患者肾性贫血的治疗方案和治疗目标还在进一步研究中，但毫无疑问，目前的治疗能够明显提高患者的生活质量，减少输血及其相关并发症发生。

2006 年，KDOQI 指南建议，对所有的 CKD 患者都应常规筛查是否存在贫血。如果存在贫血[Hb 低于 135g/L（男性）和 120g/L（女性）]，都应该进一步治疗。需要注意的是，与 WHO 推荐标准相比，KDOQI 指南推荐的标准对女性患者并没有考虑月经期与非月经期的差别。在评估女性 CKD 患者贫血状况时需要考虑到这点。这些推荐标准都是基于患者具有正常的血容量。如果诊断贫血继发于其他原因，比如地中海贫血、镰状细胞性贫血等，对贫血患者的决策树可能会发生改变。比如，不伴有明显临床症状或风险的镰状细胞性贫血的患者其 Hb 基线值可能为 80g/L，若不确定前是否患有肾脏疾病，那么临床上很难将其与原来存在肾性贫血的 CKD Ⅲ 期患者（Hb 约 100g/L）区分开来。

（三）慢性肾脏病低蛋白饮食治疗

在过去 50 多年中，低蛋白饮食一直被认为是 CKD 治疗的基石。低蛋白饮食能够减少硫酸盐、磷酸盐、钾、钠等的摄入，有利于改善代谢异常。通过改善代谢异常、控制高血压等，低蛋白饮食被认为可延缓CKD进展，推迟开始透析时间，因而也受到广泛倡导。

20世纪60年代中期，有学者第一次提出低蛋白饮食联合补充必需氨基酸治疗能够维持体内正常氮平衡，减轻尿毒症毒素和体征。通过降低血尿素氮和体内其他代谢废物，低蛋白饮食有利于纠正继发性甲状旁腺功能亢进、胰岛素抵抗、高脂血症、高血压和酸碱平衡紊乱。研究发现，相比于对照组，完全素食的CKD Ⅱ期患者素食30d后能明显降低尿蛋白肌酐比、尿N乙酰-β-D氨基葡萄糖苷酶肌酐比、尿TGF-β肌酐比，还能明显降低血钾、血钠、血内皮素和醛固酮等。因为尿毒症症状比较明显时临床上需要开始行血液透析治疗，因此低蛋白饮食可能延迟开始透析时间。对于GFR为10ml/min的非糖尿病肾病患者和GFR为15ml/min的糖尿病肾病患者，低蛋白饮食平均能将透析开始的时间延迟1年。一些Meta分析结果表明低蛋白饮食还能延缓CKD疾病进展。一项荟萃分析研究了低蛋白饮食对身体成分的影响。共有14个RCT研究666例CKD患者纳入了研究。这些研究中患者采用补充酮酸/必需氨基酸的低蛋白饮食或极低蛋白饮食坚持治疗12个月以上，监测方法包括体内钾含量、双能X线吸收法和生物电阻抗法等。研究结果证实，低蛋白饮食治疗是安全的，不影响身体组分。然而，低蛋白饮食不能应用于CKD合并酸中毒、败血症、外科手术的患者，也不能连续应用于不能耐受的患者。对于估计不超过4个月即将进入透析的CKD患者也应该小心使用低蛋白饮食治疗，因为低蛋白饮食可能会导致体重减轻和脂肪消耗。采用低蛋白饮食治疗时必须强调监测，包括监测身体成分、评估蛋白和能量摄入等。

许多临床研究观察了低蛋白饮食[蛋白摄入≤0.8g/(kg·d)]和极低蛋白饮食[蛋白摄入≤0.3g/(kg·d)]对糖尿病肾病患者和非糖尿病肾病患者延缓CKD疾病进展方面的作用。然而，低蛋白饮食对这两类患者能否延缓疾病进展，目前还不确定。MDRD研究是目前最大临床观察研究，该研究设计是基于低蛋白饮食能延缓CKD疾病进展这一假设，共纳入了1 840例各个阶段的CKD患者。该研究在1994年发表的主要研究结果对于低蛋白饮食能否延缓CKD疾病进展没有给出确定的结论。然后，在后来的二次分析时，作者的结论是"研究结果更符合低蛋白饮食能够延缓CKD疾病进展的假设"。另外还有5个Meta分析在CKD人群中研究了低蛋白饮食能够延缓疾病进展，结果4个研究认为低蛋白饮食有利于延缓疾病进展，1个研究认为低蛋白饮食不能延缓疾病进展。研究结果不同的原因可能是研究设计方面的差异。

低蛋白饮食和极低蛋白饮食的安全性，以及对CKD患者营养状况和预后也受到关注。很多研究者还在争论是否应将蛋白摄入降低到0.8g/(kg·d)以下，因为低蛋白饮食可能会导致患者摄入能量不足，透析前患者营养不良的风险增加。许多研究表明，低蛋白饮食和极低蛋白饮食能够维持氮平衡，不会影响非透析CKD和透析CKD人群的预后。

从目前研究发现来看，低蛋白饮食的安全性及其临床获益显而易见，因此对CKD患者都应推荐低蛋白饮食，即使低蛋白饮食对延缓CKD进展目前还并不确切。事实上，减轻尿毒症症状、推迟透析时间，这都是改善尿毒症患者生活质量、降低死亡率的重要方面。因此，需要帮助CKD患者坚持低蛋白饮食，需要患者坚持家庭饮食健康教育计划等措施。另外，提供一些简单的其他低蛋白饮食以供备选并在临床实践中评估可行性也很重要。有学者建议CKD Ⅳ、Ⅴ期患者以及快速进展的CKD Ⅲ期患者(伴有顽固性NS)简单的素食低蛋白饮食配合酮酸(LPD-KA)治疗。简单LPD-KA是基于禁止和允许食物的概论(禁止：鱼、肉、鸡蛋和衍生食物；其他食物均允许)。这一食谱是素食的，根据这一食谱大约每天摄入 0.6g/kg 蛋白和 30～35kcal/kg 能量，并且补充复方 a- 酮酸片（1 片 /10kg）为了增加血管柔韧性，每周允许患者有 1～3 次机会自由进食，并且不限制食物重量。从 2007—2012 年共有139 名患者同意并采取了上述的素食食谱并至少坚持 1 个月以上。作者评估了该素食食谱的长期效应，最后得出结论认为素食能够延缓 CKD 疾病进展。

事实上，如果患者不能够坚持素食饮食，低蛋白饮食延缓 CKD 疾病进展的效应就变得不那么重要。因此，尽量简化低蛋白饮食食谱并提高它的接受度，评估它的可行性，这些都具有重要意义。目前还需要大量研究比较不同低蛋白饮食食谱的并发症以及患者的满意度。

四、肾脏替代治疗在急性肾损伤治疗中的应用

急性肾损伤（acute kidney injury，AKI）是一种涉及多学科的临床常见危重症，发病率和死亡率高，且带来了一系列严重后果。AKI 的人群发病率呈逐年上升的趋势，据研究统计，约有 35% 以上的住院重症患者合并 AKI。尽管医疗水平和肾脏替代技术均在不断进步，但重症监护病房（ICU）患者的病死率仍高达 30%～60%。肾脏替代治疗（renal replacement therapy，RRT）是严重 AKI 患者的治疗基础。近年来，应用于 AKI 的肾脏替代治疗已取得许多进展，但也存在很大争议。

与间歇性血液透析（intermittent hemodialysis，IHD）相比，连续性肾脏替代治疗（continuous renal replacement therapy，CRRT）有很多优点，包括血流动力学稳定、溶质清除率高、可清除炎症介质、有利于营养支持等，因而在重症 AKI 的治疗上往往作为首选。但近年来，许多研究试图比较 CRRT 与 IHD 对死亡率及肾功能恢复的影响，几乎所有研究均显示两种透析模式对患者死亡率无明显差异。有研究从 173 个涉及 AKI 肾脏替代治疗的研究中选出质量较高的 30 个随机对照试验和 8 个前瞻性研究进行荟萃分析，其中涉及预后的有 9 个随机对照试验和 4 个前瞻性队列研究，结果显示 CRRT 组的死亡率和 IHD 组相比无明显差异。对于存活者的亚组分析显示，长期透析依赖率、死亡率以及死亡和长期透析依赖的复合预后方面，两者也无显著差异。其中 4 项随机对照试验测量了治疗过程中的平均动脉压（MAP），3 项显示 CRRT 和 IHD 组的 MAP 变化没有显著差异，1 项发现 CRRT 组 MAP 高于 IHD 在发生低血压风险方面无显著差异，而唯一合格的前瞻性研究则提示 CRRT 组低血压风险较IHD 组低。尽管如此，既往那些比较 RRT 模式的研究都存在各种缺陷，对治疗剂量、使用的透析材料、时机等均未标准化，存在较大的差异。而新近的 RENAL 研究中所有入组患者都使用 CRRT，其预后结果均较以前使用 CRRT 也使用 IHD 的研究数据好，提示 CRRT 可能优于 IHD。

经过 30 多年的发展，CRRT 已派生出多种模式，包括持续静 - 静脉血液滤过（CVVHF）、持续静 - 静脉血液透析（CVVHD）及持续静 - 静脉血液透析滤过（CVVHDF）等。CVVHF 与CVVHD 对于小分子物质的清除能力相当，但 CVVHF 对于中分子的清除能力比 CVVHD 更强。因此，临床上最常用的是 CVVHF 或者 CVVHDF。尽管如此，目前几乎没有研究比较三种透析模式对于生存率、临床预后的影响。由于缺乏大样本 RCT 研究，目前研究还难以提供对重症 AKI 患者理想透析模式的绝对规范。因此，在缺乏绝对信服数据的情况下，AKI 患者管理的关键在于对 AKI 不同阶段采用最合适患者的治疗方式。正如 KDIGO 指南所建议，对血流动力学不稳定的患者，采用 CRRT 治疗；对于一般情况的患者，可以选择 IHD 治疗。

CRRT 治疗开始的时机是影响 AKI 患者死亡率的重要因素之一，但相关的研究数据很少。目前公认的急诊透析指征包括明显的尿毒症症状和体征、容量负荷过度、高钾血症和

代谢性酸中毒。一项国际多中心的有关 ICU 内 AKI 肾脏替代治疗方式的流行病学调查研究（BEST kidney）显示，开始 CRRT 最常见的原因是少尿或无尿（70.2%）、尿素或肌酐水平增高（53.0%）、代谢性酸中毒（43.6%）以及液体过负荷（36.7%）。可见半数患者开始 CRRT 治疗时并不存在高尿素/肌酐，2/3 的患者没有液体过负荷，这些结果与开始 RRT 治疗的公认透析指征并不完全相同。至今仍不清楚是否更早的治疗能够改善预后。如果过早开始，患者可能接受不必要的治疗，反而可能产生一些 CRRT 相关的并发症，如出血倾向、制动、血小板减少等。而过晚开始，可能增加死亡率、延长 CRRT 治疗时间及住院时间。有回顾性研究调查 100 例使用 CRRT 的成年尿毒症患者，根据开始 CRRT 时尿素氮（BUN）是否超过 60mg/dl 分为早期或晚期组。结果发现，早期组的生存率显著高于晚期组（39.0% vs. 20%，$P=0.041$）。在 Liu 等的研究中，晚治疗组（BUN > 76mg/dl）与早治疗组（BUN < 76mg/dl）相比，其死亡危险度增高。Bagshaw 等根据 RRT 时间的长短将 1 238 例危重 AKI 患者分为早期治疗组（< 2d）、延迟治疗组（2~5d）和晚期治疗组（> 5d），结果显示，与早期治疗组相比，延迟治疗和晚期治疗组患者死亡危险度显著增高（晚期 72.8% vs. 延迟 62.3% vs. 早期 59%，$P<0.001$），晚期治疗组患者所需 RRT 时间更长，住院时间更久，出院后仍需透析的比例最高。也有学者采用尿量作为开始的指标。Sugahara 等将心脏术后重症 AKI 患者随机分为早期治疗（连续 3h 尿量小于 30ml/h）和晚期治疗组（连续 2h 尿量小于 20ml/h），结果发现早期治疗组可提高患者的 28d 生存率。但纳入研究只有 2 项 RCT 研究，其余小型研究设计及质量差异极大。虽然缺乏高质量的研究，目前流行病学调查提示早期 RRT 治疗可能改善 AKI 患者预后。但各项研究中关于早期的定义各不相同，因此，开始 RRT 治疗的时机目前仍无一致意见。Bagshaw 等在关于危重 AKI 患者开始 RRT 的影响因素分析中显示，开始 RRT 时血肌酐 < 332μmol/L、尿素氮（blood urea nitrogen, BUN）变化 > 89mmol/L、尿量 < 82ml/24h、液体平衡 > 3.0L/24h、平均液体负荷 > 5%、超过 3 个以上脏器衰竭、序贯器官衰竭评分（SOFA）> 1 以及入院 4d 后开始 RRT 均与死亡率相关，提示患者开始 RRT 时的临床触发点越少，死亡率越低。因此，对于危重症 AKI 患者，应该更具患者的肾功能变化及其他脏器功能情况，以防止并发症、降低死亡率为出发点，而不要等到肾功能完全丧失才开始 RRT。

同样，停机时机的选择也会影响患者的预后。BEST kidney 研究显示，停止 RRT 后至少 7d 不再需要重新行 RRT 的患者汇总，其停机前 24h 尿量至少较前日增加 100ml，提示可通过尿量决定停机时间。2008 年一项回顾性研究显示，手术后尿量每 8h 少于 100ml 的患者更容易在停止 RRT 后 30d 内再次开始 RRT，提示每日尿量超过 400ml 或肌酐下降是较好的停机时机。但尿量易受到利尿剂的影响，而血肌酐也容易受到一些非肾性因素的影响。因此，关于 CRRT 开始及停止的时间，目前无统一意见的情况下，临床医生可根据患者具体情况进行个体化治疗。

五、中医药在慢性肾病防治中的循证实践

（一）基于循证建立"肾痿"的慢性肾衰竭论治

根据慢性肾衰竭的临床表现，中医学认为其隶属于"关格""水肿""虚劳""癃闭""淋证"等范畴，但尚无统一认识，并由此阻碍了中医药对慢性肾衰竭治疗方案的选择和研究。

樊均明等循证结合古代文献资料的中医理论证据，提出慢性肾衰竭应属于中医"脏痿"范畴。《华佗神医秘传》卷一《论肾脏虚实寒热生死顺逆之法》谓"肾……其脉甚急，则肾痿瘕疾"，提示古有"肾痿"之说，可惜无法确定它的临床特点。通过多年研究和文献循证，樊

均明等认为"肾痿"就是肾组织枯萎、萎缩或功能上衰退，甚至废弃不用的一组疾病，也就是现代医学所指的肾脏排泄功能严重受损，致使氮质及其他代谢废物潴留体内，同时引起水、电解质及酸碱平衡失调，临床以机体自身中毒为特点的危重综合征，即尿毒症。"肾痿"病位在肾，因外感、内伤多种因素导致肾体、肾络受损，肾开阖失司，气不化水，阳不化浊，气血运行无力，血流淤滞，水湿痰浊淤毒不能下泻外达，聚于体内，蕴结脏腑，久之成毒，损伤脾、肾，耗伤机体而发病。虽后期病变可涉及心肝肺脾肾五脏及胃肠膀胱等脏腑，但始终以脾肾气虚为关键，而且贯穿于整个病程，其临床表现既有脾肾等主要脏腑衰败正虚的一面，同时也常伴有湿、浊、瘀、毒邪实的一面，形成虚实夹杂、寒热互见的复杂病理过程。

按照"肾痿"病机特点，樊均明等提出治疗原则应遵循扶正祛邪、标本兼治的法则。根据患者具体病情，或以扶正为主，或以祛邪为主。治疗过程中注意扶正不恋邪、祛邪不伤正。正确处理好扶正与祛邪的关系，掌握好扶正与祛邪的时机和偏重是治疗本病的关键，故强调临证时把握肾衰败之根本。具体可采用健脾益肾、利水化湿、泄浊祛毒及活血散瘀之疗法，使邪毒及时排出体外，以使废用的肾脏得以一定程度的恢复。

（二）中医药治疗慢性肾功能衰竭的循证医学评价

慢性肾功能衰竭已成为世界范围内严重威胁人类健康的重大疾病，其治疗难度大，但合理的积极治疗能够延缓慢性肾衰竭的恶化速度，避免患者过早进展至终末期肾病，延缓患者进入肾脏替代治疗的时间。中医药可多靶点、多途径防治并发症的发生发展，延缓肾功能进行性损伤，保护残余肾单位，提高生活质量，延长生命。汪慧琪等对中医药治疗慢性肾功能衰竭进行了系统评价，共纳入23篇文献，显示中医药能改善肾功能指标，改善血红蛋白、血脂、24h尿蛋白、血钙、血磷、甲状旁腺素、中医症候积分等，提高总体疗效，从多途径治疗慢性肾功能衰竭，不良反应发生率低。该系统评价认为，中医应急则治其表，缓则治其本的原则，可权宜施治。中药注射液逐步成为临床治疗慢性肾衰竭的常用治疗措施。韩世盛等对中药注射剂联合西医常规疗法治疗慢性肾功能衰竭进行 Meta 分析，纳入73项研究，共5 638例患者，涉及18种中药注射剂及前列腺素 E1 联合常规西医治疗与单纯西医治疗比较，结果表明肾康、参芎、丹红、银杏达莫、丹参、川芎嗪、黄芪、三七、丹参川芎嗪、血必净、参麦、疏血通、灯盏细辛等中药注射液联合常规西医治疗可降低慢性肾衰竭患者血肌酐水平，肾康注射液联合治疗可提高慢性肾衰患者肌酐清除率，且中药注射液未发生严重不良反应。

（三）中医药治疗 IgA 肾病的循证医学评价

近年来，中药在 IgA 肾病的治疗已经在临床广泛使用。现代药理研究结果表明，中药除了能有效降低蛋白尿及血肌酐、减慢肾小球纤维化、抗氧化、调节免疫外，还可减轻由于免疫治疗所带来的代谢紊乱、骨质疏松等。有研究将87例单纯血尿、肾功能正常的 IgA 肾病患者分别辨证为湿热证、气阴两虚证和瘀血证。湿热证治疗以清热利湿为主，有效率可达 97.05%；气阴两虚证治疗以滋阴凉血为主，有效率可达 96.15%；瘀血证以活血祛瘀为主，有效率可达 66.66%。对于单纯血尿肾功能正常的 IgA 肾病，中医药辨证治疗属湿热证和气阴两虚证者疗效较好。李升等研究纳入了 60 例以大量蛋白尿和肾功能不全为特征的高危 IgA 肾病患者以评价中医药治疗 IgA 肾病以评价其疗效及安全性，结果表明中药联合免疫抑制剂疗法较免疫抑制剂单一疗法相比疗效和安全性更佳。

（四）单一中药成分的循证医学观点

樊均明等应用循证医学方法，进行了单一中药成分治疗肾脏疾病的系统评价。在黄芪治疗蛋白尿的系统评价中，肯定了黄芪能减少糖尿病肾病、肾病综合征、慢性肾小球肾炎引起的蛋白尿。在黄芪治疗肾病综合征的系统评价中认为黄芪在减少疾病复发方面具有相当的前景；黄芪联合西药治疗肾病综合征可以提高疗效。大黄治疗慢性肾功能衰竭的系统评价认为大黄在改善肾功能、减轻症状方面具有一定的疗效。在川芎嗪治疗原发性肾病综合征的系统评价中提示川芎嗪治疗原发性肾病综合征中高凝状态的改善和一过性肾功能不全的纠正有一定的效果。

1964 年我国曾首次报道两例因服用大剂量木通导致急性肾功能衰竭，此后陆续有个例报告。1993 年比利时学者报道在服用含广防己和厚朴的中草药减肥治疗后，出现进行性肾损害，称之为"中草药肾病"。这些中草药均含有马兜铃酸，国内学者称为"马兜铃酸肾病"。循证医学认为，马兜铃酸有毒或无毒是相对的，与药物的品种、炮制方法、药物配伍、剂量及个体体质差异有关。王海燕教授指导学生完成了"药典法定剂量关木通对大鼠肾功能及间质结构影响的研究"课题，用关木通生药 1 000g 制成 500ml 水煎剂（2g 生药 /ml），按药典规定剂量 1g/kg 灌胃于 200～250g 的 Wistar 大鼠（约相当于人类剂量的 0.1g/kg），结果未发现任何明显的肾损伤迹象，无论是反映肾小球功能的血肌酐还是反映肾小管功能的尿酶、尿糖、尿蛋白，在关木通组与正常对照组之间均无统计学差异。该研究结果显示，药典规定用量的关木通并不会引起大鼠肾脏损害，药典规定的关木通剂量是相对安全的。

第三节 循证肾脏病学的发展展望

一、应用循证医学方法分析总结我国肾脏疾病临床资料

循证医学（EBM）作为近年来国际医学界倡导的一种新的现代医学模式，它改变了传统以经验为基础的临床医学模式，提倡慎重、准确而明智地应用目前所能获得的最佳证据，对具体患者做出临床诊断和治疗决策，为每个患者提供最合理的医疗服务。循证医学的主要分析方法之一是系统评价（SR），即是系统全面地收集全世界所有已发表或未发表的临床科研结果与数据，筛选出符合质量标准者，进行 Meta 分析（一种定量合成的方法），以得出综合可靠的数据。

我国是一个人口大国，患者数量大、病情重而且复杂，实施循证医学有许多有利条件。但是在科研立项、设计和质量控制上与循证医学的要求相差较远。大样本随机对照临床试验的设计、随机化分组、安慰剂对照以及随访到终末事件发生，这些都是循证医学中最根本的重要环节，国内许多试验得不到国际同行认可，就是因为科研设计与方法的不可靠。如何充分利用这份宝贵的病例资源优势，使之更好地为中国和全世界的肾脏患者造福，关键是要改变目前医生忙于完成日常医疗任务、既不保存完整的病历资料、也无前瞻性计划和系统追踪观察的现状。例如，国际上已有 A 级证据级别的大规模研究证实，血浆置换对于狼疮肾炎的治疗效果并不优于甲泼尼松龙冲击和环磷酰胺联合治疗，而国内虽已对上千例狼疮患者进行了血浆置换或免疫吸附治疗，但迄今尚无一个前瞻性随机对照研究来分析这一治疗手段的有效性、安全性和效价比。以致这一昂贵的治疗措施至今仍停留于盲目、低水平、经验性治疗阶段。

应用循证医学指导肾脏疾病的临床研究需要肾脏科医师不断进行知识更新，学习循证医学知识。在每个课题设计之前就要向统计学或循证医学老师咨询，请他们指导应用循证

医学的观点和方法进行课题的设计。近年来,我国肾病界一些单位参加了一些国际合作的跨国性 RCT 课题也不失为一种免费的人才培训方法。国内一些大的肾脏病中心带领一些兄弟肾脏病学科共同开展特定 RCT 课题也同样是一种以课题带动人才培养的好办法。

二、应用循证医学理念指导临床实践

近年来,随着我国糖尿病、高血压的患病率升高,肾脏疾病的发病率也逐年升高,疾病谱也逐渐由过去的肾小球肾炎转变为以高血压肾损害和糖尿病肾病为主,关于各类肾脏疾病的临床研究不断发表,肾脏疾病的循证指南也不断涌现,怎样正确理解循证医学,合理应用循证指南对肾脏疾病患者进行诊治成为每一个肾病医师不容回避的问题。

那么,作为临床医生如何实践循证医学呢?每个医师非常重视自己的经验,但应注意经验总结不免存有非科学部分。除了上述内源性信息外,还需大量外源性信息,包括有关文献、计算机数据库资料以及患者的合理要求、生活质量以及满意度等。临床应用循证医学的实施步骤是:首先要对具体患者提出临床问题;其次从文献中寻找证据,严格评估有关的证据和资料;结合自己的临床经验和患者的具体特点和要求,实施于临床实践;最后对实施结果进行追踪和再评估,修正错误,发现更好的方法。但是文献众多,存在时间性差异,有的信息还不够全面,应重点关注其中的方法学和结果,而不应局限于文献结论,要选出其中合理、相关且有利于患者康复的内容。

循证医学的实践既重视个人临床经验,又强调采用现有的、最好的研究依据。优秀的临床医师,应该既具备丰富的临床经验,又能依据现有最好的科学依据来指导临床实践,二者缺一不可。循证医学并不否定权威和专家在临床工作中积累的宝贵经验。因为他们在病史、查体、诊断方面,具有敏锐的洞察力。对患者无偏倚地观察、准确地判断,是循证医学的前提,若没有来自患者正确的第一手信息,则可能导致错误诊断。因此,循证医学要求临床医生必须经过更严格的基础训练,善于观察患者,熟练掌握临床基本技术。同时,强调临床医生须重视向患者提供医疗服务的证据及其说服力。

医学的最高诊疗价值体现在个体化的治疗中。对于肾病医师来说,正确理解循证医学、运用循证思维进行科学的循证非常重要。在对肾病患者进行诊治时,临床肾病医师需将循证指南个体化应用,与患者共同决策,制订出适合患者的正确诊疗方案。个体化诊疗包括:个体化的治疗指征、个体化的治疗方案、个体化的疗程和个体化的停止治疗指征。内容广泛、涉及临床诊疗的各个阶段。需要强调的是个体化治疗并不是“随意治疗”。合理的个体化治疗方案需要临床医生确切掌握患者病情,充分考察患者的社会、家庭、心理等因素的个体性,在此基础上制订最佳诊疗方案。

(樊均明 王丰平 李 孜)

Chapter 10　Evidence-based nephrology

Summary

In March 1997, the international evidence-based medicine(EBM)Cochrane renal group was established in Lyon, France, as the foundation of evidence-based nephrology(EBN). From the beginning, this organization is committed to summarize and publish the latest evidence of kidney disease treatment. In the treatment of primary and secondary kidney diseases and renal replacement treatment(RRT), some randomized control trials(RCTs)with high quality have been published. Some evidence-based guidelines such as the K/DOQI and KDIGO guideline have also been published. The Chinese Cochrane Center was established in West China Clinical Medical University in 1997. The concept of EBN was first proposed by Professor Junming Fan. With introducing the methodology of EBM, publishing the reviews of EBN, providing training course and lectures, EBN was introduced and accepted by the domestic nephrologists. In China, many nephrologists began to conduct systematic review and Meta-analysis, which especially have impressive impacts on guiding and regulating the clinical practice in integrated traditional and western medicine of nephrology. Currently EBN has been widely applied in the diagnosis and treatment of kidney disease. We will introduce the practice of EBN in PartⅡ.

EBM has changed the traditional model of medicine that used to be based on experience, which advocates the careful, accurate and judicious choosing of current available best evidence, making clear diagnosis and treatment, and providing the most reasonable care for each patient as well. China is a country with a large population. The number of patients is large correspondently and their conditions are serious and complex. In such condition, practicing EBM is demanded. How to make full use of the advantage of the huge number of patient resources? One of the very important steps is to keep the medical records carefully and prospectively follow-up the patients with plan. In recent years, with the increasing incidence of CKD and the emerging of various clinical trials and the evidence-based guidelines, every physician should pay more attention to the validity of methodology and the importance of results of each study than just believing the authors'conclusions.

(Fan Junming　Wang Fengping　Li Zi)

参考文献

[1] 樊均明, 王宓. 临床肾脏病学的新型模式: 循证肾脏病学 [J]. 中国循证医学杂志, 2001, 1(4): 251-254.

[2] KAZUMOTO I. Rituximab for childhood refractory nephrotic syndrome[J]. Pediatrics international, 2011, 53: 617-621.

[3] THAPA S, HONG L, BICHENG L. Effect of tacrolimus in idiopathic membranous nephropathy: a Meta-analysis[J]. Chinese Medical Journal, 2014, 127(14): 2693-2699.

[4] JENNIFER H, ALINA C, DAVID D'C. Tacrolimus use in lupus nephritis: A systematic review and Meta-analysis[J]. Autoimmunity reviews, 2016, 15: 93-101.

[5] BAGSHAW S M, WORD R, BARTON J, et al. Clinical factors associated with initiation of renal replacement therapy in critically ill patients with acute kidney injury-A prospective multicenter observational study[J]. J Crit Care, 2012, 27(3): 268-275.

[6] 樊均明, 谢席胜, 李飞燕. 基于循证建立从"肾痿"的慢性肾衰竭论治 [J]. 中国中西医结合肾病杂志, 2012, 13(3): 189-192.

[7] 汪慧琪, 魏林, 吴伟, 等. 中医药治疗慢性肾功能衰竭的系统评价再评价 [J]. 中草药, 2014, 45(5): 739-744.

[8] 韩世盛, 陈敏, 徐艳秋, 等. 中药注射剂联合常规西医疗法治疗慢性肾功能衰竭的 Meta 分析 [J]. 中成药, 2019, 41(11): 2825-2829.

[9]　LI S，LI J P. Treatment effects of Chinese medicine（Yi-Qi-Qing-Jie herbal compound）combined with immunosuppression therapies in IgA nephropathy patients with high-risk of end-stage renal disease（TCM-WINE）：study protocol for a randomized controlled trial[J]. Trials，2020，21（1）：31.

[10]　樊均明. 临床循证治疗手册：肾脏疾病 [M]. 北京：人民卫生出版社，2008.

第十一章

循证肿瘤学

哲学家培根曾经说过:"再没有比武断地运用以下三种推论方式更糟糕更可怕:①因为是前辈权威所说的,所以是正确的;②因为是大家已经习惯的做法,所以是正确的;③因为是普遍存在的,所以是正确的。"目前,在肿瘤治疗领域,无论在国内还是国外,是否存在哲学家培根所担心的以上三种情况呢?答案是肯定的。因此,这也是循证医学理念在肿瘤学领域迅速渗透和整合,促进更为科学的肿瘤学临床实践,推进肿瘤学临床研究进一步发展的必然性和重要性所在。

第一节　循证肿瘤学概述

一、循证肿瘤学的定义

循证医学又称求证医学、实证医学,即为遵循证据的医学。加拿大著名临床流行病学家 David Sackett 定义为"慎重、准确和明智地运用当前所能获得的最佳的研究依据制订出患者的个体化治疗方案。循证医学要求在临床实践中,将临床医师的专业技能、临床经验与当前最佳的研究证据和患者的需求三者完美结合。循证医学实践需要高质量证据,"证据"及其质量是循证医学实践的关键。高质量证据指采用了足够防止偏倚的措施,保证了其结果的真实性和以患者为中心的临床研究。循证肿瘤学是指运用循证医学的基本原理和方法,进行人体各种类型肿瘤的临床诊治、科学研究和医学教育。近 20 年来,循证肿瘤学已在全球范围得到了快速发展,是因为其能使肿瘤患者获得最佳诊断和治疗,从而延长生存期。

二、循证肿瘤学产生的原因及背景

根据我国临床肿瘤学的发展现状,强调在肿瘤诊治中运用循证医学的思想和方法尤为重要。其产生的原因及背景如下:

我国恶性肿瘤的发病率不断上升,国家癌症中心近期报道:2015 年中国预计有 429.2 万例新发肿瘤病例和 281.4 万例死亡病例,相当于平均每天 12 000 人新患癌症、7 500 人死于癌症,其中肺癌是发病率最高的肿瘤,也是癌症死亡之首。肿瘤临床工作者面临着众多肿瘤患者不断增高的诊疗需求。

尽管肿瘤诊疗的新技术、新疗法不断涌现,但我们面临的仍然是相当多的恶性肿瘤的早期发现率低和疗效不甚理想的尴尬局面。这种情况固然与我们目前对恶性肿瘤早期认识的局限性有关,但与相当一部分恶性肿瘤患者未能得到规范化的诊疗不无关系。治疗过度与治疗不足同时存在,这些情况使得相当一部分肿瘤患者没有得到合理的诊疗。由于我国人口众多,经济发展不平衡,如何使有限的资源更合理地为肿瘤患者服务,是我们临床肿瘤工作者面临的紧迫课题。

第二节　循证肿瘤学发展现状

目前,在循证医学思想的指导下,肿瘤治疗学领域不仅在临床试验研究中越来越多地采用了循证医学的研究方法(如对新药和新疗法的评价),而且在临床实践中越来越注重运用最佳的科学证据,大大推动了肿瘤学的进步。

一、循证肿瘤学临床实践发展现状

通过医学家们不断努力的研究,肿瘤学取得了巨大的进展,新治疗方法、新抗肿瘤药物不断涌现,肿瘤治疗不再是单一的学科,而是多学科综合治疗,并进行综合防治,使肿瘤的治愈率得到了明显的提高。然而,由于诸多原因使肿瘤学的临床实践对循证的要求显得更重要、更迫切:

1. 治疗方法的不同,患者的预后结果往往与实际不同。实际上,部分肿瘤患者,特别是早期肿瘤患者经过正确的治疗是可以治愈的(甲状腺肿瘤、宫颈早癌)。而不正当的治疗方法,患者几乎没有长期生存的可能。

2. 由于肿瘤发展的速度快,待我们发现诊断及治疗不正确再行更正时,病情已转为晚期,失去治疗的价值。

3. 因为肿瘤的治疗有时仅有一次最佳的时机,所以临床医师在诊断及治疗方法上尽量避免错误非常重要。误诊或首次治疗方法选择的不适宜,可能会致使患者付出生命的代价。大量临床研究发现,患者再程治疗较首程治疗生存期大大降低。

4. 肿瘤患者的诊断、治疗花费较高,患者及其家庭往往没有经济能力承受再程治疗。

5. 肿瘤的综合治疗要求不同的专业为同一个患者制订诊疗方案,而不同专业的专家怎么才能形成共识呢? 通过循证支持才能制订最佳的、一致的方案。

与此同时,循证医学要求肿瘤科医生必须掌握各种治疗手段是否有疗效评价的客观证据,以及证据的力度强弱如何。然而,肿瘤治疗学的现状与上述要求相去颇远。由于部分恶性肿瘤的病因至今尚不甚明了,因此缺乏特效的治疗手段。由大量涌现的基础医学研究成果推论出来的新治疗手段层出不穷。同时,现代医学以外的各种古代医学或民族医学也提供了多种的肿瘤治疗手段。由于其年代久远、理论系统欠清楚,其提出的某种治疗手段一时又难以确定其利弊。在这种情况下,借助循证医学方法规范肿瘤的治疗是非常必要的。在肿瘤治疗问题上由于对现代医学疗效的失望,越来越多的人将肿瘤治疗的重大突破寄厚望于各种替代医学,但是,只有通过循证医学所要求的最佳证据,才能把人们期待的那种替代医学疗法挖掘出来。

二、循证肿瘤学研究现状

随着我国恶性肿瘤新发病例每年递增,半个世纪以来,癌症研究一直处在临床研究方法学的前沿,最早的一些随机研究正是在肿瘤学领域,通过临床研究评价新的治疗方法。

通过医学家们不断努力的研究,肿瘤学取得了巨大的进展,新治疗方法、新抗肿瘤药物不断涌现,肿瘤治疗不再是单一的学科,而是多学科综合治疗,并进行综合防治,使肿瘤的治愈率得到了明显的提高。

循证医学是建立在现代临床流行病学基础上的一门临床医学的基础学科,要完成对科学性证据的搜寻并将其运用于临床实践的指导中,是离不开临床流行病学的基本理论与方法的。一个最佳的研究证据,并不是由医生的个人临床经验或个人的感觉而确定的,而是由客观可靠的数据和标准以及具体的分析评价方法来确定。近50年来,随着新的抗肿瘤药和治疗新技术的不断出现,肿瘤的治愈率和有效率明显提高。但不容否定,肿瘤的治疗不应该是单学科的,而应是多学科的综合治疗,应采取综合防治,防治并重之路。为了真正贯彻这一方针,就需要积极开展循证肿瘤学的科学研究。

(一)循证医学在肿瘤学中的研究方法

1. 随机对照试验(RCT)的应用　随机对照试验是按随机对照的原则把研究对象分为研究组和对照组,然后分别接受相应的处理(干预),在相同的条件及环境里同步地进行研究和观察处理效应,并按客观标准对结果进行评价,最后依据专业知识对试验结果进行统计分析和评价继而得出结论。RCT的最大特点在于通过随机的方法,使已知的和未知的可能影响结论可靠性的因素在各组间的分布上大致相等,使潜在的各种混杂偏倚因素干扰减小到最低限度。随机对照研究的另一大特点是试验的同步性和一致性。研究组和对照组是在同一时期内比较,不是历史性对照,而且试验研究的条件和环境都保持一致,这样增加了试验的可比性,排除了干扰因素。

例如,经导管动脉化疗栓塞术(transarterial chemoembolization,TACE)治疗肝癌已经有近30年的历史,积累了大量的病例,但究竟有无疗效,即是否可延长患者的生存期,一直是治疗上争议的焦点。以往大多数的RCT的结果均表明,TACE可导致肝癌明显坏死,但不能证明其显著延长了患者的生存期。上述RCT的结论可能受TACE的方法、导管技术、病例选择以及试验设计等因素影响。近期有2组RCT借助EBM问题提出PICO原则进行循证实践研究,提示了TACE的有效性。P为肝癌患者,I为TACE术,C为TAE术,O为比较两种手术疗效及患者的生存率。研究结果显示80例不可切除肝癌,随机分成TACE治疗组和对照组,两组1、2、3年生存率分别为57%、31%,26%、32%,11%、3%($P=0.002$);另一组112例chind A、B级或OKuda Ⅰ、Ⅱ期不可切除肝癌,随机分成经导管血管栓塞术(transcatheter arterial embolization,TAE)组(37例)、TACE组(40例)和对照组(35例),结果TACE组1、2年生存率(82%和63%)显著高于对照组(63%和27%)($P=0.009$)。因此,目前普遍认为TACE治疗肝癌具有肯定疗效,是不可切除肝癌的标准疗法。需要进一步研究的是TACE本身的问题,以提高疗效,减少毒副反应。如一般认为栓塞的基础上加用化疗药(TACE)可进一步提高疗效。但所有RCT的结果均否认TACE的疗效优于TAE。因此,今后是行TAE还是TACE是一个值得思考的问题。严格掌握适应证十分重要,对过晚期的肝癌不管实行TAE还是TACE,都不能延长患者的生存率,甚至会加速患者的死亡。一般TACE治疗应遵循下列原则:①不可切除的肝癌;②肿瘤的肝脏占据率<50%;③肝功能Child A、B级。而弥漫性肝癌肿瘤的肝脏占据率>70%、肝功能Child C级应列为TACE的禁忌证。至于内静脉主干有癌栓者是否为TACE的禁忌证仍有不同看法。由于侧支循环的建立,TACE一般是安全的,在某些病例TACE还可使癌栓退缩,但应避免使用明胶海绵栓塞。

另一项随机对照试验为了研究自体多种细胞因子诱导的杀伤细胞(CIK)生物免疫疗

法联合放化疗治疗局限期小细胞肺癌（SCLC）的临床疗效。选取郑州大学第一附属医院收治的局限期 SCLC 患者 60 例为研究对象，采用随机数字表法分为观察组和对照组，每组各 30 例。对照组采用同期放化疗方案，观察组采取与对照组相同的放化疗方案，放化疗结束后采用自体多种细胞因子诱导的 CIK 生物免疫疗法。评价患者近期疗效、生活质量改善情况、1 年和 2 年生存概率及毒副作用发生情况。结果显示对照组完全缓解（CR）0 例、部分缓解（PR）15 例、稳定（SD）1 例、进展（PD）14 例，观察组 CR 2 例、PR 19 例、SD 3 例、PD 6 例，两组近期疗效不同（$u = 2.058$，$P < 0.05$）；观察组疾病控制率为 80.0%（24/30），高于对照组的 53.3%（16/30）（$\chi^2 = 4.800$，$P = 0.028$）。两组患者生活质量改善程度不同（$u = -4.138$，$P < 0.01$）。观察组白细胞计数（WBC）减少发生率为 50.0%（15/30），低于对照组的 80.0%（24/30）（$\chi^2 = 5.934$，$P < 0.05$）。对照组、观察组 1 年生存概率分别为 76.7%（23/30）、83.3%（25/30），2 年生存概率分别为 73.9%（17/23）、88.0%（22/25），差异无统计学意义（$P > 0.05$）。提示生物免疫疗法联合放化疗能有效提高局限期 SCLC 患者疾病控制率，改善生活质量，降低部分毒副作用的发生。

为了观察并比较脱氧核苷酸注射液联合化疗药物治疗人非小细胞肺癌的临床疗效和不良反应。采用多中心、随机对照试验将 62 例人非小细胞肺癌患者随机分为试验组和对照组，试验组 30 例，对照组 32 例。对照组给予化疗联合粒细胞集落刺激因子，治疗组在对照组治疗基础上联合脱氧核苷酸注射液 200mg/d。评价化疗第 2、7、14d 的白细胞、血小板水平，并记录Ⅲ度 +Ⅳ度骨髓抑制发生例数，同时评估患者的免疫功能、体重、生活质量评分。结果显示治疗组 7d 后 WBC 计数为 $(4.2 \pm 1.2) \times 10^9/L$，血小板计数为 $(67.4 \pm 13.2) \times 10^9/L$，WBC 恢复正常例数占 73.3%，Ⅲ+Ⅳ度骨髓抑制发生率为 13.3%。对照组分别为 $(3.1 \pm 1.1) \times 10^9/L$、$(46.8 \pm 17.8) \times 10^9/L$、31.3%、56.3%，两组比较差异具有统计学意义（$P < 0.05$）。两组随访 14d 后，治疗组 $CD3^+$、$CD4^+$、NK 细胞、$CD4^+/CD8^+$ 分别为 $(54.7 \pm 8.2)\%$、$(39.2 \pm 4.5)\%$、$(31.2 \pm 10.2)\%$、(1.33 ± 0.29)，对照组分别为 $(48.3 \pm 6.6)\%$、$(31.3 \pm 5.0)\%$、$(24.3 \pm 8.9)\%$、$(1.01 \pm 0.18)\%$，两组比较差异均具有统计学意义（$P < 0.05$）。随访 21d，治疗组肌肉酸痛 / 乏力事件、肝损伤（ALT、AST 或 TBI 异常）发生率分别为 6.6%、3.3%。对照组分别为 40.6%、21.9%，另外治疗组体重平均增加 (1.8 ± 0.3)kg，对照组为 (-0.4 ± 0.2)kg，两组比较差异具有统计学意义（$P < 0.05$）。提示脱氧核苷酸注射液可减轻化疗所导致的骨髓抑制程度，提高患者的体重、免疫功能及生活质量评分。

2. 系统评价的应用 系统评价 /Meta 分析是一种综合系统地评价已有临床研究的方法，根据某一具体的临床问题，采用系统、明确的方法收集，选择和评估全世界已发表的研究或未发表的灰色相关医学原始研究，用统一的科学评价标准筛选出符合标准、质量好的研究，用统计学方法进行综合，得到定性或定量的结果，为疾病的诊治提出科学的依据。医务工作者需要对肿瘤患者的医疗诊治及预防保健做出相应的临床决策，这些决策应根据当前可得的最佳证据来制定。目前系统评价已广泛应用于肿瘤专业。

例 1，系统评价 R93 联合化疗治疗中晚期非小细胞肺癌的临床疗效及安全性。在 CNKI、CBM、VIP、万方数据库、the Cochrane central register of controlled trials（CENTRAL）、PubMed、Embase、the ISI web of knowledge、databaes 数据库中检索相关研究，日期截至 2015 年 3 月。纳入 R93 联合化疗治疗非小细胞肺癌（R93 联合化疗组）及单纯化疗（单纯化疗组）的随机对照试验，并用 RevMan5.2 软件进行 Meta 分析。结果纳入 14 项研究，包括 833 例晚期非小细胞肺癌患者。Meta 分析结果显示：R93 联合化疗组的疗效与单纯化疗组比较，差异有高度统计学意义（$OR=1.72$，95%CI $1.27\sim2.33$，$P=0.000\,5$），且与单纯化疗组比较，R93 联合化疗组中 1 年生存率（$OR=2.12$，95%CI $1.29\sim3.50$，$P=0.003$）、KPS 评分（$OR=4.99$，95%CI $2.87\sim8.65$，$P<0.000\,1$）提高。两组血清 VEGF 水平（$MD=-39.61$，95%CI $-61.11\sim-18.11$，$P=0.000\,3$）、白细胞减少（$OR=0.36$，95%CI $0.22\sim0.59$，$P<0.000\,1$）、血小板减少（$OR=0.27$，95%CI $-0.11\sim0.68$，$P=0.005$）及胃肠道不良反应（$OR=0.41$，95%CI $0.21\sim0.81$，$P=0.01$）差异均有统计学意义，但两组肝肾功能不良反应发生率（$OR=0.62$，95%CI $0.18\sim2.12$，$P=0.44$）差异无统计学意义。提示在治疗晚期非小细胞肺癌疗效方面，R93 与化疗方案联合优于单纯化疗方案；在毒副作用方面，R93 联合化疗治疗的骨髓抑制率、胃肠道不良反应发生率均明显低于单纯化疗者。但肝肾功能损害方面两者相当。

例 2，系统评价射频消融治疗中晚期非小细胞肺癌的有效性和安全性。本研究旨在评价射频消融联合化疗或放化疗治疗中晚期非小细胞肺癌的有效性和安全性，并为临床实践与深入研究提供参考。方法：计算机全面检索 Cochrane Library、PubMed、EMBASE、中国生物医学文献数据库、中国学术期刊全文数据库、维普中文科技期刊数据库和万方数字化期刊全文数据库中有关射频消融联合化疗或放化疗治疗中晚期非小细胞肺癌的随机对照研究和对照研究，时间截至 2014 年 11 月。由两位研究者逐篇评价纳入研究的质量、提取数据并交叉核对，采用 ReMan5.2 软件进行数据处理。结果：共纳入 16 项研究，共 980 例患者。Meta 分析结果显示：射频消融联合化疗的 6 个月及 1 年、3 年总体生存率均优于单纯化疗（$OR=5.57$，95%CI $2.90\sim10.70$）、（$OR=2.01$，95%CI $1.41\sim2.86$）、（$OR=2.48$，95%CI $1.51\sim4.07$），且差异均有统计学意义（$P<0.05$），两组间并发症及不良反应发生率的差异无统计学意义（$P>0.05$）；与放化疗相比，射频消融联合放化疗能提高患者的 1 年总体生存率（$OR=2.09$，95%CI $1.11\sim3.94$），并且能提高患者的 KPS 评分（$OR=3.25$，95%CI $1.60\sim6.61$），且差异均有统计学意义（$P<0.05$）。结论：与单纯化疗相比，射频消融联合化疗在提高中晚期非小细胞肺癌患者生存率上有明显优势，并且不增加并发症和不良反应；与放化疗相比，射频消融联合放化疗能提高患者的生存率和生存质量，且安全性较好。

（二）循证医学在肿瘤病因学研究中的应用

为了探讨恶性肿瘤的病因，流行病学和临床医学专家进行了大量观察性研究来证明外界因素与遗传因素在肿瘤发生中的作用。

例 1，Serra-Majem 等通过对 35 项流行病学研究的系统评价，发现地中海区域的饮食对脂蛋白水平、血管弹性、胰岛素抵抗、代谢、抗氧化物能力、心肌和心脏血管疾病死亡率等方面显示益处，但是需要对其与癌症的关系和机制做进一步系统评价和试验研究。

例 2，Nagata 等在日本的一项针对乳腺癌与吸烟的研究中，分析了 1966—2005 年的医学文献，包括 3 项前瞻性研究和 8 项病例对照研究。结果显示吸烟者患乳腺癌的相对危险度（RR）/ 比数比（OR）范围为 $0.71\sim6.26$。一项前瞻性研究报告有统计学意义，$RR=1.7$；4 项病例对照研究显示较强的关联，$OR>2.0$。由于实验性研究支持吸烟增加患乳腺癌危险，结论认为吸烟可能增加日本人患乳腺癌的风险。

例 3，绿茶在预防乳腺癌和乳腺癌患者辅助治疗方面被广为宣传和应用。Seely 等检索了 8 项相关研究并通过与原研究者联系做了系统评价。前瞻性研究中饮用绿茶最多的一组患乳腺癌的相对危险度是 0.89（95%CI $0.71\sim1.1$；$P=0.28$），病例对照研究的比数比为 0.44（95%CI $0.14\sim1.31$；$P=0.14$）。乳腺癌患者的前瞻性研究中饮用绿茶最多的一组乳腺癌复发的相对危险度是 0.75（95% 可信区间为 $0.47\sim1.19$；$P=0.22$），病例对照研究的比数比为

0.56（95%CI 0.38～0.83；$P = 0.004$）。目前，流行病学数据指出每天饮用 5 杯或以上绿茶显示减少乳腺癌发生的趋势。证据显示绿茶可能对 Ⅰ 或 Ⅱ 期乳腺癌复发有预防作用。由于目前的研究较少和缺乏临床试验证据，剂量—效应关系不明显，以及可能有其他干扰因素存在，绿茶与乳腺癌的预防和治疗作用尚无法得出结论。

（三）循证医学在肿瘤筛查研究中的应用

乳腺癌自查是广为宣传的乳腺癌二级预防的方法。根据 McCready 等系统评价，乳腺癌自查并不能降低乳腺癌的死亡率，相反过早自查有可能造成人们对乳腺疾病的困惑和恐惧而弊大于利。因此，在推广乳腺癌自查的过程中，推行者应定出科学的详细的健康指导。目前认为，乳腺 X 线影像学普查在乳腺癌高发的西方国家被广为应用。Borras 等系统评价认为乳腺 X 线影像学普查对于减少乳腺癌死亡率方面还是有益处的，但对于年轻女性利弊的争论没有定论。我国近年来乳腺癌发病逐年上升，但依然比西方国家低许多，因此乳腺 X 线影像学检查用于普通人群的普查时应极为慎重。Pignone 等系统评价肯定了使用大便潜血试验、肠镜检查或两者合用可以降低结肠癌的发病率和死亡率。前者是通过发现和治疗良性结直肠疾病而起作用的。钡灌肠在直结肠癌普查中的作用不肯定。McLeod 认为对于 50 岁以上的普通人群，首次使用肠镜检查，应每年或每两年一次大便潜血检查，是否每次都要做肠镜检查尚不肯定。对于高危人群应做基因检查和肠镜检查。

（四）循证医学在肿瘤治疗学中的应用

Lopez 等分析 1978—2002 年间 61 项肝细胞癌随机对照临床试验的系统评价认为，化疗药物栓塞对于早中期患者有中等程度改善预后的益处，但对于晚期患者没有提出有效的一线治疗方案的建议。这些结论已经得到欧洲肝脏研究协会和美国肝脏疾病研究协会的认可和支持。更新的循证医学研究包括 2002—2005 年的 16 项随机对照临床试验，认为对于大于 2cm 的肝癌，射频治疗优于乙醇注射治疗。对于晚期肝癌患者，一个有待解决的迫切问题—全身治疗无效。

美国国家癌症协会在 1999 年建议化疗和放疗应该用于所有的宫颈癌患者。对此，Green 等一项系统评价包括了 1981—2000 年的 17 项已经发表和 2 项未发表的化疗合并放疗的包括 4 580 例患者的宫颈癌随机对照临床试验。Cisplatin 是基本化疗药物，评价结果显示化疗合并放疗可以改善患者的生存概率（风险比 0.71，$P < 0.000\,1$），加用铂类药物（风险比 0.70，$P < 0.000\,1$），不加用铂类药物（风险比 0.81，$P = 0.20$）。此效果在 Ⅰ 期或 Ⅱ 期患者中更明显（$P = 0.009$）。无复发转移的风险比同样降低（风险比 0.61，$P < 0.000\,1$）。无复发转移和生存的绝对效益分别为全部患者的 16%（95%CI 0.13～0.19）和 12%（95%CI 0.08～0.16）。化疗和放疗对未转移患者的风险比是 0.61，$P < 0.000\,1$，远端转移的风险比是 0.57，$P < 0.000\,1$。严重血液系统和胃肠道的毒副作用的比数比分别为 1.49～8.60 和 2.22。Lee 等系统评价评估了太极拳在癌症患者中支持治疗的作用。分析了 27 项相关研究，所有研究均有样本量小和设计不完善的问题。最后 3 项随机对照临床试验和 1 项非随机对照临床试验包括在内。所有这些试验均为患有乳腺癌的患者。2 项随机对照临床试验支持心理学和生理症状的改善。结论认为没有充足证据建议太极拳是癌症的有效支持治疗方法。为了协助癌症中心提高癌痛治疗的管理水平，Goldberg 和 Morrison 系统评价分析了从 1966 年 1 月到 2006 年的相关文献。5 个干预试验包括对医护人员和患者的教育、疼痛评估、反馈和咨询等。系统评价结果认为：提高了患者的满意度、痛苦强度的记录，提高了护士认知程度，但没有改变患者疼痛程度。

第三节 循证肿瘤学面临的问题与挑战

一、肿瘤学循证临床实践面临的问题与挑战

（一）国内外肿瘤治疗实践的差异

乳腺癌是一种全身性疾病，一味扩大手术切除范围并不能提高生存率，综合治疗是提高生存率的保证。大量临床观察显示：乳腺癌手术后进行综合治疗，能有效提高患者的生存率，而患者所受到的医疗风险，却远远小于单纯扩大手术范围所造成的伤害。保乳手术综合治疗在欧美国家已成为早期乳腺癌的规范化治疗。而在我国开展乳腺癌保乳治疗起步较晚，近年来虽普及较迅速，但总的比例不高，文献报道仅为乳腺癌手术的 9.7%～27%，而且缺乏治疗上的统一性与规范化。中国医学科学院肿瘤医院联合我国其他九家"三级甲等"医院共同完成的国家"十五"科技攻关课题"早期乳腺癌规范化保乳综合治疗的多中心研究（2001 年 11 月至 2004 年 11 月）"，证实了保乳手术在中国是可行的，对早期乳腺癌患者生存率、复发率无负面影响。该手术改善了形体效果，提高了生活质量，增强了患者的自信心，可作为早期乳腺癌患者的首选治疗。保乳手术应严格掌握手术适应证，病例选择是否合适，将直接影响疗效和乳房形体效果，应以不降低生存率，不增加复发率为原则。

肿瘤的治疗提倡以全面综合治疗为主。但是目前国内的肿瘤治疗仍存在不正规治疗方案。以乳腺癌术后处理研究为例，到底乳腺癌术后需不需要辅助化疗，在治疗上必须回答以下几个问题：乳腺癌术后是否需要多学科的综合治疗？如果需要，哪几个学科需要参与？多学科治疗的具体操作方案如何安排？是否有新的治疗药物或手段？早期乳腺癌术后辅助化疗研究始于 1972 年美国 NSABP 用左旋溶肉瘤素开始，1973 年 Bonadoma 进行的 CMF 方案术后辅助化疗随机对照研究发现，CMF 较对照组（观察组）提高可手术乳腺癌患者术后无病生存期，由此，术后辅助化疗在乳腺癌综合治疗中的地位得以确立，经过 10 年、20 年、30 年的随访，进一步肯定了 CMF 可降低无复发生存率 34%，降低死亡率 22%。1998 年早期乳癌临床试验协作组（the Early Breast Cancer Trialists'Collaborative Group，EBCTCG）对已发表的 69 个早期乳腺癌辅助化疗临床试验（约 30 000 例女性患者）进行荟萃分析，其中 47 个临床研究（约 18 000 例）比较了延长的多药化疗和无化疗的疗效，11 个临床研究（约 6 000 例）比较了较长时间多药化疗和较短时间多药化疗疗效的差异，11 个临床试验（约 6 000 例女性患者）比较了蒽环类为基础的多药化疗方案和 CMF 化疗方案疗效的差异。Meta 分析表明术后辅助化疗使 10 年复发风险下降 23.5%（$P<0.000\,01$），10 年死亡风险下降 15.3%（$P<0.000\,01$），提高了 10 年绝对生存率，对 50 岁以下及 50～69 岁女性患者提高生存率分别提高 7%～11% 和 2%～3%。辅助化疗可提高 DFS 和 OS；联合化疗疗效好于单药化疗；多个周期疗效好于单次化疗这已是共识。

（二）临床肿瘤科临床药师药学服务常见问题

有研究为了探讨肿瘤患者药物使用的安全、有效、经济性，为临床治疗提供药学保障。对 2 640 例次出院肿瘤患者病历资料，将肿瘤 I 临床药师参与药物治疗学相关问题分为医师问题、护理问题及患者用药教育问题，并对其进行回顾性分析。结果需要临床药师解决的肿瘤用药问题比例为 20.4%（539/2 640）。在 539 例次药师处置问题中，医师问题占 55.1%（297 例次），其中药物不良反应、药物选择、联合用药和给药顺序所占比例分别为 35.0%（104 例次）、30.0%（89 例次）、21.9%（65 例次）和 13.1%（39 例次）；护理问题占 29.9%（161

例次），其中配制浓度、配伍及输注时间占 52.8%（85 例次），配制后稳定性占 34.2%（55 例次）；患者用药教育问题占 15.0%（81 例次）。提出临床药师需要针对临床医师、护士、患者多层次提供药学技术服务，保证药物使用的安全、有效、经济。

（三）肿瘤研究向实践转化中的问题

转化医学主要强调各个学科之间的相互合作，不但重视"实验室基础研究成果"与"临床应用"相互转化，而且更应重视"临床实践"对"实验室基础研究"的反馈。肿瘤诊治作为医学研究重点，如何更好地贯彻转化医学的理念尤为重要，促进转化医学在肿瘤治疗领域发挥作用。以肿瘤热疗在转化医学中的应用为例：肿瘤热疗已经成为一种新兴的有效的肿瘤治疗手段，并被广泛用于临床。尽管古希腊名医希波克拉底已经开始利用提高体温的方法治疗肿瘤，但肿瘤热疗在数千年时间里并未受到重视，而真正使肿瘤热疗广泛应用于临床的重要推动因素之一，是转化医学。现代研究者们根据热疗抗肿瘤的现象开展了许多研究，探索肿瘤热疗的抗肿瘤机制。其中，肿瘤免疫因素在热疗抗肿瘤作用中发挥着重要作用，主要机制包括热休克蛋白的产生、抗原提呈细胞（NK 细胞及树突状细胞）激活、增加淋巴细胞的黏附作用及淋巴细胞游走等。除了免疫因素作用，肿瘤坏死因子 α、血清降钙素原均与全身热疗相关。最近又有研究表明，热疗（41～42.5℃）可以通过下调 *BRCA2* 基因从而抑制同源重组，阻碍 DNA 损伤修复，该机制的发现十分有临床意义，不仅使那些 *BRCA2* 基因正常表达的患者有接受多聚（ADP 核糖）多聚酶（PARP-1）抑制剂治疗的机会，而且说明热疗可以阻碍 DNA 损伤修复，提示我们热疗结合 DNA 损伤剂（如化疗药物）可以增加疗效。大量肿瘤热疗的机制探索支持了其抗肿瘤的疗效，并且指导临床如何更有效的应用热疗。欧洲及北美进行的一项多中心临床试验已经证实局部热疗可以增加化疗疗效，而且放疗联合局部热疗也可以提高复发性乳腺癌、盆腔肿瘤的治疗疗效。目前肿瘤热疗的临床疗效已经获得了充分的肯定，本临床研究团队也就热疗疗效的机制进行了探索，试验共入组了 30 例晚期实体肿瘤患者，在患者接受热疗前后抽取外周血，发现热疗后患者外周血中髓源性抑制细胞、NK 细胞、T 抑制细胞明显下降，说明了局部热疗抗肿瘤作用与免疫细胞相关，我们将开展更多的研究探索热疗疗效的预测因素。近几年基础研究研发的磁性纳米粒子可以与肿瘤靶向药物结合，在交变磁场中产生热量，实现磁流体热疗，2011 年 Creixell 等报道了一项临床前研究，研究者将磁性纳米粒子与表皮生长因子结合，作用于表达表皮生长因子受体的细胞株上，结果在交变磁场中细胞活力及克隆存活明显下降，预示着其临床应用的光明前景。肿瘤热疗在转化医学的积极推动下已经成为重要的肿瘤治疗方法之一，依赖磁性纳米粒子等先进的基础研究成果，肿瘤热疗有着巨大发展前景，而通过更多的探索发现热疗疗效的预测也越来越重要。综上所述，转化医学已成功促进了肿瘤治疗的发展，为肿瘤患者带来了新的希望。随着转化医学贯彻于临床医学、基础科研领域，我们要更侧重从临床应用的需要出发，根据实际需要向基础研究者反馈，通过基础研究解决问题，再进入临床应用阶段，最终实现这一完整的循环体系，才能更好地诊治疾病，造福肿瘤患者。

二、肿瘤学循证科学研究面临的问题与挑战

（一）循证意识的缺乏

尽管循证医学对临床医师处理问题有很大帮助，调查显示对循证缺乏使用意识及缺乏使用技术仍是循证医学的推广和应用面临的巨大障碍。一项对英国 452 名医师的调查发现，仅 40% 知道 Cochrane 系统评价数据库且只有 9% 的被调查者实际上曾经使用过。而

对澳大利亚 428 名医师同样的调查显示,该两项数据分别是 22% 和 4%。Michael Veness 对 243 名放射治疗专家进行调查发现,超过半数(52.4%)的受访者意识到 Cochrane Library 但没有使用。仅 19.9% 的受访者曾经使用过,但只有 8.4% 使用过并认为对临床决定有帮助。

（二）临床指南的缺陷

临床指南本身并不完善,有时是由于科学本身的问题,如数据的不完善或不具普遍性。有时是由于专家把科学数据变成指导结论时发生了偏差。另外专家们本身偏好和认知所形成的误差和矛盾,常常会形成和数据本身不同的建议。有时临床指南无法体现个体化或把复杂的结论变成了简单的公式,这样的结果有可能弊大于利。从社会角度临床指引也有可能因为费用、公平性、资源利用等原因而对医疗起负面影响。循证医学由于其对医学发展和影响的巨大作用和潜力,受到了政府、团体、大学和研究者的广泛重视,其日新月异的发展速度可能会带来另一个问题。资源繁多给使用者带来了新的麻烦和困惑。政府资助,非政府组织,大学,杂志等多个版本的指引。系统评述更是数量繁多,水平参差不齐。让临床医师莫衷一是,让使用者难以选择,可能陷入和没有指南时在数据海洋里寻找证据同样的困境。

三、肿瘤学循证医学教育面临的问题与挑战

循证专业技术方面,有关循证要求的基本设备、技术配备不能满足需要;医疗工作者没有得到循证相关知识和技能的教育和培训,循证医学还没有广泛得到认识、推广和应用。以至于很多肿瘤患者不能得到最佳的治疗。加之,在医疗系统的其他配套机制尚不足以支撑循证实践在日常工作中广泛开展的情况下,不遵循规范、扩大治疗适应证、过度治疗等一系列问题尚难以在短期内得到根本解决。在新技术的开展和应用中,很多治疗新技术在没有得到充分的循证证据之前,盲目扩大适应证,对患者的危害特别大,这点在国内也特别突出。这些问题更说明在医务人员和医疗行政管理人员中普及循证医学的必要性。

第四节　循证肿瘤学发展前景与展望

一、循证肿瘤学实践的关键因素

（一）肿瘤患者

应做到从肿瘤患者的角度出发,尊重患者的意愿和选择权利,结合患者的实际情况包括身体条件、社会处境和经济条件,制订切实可行的诊断治疗方案,这是循证医学的基本要求,也是我们日常工作中的一项挑战。在临床诊断过程中应做到充分体现患者的自身价值和愿望,即患者应始终处于医疗活动的中心位置,一切以患者为中心,针对每个患者对就医的选择、对疾病的关注程度以及对治疗手段的期望不同,而选择不同的治疗措施。

（二）高素质的肿瘤临床医务人员的需要

肿瘤临床医务人员是实践循证肿瘤学的主体,因为对患者的任何处置都是通过医务人员去实施的。肿瘤临床医务人员要正确地诊疗患者,除了自己的临床经验和已掌握的临床的理论知识外,还必须不断地更新与丰富自己的知识并掌握新技能。循证医学提倡将个人的临床经验和实践与外部得到的最好临床证据结合起来,为患者的诊疗做出最佳决策,这要求肿瘤医务人员具备多方面的专业知识,不断学习,提高自身素质。

（三）不断寻求和掌握当前研究最佳证据的需要

最佳的临床证据是指对临床研究的文献，应用临床流行病学的原则和方法以及有关质量评价的标准，经过认真分析与评价获得最真实可靠的临床重要应用价值的研究成果。作为一名肿瘤医务人员，要求我们应用这些最佳证据，找到更敏感、更准确的疾病诊断方法，更有效、更安全的治疗手段，以及更方便、更价廉的疾病防治办法。

二、循证肿瘤学的发展前景与展望

循证医学的兴起预示着临床医学发展的一个新历史时期的到来。但是循证医学运动的广泛开展仅仅30多年，仍处于早期阶段，因此，推动循证医学的蓬勃发展还需要做大量的工作：循证医学的哲学基础问题还需要哲学家和医学史学家的广泛论证；可以作为循证医学证据的各类临床研究资料数量明显不足，解决这一问题尚需要大量的临床流行病学研究工作；及时、有效地获取大量信息并进行数据处理是循证医学研究的重要手段，实现这一目标有赖于信息学、数理统计学和计算机技术的发展；为使循证医学深入人心，需要医学教育工作者和专业媒体对医生、健康教育工作者对患者的长期教育过程。

循证医学是临床医学各学科的共同发展趋势，对于肿瘤学的发展更具有特殊重要的意义。因为肿瘤的病因不清，缺乏特异的治疗手段，所以研究空间特别巨大。近年来，肿瘤基础研究发展迅速，不断取得重大突破，由此取得的研究成果只有符合循证医学的要求，才能及时转化为生产力（提高肿瘤学临床诊疗水平）。我国几十年来的抗癌工作历程更证实了：治疗肿瘤应采取综合治疗措施；肿瘤控制是一个社会问题，不能仅靠卫生部门，而是需要多学科参与，走综合防治、防治并重之路。为了真正贯彻这一战略方针，就需要积极发展循证肿瘤学。

（杨新玲）

Chapter 11 Evidence-based oncology

Summary

Four parts were discussed in the chapter including brief introduction, current status, problems and challenges, and prospects of evidence-based oncology. In the first part, the definition, background and development of evidence-based oncology were described in detail to help clinicians with good understandings of evidence-based diagnosis and treatment for the patients' better outcome. In the second part, the current situation of evidence-based clinical practice and scientific research in the field of oncology were discussed involving the main research methodology, evidence-based researches in etiology, screening, therapy. In the third part, the current problems and challenges about evidence-based oncology were put forward including the differences and gaps in clinical practice, scientific researches and medical education between China and foreign countries. Finally, the relevant direction and prospects of evidence-based oncology were explored in the future.

(Yang Xinling)

参考文献

[1] SACKETT D L, ROSENBERG W M, GRAY J A, et al. Evidence based medicine: what it is and what it isn't[J]. BMJ, 1996, 312(7023): 71-72.

[2] SACKETT D. Evidence-based medicine: how to practice and teach EBM[M]. New York: Churchill Livingstone, 2000.

[3] MAO L W, DE Y K, LI J G, et al. Chemotherapy for thymic carcinoma and advanced thymoma in adults[J]. Cochrane Database Syst Rev, 2013, 8: CD008588.

[4] KIM G, BAIK S K. Overview and recent trends of systematic reviews and Meta-analyses in hepatology[J]. Clinical and molecular hepatology, 2014, 20(2): 137-150.

[5] SONG P, TANG W, HASEGAWA K, et al. Systematic evidence-based clinical practice guidelines are ushering in a new stage of standardized management of hepatocellular carcinoma in Japan[J]. Drug discoveries & therapeutics, 2014, 8(2): 64-70.

[6] FUENTES H E, ORAMAS D M, PAZ LH, et al. Meta-analysis on anticoagulation and prevention of thrombosis and mortality among patients with lung cancer[J]. Thrombosis research, 2017, 15428-15434.

[7] DUFFAU H. Paradoxes of evidence-based medicine in lower-grade glioma: To treat the tumor or the patient?[J]. Neurology, 2018, 91(14): 657-662.

[8] TRAUTMANN F, REIβFELDER C, PECQUEUX M, et al. Evidence-based quality standards improve prognosis in colon cancer care[J]. European journal of surgical oncology : the journal of the European society of surgical oncology and the British association of surgical oncology, 2018, 44(9): 1324-1330.

[9] PARK H J, CHO S, KIM Y. Patterns of rectal cancer radiotherapy adopting evidence-based medicine: an analysis of the national database from 2005 to 2016[J]. Cancer research and treatment: official journal of Korean cancer association, 2018, 50(3): 975-983.

[10] OOI S L, MCMULLEN D, GOLOMBICK T, et al. Evidence-based review of biobran/MGN-3 arabinoxylan compound as a complementary therapy for conventional cancer treatment[J]. Integrative cancer therapies, 2018, 17(2): 165-178.

[11] SASAZUKI S, INOUE M, SHIMAZU T, et al. Evidence-based cancer prevention recommendations for Japanese[J]. Japanese journal of clinical oncology, 2018, 48(6): 576-586.

[12] KASHYAP S K, SHARMA B K, BANERJEE A, et al. Cancer medicine: a direction[J]. Journal of experimental therapeutics & oncology, 2018, 12(3): 247-248.

第十二章

循证妇产科学

第一节　循证医学与妇产科学临床实践

一、循证医学在妇产科临床实践中应用回顾

循证医学的诞生与发展与妇产科密切相关。1972 年，英国临床医学与流行病学专家 Archie Cochrane 发表著作《疗效与效益：健康服务中的随机反映》，其中提出"由于资源终将有限，应当使用已被证明明确有效的医疗措施，以提高医疗服务效果与效率"。1979 年，Cochrane 提出"应该根据特定病种 / 疗法将所有相关随机对照试验联合起来进行综合分析，并随着新的临床试验的出现不断更新，以便得到更为可靠的结论"。受 Archie Cochrane 启发，1987 年，英国医生 Iain Chalmers 等根据长达 20 多年对妊娠和分娩后随访的大样本 RCT 结果进行系统评价研究，结果明确肯定：对于有早产倾向的孕妇，糖皮质激素治疗可有效降低新生儿死于早产并发症的风险。该研究结论在欧洲推广后，不仅避免了成千上万的早产儿因母亲未得到相应的治疗而死亡，同时也有效降低了不必要的卫生资源消耗。这即是循证医学在妇产科临床实践中迈出的第一步。

自 1992 年 10 月 Cochrane 中心在英国牛津成立以来，经过 20 多年的发展，Cochrane 已成为一个专业、独立且极具创新精神的全球性协作网络，拥有来自 130 多个国家的 30 000 多名志愿者。目前 Cochrane 系统评价每个小组以一个特定健康研究主题为方向，与妇产科领域相关的系统评价小组包括：生育调节组、妇科肿瘤组、妊娠与分娩组及妇科与生育组。其中，妊娠与分娩组的系统评价最多。

Cochrane 的系统评价结果作为临床最佳证据源，在指导临床决策中起到了巨大的作用。2016 年的一项 Cochrane 调查指出，90% 的 WHO 指南纳入了来自 Cochrane 系统评价的证据。1996 年，WHO 与 Cochrane 合作成立了生殖健康图书馆（Reproductive Health Library，RHL），收集生殖健康领域的 Cochrane 系统评价、评论、WHO 指南和其他相关文献，以此为依据为发展中国家制定了最佳生殖健康保健计划。

二、循证医学在妇产科临床实践中应用现状

（一）妇科肿瘤领域

进入 21 世纪之后，随着人们生活水平的提高，人类平均寿命延长，生殖道恶性肿瘤逐渐成为威胁妇女健康的头号杀手。随着循证医学的不断发展和完善，妇科肿瘤的诊断和治疗方案也不断更新，21 世纪的妇科肿瘤诊治临床决策已逐渐从经验医学转向循证医学。循

证医学指导妇科肿瘤医生通过文献检索来获取在妇科肿瘤临床中最有价值的证据来制订诊治方案，应用适宜的评价工具来评价诊治方案的效果，并采用决策分析来规范妇科肿瘤的诊治。近年来，针对子宫颈癌、子宫内膜癌、卵巢癌等各类妇科肿瘤的诊治，国内外已发表了大量的临床实践指南及诊疗规范，如美国国家综合癌症网（National Comprehensive Cancer Network，NCCN）制定的一系列恶性肿瘤诊治指南、国际妇产科联盟（International Federation of Gynecology and Obstetrics，FIGO）发表的妇癌报告（FIGO Cancer Report）和中国抗癌协会妇科肿瘤专业委员会制定的一系列妇科肿瘤诊疗指南等，同时还有学者仍在不断进行临床试验以提供新的证据。在妇科肿瘤诊治的临床实践中，循证医学倡导以患者为中心，以审慎、明确及批判的观点应用现有最佳证据为每个患者制定诊疗决策。妇科肿瘤医生为肿瘤患者选择治疗方案时，不仅需要考虑治疗效果，还需关注治疗方案本身可能带来的不良反应，在治疗妇科肿瘤的同时也要充分考虑到治疗对患者生活质量带来的影响。循证医学为个体化治疗策略的制定提供了可能性。

得益于肿瘤治疗领域新的技术手段层出不穷，越来越多的妇科肿瘤患者可达到长期生存，但大部分治疗手段可能导致女性性腺功能减退、生殖器官缺失，从而丧失生育能力。随着近年来妇科肿瘤的发病年龄逐渐趋向年轻化，肿瘤治疗中女性生育力的保存则显得更为重要。无论患者还是妇科肿瘤医生都可能对治疗方案的选择存在诸多疑问，如：早期宫颈癌患者能否选择保留生育功能的手术方案？术后复发风险是否增加？术后能否成功妊娠？何种类型的子宫内膜癌患者可行保育治疗？孕激素治疗是否安全有效？……以上皆为目前妇科肿瘤治疗中的热点问题，国内外相关指南包括 NCCN 指南、FIGO 指南及中华医学会妇科肿瘤分会指南等均通过循证医学的方法对其提出了临床实践指导建议，但在实际工作中仍存在许多亟待解决和规范的细节问题，还需妇科肿瘤临床工作者收集和创造更多更佳的证据来补充和完善。

尽管随着现代医学模式的转变，妇科肿瘤的治疗手段已更加规范和有效，早期筛查和预防仍不可或缺。古语云"大医治未病"，21 世纪的妇科肿瘤临床工作者更应将肿瘤的筛查和预防列为工作重点。以宫颈癌为例，其作为第二大常见的妇科恶性肿瘤，其病因明确，如采用有效的手段进行人群筛查，可达到早期诊断的目的。但哪些人群需要进行宫颈筛查？何时开始筛查？采用何种筛查方法？筛查时间间隔多长为宜？这些临床实践中的关键问题，目前已有大量高质量的循证医学证据为妇科肿瘤医生给出了指导性的答案。同时，许多有关 HPV 疫苗预防宫颈病变的循证医学证据也不断涌现，其有效性及安全性的分析对制定 HPV 疫苗的免疫策略提供了重要参考。在循证医学证据的指导下，不仅可有效降低妇科肿瘤的发病率，同时可避免筛查和预防工作中不必要的投入，从而达到最优的社会经济学效益。

（二）围产医学领域

围产医学是临床医学的重要组成部分，它服务于女性生命中最重要的阶段，无论在诊断、治疗还是预防保健方面，都更需精益求精。因此，围产医学的循证实践在国际循证医学临床实践中占有举足轻重的地位。妊娠与分娩评价小组在 Cochrane 协作网中承担了围产医学领域的相关内容，内容涵盖产前保健、孕期营养、妊娠相关疾病诊治、产时处理及产后保健等。传统的产科实践多基于教科书内容和产科医生的个人经验，缺乏严谨和科学的研究来证实；随着循证医学在围产领域的持续发展，逐渐更新的证据肯定了许多经典的治疗措施，但同时也否定了一些传统的治疗方案，并提出了新的治疗建议。

从产科学发展到围产医学，再到今天的胎儿医学，循证医学始终是这一实践过程中的核心指导思想。近 20 年来，随着新的证据不断涌现，围产医学发展日新月异，传统的诊疗措施经历了重大变革。如：在世界范围内开展的有关孕妇高血糖与妊娠结局的多中心研究，进一步证实了高血糖对胎儿近期和远期的不良影响，由此提出孕期需更加严格地控制血糖，从而改变了妊娠期糖尿病的诊断标准；新的循证医学证据提出，传统的多疗程糖皮质激素促胎肺成熟方案可能影响新生儿神经系统发育，因此新的治疗方案对糖皮质激素应用的疗程、方法和使用的孕周均作出了相应的调整。

同时，作为 21 世纪的产科医生，除了需要准确识别和处理妊娠相关疾病，熟练掌握产时处理措施及流程之外，更重要的是协助和指导孕妇做好围产期保健。大量的循证医学证据显示，从孕前即开始合理营养膳食，科学地进行孕期体重管理，才能真正降低妊娠期糖尿病、高血压的发生率，从而减少巨大儿、难产及产后出血的发生率，减轻盆底组织损伤，减少产妇因分娩所导致的远期并发症；从胎儿角度来讲，通过孕前及孕期营养指导，控制新生儿出生体重，不仅可以降低胎儿畸形和产伤的发生率，还可以明显降低成年后高血压、糖尿病等慢性疾病的发生。另一方面，循证医学证据也指出，尽早的产前筛查，使胎儿染色体疾病和致死性畸形可及早发现，以便及时终止妊娠，减少对母体的损害，同时也达到了优生的目的。围产期保健对孕妇和胎儿的重要性显而易见，产科医生只有以循证医学的证据来不断武装自己，才能更好地指导和教育孕妇，提高生育质量，改善人口素质。

（三）计划生育 / 生殖健康领域

生殖健康（reproductive health）是 20 世纪 80 年代以来由 WHO 提出的一个新概念，其定义为女性在生命各阶段的生殖功能和过程中，其身体、心理和社会适应能力具备完好的状态，而并非仅是没有疾病或功能失调。妇女的生殖健康直接关系到整个社会人群的健康水平、儿童的生存和健康及家庭和社会的稳定。因此，为了给广大妇女提供安全、有效、经济、简便易行的生殖保健服务，就应该按循证医学的基本原则来寻求最佳的临床证据。循证医学在生殖健康领域的应用，对促进计划生育、生殖保健临床服务技术的发展和适宜使用都起到了非常重要的作用。

WHO 为了帮助发展中国家和地区推广生殖保健适宜技术，保障妇女生殖健康，自 1996 年起开展 WHO 生殖健康图书馆工程，并于 1998 年正式出版发行。WHO 从 Cochrane 图书馆中选取有关生殖健康的系统评价，包括：女性生殖道感染、性传播疾病、月经异常、不孕症、生育调节等，并配以专家评论、医疗保健分级实践指导及临床科研需求指导，还包括了在资源贫乏地区实施干预的可行性评价。WHO 以计划生育 / 生殖健康相关的 Cochrane 系统评价为依据出版的生殖健康图书馆（RHL）光盘已向全世界发行，且每年更新 1 次，免费提供给发展中国家的医务人员。RHL 的目的就是帮助医务人员在生殖健康的范围内使用临床科研的最佳证据，更好地指导临床实践，使临床医生和健康服务提供人员得到最可靠的循证信息。

WHO 还组织专家团队充分收集循证证据，并在国际相关专家广泛共识的背景下编写出版了一套计划生育循证指南丛书，分别为《避孕方法选择的医学标准》《避孕方法使用的选择性实用建议》《给计划生育服务人员和服务对象的决策工具》和《计划生育服务提供者手册》。这一系列指南随计划生育 / 生殖健康服务新证据的出现定时更新，并在 WHO 网站上发布，从而及时地为计划生育工作者提供最新的可靠科学依据，为临床实践服务。

三、循证医学在妇产科临床实践中应用存在的问题及展望

目前，在妇产科领域中，临床医生早已能够熟练运用各种工具检索循证医学证据，并为己所用。但随着循证医学的进一步发展，在临床实践过程中，其不足之处也日益凸显。第一，循证医学强调总体的临床证据，而忽略了个体的复杂性，尤其是个体的遗传背景和环境因素的差异性，直接将总体的临床证据用于个体的医疗决策，可能使部分患者无法获得最佳的治疗方案；第二，基于循证医学研究制定的指南，只能提供和推荐临床工作中可采用的诊断、治疗决策，但如何更好地实施这些决策却没有明确的指导，更基于妇产科疾病可能影响生育、婚姻及家庭等，决策的实施尚受诸多社会因素制约；第三，循证医学证据太多，更新太快，临床医生花大量精力分析和评价证据，过分依赖指南，可能反而会忽略患者的诉求，背离循证医学的初衷。

为帮助妇产科医生在临床工作中顺利高效地使用循证医学证据，2008 年许良智等编写了《临床循证治疗手册　妇产科疾病》。近年来，我国的妇产科专家们也利用现有的循证医学证据，并参照国际指南，制定了多项妇产科指南。即使除地域、环境、气候、生活习惯等方面的影响，考虑到女性人群的特殊性，受月经周期、性生活情况、孕产次等因素制约，同一治疗方案也可能会导致不同的治疗效果和结局。因此，循证医学证据不能盲目照搬。同时，"实践是检验真理的唯一标准"，不管是循证医学还是经验医学，在临床工作中，最后都需要治疗效果来验证其可行性。即使是遵循最新临床指南来解决问题，也需要靠临床医生的个人智慧和经验来评价证据从而做出临床决策，并且在实施之前还需评估患者是否可通过此临床决策获益以及获益多少，同时征求患者和家属的意见是否能够接受，才能更好地实施该临床决策。

进入 21 世纪后，随着分子生物学技术水平的提高，精准医学也飞速发展。针对某些特殊的患者，人们开始强调个体化治疗的重要性，并提出应依据不同的分子生物学基础来定义疾病亚型，从而实现从分子水平为不同疾病亚型的患者提供更精准的诊断和治疗。这为循证医学的不足作出了重要的补充。

循证医学与个体化相结合，这是未来的医学模式。要提高妇产科医生的临床水平，就要以病例为基础，综合循证医学和个体化医疗的经验（包括医生的个人智慧及患者的个体需求）。除了遵循现有已公认的高质量循证医学证据之外，应该更加积极主动地紧密结合临床实践，积累个体化解决临床工作中疑难、复杂问题的经验，同时积极采纳精准医学研究的先进成果。只有反复学习和实践，才能进一步提高自身的临床工作能力，才能更好地作出最适合患者个体的临床决策，让循证医学在最大程度上为妇产科临床实践服务。

第二节　循证医学与妇产科教学

一、循证医学在妇产科教学中应用背景

循证医学要求临床医生在进行工作时，完美地结合所能获得的最好研究证据、参考个人专业技能和临床经验，并同时考虑到患者的价值和愿望，由此制定出最适合患者的治疗措施。在现阶段，如何培养具有循证医学思维的临床医生是广大医学教育工作者需要面对的问题。妇产科学是临床医学的主干课程，同时又是一门实践性极强的学科，它不仅要求

学生掌握妇产科学的基础理论、基本知识，还要求熟悉妇产科学的基本操作技能。因此，在妇产科教学实践过程中，培养医学生良好的循证思维，对未来妇产科的发展十分重要。

1992年，Gordon Guyatt等在JAMA杂志上发表文章"循证医学：医学实践教学的新模式"，指出了现代医生应具备的循证思维能力。此后，循证医学的概念不仅推动临床决策的发展，在医学生的培养方面，循证医学也起到了不可替代的作用。妇产科涉及妇科肿瘤、妇科泌尿学、普通妇科学、生殖内分泌、计划生育、普通产科、病理产科等多个三级学科。既往的高等医学教育一直沿袭着传统的教学方式，采用统一的管理、教学计划、教材、考试，注重知识传授，而忽视了学习方法的传授及学生素质的培养，人才培养模式较为单一。如此培养出来的医学生可能基础理论和基本技能较好，但综合分析、解决问题的能力不够，创新精神、创造能力、自我学习、更新知识的能力不足。在处理妇产科临床问题时，一些好的治疗措施不能被及时应用，而依旧采取过时的方法，造成有限的卫生资源不必要的浪费。因此，在妇产科教学过程中，应培养具备循证思维能力的医生，不再局限于单一地从培养其临床技能方面入手，更加重要的是培养其具备妇产科循证思维的综合能力，即：查阅文献和评价文献的能力，自主学习的能力，整合信息的能力，和判断证据对当前患者适用性的能力。而且，妇产科病种丰富，患者量大，急、危、重患者多，病情进展快，当今妇产科领域技术的迅猛发展，也更加要求未来妇产科医师需要有较强的检索、收集、评估和利用证据进行医疗决策的能力，结合自己专业技能及患者的实际情况和预期值，做出合理的决定。

循证医学的教学方法在1969年最先在加拿大麦克马斯特大学使用。1993年，在爱丁堡世界医学教育高峰会议中，循证医学的教学方法得到了广泛推荐。在美国，目前已有约60%～100%的课程使用了循证医学的教学方法。我国的各大医学高校也逐渐将循证的教学理念渗透到了教学实践当中。妇产科作为循证医学发展的重要推助学科之一，将循证医学引入妇产科临床教学过程中，对于培养未来妇产科医生的临床决策能力、更好地为广大患者服务具有深远的意义。

二、循证医学在妇产科教学中应用现状

（一）循证教学的方法

与传统的妇产科教学方法相比较，在循证教学的过程中，如何实施循证教学方法，对实习教师及学生均提出了更大的挑战。在妇产科临床教学中，循证医学教学具体的实施步骤为：①提出问题：根据患者的临床表现、实验室检查等提出"什么是最可能的诊断或最适合的治疗方法"等问题；②回答问题：根据问题检索相关的指南或医学文献，收集资料，找到能够解决问题的最好证据；③评价证据：对搜集到证据的实用性、可靠性及缺陷进行系统的评价；④指导临床决策：用收集到的可靠及实用的证据指导临床决策；⑤提高临床学术水平和医疗质量：对教学工作进行评估，不断提高临床诊疗水平及实践技能。因此，循证医学的教学方法不仅要求学生具有更加敏锐的观察力和善于动脑的能力，实习教师也在无形中参与到了和学生互动学习的过程中。实习教师除应具备扎实的基础知识，丰富的临床经验外，自身还要具有较高的阅读英文专业文献水平和检索能力，熟悉运用循证医学的方法，才能在带教过程中判别学生所提供证据的可信性和可行性。而学生不仅仅要掌握必备的临床基础知识外，更需要随时开动自己的脑力，充分发挥基于问题的发掘能力。在寻求解决问题的过程中，其临床知识得到了系统的强化，检索和综合信息的能力也得到了提升。

目前，以问题为基础的教学方法（problem-based learning，PBL），在妇产科的教学中得

到了广泛的应用。经典的 PBL 教学方法是由一个病案开始，学生运用以往的知识结构来发现问题，列出学习的题目，进行自学。在小组内共同工作和学习，并分享大家工作的成果。以"子宫内膜异位症手术后的药物治疗"问题为例，说明循证医学的临床教学过程。①提出问题：根据分析临床病例中患者的病史、体征、各种实验室检查结果，提出问题：子宫内膜异位症保守性手术后，是否应用药防止其复发。②检索文献：按照证据级别依次查找相关国内外关于子宫内膜异位症手术后药物治疗方面的资料，对用药的种类、疗程等进行分类总结。③对检索结果进行综合分析：通过分析文献发现，多数的文献为双盲随机对照试验，认为应用 GnRH-a 治疗保守手术后的子宫内膜异位症患者可降低其复发率。但也有少数研究认为虽然复发率降低了，但药物治疗对不孕症患者不利，因为抑制卵巢功能，降低不孕症治疗的妊娠率，而检索到的少量系统评价由于文献质量问题并未对上述问题给出肯定回答。④评价上述研究证据的等级，评价其真实性和可靠性，结合临床专业知识、经验及患者的实际情况与需求，制订对该患者可行有效的治疗方案。⑤归纳总结，追踪在临床实际中采用的方法及其疗效，在学习小组中讨论，共同总结此次循证医学的实践活动所获取的知识，肯定优点，发现不足，循序渐进。

（二）循证教学的成效

传统的医学教育是突出教师、课堂、书本三中心的规范性教育。按照妇产科基础课程、临床课程及实习三段进行教育，重视知识及技术的传授，而轻视了对学生的自学能力、科学思维能力及发现问题与解决问题能力的培养。循证医学的教学方法重新构建了固有的教学模式。目前 PBL 教学方法在我国多所高校的妇产科实习中展开，均收获了较好的成绩。多个使用了妇产科 PBL 教学方法的研究发现，学生在学习过程中发挥了自己的主观能动性，其对于基础知识点的掌握、应变能力及发现问题解决问题的能力等均优于未使用循证教学模式的学生。

将循证的方法引入妇产科教学，有以下优点：第一，有利于培养医学生的临床思维能力：采取融入循证医学理念的以循证为基础的教学方法，学生会改变以往的思维方式。通过这种训练，使学生建立完整、全面、科学的临床思维方式，牢固树立终身学习，不断丰富和更新知识的观念，真正掌握循证妇产科的内涵。第二，有利于调动学生的学习积极性和主动性：带教老师以实践为基础，将临床常见的问题引入学习，缩短了书本和现实的差距，使学生产生探究、解决问题的热情，从而围绕中心问题去求证，得出解决问题的最佳答案。让学生体会如何科学、有效地制订诊疗计划，真正以一名妇产科医生的视角考虑如何为患者服务。第三，循证医学的教学方法也有利于促进教师的自我完善：带教老师的积极参与、热情指导是循证医学教育成功的组织保证，因此要求教师必须具有扎实的基础知识、精深的专业知识、先进的理念的技能、灵活的教学手段，提出的问题既要体现妇产科专科学习的重点，又能联系临床实际。对教师而言，教学难度增大了，但却促进了自我完善和提高，使临床教学充满活力。

三、循证医学在妇产科教学中应用展望

新时代的医学是循证医学继续迅猛发展的医学，其定义了临床医学的新模式，强调最佳证据、专业知识和经验、患者需求三者的结合，并且指出三者缺一不可，相辅相成，共同构成循证思维的主体。循证医学的兴起和发展固然是由它优于传统医学模式的特点而决定，在现阶段，循证医学的出现并不能取代传统医学模式，两种医学模式将会在很长时间互相

依存、互相补充、共同发展。

作为临床医学的一门主干学科，妇产科学发展的速度直接关系到妇女儿童的身心健康。由于妇产科疾病病员广泛，危急重症繁多，临床的新技术新方法层出不穷，如何能在妇产科临床实践中正确运用循证医学的理论来指导临床实践工作，将所能得到的最好最适合的治疗方式应用于广大妇女是妇产科医生需要面对的问题。因此，在未来妇产科医生的培养过程中，培养的重点在于使其具备循证医学的思维能力，不再固化受限于书本知识，主动动脑，善于思考，将所能获取的最佳证据灵活运用于临床。国际著名教育家 Paul Lengrand 认为，教育不单纯是为了传授知识，更应注重素质培养，掌握获取知识的有效手段。目前，我国多所高校已将循证医学的教学模式引入到了妇产科临床教学中，但仍处于起步阶段，循证医学的教学方法带来了一定的教学成效，但也存在着一些问题。例如，尽管在循证医学教学模式的实践过程中，学生发挥了自己的能动性，主动学习思考了临床知识。但由于传统的被动式教学的影响，学生在自己查找资料的过程中往往会陷入海量信息中而无法找到自己真正需要的内容。而且，实习教师的引领方式也是十分重要的，一些实习教师可能无法从传统的教学模式中脱离出来，那么在引领学生思维方面仍旧摆脱不了主动给予信息的授课方式。实际上，在医学教育中运用循证医学模式，就是要求临床医生（教师）和学生利用网络快速获取信息，学会正确评估和利用证据，突出方法学训练、能力培养，以学生讨论为主、教师讲授为辅。由于学习程度浅、学习时间短、科目多等因素，循证医学应用于妇产科教学往往多在临床实习阶段才予以实施。在学生刚刚接触临床内容即见习阶段就可以实施。学生们往往在大课中将某一疾病的病因、病理、病理生理、临床表现、检查及治疗方法大致了解后，会在一段时间内对该病的诊治经过产生出浓厚的兴趣，这时如果加以引导，并将搜索信息及处理信息的方式提前教给学生，将课堂教学放到临床处理患者的实践中，可能会收获事半功倍的效果。而且，实习教师应做到和学生一起学习共同进步，不能像以往的教学方式以主动讲授为主，更应该把自己放在次要的位置上，引领学生自己去寻求答案。

总之，妇产科教学过程中引入循证医学模式，是医学生巩固理论知识，培养临床实践能力的重要阶段，在妇产科临床教学中引入循证医学应成为一种新的教学模式。通过循证医学实践，极大地培养了学生提出问题、分析问题和解决问题的能力，有效调动了他们学习的积极性和主动性，培养了临床思维能力。

第三节 循证医学与妇产科护理

一、循证护理发展史

（一）循证护理实践现状

循证护理作为循证医学的一个分支，指采用循证医学的原理和方法，根据护理工作实践中遇到的问题，查询相关的研究证据，以解决问题的实践过程。自从 20 世纪 90 年代初期提出后，循证护理发展迅速，最早建立循证护理专门机构的国家有英国、美国、加拿大、澳大利亚和瑞典，1996 年，英国约克大学护理学院成立了全球第一个"循证护理中心"，首次提出"循证护理实践"的概念。1998 年由英国医学杂志与加拿大麦克马斯特大学主办了循证护理的专业杂志。

1997 年，英国专家来华介绍循证护理的概念。1999 年，香港中文大学护理学院开始向护理学术界介绍循证护理的概念和实践经验，并成立了香港循证护理中心，2004年上海复旦大学护理学院成为澳大利亚乔安娜布里格斯研究生的国际循证护理中心，成为中国大陆首家循证护理的组织机构。中国大陆有关循证护理的文章最早见于2000年，自此，相关文章年发表量逐年增长，至2015年7月，CNKI上可检索到"循证护理"相关文章7 000余篇。李娜等计量分析了我国2004—2011年护理系统评价/Meta分析研究的文献，通过中文科技期刊数据库、清华同方和中国生物医学文献三大数据库，共检索到73篇护理系统评价/Meta分析文章，从2004年3篇发展到2011年24篇，呈逐年升高趋势。

但是，目前国内还没有建立专门负责护理技术评估研究相关机构，为科学地进行护理决策、提高护理质量提供依据和建议。组建国家级别的循证护理机构也有利于建立循证护理技术信息库，收集国内外有关研究资料，为临床护理人员及护理研究人员提供充足可靠、最新最佳的实证信息源。此外，我国护理循证实践也面临一些困难，临床护理专家和循证实践骨干短缺、不能有效阅读他国语言；护理人员缺乏从事护理科研或护理循证的时间以及在此实践过程中难以寻求其他医疗人员的协作；护理实践的变异性大，在临床决定时常缺乏可靠的实证依据；许多临床护理行为依然是凭经验、直觉或惯例；我国护理专业随机对照试验论文总数比例较低，科研设计方面仍有不足，使研究结果的真实性、代表性与推广性受到一定的影响。

（二）护理人员对循证护理的理解、掌握和实践

目前已有较多研究调查了国内护理人员的循证实践基本素质，从2002年至今，有关循证护理的问卷调查已囊括了我国众多省份、地区，调查一般主要包括循证态度、认识、技能3个方面。常保霞等对国内2001年1月至2012年8月有关循证护理调查类文献的系统分析，及曾铁英等2013年对来自河北、湖北、广东、黑龙江、安徽、湖南和重庆等地的499名护士进行的问卷调查和分析均总结得出，目前护士具有较为积极的循证实践态度及信念，已经意识到循证护理的价值，认识到开展循证护理实践的必要性，对循证护理表现出积极的认可态度，并对开展循证护理实践怀有足够的信心。然而，护士自评循证知识水平介于"不了解"与"了解一些"之间，循证技能介于"不能够"与"基本能够"之间，高年资、高学历、高职称的护士对循证护理的知识水平和循证技能较其他护士高，知识和技能的缺乏一定程度上限制了循证护理实践的开展。2014年刘洁对河南省5所城市三级医院护士的随机问卷调查亦得出相同的结论。

二、循证医学在妇产科护理中应用的实例分析

为适应医学模式转变和社会发展过程中人们对生育、健康及医疗保健需求的变化，妇产科护理模式势必随着现代护理学发展趋势做出相应调整，循证护理作为一种新的临床护理思维方式，为妇产科护理人员提供了更新知识的方法。下面以"循证护理在输卵管结扎术任务共享中的应用"及"提高高危妊娠初产妇母乳喂养自我效能的循证护理"两个实例，简述循证护理实践方法。

（一）循证护理在输卵管结扎术任务共享中的应用

1. 提出问题　在发展中国家，意外怀孕是女性死亡和发病的重要原因，而全世界在最有效的避孕方式上也存在着极大的争议。最新研究提示，2.2亿名女性具有未得到满足的避孕需求，在最不发达的国家和地区中，60%不想受孕或想延迟受孕的女性不能采取任何避孕措施。发展中国家民众不能得到有效、公平、高质量的避孕服务有许多原因，而其中最

为突出的障碍则是缺乏经过训练的医师。任务共享指的是将特定任务委托给初级医师或不同等级的医师完成相似的工作。尽管这一概念相对较新颖，但它已经在很大范围内被广泛应用。任务共享是解决避孕需求难以满足这一问题的重要手段。尽管目前存在许多现代、有效的避孕方式，但缺乏足够的卫生工作者帮助实现。最有效、长期的避孕手段（宫内节育器、输精管绝育术）正因为医师的短缺而无法广泛普及。因此，一些国家尝试使用任务共享的方法为妇女提供更为广泛的医师选择，从而改善避孕需求难以满足的现状。因此提出问题：通过任务共享的方式实施输卵管结扎术的安全性、有效性及患者接受度如何？

2. 寻找证据　①查阅文献：根据以上需循证的护理问题，检索相关文献。设定检索关键词有："任务共享""输卵管结扎术""中级医师"。在 PubMed、Cochrane Library 和 Popline检索出 331 篇文献。②分析文献，确定证据：由相关护理人员应用科学评价方法，对该系列文章进行评审，最后从 9 篇文献中确定了以下证据。安全性：不同等级医师行输卵管结扎的切口感染率无显著差异；但初级医师手术时间显著延长；初级医师"手术难度"显著上升。有效性：尚无长期有效性的报道；短期报告显示无差异。患者接受度：报道显示无显著差异。

3. 结论　任务共享是为妇女提供现代、有效的避孕措施和缓解避孕要求难以满足这一现状的重要措施。9 篇报道数目太少，因此难以评价任务共享方式完成的输卵管结扎术其安全性、有效性和患者接受度。样本量的不足和统计数据比较的缺乏限制了结论的普遍性。且目前尚未有设计合理的研究来探讨中级医师实施输卵管结扎术的有效性等问题，故目前没有足够证据支持输卵管结扎通过任务共享而普及，需要一个设计合理的、样本量充足的随机对照试验来对术后妇女进行为期数年的跟踪调查。

（二）提高高危妊娠初产妇母乳喂养自我效能的循证护理

1. 提出问题　母乳喂养对新生儿的保护是人工喂养所不能比拟的，由于社会家庭因素、产妇自身原因及医院方面等多种原因的影响，术后疼痛如影响产妇的睡眠质量和心情，以及产妇因各种并发症需服用相关药物、调整饮食结构等多方面因素，影响到乳汁的分泌，使产妇母乳喂养的自信心不足，导致母乳喂养成功率下降。但相关报道显示，在临床实践中通过提高孕产妇的母乳喂养自我效能能显著提高孕产妇纯母乳喂养的成功率。那么应当如何提高孕产妇母乳喂养的自我效能？

2. 寻找证据　①明确影响孕产妇自我效能的因素：通过母乳喂养知识问卷和母乳喂养自我效能表，调查总结出影响因素，包括产后饮食、早期康复、睡眠时间、乳汁不足、乳房胀痛、药物影响等，通过循证护理小组讨论，确定问题。②查阅文献：检索 Cochrane 临床对照试验中心注册数据库及卫生技术评估数据库、澳大利亚 JBI 循证卫生保健数据库（joanna briggs institute，JBI）、美国国立指南数据库（national guideline clearinghouse，NGC），以"母乳喂养""自我效能""循证护理"作为关键词，共检索出 36 篇文献。③分析文献，确定证据：应用科学评价方法，对该系列文章进行评审，最后从 5 篇文献中得出以下结果。

饮食与早期康复护理。产后立即进食，改变传统的高蛋白、难消化的热补饮食，指导清淡半流质饮食，以易消化、高蛋白的食物为主。采用早期康复理念，剖宫产术后 2h 进行体位干预，待产妇自觉脚趾恢复知觉即鼓励开始自主运动。

保证充足睡眠。减少探望频率，为产妇提供安静、舒适的睡眠环境，鼓励产妇和新生儿"同步睡眠"。

个体化母乳喂养干预。找科室临床经验丰富并且自身有哺乳经验的助产人员进行床旁辅助宣教，并根据 JBI 临床证据实践应用系统提出的六大护理问题：产妇对母乳喂养信心不足、喂哺体位不正确、产妇担心乳汁分泌少、乳房肿胀、乳头扁平或内陷、乳头皲裂,制订个体化的护理方案,加强与孕产妇的沟通与指导。

疼痛护理。产后关注产妇的疼痛评分,疼痛评分大于 5 分的产妇与医生沟通可以提前干预,减轻疼痛。

3. 循证实践　选择 2013 年 2 月至 2014 年 2 月入住福建医科大学附属第二医院妇产科的高危妊娠初产妇 600 例作为研究对象,采用随机数字表法将产妇分为对照组和试验组各300 例。对照组按照常规产科护理,试验组根据循证证据给予护理。

4. 效果评价　根据母乳喂养自我效能表比较两组干预前后评分,数据显示,干预前,两组自我效能评分差异无统计学意义,干预后,对照组和试验组自我效能评分均有升高,但试验组自我效能评分高于对照组且具有统计学意义。

5. 结论　运用循证护理,以临床实践中的问题为出发点,将科研结果、临床经验与患者需求相结合,通过查阅大量文献,总结循证证据,制定最合理方法,并据此开展护理活动,可以更好地提高护理质量,达到护理预期目标,提高孕产妇母乳喂养自我效能。

三、循证医学在妇产科护理实践中尚存在的问题及解决方案

循证护理在妇产科领域应用仍较为局限,目前发表于中文数据库 CNKI 关于妇产科循证护理的实践成果仍然屈指可数,这与循证护理在我国总体现状有关。

(一)护理人员循证护理认知有待提高,循证护理实践亟待推广

如前文所述,目前我国护理人员,虽已逐渐意识到循证护理的意义和实用性,但是大多数护理人员缺乏循证护理知识,不知如何实践循证护理,而年资、学历也与循证护理实践水平有关。因此,为提高护理人员循证护理实践能力,可以从加强护理人员继续教育,加强循证护理培训力度,重点培养循证护理技术骨干三方面入手,提高护理人员查阅文献、阅读文献能力,提高护理人员对循证护理具体内涵、操作方法的认知,让护理人员意识到基于循证护理开展工作对提高工作效率、优化工作成果的重要意义,培养循证护理技术骨干,让护理人员在循证护理过程中遇到实际问题时有处可询。

(二)缺乏行政管理的长效机制,确保循证护理的有序推进

开展循证护理需要大量的人力、物力和实践,而目前我国护理人员工作任务负担重,人员不足,且国内还没有建立专门的循证护理研究机构,不能及时为科学地进行护理决策、提高护理质量提供依据和建议,使得护理人员要保持知识更新,随时掌握最佳证据更加困难。因此尽快建立专门的循证护理机构,为循证护理搭建行政管理平台,才能更有效地促进我国循证护理的展开。

第四节　循证医学与妇产科医疗纠纷

一、妇产科医疗纠纷现状分析

医疗纠纷特指在医疗活动中,医患双方对医院的医疗服务行为及其后果和原因产生异议时所引发的纠纷。近年来,医疗卫生事业的发展早已不能满足患者日益增长的医疗服务需求,医疗纠纷的数量逐年增多,由医疗纠纷引发的暴力伤医杀医事件愈演愈烈,防御性医疗行为越来越明显。医疗机构在医疗纠纷处理中承受了巨大的压力。在所有临床科室

中，妇产科因其特殊性更是医疗纠纷的重灾区。在北京市法院系统对 2011—2013 年一审审结的医疗损害责任纠纷案件进行的分析报告中指出，居于医疗纠纷高发科室榜首的便是妇产科。

二、循证医学在防范妇产科医疗纠纷中的作用

妇产科发生医疗纠纷的原因错综复杂，但归根结底可概括为三个方面的因素：医源性因素、患方因素及社会环境因素。医护人员作为医疗服务的主体，应加强自身素质，提高医疗质量和服务质量，适应患者对医疗服务需求的转变。而患方作为医疗服务对象，理应享有对自己病情及治疗措施充分的知情选择权，需要得到作为一个社会人应有的尊重及一个患者期望的健康保障。面对医患关系中层出不穷的新挑战，循证医学应运而生，循证医学发展为医学模式的转变带来医疗实践的变革，将有助于缓解医患间的矛盾，促进医疗质量的提高。

循证医学创始人 David Sackett 将循证医学定义为：慎重、准确和明智地应用当前所能获得最好的研究证据，同时结合医生个人专业技能和多年临床经验，考虑患者的价值取向和愿望，并将三者完美结合制定出患者的治疗措施。从循证医学的定义中，可以看出循证医学主要包括三个部分：第一，患者应享有充分的知情权和对自己疾病诊断、治疗的选择权；第二，医生必须不断丰富和更新自己的临床经验和医学理论知识，掌握新技能；第三，为了正确地对患者进行诊疗，医生除了运用自己的临床经验和已掌握的医学理论知识之外，还要掌握当前研究的最佳证据、评价研究结果是否适用于自己的患者。循证医学的精髓正是有机地将三者结合以达到使患者最满意的医疗服务效果，循证医学的实施将显著改善医患紧张局面，有效减少医疗纠纷事件，为构建和谐健康的医患关系奠定基础。

循证医学强调医生应当不断丰富个人专业技能和临床经验，并结合当前所能获得最好的研究证据，为患者提供可选择的医疗决策。扎实的理论知识及基础技能是每个妇产科医生都具备的修养，现代科学技术迅速发展，新药、新的诊治技术等层出不穷，妇产科医生若不及时更新自身知识储备，必将会导致疾病的漏诊、误诊等医疗失误，引发重大医疗事故。例如，对于妊娠期肝内胆汁淤积症诊断，教科书上经典的描述是妊娠中晚期出现无诱因的皮肤瘙痒伴随总胆汁酸升高，排除其他引起皮肤瘙痒、黄疸及肝功异常的疾病即可诊断。一直以来，总胆汁酸水平对于妊娠期肝内胆汁淤积症的诊断都至关重要。然而，最新的证据表明总胆汁酸水平并不是诊断妊娠期肝内胆汁淤积症的必要条件。最新的指南指出，对于妊娠中晚期孕妇，若出现无其他诱因的皮肤瘙痒及肝功异常，即可诊断妊娠期肝内胆汁淤积症。产科医生若不及时更新自身知识，仅仅根据自己以往的经验或是教科书上的知识，延误疾病的识别及诊断，最终可能因治疗干预不及时而发生胎儿宫内窘迫甚至胎死宫内，给患方家庭带来毁灭性的打击，这种悲剧的发生医生必然难辞其咎。

获取当前的最佳研究证据并将其运用于医疗决策制定是循证医学相比于传统医学最大的优势，经验医学的证据来源于医生的经验、教科书上的知识以及专家的意见，或是基于小样本的、短时间的临床研究，因而具有很大的个体差异及长期预后的不确定性。而循证医学的临床证据主要来源于多中心、大规模、随机、双盲对照研究，通过对大量样本进行长达数年甚至数十年的预后评价，该证据的可靠性与真实性相对更好。美国在 1993 年开展的多中心、大样本的雌激素和雌孕激素联合应用的随机对照研究即妇女健康促进项目就是一个最好的例证。该研究提示激素治疗能有效缓解潮热和外阴阴道萎缩的症状、减少骨质疏松

和由此引起的骨折,然而并不能预防冠心病和老年痴呆,甚至有增加脑卒中、静脉血栓的风险。随着医疗技术的发展,妇产科医生进行医疗决策时若只遵循自己的经验、教科书上的知识以及专家意见将忽视最新临床研究证据,不利于避免和解决医疗纠纷。

循证医学强调的另一个新理念便是患者应享有对自己疾病诊断、治疗的充分知情权和选择权。在频发的妇产科医疗纠纷中,有很大一部分是由于患者的知情选择权未被充分行使造成的。近年来,患者知情选择权备受重视,但由于医患双方对医学专业知识的认知水平悬殊,以及医疗资源分布不均、医疗信息不对称等客观因素,在实际医疗活动中患者的知情选择权被动且有限,医务人员在整个医疗活动中仍占据着主导的地位。循证医学的实施就是要建立一种"以患者为中心"的医疗模式,其核心是让患者及家属充分知情并参与医疗决策的选择。随着社会经济文化的发展,人们对健康的要求更高,他们除了关心是否治愈及生存期是否延长,更关心生活质量是否得到保障。而每个患者因其有不同的年龄阶段、社会地位、文化背景、心理状态、个人偏爱、经济状况等因素,他们对治疗方式、治疗效果及长期预后的需求各不相同。例如,对于子宫肌瘤的治疗,结合患者的年龄、生育状况、肌瘤的大小、肌瘤的部位、对月经影响的大小等因素综合考虑,治疗的方案可选择药物或手术治疗,手术治疗范围又可分为肌瘤剔除术或子宫切除术,手术方式可分为腹腔镜或开腹手术。治疗前应给患者提供不同治疗方案,并向患者详细介绍各种治疗方案的适应证以及优、缺点,让患者充分考虑自身情况,选择治疗方案。同是多发性子宫肌瘤的两个患者,一个是育龄期未婚未孕女性,另一个是围绝经期女性,若医生未向患者告知不同治疗方案及其利弊,而为其行子宫切除术,必将产生医疗纠纷。

综上所述,妇产科医生在临床实践中若能充分考虑个人专业技能、临床经验与当前最佳研究证据,并将三者完美结合,为患者提供详尽的治疗方案、各方案利弊及可能的并发症、治疗费用等各方面的信息,引导患者根据自身的价值取向及期望做出抉择,从而制订和实施最适宜的诊疗方案,在医务人员和患者之间建立起一个互信、理解、支持的桥梁,使医患关系得到健康、可持续发展。

三、如何应用循证医学有效减少妇产科医疗纠纷——提出解决方案

循证医学以其独特的理念影响、帮助医务人员朝更科学、更人性化的临床实践发展,它在减少医疗纠纷中的积极作用毋庸置疑。然而不容乐观的是,由于我国幅员辽阔,东部与西部、城市与农村医疗水平悬殊,医疗资源分布不均,各地区妇产科学科发展水平参差不齐,各地区妇产科医生们理论知识、医疗技术、临床经验、沟通能力等更是不可同日而语,许多妇产科医生对循证医学的认知程度低,行医观念还停留在传统医学模式,许多新的证据仍然不能得到足够重视。因此,想要有效应用循证医学减少医疗纠纷的发生,妇产科临床医生必须从以下几方面着手改善,才能有效推行循证医学实践,构建和谐医患关系新局面。

(一)加强循证医学思想的教育和普及,培养循证医学实践能力

循证医学在1996年,由华西医院牵头筹建的中国循证医学中心成立,经历20余年的努力,现已培养了一大批循证医学骨干。他们通过收集、翻译国内外发表的和未发表的临床试验报告,建立中国循证医学临床试验资料库,为临床医生、临床科研和教学、政府的卫生决策提供可靠依据。然而我国很多临床医生对循证医学的认知度仍不足,对循证医学实践仍不能把握精髓,针对以上弊端,各地区妇产科协会应当联合循证医学中心专家,着力举办各种循证医学讲座、培训,为该地区不同等级医院妇产科医生普及循证医学的理念,注入循

证医学思想的新血液，从根本上改变现阶段的行医模式，全面开展一种以人为本的医疗服务，从而弥补传统医学模式的缺陷，实现医疗行为的重大变革。

然而，实践才是检验真理的唯一标准，任何先进的思想理念若不能指导行为都毫无意义。因此，除了加强循证医学思想的普及，更重要的是要鼓励妇产科医生在临床工作中落实循证医学实践，这就要求医生们根据患者的具体情况，在处理患者时提出需要解决问题，再利用循证医学方法查找解决该问题的证据，根据患者具体情况评价得到的证据的科学性及可用性，最后将该证据应用于需要解决问题，并对应用证据后的效果进行评价，以不断提高学术水平。

（二）临床指南的制定和应用

临床指南是由有丰富临床经验的专家小组针对特定的临床问题，收集、综合和概括各级临床研究证据，系统地制定出的帮助医生和患者针对特定的临床问题做出恰当的处理，并选择、确定适宜的卫生保健服务的临床规范化文件，它是以循证医学为基础，将规范化医疗与个体化医疗相结合，是循证医学实践开展最有效的工具之一。

目前国内外许多组织、学会如英国皇家妇产科医师学院（RCOG）、美国妇产科医师学会（ACOG）、中华医学会妇产科学分会等，均编制了关于妇产科相关问题的临床指南，并根据最新发表的研究结果定期更新。这些临床指南主要针对具体临床问题，分析评价已有的研究证据后提出具体的推荐意见以指导临床医生的医疗行为，反映出当时最佳临床证据的现状。对某一临床问题，即使当前还没有可使用的研究证据，指南也会根据共识提出相应的处理建议，为临床医师提供帮助。在指南的指导下，临床医生根据患者的具体病情，做出科学决策，能有效减少不恰当的临床行为，改善患者预后，提高和保障医疗服务质量。

（三）实施临床路径管理

临床路径是指针对某一疾病建立一套标准化治疗模式与治疗程序，是一个有关临床治疗的综合模式，以循证医学证据和指南为指导来促进治疗组织和疾病管理的方法，最终起到规范医疗行为，减少变异，降低成本，提高质量的作用。相对于指南来说，其内容更简洁、易读、适用于多学科多部门具体操作，是针对特定疾病的诊疗流程、注重治疗过程中各专科间的协同性、注重治疗的结果和时间性。例如，在妇产科实行对胎膜早破阴道分娩、计划性剖宫产、子宫平滑肌瘤手术、卵巢良性肿瘤手术、子宫腺肌症手术等的临床路径管理，采用临床路径后，保证了同一疾病在不同的治疗组或者不同医师之间使用同一治疗方案，避免了治疗的随意性，提高准确性、预后的可评估性等。然而，可能由于临床工作繁忙、路径管理松懈等原因，临床路径的实施并不理想，很多本该入径的病例并未及时进入路径，即使进入路径的也可能存在各种变异。这就要求医院成立管理临床路径工作的领导小组，制定相关的制度，邀请专业人员对一线医生进行培训，同时需对临床路径的实施进行监督，使临床路径顺利开展。临床路径通过对某一疾病的标准化规范化管理，有效规范医疗行为，提高医疗执行效率，降低医疗成本，提高医疗服务质量，能有效防范医疗纠纷的发生。

（四）开展患者教育，鼓励患者积极参与

在我国，大部分患者医学知识贫乏，由于医生对患者解释病情不到位，很多患者对自己疾病的认知几乎全部来源于网络，但网络信息鱼目混珠，真假难辨，对于毫无医学知识积累的患者来说，在大量虚假信息的冲击下，不能正确认识自身疾病的病因、发展及转归预后等，一旦治疗效果达不到患方预期值，难免发生医疗纠纷。要想避免此类纠纷，医生除了充

分告知患者病情及风险,还应适当开展患者教育活动,使用通俗易懂的语言对疾病发生、发展、治疗、预后等进行科普教育。例如,针对产科门诊建卡孕妇,每周固定时间由专人进行妊娠期糖尿病健康管理的讲课,目标人群包括高危孕妇、患者及家属等,通过开展患者教育,患者能清楚地认识到妊娠期糖尿病对母胎的危害,了解血糖管理的重要性及具体管理方案,能更积极地参与血糖的监测管理,有效地提高了患者依从性,提升了治疗效果,增加了患者满意度。

综上所述,循证医学在妇产科各个领域已应用实践 20 余年,不仅为广大妇产科医护人员提供了一种制定诊疗策略的新方式,同时也为妇产科医师的进一步提高、人才的培养提供了一种新的途径。虽然在循证医学实践的道路上,目前仍存在诸多的问题、困难甚至阻碍,但通过不断地实践,不断地改进,妇产科学也必将伴随着循证医学的进一步发展而迈向新的明天。

（许良智　孔令伶俐）

Chapter 12　Evidence-based obstetrics and gynecology

Summary

Obstetrics and gynecology is one of the most important subjects in clinical medicine. It involves female reproduction and related diseases, including perinatal medicine, gynecological tumor, inflammation and trauma, gynecological endocrinology, genital tract malformation, women health, family planning and other sub-specialties. However, there are still many unsolved problems about the diagnosis, treatment, prevention, prognosis and other aspects of reproductive related diseases in modern obstetrics and gynecology. Therefore, the application of the best available evidence in clinical services is becoming the focus of obstetricians and gynecologists, and evidence-based medicine(EBM)emerges as The Times require.

EBM started in obstetrics and gynecology. After more than 30 years of development, there are now four Cochrane systematic review groups in the field of obstetrics and gynecology, including the fertility regulation group, the gynecological cancer group, the pregnancy and childbirth group, and the gynecology and fertility group. In the clinical practice of gynecological oncology, perinatal medicine, reproductive endocrinology and family planning, EBM has provided guidance to the clinical work of obstetrics and gynecology from the aspects of disease screening methods, diagnosis methods, treatment and prevention methods. However, with the further development of EBM, its shortcomings are increasingly prominent. Only the combination of evidence-based medicine and individualization can make the most suitable clinical decisions for individual patients and make evidence-based medicine serve the clinical practice of obstetrics and gynecology to the maximum extent. This is the future medical model.

Training clinicians with good EBM thinking is the major objective that medical educators need to face. Therefore, in the teaching practice of obstetrics and gynecology, it is very important to permeate the teaching concept of evidence-based teaching into the teaching practice, and train medical students with comprehensive ability of EBM thinking in obstetrics and gynecology. At present, systematic evidence-based teaching methods such as problem-based learning(PBL)have been introduced into the teaching of obstetrics and gynecology, and some achievements have been made. However, it is still in the initial stage. The next step is to gradually improve the teaching mode and method, so as to promote students' ability to ask, analyze and solve problems to the greatest extent.

In order to meet the change of medical model and the change of people's demands for fertility, health and medical care, the nursing mode of obstetrics and gynecology is bound to make corresponding adjustment with the development trend of modern nursing science. Evidence-based nursing, as a new way of thinking of clinical nursing, provides a method to update the knowledge of obstetrics and gynecology nursing staff. The application of evidence-based medicine in the field of obstetrics and gynecology nursing is still limited, and nurses' awareness of evidence-based nursing needs to be improved. Currently there is no special evidence-based nursing research institution in China, which can provide evidence and suggestions for scientific nursing decision-making and improving nursing quality.

In terms of medical disputes in obstetrics and gynecology, EBM plays a positive role in easing the contradiction between doctors and patients and promoting the improvement of medical quality. Obstetricians and gynecologists need to fully combine personal professional skills, clinical experience and the current best evidence to guide patients to make a choice according to their own value orientation and expectations, so as to formulate and implement the most appropriate diagnosis and treatment plan, build a bridge of mutual trust and understanding between doctors and patients, so as to make the doctor-patient relationship healthy and sustainable development.

(Xu Liangzhi　Kongling Lingli)

参考文献

[1] Cochrane. Use of Cochrane Reviews to inform WHO guidelines[EB/OL].（2016-10-06）[2019-02-01]. https://www.cochrane.org/news/use-cochrane-reviews-inform-who-guidelines.html.

[2] GULMEZOGLU M, SOUZA J P, KHANNA J, et al. The WHO reproductive health library: a Cochrane window on sexual and reproductive health[J]. Cochrane database syst Rev, 2013（10）: ED000070.

[3] Evidence Based Medicine Working Group. Evidence based medicine: a new approach to the teaching of medicine[J]. JAMA, 1992, 268（17）: 2420-2425.

[4] 王家良. 循证医学: 21 世纪的临床医学 [M]. 北京: 人民卫生出版社, 2001.

[5] 许良智, 刘鸣. 循证医学与妇产科临床实践 [J]. 西部医学, 2004, 16（03）: 257-259.

[6] 易媛媛, 其木格. 妇产科临床教学中引入循证医学模式的探讨 [J]. 内蒙古医科大学学报, 2014（S2）: 381-383.

[7] 陈悦悦, 郑莹, 何跃东, 等. PBL 教学法在妇产科学教学中的初步实践 [J]. 西北医学教育, 2008（05）: 1018-1020.

[8] RODRIGUEZ M I, GORDON-MACLEAN C. The safety, efficacy and acceptability of task sharing tubal sterilization to midlevel providers: a systematic review[J]. Contraception, 2014, 89（6）: 504-511.

[9] 张梦苑, 卫茂玲, 耿丽红, 等. 高纯度人尿促卵泡素与基因重组促卵泡素对超促排卵周期影响比较的 Meta 分析 [J]. 中国全科医学, 2015, 18（29）: 3613-3618.

[10] 杨宁, 郭惠玲, 柳燕瑛. 提高高危妊娠初产妇母乳喂养自我效能的循证护理 [J]. 护理学杂志: 外科版, 2015, 30（4）: 26-28.

[11] 卫茂玲,牟焱明,李幼平,等. 我国医院信息系统管理研究现状 [J]. 现代预防医学,2008(08):1474-1475.

[12] 袁晓晶,付昕. 循证性临床诊疗指南在医疗过失认定中的运用 [J]. 医学与哲学,2012,33(4):1-3.

[13] 戴靖华,刘沫. 临床路径制定过程中应用循证医学探讨 [J]. 医学与哲学,2010,31(12):3-5.

[14] 许良智. 临床循证治疗手册:妇产科疾病 [M]. 北京:人民卫生出版社,2008.

[15] HAY-SMITH J, MΦRKVED S, FAIRBROTHER K A,综述:一些证据显示盆底肌训练可减少分娩 12 个月内的孕妇尿失禁 [J]. 卫茂玲,译. 英国医学杂志:中文版(BMJ),2010,13(4):238-239.

第十三章

循证儿科学

第一节　循证儿科学概述

一、儿科学的定义、范畴及研究内容

在医学领域,儿科学是临床医学的一个部分,是研究从胎儿至青春期儿童的生长发育、身心健康和疾病防治规律的临床医学,它属于临床医学下的二级学科。人体发育阶段(即胎儿至青春期)中所有的健康和卫生问题都属于儿科学范畴。其研究内容主要包括四个方面:①发育儿科学——研究儿童生长发育的规律及其影响因素;②预防儿科学——研究儿童各种疾病的预防措施,如出生缺陷病的筛查、疫苗接种、医学知识的宣讲和教育等;③临床儿科学——研究儿童各种疾病的发生、发展规律和临床诊断治疗的理论及技术;④康复儿科学——研究儿童各种疾病康复的可能性和具体方法,改善患儿的生活质量。

二、在儿科学中实践循证医学理念

(一)循证儿科学概述

一直以来,医学都是一门讲求(强调)实证的科学,即使是医生的个人经验或"直觉"也是基于之前治疗成功或失败的案例产生,而循证医学的出现更进一步推进了临床医学的发展,它不仅提倡采用正确的方法来分析证据,划分研究的质量、证据质量以及推荐强度,将分析的结果提供给决策者,还将这种正确的方法推广到医学生、从业者(医生)和决策者的医学教育中。当今的循证医学,不仅是一种促使个体医生对个体患者的决策更优,或改进医学实践教学的方法,还强调基于证据来制定应用于群体患者或人群的指南或政策。循证医学的理念和思想已渗透到了医学卫生领域的每一个层面,包括医学教育、针对个体患者的决策、应用于群体的指南或政策的制定和整体医疗卫生服务的管理。它主张不论是个人决策还是群体指南或政策都应最大程度地基于证据,而不仅仅是从业者、专家或管理者的个人经验和信仰,以当前科学文献中可获得的最佳诊断、治疗、管理的临床证据为基础,认真、明确和明智地应用现有"最佳证据",结合医生或决策者的个人经验和知识,可以最大程度地消除个人意见的局限和偏倚,同时尊重患者的选择和意愿,最终优化患者的临床结局。

目前,循证医学落实到临床实践中主要为两个分支,首先是在起草临床实践指南和其他人口政策时坚持对证据的有效性做出明确评价,其次将流行病学和循证医学采用的方法学引入到医学教育和针对个体患者的决策中,即每一位临床医生都应知晓如何提出并构建问题、针对问题查询证据、评价证据的内部有效性、将评价结果应用于到临床实践,并对应

用效果做出评价和反馈。这就是循证医学实践的五个步骤。

循证儿科学就是以研究所得的科学证据为基础，应用到儿科的临床、教学及科研的各个方面，对儿科遇到的有关病因、诊断、治疗、预防及预后等问题，通过循证医学实践的五个步骤进行，同时在尊重儿童的监护人和/或儿童的选择下，权衡利弊作出科学的决策。

（二）在儿科学中实践循证医学理念

从有早产倾向的孕妇生产前使用糖皮质激素能有效预防新生儿的呼吸窘迫从而降低死亡率的研究证据在临床上得以广泛推广开始，随着循证医学的发展，循证儿科学也逐步兴起。作为儿科医生，对于循证医学在儿科领域发展所带来的改变和意义都应深有体会：早产新生儿早期死亡风险较高，而早产儿肺发育不成熟引起的新生儿肺透明膜病/新生儿呼吸窘迫综合征是导致早产新生儿早期病死率增高的主要原因。20世纪90年代就有临床研究结果显示有早产倾向的母亲在生产前使用糖皮质激素能有效降低新生儿死亡率，为有早产倾向的母亲注射单次剂量的糖皮质激素可将早产新生儿发生肺透明膜病的风险从26%降低到17%，然而早期研究证据并未立即在当时的临床上得到广泛的推广应用，最长延后了20年；20世纪70年代就有儿科医生认识到婴儿呈俯卧位姿势睡眠是婴儿猝死综合征发生的主要危险因素，之后陆续的观察性研究发现婴儿呈俯卧位姿势睡眠发生婴儿猝死综合征的风险是侧卧和仰卧睡眠的3~9倍，然而早期证据也未在当时获得临床医生的关注，并且伴随俯卧姿势睡眠在欧美洲和新西兰的广泛推崇，婴儿猝死综合征发生率增加；人们从一开始发现冷冻手术能有效治疗早产儿视网膜病变以挽救视力的惊喜，到充分认识并全面评估该手术的价值和手术时机的选择，期间对该手术的评估和再研究也经历了25年。以上三个例子也说明，一个人性化的医疗保健系统，不仅要满足患者想要充分知晓所有与自身状况相关信息（包括诊断、治疗、护理和预后）的期望与权利，而比这更重要的是患者更想确定医生是否充分了解他们为患者推荐的诊断或治疗方法的价值和利弊。如果我们不是"基于"证据和证据的质量，而单凭个人的经验和价值观，很难做到让患者获得"当前最优"的医疗服务，也难以暴露"当前最佳"证据的不足。

第二节　循证儿科学的起源及发展现状

一、循证医学在儿科学中的发展及现状

（一）国内外儿科学临床循证实践指南和/或政策制定的发展现状

1987年，David M.Eddy第一次在指导临床实践指南制定的手册中明确提出临床实践指南或人群卫生政策的制定应以"基于证据"为原则；"明确地描述与指南和政策相关的可用的证据，并与之挂钩，是基于证据而非目前默认的做法或专家意见；制定出的政策应有证据支持，要确定相关的证据并清楚地描述和分析；政策的制定者应明确这项政策是否有证据支持，并说明理由"。从1980年开始，循证指南和循证政策的制定得到世界多个国家卫生机构或组织推崇。自1999年创建至今，英国国家卫生与保健优化研究所（National Institute for Clinical Excellence，NICE）制定了30个与新生儿和婴幼儿相关的循证指南、建议、标准及路径，123个与儿童和青少年相关的循证指南、建议、标准及路径，并定期更新。距今为止，联合国世界卫生组织已制定了超过100个与新生儿和婴幼儿相关的循证指南或建议，超过150个与儿童和青少年相关循证指南或建议。2008年11月，我国的《中国0至5岁儿童病

因不明的急性发热诊断处理指南》(标准版)为国内儿科领域第一次采用证据分级方法制定的循证指南,该指南于 2014 年 9 月正式采用最新的证据质量评价方法被更新,此次更新更是严格按照循证指南制定的原则、方法和步骤制定,并将指南制定的整个过程公开透明化,历时近 3 年,于 2016 年 4 月底发表在《中国循证儿科杂志》,题目为《中国 0 至 5 岁儿童病因不明急性发热诊断和处理若干问题循证指南》(标准版)。该指南是国内儿科领域循证指南制定发展的里程碑。尽管如此,国内现有与儿童相关的循证指南数量和所覆盖的专业领域仍远远不能满足临床工作的需求。

(二)国内外儿科循证医学教育发展现状

与此同时,另一方面,循证医学教育也在世界各地普遍开展起来。加拿大、美国、英国和澳大利亚是最早在临床医学院创立循证医学教育课程。截至 2009 年,英国已有超过一半的临床医学院为学生提供循证医学培训,但各医学院培训的方法和内容差异很大,并且由于缺乏可以教授循证医学的老师,也受教程安排时间的限制,教学效果并不理想。除医学院课程培训以外,国外还建立了许多循证医学团体或机构并通过互联网帮助临床医生方便获得经循证医学方法评价过的证据,如 20 世纪 90 年代建立的"Up-to-date"和"Cochrane Library",里面有大量儿科领域与临床问题紧密相关的系统评价。2005 年,美国 39 个州的调查显示 97% 的住院医生培训纳入了循证医学教育,也包括儿科住院医生,56% 的住院总医生能完成循证医学实践。近年来,美国一些大型的教学医院采用与医学院图书馆联合的方式培训住院医生进行循证医学实践,帮助儿科住院医生将理论知识整合应用到有意义的临床实践中,取得了非常好的效果。还有一些教学医院通过三年的纵向循证医学时间培训,帮助儿科住院医生从理论学习逐步过渡到实际操作,再进一步到培养住院医生向新参加学习的住院医生教授循证医学实践的能力。还有一些国家的教学医院设计了专门用于循证医学实践教学的网络系统门户辅助传统的教学方法,授课老师给儿科住院医生布置作业后,儿科住院医生可进入该教学系统的门户,并在系统的指导下完成作业,期间就掌握了很多理论知识和方法的实际应用。2009 年,荷兰 8 所大学附属医院 44 名儿科肿瘤医生和 13 名儿科肿瘤实习医生对循证医学相关方法知晓和掌握情况现状的调查结果显示 72.5% 的儿科医生曾经接受过正规的文献检索培训,80% 的儿科医生曾接受过正规的文献质量评价培训。四川大学华西医院是率先将循证医学列入本科生、研究生、住院医生培训以及毕业后继续教育培训的教学计划的国内第一所高校。从 2000 年开始,该校本科新生在新入学就会有 2 学时的《循证医学》课程,最主要是引入循证医学的基本思想;进入临床前期再教授 12 学时的《循证医学》课程,重点介绍循证医学方法学;进入研究生阶段(硕士和博士)后会接受 30 学时的《循证医学》课程,并要求在快速有效查寻相关文献资料以及正确阅读和评价医学文献的基础上,掌握结合临床实际实践循证医学的具体步骤与方法;毕业后留校进入住院医生培训的医生会继续接受 24 学时的《循证医学》和《循证临床实践》课程,重点强调结合床旁临床实际,如何将文献的结果与具体患者的病情相结合,解决临床实际问题,教学效果较好。培训对象中也包括了所有儿科专业的研究生和住院医生。截至 2005 年,全国18 个省、直辖市和 25 个市的 50 个医疗卫生机构的调查结果显示,有 14 所医学院校已开设"循证医学"课程,但学时太少,加上师资缺乏,授课方式仍以讲授或讲座的形式为主,教学效果不理想。在儿科领域,中华人民共和国教育部主管、复旦大学主办、复旦大学附属儿科医院承办的儿科专业学术技术类期刊《中国循证儿科杂志》就是面向临床,注重循证,为提高儿科医生的临床和科研水平服务而创办的杂志。2009 年《中国循证儿科杂志》编辑部对国内 21 个中大城市的 2 045 名儿科医生进行循证医学知晓度的横断面调查,调查结果显示 2009 年中国儿科医生对循证医学的知晓度在 80% 左右,临床决策以临床指南、教科书和自己的经验为依据的比例较高,以原始研究为依据的比例较低,阅读医学文献时仍偏重于文献中结果的表述。这与国内成人医学专业的调查结果仍有差距,相比国外儿科医生同期状况差距仍很大。但有 71.2% 的儿科医生以临床指南作为临床决策的主要依据,说明中国儿科医生临床决策时对临床指南的重视程度较高。但随着循证医学教育在国内继续深入,国内循证儿科学的发展又较之前更进了一步。

二、Cochrane 儿科卫生组

Cochrane 现有 53 个系统评价组,几乎每个组都涵盖有与儿童相关的健康和卫生问题,其中专门针对儿童设立的有 childhood cancer group 和 neonatal group。截至 2016 年第 8 期,已发表的儿童健康相关 Cochrane 系统评价已超过 2 000 篇,分别来自于 52 个组。

此外,Cochrane 协作组在 2000 年专门建立了 child health field,为医护人员、政策制定者、家长和儿童 / 青少年提供当前可获得的最佳高质量 Cochrane 系统评价,便于他们在做出决定以前,对其所关心的健康卫生问题及当前最佳证据有完全知情和充分了解。

三、循证医学推动儿科学领域科学研究的发展

由于诸多因素的影响,医学的进步和科学研究的成果往往来自或始于成人学科,循证医学的发展首先使得人们更加意识到儿科学相关证据很少或没有科学研究的证据指导儿童健康和卫生问题的合理诊断与治疗,也更加意识到儿科学领域科学研究的发展和进步对于儿童、青少年乃至成年人都十分重要。而随着循证思想逐步深入人心,儿科医生查证用证的意识普遍提高,越来越重视儿科学循证指南和系统评价的制定与使用,这不仅提高了儿科临床医疗质量,同时也让广大的儿科医生或研究者对当前儿科学研究领域的成果与不足有了解,由此也指明了进一步研究的方向。要成为一名优秀的儿科医生,就必须理解循证医学的思想和掌握循证医学的方法,其基础是理解并掌握科学研究的方法及规范,因此,循证医学的发展无疑全面提高了儿科学科研工作者的整体素质,进而提高了儿科学领域新产生证据的质量,推动了整个儿科领域科学研究的进步。

第三节 循证儿科学面临的挑战与机遇

一、循证儿科学临床面临的问题与挑战

(一)可供儿童应用的证据缺乏

进行循证临床实践的过程中,目前儿科医生面临的很多临床问题都缺乏高质量的证据,很多问题甚至没有证据。在临床上应用的很多证据是来源于成人的研究,实际上来源于成人的研究在很多情况下是不能完全照搬应用于儿童的,因为儿童不是成人的缩小版,处于不同年龄阶段的儿童,其病理生理及心理特点均有不同,对药物的反应也不完全相同。儿童与成人即使在患相同疾病时,给予相同的治疗往往产生不同的结果。如大剂量、长疗程使用糖皮质激素会造成小儿的生长发育迟缓的危险,而成人则不存在生长发育的问题。在很多研究未包括儿童或没有小儿不同年龄分组结果,这意味着很多情况下,儿科医生没有

适当的临床研究证据可以推广应用于小儿。

可供儿童应用的证据缺乏，不仅源于高质量的研究通常需要随访较长的时间和很多研究经费支持，还有儿科特有的原因。与成人相比，小儿往往不能准确的叙述自己的病史和配合体格检查，因此常缺乏有价值的病史资料和体检结果，特别是这些资料的获得是通过第三人（家长）和一些受限的检查（患者不合作），因此在儿科中只能得到比成人少的验前概率信息，而且根据病史和检查能得到的验后概率和以前的实验室研究信息都十分有限。儿童的研究证据常存在诊断的不确定，缺乏客观的终点指标，同时由于儿童的特殊性，临床研究的样本量常较少，而影响研究的内部的真实性，这样使得关于小儿的临床研究证据的质量低于成人。有些临床问题时因医学伦理及社会因素而没有关于小儿的随机对照研究。小儿处在生长发育阶段，生命功能旺盛，远期疗效重要，往往需要大样本长期观察才能下结论。不仅这些，目前主要的证据都是来源于儿童常见病，与儿童少见病相关的证据更加稀缺，不仅如此，大部分证据的研究人群也来自国外或国内大城市，而对于国内儿童以及国内边远地区、贫困地区和少数民族地区的儿童，相关疾病的证据更是少之又少。《中国0至5岁儿童病因不明急性发热诊断和处理若干问题循证指南》制定小组在制定该指南的过程中发现，来自我国本土的儿童相关研究，包括流行病学调查、临床诊断、治疗和预后的证据几乎没有，这显然限制了循证医学实践在国内儿科领域的发展和应用。为了解决这个问题，现在Cochrane图书馆建立了儿童健康领域（child health field）来提供有关儿童的证据，如the Cochrane child health field已制定了关于儿童的循证指南和有关与年龄的亚组分析。

（二）研究证据本身的局限性

循证医学并不是完全依赖于证据对问题做出决策，而是"基于证据"。循证医学一开始就明确指出了证据本身存在的局限性，儿科医生需要掌握如何正确评价证据，要清楚认识证据的局限性。循证医学本身是一门不断发展的学科，循证医学采用的方法学也在不断改进和完善，GRADE证据分级方法就是在对证据质量和证据本身局限性的进一步认识下产生的。

首先是现有研究证据存在各种形式的发表偏倚问题，如：研究作者偏向于仅报道其研究的阳性结果，即"选择性报告结果"；一般结果有统计学意义的研究比结果无统计学意义的研究（即阴性结果研究）更易发表；阴性结果的研究常被拒稿导致"滞后发表"、不得不以论文、图书章节、会议摘要等其他形式发表成为"灰色文献"易被系统评价者或指南制定者漏检，甚至最终未能发表；还有非英语国家的作者可能会将其阴性结果的研究投给本国非英语期刊等。如前所述，由于可供儿童应用的证据本身就缺乏，因此更应重视发表偏倚的存在及其影响，发表偏倚的存在会增高现有证据夸大效应值的风险。发表偏倚对证据质量存在很大影响，同时又很难确定现有证据是否存在发表偏倚及程度。正因为认识到这些挑战，最新的证据质量评价方法GRADE推荐在证据概要表中用"未发现"和"高度怀疑"来描述发表偏倚。此外，国际医学杂志编辑委员会（ICMJE）提议采用全面的临床试验注册制度来解决选择性发表的问题，为推动这一目标，所有11个国际医学杂志编辑委员会（ICMJE）的成员杂志都将采用临床试验注册政策。临床试验必须在征集患者时或在此之前就进行注册。该政策适用于所有在2005年7月1号以后开始征集患者的临床试验。对于在此日期之前开始征集患者的试验，国际医学杂志编辑委员会（ICMJE）的成员杂志要求其在考虑发表试验结果之前须在2005年9月13号以前注册。此后，临床试验注册政策已推广到国外的大部分杂志，2006年儿科相关的杂志也对儿科领域的临床研究提出临床试验注册的要求。目前包括我国在内的世界多个国家都提供免费的临床试验注册平台。国际医学杂志编辑委员会（ICMJE）修订的学术研究实施与报告和医学期刊编辑与发表的推荐规范（*Recommendations for the Conduct, Reporting, Editing and Publication of Scholarly Work in Medical Journals*）中也明确指出编辑的决定应建立在稿件与期刊的相关性以及稿件的原创性、质量及其对重要问题的贡献上，而不应被商业利益、人际关系，或日程安排，或阴性结果，或合理挑战既定认知的结果所影响。结果没有统计学意义或没有确定结论的研究，作者也应该投稿发表或通过其他途径公开，而编辑也应该考虑发表。因为这些研究提供的证据，结合通过 Meta 分析得到的其他研究的证据，可能还会有助于回答一些重要问题。记录并公开此类阴性结果或无明确结论的研究，可避免其他研究者进行徒劳的重复，对正在考虑相似研究的其他研究者也是有价值的。

其次，现有的临床研究结果均是针对群体研究得出的平均结果，临床随机对照试验条件相对于临床实际状况过于理想化，而临床实际工作中患者的个体情况差别很大，尤其是儿童，相比成人儿童受影响的因素更多，这点前面已经提到，因此儿科医生必须清楚地认识到现有证据的局限性，才能很好地做到基于证据的基础上结合自己的临床经验和患儿及家长的价值观，便于患儿及家长做出最佳或最适的决策。同时，医学研究者早已认识到临床随机对照试验结果外推困难的问题，观察性研究、经济效益研究、流行病学研究和患者回馈调查研究可以作为临床随机对照试验结果的判断和补充，其研究结果的可靠性需进一步提供临床证据。临床随机对照试验回答这项医学诊疗评估方法是否有效和安全，而其他类型研究可以回答这项医学诊疗评估方法能否有效作为医疗手段应用于临床实践。

（三）儿童与成人作出临床决策的不同之处

在成人学科，医生利用其精湛的技能，以当前最佳的临床研究证据，结合患者的选择，对患者作出临床决策，而在小儿，除了要考虑使患儿得到利大于弊的结果，同时要征求患儿监护人意见，因此有时监护人的价值观和对患儿疾病危险的认识或感知及他们的选择，对临床决策起到重要的作用，将影响疾病的结果。同时用于儿童医疗服务的设施和／或家庭经济的限制等因素将在评价所得到的研究证据对患儿是否实用起到一定的作用。

另外，由于小儿的生理病理特点，同时患有多种疾病是常见的，当对待这些患病小儿和家庭来说，在决定应用证据前，儿科医生和家长必须决定优先处理的问题以及这些问题间的相互作用，优先考虑的有关问题包括治疗的潜在益处、危险和花费，疾病的相互影响及每一临床决策对最终结果的影响等。在美国的一项最新调查，在儿科医生中了解学习、掌握最新证据的较多，占 64%～100%，但遇到临床问题需要解决时，临床决策的依据往往来源于临床指南（70%），而很少来源于其他证据。

尽管儿科循证临床实践存在着这些障碍，但循证医学的实践对保证患儿采用最好和最适宜临床处理，保证最适宜的证据应用于儿科临床决策是必要的。虽然循证儿科临床实践实施的障碍是存在的，但克服这些障碍的方法和策略也在不断的发展完善，相信经过广大儿科医生以及循证医学的专家的共同努力，终将使儿科医生逐步掌握儿科循证实践的技能，从而科学地进行临床决策。

（四）儿科循证临床实践中的条件限制

儿科循证临床实践应用中，存在很多条件限制。虽然，随着"Up-to-date"和"Cochrane Library"以及很多国家的卫生机构以及 WHO 制定的儿童疾病和健康相关循证指南的增加，当儿科临床医生每天在繁忙的工作中遇到不能解决的临床问题，可以迅速通过手机连接到互联网进入相关网站查询并获得已经循证医学方法评价过的证据，但目前仅限于大型教学医院的儿科医生能充分享有这种便捷。对于非教学医院以及中小城市甚至边远地区和贫穷落后地区的儿科医生，一是难以获得便捷的资源，二是由于语言的限制，对循证医学中涉及的很多方法掌握不够，如统计学方法、结果指标的定义、证据分级的定义等，导致即使获得证据，也难以理解和应用。这也间接反映了提高国内本土儿科领域的临床研究质量，制定适用于我们国内儿童循证指南的迫切性和必要性。当然在临床上，要求对待每个所遇到的问题都进行寻找证据是不现实的，也是没有必要的，因为很多临床的证据在一段时间内是不会改变的，而且有时是一些相同类型的问题。

其次，证据总结发表和到临床应用之间存在时间差，如前所述，从第一项临床随机对照试验结果显示有早产倾向的母亲在生产前使用糖皮质激素能有效降低新生儿死亡率，到这一研究证据在临床上得到广泛的推广应用，时间相差了 20 年；从儿科医生广泛推崇婴儿呈俯卧姿势睡眠以减少发生婴儿猝死综合征的风险，到人们真正认识到婴儿呈俯卧位姿势睡眠会大大增加其发生婴儿猝死综合征的风险，时间相差超过了 20 年；从人们认为冷冻手术能有效治疗早产儿视网膜病变以挽救视力到充分认识并全面评估该手术的价值和手术时机的选择，时间也相差了 25 年。随着信息时代的到来，循证医学概念也逐渐深入人心，人们已经习惯于随时关注新证据和医学发展新动态，这可大大缩短从新研究证据出现到应用于临床实践所需要的时间。

（五）循证医学教育在儿科领域的发展相对落后

如前所述，随着循证医学教育在国内继续深入，国内循证儿科学的发展又较之前更进了一步，但是相比成人学科和国外现状，国内循证医学教育在儿科领域的发展仍相对落后。《中国 0 至 5 岁儿童病因不明急性发热诊断和处理若干问题循证指南》制定小组在计划指南制定选择临床问题的工作中，多次向基层和各级医院的儿科医生征求意见和建议的过程中发现，很多非教学医院以及中小城市的儿科医生仍不清楚循证医学的定义和思想，也不知晓循证医学采用的方法，说明因各种条件限制，循证医学教育在儿科医生中的推广还远远不够。这会导致儿科医生有证据不用或难以正确使用证据，更难以创造出适用本土儿童的高质量证据。这也反映了推进国内本土儿科领域循证医学教育的迫切性和必要性。

二、循证儿科学研究面临的问题与挑战

一方面，我们需要在儿科学领域的研究中进一步发现和总结现有证据质量评价和分级方法的局限性，探索更为全面、客观和科学的循证医学方法。另一方面，大数据时代的到来和精准医学概念的提出，既是循证医学目前所面临的新问题和挑战，也是循证医学进一步推广、发展和深化的新机遇。医疗大数据有助于改善应用于儿童证据缺乏的问题，弥补证据的偏颇，使证据更加丰富、全面和客观，保证证据的时效性，大数据相关的数据采集和分析技术有助改善儿科学研究数据采集困难的现状，提高儿科学研究证据制作的效率。精准医学为循证医学强调的个体化决策和服务提供了更科学更理想的境界，然而任何精准的识别方法和诊治手段都需要有经循证医学评价过的证据支持才能在临床推广。因此，我们要在大数据时代和精准医学发展的背景下，致力于循证医学在儿科学领域的发展和深化。

三、循证儿科学发展展望

循证医学在中国发展的 20 年，也是循证儿科学在中国发展的 20 年，循证医学的理念在

儿科临床实践中逐渐深入人心，它强调解决临床问题不能直接应用基础研究的结果，也不能一味地照搬成人临床研究的结果应用于儿童，它强调以对儿童健康利大于弊的最佳临床研究证据为依据诊治患儿；另一方面循证医学在儿科中的应用，丝毫没有削弱强调对儿科医生临床经验的积累，而是对儿科医生的基本医疗技能赋予更高的要求，要求儿科医生能确定"最佳的证据"是否适合应用于实际的临床患儿。随着循证医学在儿科临床中的应用，包括我国在内的许多国家和国际组织，如世界卫生组织、Cochrane 协作网等，针对不同的小儿特殊的临床情况，制订出相应的循证临床指南，如与小儿发热相关的指南、泌尿道感染相关的指南，根据一系列临床研究的系统评价证据，提出帮助儿科医生对病儿的疾病作出诊断、治疗的推荐意见，以规范临床诊治活动，改善医疗服务质量。与此同时，循证医学教育也在儿科领域逐步推进。

　　回顾过去，循证儿科学不论是在临床医学实践中还是在循证医学教育中，都取得了阶段性发展，为循证儿科学未来的学科发展、医学研究、医学教育和人才培养方面都奠定了基础。未来循证儿科学在中国的发展还需在以下方面更进一步提升和突破：第一，继续全面推进儿科学领域的循证医学教育，尤其是面向基层医院的医生，他们负责了大量儿童健康相关的诊疗工作，然而繁忙的工作，加上信息资源有限和循证医学方法学基础薄弱，很多儿科医生还未真正掌握循证医学的思想。通过继续循证医学教育，有助于基层儿科医生理解并正确使用儿科学循证指南，进一步提高儿童健康服务质量。第二，建立我国本土儿童健康和疾病相关的数据库，为国内儿科临床工作提供来自本土研究数据。第三，继续推进原始研究、二次研究、指南制定、政策研究相关的各种新方法、新标准和规范在儿科各领域的推广和实施，鼓励创新。第四，提倡包括原始研究、二次研究、指南制定、政策研究在内的各类研究预注册，推进儿科各类研究、发展、转化和后效评价及持续改进过程的透明化、标准化和规范化，进行全程质量控制，以提高儿科领域本土化证据的质量、可转化性及转化率，为我国儿科临床实践提供高质量的证据和实用性强的指南及政策。第五，进一步在儿科学领域的研究中发现和总结现有证据质量评价和分级方法的局限性，探索更为全面、客观和科学的循证医学方法，在大数据时代和精准医学发展的背景下继续发展和深化循证医学在儿科学领域的实践。

（万朝敏　罗双红）

Chapter 13　Evidence-based pediatrics

Summary

　　Pediatrics, one of subjects in clinical medicine, predominantly studies the growth and development, physical and mental health, and the rule of disease prevention and control for children from fetus to adolescence. All health and hygiene issues concerning human body development (from fetal to adolescence)come into the domain of pediatrics. Evidence-based medicine(EBM) further accelerates the development of clinical medicine. It is more than a method of optimizing individual doctor's decision-making on individual patients, or emphasizing the process based on evidence to develop these guidelines or policies that apply to the groups of patients or populations, but also improving medical practice teaching. EBM in pediatrics, which has been used for clinical practice, teaching and research aspects of pediatrics, is an approach intending to optimize decision-making for pediatric problems related to etiology, diagnosis, treatment, prevention and prognosis by emphasizing the base of evidence from well designed and conducted research. Since 1980, when evidence-based guidelines and evidence-based policies have been developed and promoted by a number of national health institutions or organizations in the world, the clinical evidence-based practice guidelines, policy and education of pediatrics have developed rapidly at home and abroad and promoted the progress of clinical and scientific research in the whole pediatric field. Nevertheless, the number and coverage of evidence-based guidelines for children and EBM education in China are still far from meeting the real needs of clinical practice. There are still many problems and challenges, which restrict the development of evidence-based pediatrics, including lack of evidence for children, limitations of the evidence itself, differences in clinical decision making between children and adults with the same disease and symptoms, the backwardness of EBM education and other objective conditions. In the era of big data and the development of precision medicine, it is expected that the development of evidence-based pediatrics in China should not only be beneficial for solving the existing problems, but also continue to advance and deepen the EBM practice in Pediatrics.

(Wan Chaomin　Luo Shuanghong)

参考文献

[1] CROWLEY P. Prophylactic corticosteroids for preterm birth[J]. Cochrane Database Syst Rev, 2000 (2): CD000065.

[2] GILBERT R. The changing epidemiology of SIDS[J]. Arch Dis child, 1994, 70: 445-449.

[3] FIELDER A R, Quinn G E. Evidently, evidence-based[J]. Br J Ophthalmol, 1996, 80: 273-274.

[4] 万朝敏, 刘鸣. 循证医学及其在儿科领域的应用 [J]. 中国实用儿科杂志, 2001, 16 (05): 303-305.

[5] 王艺, 万朝敏. 中国0至5岁儿童病因不明的急性发热诊断处理指南 (标准版) [J]. 中国循证儿科杂志, 2008, 3 (6): 449-457.

[6] 罗双红, 舒敏, 温杨, 等. 中国0至5岁儿童病因不明急性发热诊断和处理若干问题循证指南 (标准版) [J]. 中国循证儿科杂志, 2016, 11 (2): 81-96.

[7] KERSTEN H B, RANDIS T M, GIARDINO A P. Evidence-based medicine in pediatric residency programs: where are we now?[J]. Ambul pediatr, 2005, 5 (5): 302-305.

[8] CHITKARA M B, BOYKAN R, MESSINA C R. A longitudinal practical evidence-based medicine curriculum for pediatric residents[J]. Academic pediatrics, 2016, 16: 305-307.

[9] MAGD A K, HESHAM N E, NOUR E D M K, et al. Pediatric online evidence-based medicine assignment is a novel effective enjoyable undergraduate medical teaching tool[J]. Medicine, 2015, 94 (29): 1-7.

[10] TEN BRUGGENCATE M J, KREMER L C, CARON H N, et al. Pediatric oncologists and evidence-based medicine: a postal survey in the Netherlands[J]. Pediatr blood cancer, 2009, 52 (2): 231-236.

[11] 陈进, 李静, 李幼平. 循证医学教学: 高等医学创新教育实践 [J]. 中国循证医学杂志, 2003, 3 (4): 273-276.

[12] 陈进, 李静, 董碧蓉. 循证医学研究生教学效果评估 [J]. 中国循证医学杂志, 2005, 5 (2): 157-170.

[13] 陈进, 刘关键, 李静, 等. 我国部分医学院校循证医学教学实践情况调查 [J]. 中国循证医学杂志, 2005, 5 (12): 955-957.

[14] 张萍, 丁俊杰, 陈贞华, 等. 2009 年 2045 名中国儿科医生循证医学知晓度横断面调查 [J]. 中国循证儿科杂志, 2010, 5 (3): 172-179.

[15] HIGGINS J P T, THOMAS J, CHANDLER J, et al. Cochrane Handbook for Systematic Reviews of Interventions[M]. Chichester: John Wiley & Sons, 2019.

[16] BONATI M, PANDOLFINI C. Trial registration, the international committee of medical journal editors statement and pediatric journals[J]. Paediatr anaesth, 2006, 16 (1): 92.

[17] 万朝敏. 临床循证治疗手册: 儿科疾病 [M]. 北京: 人民卫生出版社, 2008.

[18] WEI M L, LIU J P, LI N, et al. Acupuncture for slowing the progression of myopia in children and adolescents. Cochrane database of systematic reviews, 2011 (9): CD007842.

第十四章

循证口腔医学

第一节　循证口腔医学概述

循证口腔医学（evidence based dentistry，EBD）是指口腔临床医务工作者在口腔疾病防治活动中，自觉地应用相关的最佳科学证据指导实践，与自己的临床经验相结合，针对患者的局部及全身情况，结合患者社会心理状况和意愿做出临床决策的过程。它是循证医学与口腔医学的完美结合。循证口腔医学有助于为口腔疾病患者提供正确的诊断、安全有效的治疗和精确的预后估计。

循证口腔医学为口腔疾病的防治决策提供了理论依据，为推动口腔医学的发展做出了巨大的贡献。然而，任何一个学科的发展都不可能一帆风顺。循证口腔医学经历了 20 多年的曲折发展道路，遇到了诸多的质疑与挑战，在这个过程中，不断完善自身理论体系，逐渐发展成为当代口腔医学不可或缺的一个部分。要了解循证口腔医学的发展，首先应该了解口腔医学的相关知识，了解在口腔医学中实践循证理念的必要性和方式方法。

一、口腔医学的定义、范畴及研究内容

（一）口腔医学起源

传统的牙医学（dentistry）是医学分支之一，其所涉及的组织器官除了牙齿，还包括口腔黏膜及邻近或相关的颌面部组织结构，是研究这些组织器官的疾病及功能失常的诊断、预防和治疗的医学领域。在我国现代医学专业分布中，常用口腔医学（stomatology）的术语，其涵盖的解剖部位和组织器官及其相关疾病或功能失常更多。

口腔医学的起源可以追溯到 7 000 年前，那时的印度河文明中即有记载牙钻治疗牙齿疾病的内容。公认的牙医学的启蒙时期是中世纪到文艺复兴时代，那时，牙科治疗主要由僧侣及理发师实行。直到 1728 年，Pierre Fauchard 的《牙科外科学》的出版，标志着牙医学从外科中独立出来，成为了专业学科。

在我国古代，也有大量口腔医学相关史实记载。早在殷王武丁时代，就可追溯到"疾口""疾舌""龋齿"等 50 多种口腔相关疾病的术语。东汉到唐宋是我国口腔医学显著发展的时期，医圣张仲景所著《口齿论》是我国第一部口腔医学专著，在这一时期，出现了中国古代口腔医学四大发明：砷剂失活牙髓、植毛牙刷、牙齿再植术及银膏补牙，这些先人的发明至今仍然有所运用。我国早至秦汉时期已经开始进行唇裂（兔唇）的外科修复，最早的病例见于《晋书·魏咏之传》八十五卷，记载了南北朝时魏咏之接受唇裂修复术的经历，明清时期的医书中已有较为系统和规范的手术方法介绍。

到晚清时期,部分教会医院开设牙科,将西方近代口腔理论和技术带到了中国,中国近代口腔医学开始出现萌芽和发展。1907年,加拿大艾西理·渥华德·林则博士(Ashley W.Lindsay)作为加拿大牙医学传教士被派到成都,很快开设了牙科诊所,4年多后,主持成立了中国第一个口腔专科医院——四圣祠牙症专科医院;1917年建立华西医科大学牙学系并于1919年扩建为牙学院,至此中国现代口腔医学开始萌芽生长,从华西医科大学传遍全中国。

林则博士从口腔疾病与全身疾病的关系出发要求学生具备坚实的基础和熟练的技术。他在1928年建立新的专科医院时取名为口腔病院(stomatological clinic)。这个史实证明我国口腔医学被命名为stomatology是源于中国现代口腔医学的奠基人林则博士,其内涵及包括的亚专业远远大于西方传统的牙科学(dentistry)。由于我国口腔医学教育从一开始就特别重视广博扎实的医学基础,其前三年的课程与医科基本相同,因此中国口腔医生具有更大的专业可塑性及发展空间。

林则博士在中国创建了现代口腔医学教育,培养了很多高级口腔医学人才,深受当时中国政府的重视,曾担任教育委员会、卫生委员会的特邀委员,被授予一级荣誉勋章和金星勋章以表彰他对中国高等牙医学教育的贡献。1950年返回加拿大前曾表达他对中国口腔医学教育的愿望,衷心希望这项事业长足发展,培养更多的专业人才为受口腔疾病困扰的人们解除痛苦。他后来担任过加拿大安大略州牙医学杂志主编、多伦多大学评议委员会成员,1968年被加拿大安大略牙医学会授予终身会员资格,纪念他为发展口腔医学所做的突出贡献。

(二)口腔医学研究内容

口腔医学中,因研究范畴及诊治方法等的不同,包括以下一些主干学科:

1. 口腔颌面外科学　口腔颌面外科学是研究口腔颌面颈部软组织、牙齿、口腔颌面诸骨、颞下颌关节及唾液腺等组织器官的疾病诊断与外科治疗的一门学科,如牙及牙槽骨相关疾病、口腔颌面间隙感染、囊肿及良恶性肿瘤、软硬组织损伤及缺损、唾液腺相关疾病、颞下颌关节疾病、先天性和发育性畸形以及颌面部神经疾病等。由于口腔颌面部是人体容貌展现的最为关键部位,包含了复杂而精密的人体咬合系统,因此,相比于传统外科学,口腔颌面外科更加注重患者的咬合保存和重建以及容貌恢复。在研究重点方面,与临床外科学类似,包括肿瘤、创伤、炎症、畸形等疾病的外科技术和疾病机制研究以及术后并发症、外形及功能重建研究等。

2. 口腔内科学　口腔内科学中牙体牙髓病学又名保存齿科学,是以保存和维护牙齿健康为主的学科,牙周病学关注牙周健康,与牙体牙髓病学一起是最大限度恢复牙齿的功能为目的的科学。口腔黏膜病学则着重关注口腔黏膜组织的健康。常见的口腔疾病有:

(1)龋病:是牙体硬组织感染性疾病,龋病导致牙体颜色、质地等改变,进而诱发牙体硬组织缺损,最终影响牙齿功能。龋病的治疗主要通过去除龋坏组织,保存正常牙髓组织,使用充填材料恢复牙体的外形和功能。

(2)牙髓根尖周病:是指牙髓及根尖周软组织的感染性疾病,这些疾病往往导致严重的日常所指的"牙痛",而牙髓根尖周病的治疗方式主要是通过机械和化学的方法去除感染组织,充填恢复牙齿形态和功能。

(3)牙周病:是指发生在牙周组织的感染性疾病,这里的牙周组织主要指牙龈牙周组织和牙槽骨组织。炎症导致牙龈萎缩、牙槽骨吸收,牙周组织的减少导致其支持的牙齿发生松动并脱落。牙周疾病主要是牙周微生物、不良咬合等引发的牙周炎症,因此,治疗牙周疾病主要依靠机械方法去除牙周菌斑、牙石、有害微生物及代谢产物、纠正不良咬合，同时采用局部抗菌抗炎药物辅助治疗，进而消除炎症，阻止牙周疾病的进展。

（4）口腔黏膜病：主要是指发生在口腔黏膜上的非肿瘤性疾病，如口腔白斑、扁平苔藓、复发性阿弗他溃疡等。主要采取药物治疗，特别是结合祖国医学与现代医学的中西医结合疗法，在口腔黏膜病的诊治过程中起到了十分重要的作用。

3. 口腔修复学 口腔修复学是指研究以符合生理的方法修复口腔及颌面部各种缺损，恢复口腔颌面部外形及功能的一门科学，如采用可摘局部义齿、全口义齿、嵌体冠桥等固定义齿修复牙体及牙列缺损或缺失，使用赝复体修复口腔颌面部软、硬组织缺损等。口腔修复学与生物医学工程有较大关系，修复科医师需要根据患者具体情况考虑修复材料，修复体生物力学以及颌面部美学等诸多问题。

4. 口腔正畸学 口腔正畸学是研究错𬌗畸形的病因及防治的一门学科。错𬌗畸形主要是指在个体发育的过程中，由先天因素或后天因素导致的牙列、颌骨、颅面的畸形，主要包括牙列拥挤、反𬌗、深覆𬌗、开𬌗、锁𬌗、上颌及/或下颌前突、上颌或下颌后缩等。口腔正畸学同生物力学关系紧密，在治疗过程中，正畸医师利用生物力学原理，在患者颌骨发育最为快速的阶段使用固定矫治器或活动矫治器等对患者的错𬌗畸形进行矫治，排齐牙列、形成良好而稳定的咬𬌗、纠正错误的颌骨发育等，从而为患者重建一个良好的颌面部及牙列外形和功能。

5. 预防口腔医学 预防口腔医学是口腔医学中的公共卫生学，以群体口腔预防措施为主要对象，研究影响个人口腔疾病的因素，维护口腔健康保健的方法，发现并掌握口腔疾病发生发展的规律进而提高社会口腔健康水平。对于预防口腔医学来说，其一级预防主要包含氟化物防龋、窝沟封闭、饮食控制、保护牙髓等；二级预防则主要包括口腔内科学问题及口腔正畸学问题的早期诊断及适当治疗；三级预防主要涉及口腔修复学及口腔颌面外科学对口腔功能的修复及康复。

6. 儿童口腔医学 儿童口腔医学是口腔医学中的儿科学。儿童处于口腔颌面部生长发育的旺盛时期，需要经历替牙期，即乳牙更换为恒牙，因此，儿童口腔疾病的治疗方式与成人有较大区别。比如，乳牙的根管治疗不能够采用不可吸收材料，因为乳牙牙根是诱导相应恒牙正确萌出的重要因素，若材料不可吸收会影响恒牙萌出。类似的例子不胜枚举，因此，儿童口腔医学既有口腔医学的共性，也存在自身的特性，目前有不少儿童口腔医学相关的临床指南发布，如美国儿童口腔医学会发布的 *Guideline on periodicity of examination, preventive dental services, anticipatory guidance/counseling, and oral treatment for infants, children, and adolescents* 以及美国牙医师协会（American Dental Association，ADA）发表的大量指南中均有涉及儿童牙病的部分。除了儿童处于替牙或乳牙期其口腔疾病的处理与成人不同外，儿童处于生长发育的过程，口腔治疗或预防等诸多方面均可能对儿童口腔健康造成影响，比如含氟牙膏能够减少儿童龋病的发生率，但是，氟使用过量可能会导致儿童患氟牙症或者氟骨症，为此，Cochrane 协作网专门制作了一篇名为 *Topical fluoride as a cause of dental fluorosis in children* 的系统评价来指导儿童使用含氟制剂。由此可见，儿童口腔医学研究不仅仅关注治疗性研究，同时在儿童口腔疾病预防方面也承担了十分重要的角色。

二、在口腔医学中实践循证医学理念

口腔医学是一门独立的学科，与临床医学有较多的相似性又有自身特性，因此，在口腔医学中实践循证医学理念需要重视其特殊性。

（一）循证口腔医学的必要性和重要性

口腔医学与任何其他临床学科一样，其发展都是以提高临床诊治水平为主要目标。口腔循证医学是通过临床证据指导口腔临床医师诊治患者的有利工具，为帮助提升口腔医学临床诊治水平有十分重要的意义。其重要性主要体现在以下几个方面。

1. 口腔医学临床证据被大量生产　全世界的口腔医生在临床工作的过程中，不断总结经验教训，同时，口腔医疗及科研机构通过实验室的基础研究和临床试验都会生产大量的证据。在 Pubmed 上以"dentistry"和"randomized controlled trial［publication type］"检索口腔医学临床随机对照试验，在 20 世纪 90 年代前，共检索到相关研究 470 篇，而 20 世纪 90 年代检索到 1 933 篇，21 世纪第一个十年 5 008 篇，2010—2015 年 3 865 篇口腔医学临床随机对照试验发表。若加上其他类型的临床证据，口腔医学临床证据在新世纪呈现出了井喷式增长。如此大量口腔临床证据的存在，使得循证口腔医学有了丰富的研究对象，为循证口腔医学研究的顺利开展提供了便利。

2. 纷繁复杂的口腔临床证据需要去粗取精及必要的总结　面对如此多的口腔临床证据，临床医生往往感到措手不及，即使简单的临床问题也有多项临床证据待选。然而，各研究使用的研究方法、患者的纳入、结局指标的评估均可能存在异质性，口腔临床医师要在繁忙的临床工作中抽身研究如此多的文献进而寻找最适合自己患者的诊治方法实非易事。但是，随着循证口腔医学的出现，这些问题被一一解决。循证口腔医学能够为临床医师提供高质量的临床证据、化繁为简、去粗取精，帮助临床医师快速获得符合要求的临床证据，实现椅旁循证，第一时间获得个体患者的最佳诊治方法。

3. 不断发展的循证口腔医学可为临床医师提供最新临床证据　循证口腔医学注重更新，不断将新出现的口腔临床证据纳入其体系中来，如 Cochrane 口腔卫生组要求已发表的系统评价每 2 年更新一次，并被口腔卫生组严格执行。因此，只有深入学习和了解循证口腔医学，才能够保持临床医师的理论和技能跟上时代的发展。

（二）如何在口腔临床中运用循证口腔医学证据

对于临床医生来说，学会实践循证口腔医学、运用循证口腔医学临床证据是学习循证口腔医学的主要目的。总的来说，实践循证口腔医学应该从以下四个方面努力。

1. 掌握循证口腔医学资源的分类　口腔临床医生首先应该是循证口腔医学资源的使用者，并通过利用这些资源以实践循证口腔医学。首先需要掌握如何对这些资源进行分类，在哪一类资源中最有可能获得理想的循证口腔医学证据。Haynes 提出的"5S"模型将循证医学资源分为证据整合系统（systems）、证据概要（summaries）、证据摘要（synopses）、系统评价（syntheses or systematic reviews）及原始研究（studies）。每一分类的资源均有特殊的数据库或软件帮助检索。忙于临床工作的口腔医师可以通过证据整合系统快速获得对患者有利的临床证据及诊治推荐，这些整合系统包括有 UpToDate，ACP PIER 等一站式的服务平台。随着计算机技术及通讯技术的迅速发展，这些证据整合系统能够在移动终端处通过 APP 的方式进行访问，打破了传统纸质的整合系统或数据库式的整合系统的使用局限，为口腔椅旁循证的发展提供了巨大便利。当然，对于那些从事整合口腔医学证据的口腔医学工作者来说，通过访问其他"5S"层次的数据库等，能够获得更符合研究或诊治要求的口腔临床证据。但是，需要注意的是，受到目前科学技术发展水平的局限，并不是所有口腔医学问题都能够通过理想的循证医学资源获取，因此，实践循证口腔医学还需要口腔临床医师善于生产循证口腔医学证据以补充目前口腔临床证据系统的不足。

2．生产循证口腔医学证据是实践循证口腔医学的重要一环　并不是所有口腔临床问题都能够通过目前的口腔临床证据得到回答或合理解决，在这种情况下，口腔临床医师应该善于生产新的口腔临床证据。例如，口腔临床医师可能遇到这样的临床问题，"3 岁儿童是否需要使用含氟牙膏预防蛀牙？"，目前的口腔临床证据系统的回答是"需要"；紧接着，临床医师可能会问"使用含氟牙膏时其氟含量应该为多少才是安全并且有效的？"，我们的证据系统给出的答案是"应该选择氟含量大于 1 000ppm 的含氟牙膏，且每次使用量为黄豆粒大，每日使用两次效果最佳"。然而，对于下面的问题，目前的口腔临床证据系统尚难以回答，"对于使用饮水氟化的地区或者饮用含氟牛奶或者得到临床涂氟的 3 岁儿童来说，含氟牙膏的用量又该如何？"。针对这样的问题，只有等到新的符合要求的临床证据出现后，我们的证据系统才可能给出明确的答案。那么，与其坐等临床证据的出现，不如在条件许可的条件下直接生产临床证据，这样的旨在回答临床重要问题的临床证据的生产，对于推动口腔临床医学事业的发展是大有裨益的。

3．评价口腔临床证据是循证口腔医学实践的基本功　在众多口腔临床证据中选择可信度高的临床证据运用于临床是循证口腔实践的基本要求，要准确选择可信度高的口腔临床证据，就需要学习临床流行病学及循证口腔医学评价临床证据的方法，并将其作为一门基本功进行训练。大部分临床证据都是来源于临床试验，然而，并没有设计、进行、分析得绝对完美的临床研究，任何研究都可能因为存在偏倚而影响其结果的可信度，只有通过公认的方法评估这些瑕疵，才能够更好地运用这些临床证据。

4．整合口腔临床证据使循证口腔医学实践达到新的高度　证据的整合是生产循证口腔医学证据的基本方法之一。对于口腔临床医生来说，参与整合口腔临床证据是参与循证口腔医学研究的开端。

（三）循证口腔医学研究的特点

结合口腔医学自身特点，循证口腔医学也有其研究的特点。

1．口腔医学的疾病特点导致循证口腔医学研究具有特殊性　口腔疾病中少有致命性疾病，多数口腔疾病的临床表现往往是以疼痛、不适、外形以及功能障碍为主，疗效的评估方法还没有摆脱陈旧医学模式主要重视生物学指标的特点。另外，一些口腔疾病的患病率较高，如龋病、牙周病及牙列缺损等疾病在人的一生中难以避免，因此，针对这些疾病的临床证据相对较多；而对于少量患病率较低、结局指标较难评估的口腔疾病，往往缺乏临床证据。因而，口腔循证医学的研究呈现两极分化的状态：一方面，高发疾病的循证医学研究结果丰富，另一方面，部分疾病的循证口腔医学研究又相对滞后。

2．牙科材料的使用是口腔医学临床研究的重点　相比于临床内科学等主要依靠药物对患者进行治疗来说，口腔临床治疗要使用多种牙科材料，对药物的使用相对较少，因此，口腔循证医学研究要更多地关注牙科材料的治疗进展，如 Cochrane 系统评价中，*Adhesively bonded versus non-bonded amalgam restorations for dental caries* 和 *Adhesives for bonded molar tubes during fixed brace treatment* 等主要研究口腔粘接材料的效果；*Enamel matrix derivative*（*Emdogain®*）*for periodontal tissue regeneration in intrabony defects* 和 *Absorbable versus titanium plates for orthognathic surgery* 等系统评价则关注牙科及医用材料对口腔疾病的治疗效果。在口腔医学临床中，常采用局部给药的方式，如 Cochrane 系统评价 *Chlorhexidine treatment for the prevention of dental caries in children and adolescents* 和 *Fluoride gels for preventing dental caries in children and adolescents* 等就是这方面的代表。

3. 口腔设备及器械的正确运用对口腔疾病的治疗有十分重要的意义 口腔疾病治疗中,医生常使用特殊的口腔设备与器械进行技术操作,因此,对于循证口腔医学来说,研究如何选择、设计和改进口腔设备及操作器械具有十分重要的意义。如 Cochrane 系统评价中,*Magnification devices for endodontic therapy* 一文研究了牙科显微镜对根管治疗成功率的影响,*Different powered toothbrushes for plaque control and gingival health* 研究了不同电动牙刷对牙龈健康的作用,而在 *Flossing for the management of periodontal diseases and dental caries in adults* 中,研究了牙线对牙周及牙体疾病控制的作用。

4. 口腔颌面部特殊的解剖结构的影响 牙齿是非常特殊的器官,替牙期前为 20 颗乳牙渐次萌出行使功能。替牙期后则为 28~32 颗恒牙,既有单根牙,也有多根牙,每个牙齿都可以看作是独立的解剖和功能单位,对多根牙来说,每个牙根也可能有不同疾病表现,需要不同的治疗,因此,口腔疾病诊断或疗效评估对象可为牙齿或牙根。常常会遇到研究对象数量大于纳入患者数量的情况,因此要注意区分结局指标的统计单位。

5. 同口配对试验设计 由于口腔颌面部解剖的左右对称特性,在口腔医学研究中常应用一种独特的临床试验设计方式——同口配对试验,即将待评价干预方式分配到一侧的患病牙齿,而对照措施施予同一患者对侧类似牙位且存在相同疾病的牙齿,若采用随机方式分配干预方法,则称为同口配对随机对照试验。这种设计方式起源于 20 世纪 60 年代,过后被大量运用于口腔临床研究,在皮肤科、眼科、脊柱外科等领域也偶见报告。同口配对设计方式与交叉临床试验设计有些类似,前者是空间位置上的配对,临床治疗可以在同一时间完成;而后者可以看作是时间前后配对,不能完全避免上一个治疗措施的延迟效应。同口配对试验的设计方式避免了交叉设计在前后时间配对过程中产生的延滞效应,显著降低了对比两组之间的异质性,提高了检验效能,但是,同一口腔内接收安慰剂或传统对照措施的一侧可能受到对侧待评价措施的影响,即发生"沾染",称之为横向传播效应。比如,欲比较含氯己定牙膏对牙龈炎的作用时,纳入双侧上颌牙均有牙龈炎的患者,一侧使用含氯己定牙膏刷牙,对侧采用不含氯己定的牙膏刷牙,在试验实施过程中,无法保证氯己定不会从一侧牙龈扩散至另一侧牙龈,这种横向传播效应也可能严重影响试验结果。因此,虽然同口配对试验设计有其独到的优势,但是,在实施过程中,研究者应该认真分析横向传播效应出现的可能性并提前准备预防措施。

第二节 循证口腔医学的起源及发展现状

循证口腔医学是循证医学的分支,其出现和发展晚于循证医学。在发展过程中,循证口腔医学遵循循证医学的基本理论和方法,结合本专业特点发展形成了具有特色的体系。在其发展历程中,经历了缓慢发展的萌芽阶段,也经历了飞速发展的时期。目前,循证口腔医学已日趋成熟,然而,在我国,循证口腔医学仍然处于快速发展的早期阶段,要推动我国循证口腔医学事业的发展,首先需要了解循证口腔医学的发展历史。

一、循证医学在口腔医学中的发展及现状

(一)国际循证口腔医学的发展及现状

在 20 世纪 90 年代,随着 Cochrane 协作网的建立,循证医学迎来了迅速发展的时期。

循证医学作为一种运用最佳证据的方法学被医学研究者及临床医师广泛接受。在短时间内，循证医学理念融入口腔医学教育中，大量医学院校对口腔医学生开展了循证医学教育并广泛开展循证医学研究。1992年，Cohen 在 *Journal of dental education* 杂志发表 *Meta-analysis: application to clinical dentistry and dental education* 一文，首次在口腔医学专业杂志上介绍循证医学方法。同时，美国学者 Hayes 在 *Journal of clinical periodontology* 发表了 *quality assessment and Meta-analysis of systemic tetracycline use in chronic adult periodontitis* 一文，被认为是口腔医学领域第一篇 Meta 分析研究报告。该文作者纳入了 13 篇已发表的临床研究，对研究质量进行了评价并进行了定量分析，但只有 2 篇研究能够进行 Meta 分析；由于较低的研究质量和较少的研究数量，未能得出确切的结论。在随后的几年内，口腔医学相关的系统评价和 Meta 分析也有零星发表，多涉及牙周病学研究和预防口腔医学研究，为下一步的循证口腔医学的迅速发展提供了基础。

1994年 Alexia Antezak-Bouckoms 在美国建立了 Cochrane 口腔卫生组（Cochrane oral health group），并于 1996 年迁至英国曼彻斯特大学牙学院，从 1997 年起得到英国国家卫生服务部长期稳定支持。其首任编辑部主任为口腔颌面外科学医师 Willam Shaw 和统计学家 Helen Worthington 教授，现为 Helen Worthington 和 Jan Clarkson。临床试验资料查询负责人先后为 Sylvia Bickly 和 Anne Littlewood，主管 OHG 的专业临床试验资料库的建立、发展和维护工作。收录口腔专业的 RCT、CCT 的报告，其来源为会议论文和从 Medline、Embase、CINAHL、CANCERLIT、PSYCLIT 以及 CCTR 等数据库下载的相关文献。随着电子检索和 OHG 的口腔专业期刊手检计划的进行，这一资料库也在不断发展扩大。OHG 口腔专业期刊手检计划是由美国 New England Cochrane Centre 负责的 Cochrane 协作网世界性期刊手检计划的重要组成部分。从不同的信息源中收集相关研究，使得 OHG 资料库成为有价值的口腔医学信息源之一。

循证口腔医学在世界范围内取得巨大进展，还与更多的国际或国家相关口腔医学机构的参与有关，比较重要的有国际循证牙医学中心和美国牙科学会循证牙医学中心（ADA Center for Evidence-based Dentistry）。

1994年12月，参加英国牛津格林邓普顿学院循证牙医学培训班的口腔临床医师及研究者强烈呼吁建立循证口腔医学组织，并将其宗旨定为推动循证牙医学的教育、实践及评估。随后，国际循证牙医学中心于 1995 年在英国伦敦大学学院建立，由该院保存齿科学及循证保健教授 Ian Needleman 担任中心主任。该中心旨在传播循证口腔医学知识，帮助临床医师收集及整合临床证据。并与 Cochrane 口腔卫生组展开了密切合作，生产 Cochrane 系统评价。至 2015 年，国际循证牙医学中心已经在英国的多个学术组织及巴西、加拿大、印度、新西兰、挪威、葡萄牙、沙特阿拉伯、埃及和巴基斯坦等多个国家举办了循证口腔医学学习班。该中心还于 1998 年创立了《循证牙医学》（*Evidence-based Dentistry*）杂志，在开始阶段该杂志仅作为《英国牙科杂志》的增刊出版，2000 年起正式作为独立季刊出版并在 2004 年被 Medline 收录。

美国牙科学会循证牙医学中心在美国牙医学会科学事务理事会指导下开展工作，着重为口腔临床收集和传播循证口腔医学资源，帮助口腔医生在临床决策中用好这些资源，常年提供网上可以获得学分的循证口腔医学付费课程，与纽约大学牙学院合作定期举办循证口腔医学基础型或进展型学习班，与洛马林达大学牙学院、石溪大学、得克萨斯大学等合作举办复合口腔医学机构具体需要的定制式循证口腔医学学习班，有更多的大学参与科学博客传播循证口腔医学，还对临床口腔医生举办竞赛性质的循证口腔医学学术会议，获胜者得到一定奖励，从而激发其运用最新最佳证据于实践的信心和兴趣。更可贵的是，该中心提供相当丰富的循证口腔医学网上资源，如临床指南、整合性系统评价资源、系统评价及相关工具性及数据库性资源。

此外，《循证牙医实践杂志》(*Journal of evidence-based dental practice*) 也值得关注。该杂志由励讯集团 (Relx Group) 所属的科技及医学出版公司爱思唯尔 (Elsevier) 创办，其办刊宗旨是倡导基于文献中可靠的临床证据应用或拒绝特定的治疗措施，通过提高科研设计水平、产品质量和决策水平促进患者的结局和健康。2016 年 6 月 29 日，在 PubMed 检索可以查到该杂志自 2002 年至检索时为止的 16 卷中有 888 篇循证口腔医学文献被 Medline 收录，既有口腔医学的原始临床研究，也有系统评价。

Cochrane 口腔卫生组以及多个国际循证牙医学中心的创立、多个循证口腔医学杂志的出版为循证口腔事业的发展做出了巨大贡献。在全球口腔医学工作者的努力下，循证口腔医学事业在新世纪取得了长足的进步。口腔循证医学相关文章的发表数量急速上升，如系统评价及 Meta 分析的成果，在 2000 年以前，能够发表相关文章约为几篇到十几篇，而 2000 年以后，每年发表的口腔医学系统评价均在 100 篇以上。循证口腔医学方法学研究也开始出现，如探讨同口配对试验方法学的研究，口腔医学临床研究的质量评价等。随着循证口腔医学相关研究的广泛开展，相关文章的大量发表，2007 年，Medline 将 "evidence based dentistry" 首次作为 MeSH 主题词列入数据库中，为循证口腔医学研究的开展提供了极大的便利。

(二)中国循证口腔医学的发展及现状

我国循证口腔医学事业发展较为缓慢。20 世纪 70 年代，临床流行病学在医学事业发达的国家已经得到广泛的重视；80 年代我国也引入了临床流行病学，在国内口腔医学界，原华西医科大学口腔医学院史宗道医师于 20 世纪 80 年代率先接受了临床流行病学硕士学位课程培训，从 1988 年起坚持在口腔领域开展临床流行病学的研究，作为硕士研究生导师培养了国内第一代口腔临床流行病学骨干，如李刚、吴友农、张国良及陈娥等，他们毕业以后均积极投入到我国口腔临床流行病学及循证口腔医学的研究中，为口腔事业的发展做出了贡献。1997 年起，史宗道教授积极参与了中国循证医学中心有关口腔医学领域的循证医学教学及科研工作。2002 年，史宗道教授带领的科研团队在 *Cochrane database of systematic reviews* 上发表系统评价 *hyaluronate for temporomandibular disorders*，使我国循证口腔医学研究首次登上了国际舞台。

总的来说，我国口腔医学临床研究质量落后于国际水准，特别是在未大力提倡循证医学之前的进展是非常缓慢的。以具有较高科研质量的随机对照临床研究 (RCT) 及半随机对照临床研究 (CCT) 的出版数量为例，有学者报告人工检索我国口腔医学杂志 1953—2000 年间发表 RCT/CCT 论文的结果，共涉及 15 种杂志，其中 10 种在 2000 年时被国家科技部推荐为科学论文数据源。在 1953—1990 年 291 期杂志中共手检 RCT 42 篇、CCT 97 篇，1991—1995 年 241 期杂志中 RCT 157 篇、CCT154 篇；1996—2000 年 316 期杂志中 RCT 358 篇、CCT 264 篇。在这三个时段中，每一期刊登 RCT 文章平均数量分别为 0.14、0.65、1.13，CCT 文章平均数量分别为 0.33、0.64、0.84，从中可看出随着时间延长 RCTs/CCTs 文章数量有增加的趋势。在 1997 年，中山医科大学附属第一医院口腔科许鸿生医师等在《广东牙病防治》上发表《Meta-analysis 法探讨复发性口腔溃疡和微量元素锌的关系》的论文，是国内期刊上发表的第一篇口腔医学 Meta 分析，此后，循证口腔医学研究逐渐在国内学术期刊中得到发表。据统计至 2010 年，共有 47 项循证口腔医学研究发表于国内学术期刊。其中，19 篇发表于专业口腔医学期刊，占 40.4%。而在所有研究中，8 篇为病因学研究的系统评价，其余 39 篇为防治性系统评价，其中 17 篇建立在随机对照试验或半随机对照试验的基础上，占防治性系统评价的 43.6%。

在本科及研究生教育方面，四川大学 1997 年起为所有医学研究生开设了《临床科研设计》课程。华西口腔医学院 2000 年起为口腔长学制本科生开设了《临床科研设计》课程（32～36 学时，2 学分），开创了中国循证口腔医学本科教育的先河。此外，该院还为 2003—2006 年台湾班研究生，2005、2006 级台湾班本科生开设了该课程。2012 年起，该院将《临床科研设计》扩展到所有口腔本科学生。

2001 年，一项针对国内 12 所大学的调查研究显示，50% 为研究生（其中 2 所包括本科生）开设了临床流行病学课程，25% 为口腔医生及口腔医学生开设了循证医学讲座。2011 年，再次对国内 36 家口腔医学院校进行循证口腔医学教育调查发现，13 所院校为口腔医学生开设了循证口腔医学或口腔临床流行病学相关课程，13 所院校开展过循证口腔医学相关讲座，仅 2 所院校举办过循证口腔医学培训班。

在循证口腔医学专业书籍的编写方面，2003 年以史宗道教授为主编，李刚、陈娥为副主编出版了国内第一本《循证口腔医学》专著；同年，四川大学华西口腔医学院将《循证口腔医学》作为《临床科研设计》课程教材。该教材于 2005 年被教育部评为研究生教材，2007 年被列为卫生部"十一五"国家级规划教材；2008 年《循证口腔医学》再版，主编副主编同前。吸纳了循证医学及循证口腔医学最新进展的该书第 3 版于 2020 年度出版，新增加四川大学华西口腔医学院华成舸教授、李春洁副教授为主编。

在循证口腔医学继续教育方面，四川大学华西口腔医学院于 2001 年、2002 年及 2005 年举办了循证口腔医学全国继续教育培训班，并于 2006 年举办了口腔循证医学网上学习班，均取得了良好的效果。

为适应循证口腔医学在我国的发展，2013 年，四川大学华西口腔医学院率先成立了我国第一个口腔循证医学教研室，由华成舸教授任教研室主任，为推动学科的建设及发展发挥了很大的作用。2015 年，四川大学华西口腔医学院再次牵头开展国家级循证口腔医学继续教育项目并获得国内多个口腔医学院校支持，为我国循证口腔医学事业的发展提供了动力。

随着中国临床试验注册中心的建立，临床试验透明化的理念逐步被口腔医生所接受，口腔医学研究者也积极参与了临床试验透明化进程。2006 年 48 家医（药）学期刊的代表与中国临床试验注册中心等共同发起的《成都宣言》中，即有《口腔颌面外科杂志》《上海口腔医学》和《中国口腔颌面外科杂志》等国内著名口腔医学专业期刊的身影。截至目前，在中国临床试验注册中心注册的口腔医学临床研究已有 100 余个。

二、Cochrane 口腔卫生组

Cochrane 口腔卫生组（Cochrane oral health group，COHG）和 Cochrane 耳鼻喉组是循证口腔医学研究者进行研究工作的主要阵地，其中 COHG 主要涉及牙科及部分颌面外科（除颌面软组织研究）领域的系统评价的制作及传播，而 Cochrane 耳鼻喉组则涉及少量颌面外科的系统评价的制作。作为 Cochrane 协作网 50 多个专业系统评价协作组之一，COHG 引领着国际循证口腔医学的发展。

（一）COHG 简介

COHG 的前期发展历程前已述及，此不赘述。2010 年，COHG 启动全球联盟计划，与多个国家学术组织合作，共同推动循证口腔医学事业的发展。目前，与 COHG 联盟的学术组织包括：英国口腔外科医师协会、英国口腔公共卫生研究会、英国正畸协会、英国儿童口腔医学会、英国牙周病学会、加拿大牙科保健员协会、梅奥诊所、美国国立口腔卫生研究中心、纽约大学牙学院以及英国爱丁堡皇家外科医师协会等。

COHG 编辑部位于曼彻斯特大学牙学院，目前的主编（co-ordinating editor）为曼彻斯特大学的 Helen Worthington 教授以及邓迪大学的 Jan Clarkson 教授，主要负责 COHG 的运营及管理工作。临床资料检索负责人（trials search co-ordinator）为 Anne Littlehood 女士，主要负责 COHG 临床试验注册库（Cochrane oral health group trials register）的建立、发展及维护工作；目前，该临床试验注册库收录有超过 20 000 篇口腔医学 RCT 及 CCT 报告。同时，COHG 的临床资料检索负责人还针对口腔医学各个领域制定了规范化的检索策略，为研究者进行口腔医学相关疾病的诊治系统评价提供了较大便利。此外，Laura MacDonald 女士和 Luisa Fernandez Mauleffinch 为 COHG 的编辑主任（managing editor），负责 COHG 题目注册及日常运行工作。另外，COHG 还建立了以循证口腔医学专家为基础的编委会，编委会成员以英国国内著名学者为主，同时包含了世界上其他国家的部分专家。目前，编委会共 19 名成员，15 名来自英国，1 名来自中国香港，1 名成员目前在新西兰工作，另外 1 名成员来自于意大利。编委会主要工作是对提交的计划书和系统评价全文进行内审并提出修改意见。此外，COHG 还有专门的统计学专家、临床专家全职参与，为生产高质量的系统评价提供了保证。

（二）COHG 发展状况

目前 COHG 共有来自 40 多个国家的 600 多名作者参与系统评价的制作。截至 2016 年 2 月，COHG 共发表了 197 篇系统评价计划书或全文，其中，计划书 49 篇，全文 148 篇。从系统评价分类的角度来看，防治性系统评价或计划书占主要地位，诊断性的系统评价仅 2 篇。近年，COHG 开始关注口腔疾病与全身疾病的关系，连续发表了多篇相关系统评价，如口腔卫生与呼吸系统疾病之间的关系（*Oral hygiene care for critically ill patients to prevent ventilator-associated pneumonia*），牙周治疗与心血管疾病的关系（*Periodontal therapy for the management of cardiovascular disease in patients with chronic periodontitis*），牙周治疗同糖尿病之间的关系（*Treatment of periodontal disease for glycaemic control in people with diabetes mellitus*），以及牙周病同胃肠疾病的关系（*Periodontal therapy as adjunctive treatment for gastric infection*），这些研究获得了国际各研究机构的广泛认可，极大地推动了 COHG 的发展。

据口腔卫生组织统计，在 CDSR 发表的口腔医学系统评价的影响因子 2013 年已经达到 3.6 以上，在所有国际口腔医学杂志中其影响因子水平排名第 3 位，说明了 COHG 在口腔医学研究中的重要地位。

第三节　循证口腔医学的挑战和机遇

虽然循证口腔医学进入了迅速发展的阶段，然而，在发展过程中难免遇到曲折和困难。循证口腔医学是基于循证医学和口腔医学的基础专业学科，其发展必然受到两个学科的限制。因此，口腔医学研究者要做出更多的努力来发展循证口腔医学。

一、循证口腔医学临床面临的问题与挑战

对于口腔临床医生来说,主要关注的问题是循证口腔医学证据的临床运用。

(一) 循证口腔医学证据

从目前可供口腔临床医生使用的循证口腔医学证据的来源、数量、质量等方面来看,目前循证口腔医学证据存在以下问题。

1. 证据来源较少,缺乏针对口腔医学临床证据的专业数据库 繁忙的口腔临床医生往往缺乏临床流行病学及循证医学训练,对原始研究结论的真实性和可靠性缺乏评价经验,可能更需要证据金字塔 5S 或 6S 系统中更高级别的口腔临床医学证据。然而这种级别的口腔临床证据数量少。例如,COHG 估计平均每月可发表约 2 篇 Cochrane 系统评价,其他的口腔医学杂志每月也仅能发表 0~2 篇系统评价,但相对于前者,其质量参差不齐。不仅系统评价的数量偏少,由于口腔医学领域中高质量、大样本的临床研究数量稀少,因此相当数量的系统评价尚不能对临床问题给出明确的回答,导致这些循证医学证据尚不能够对临床产生较大帮助。

证据整合系统如 UpToDate 等方便临床工作中使用。现已推出中文版,有了在移动终端上使用的 APP,但口腔医学相关临床证据如包含循证医学相关书籍的证据概要相对较少,在大医学的证据概要中可能包含部分口腔医学内容,但是涉及的口腔疾病少,也缺乏与口腔保健相关的内容。

《循证口腔医学杂志》提供循证医学摘要,在每一季度组织专家对发表的部分口腔循证医学证据进行总结和评论,得到口腔临床医师广泛认可,然而其发表的摘要及评论有限,难以涵盖口腔医学的各个领域。

总的来说,目前口腔医学领域仍然处于缺乏丰富的足以备选的临床证据,更加易用的、整合性的口腔医学临床证据系统有待继续开发的状态。

2. 口腔医学各亚专业循证口腔医学证据比例参差不齐 COHG 主编 Helen Worthington 教授曾于 2013 年对 COHG 发表的系统评价及计划书进行总结,发现处于第一位的是龋病的防治,占总数的 24%;其次为口腔颌面部缺损及畸形如唇腭裂畸形、错𬌗畸形、颌面部骨发育畸形、口腔种植以及牙列缺损及缺失等,占 23%;再次为牙槽外科相关研究,约占 16%。其他领域包括口腔黏膜疾病、口腔癌、牙周病及口颌面痛(包括颞下颌关节疾病),各占 7%。在其他一些相对少见的口腔疾病方面,如涎腺疾病、口腔麻醉及镇痛、牙科恐惧症等多个方面,均缺少 Cochrane 系统评价。口腔专业杂志发表的口腔医学系统评价主要涉及口腔医学材料(包括龋洞充填、骨再生、种植及修复材料)、龋病预防及牙周病,对其他口腔疾病的循证研究仍旧十分匮乏。

3. 循证口腔医学证据质量较为低下 2015 年,*Evidence-based Dentistry* 杂志对其年内评价的 59 项临床研究证据按照牛津 2001 版证据分级标准进行分类,发现,1A 级证据占 34%,1B 级证据占 7%。值得说明的是该杂志每期评价的口腔医学证据均是当时认为研究质量相对较高者,若将统计范围扩大到当年全世界所有发表的循证口腔医学证据,结果可能会更差。

四川大学华西口腔医学院作者在 2011 年曾对 2010 年及之前发表的口腔医学系统评价的报告质量进行评估,使用 2009 版 PRISMA 评价其 27 项条目的符合情况,结果显示纳入的 47 篇中文系统评价中,得以报告的条目数均值仅为 12 项。所幸随着时间的推移,口腔医

学系统评价的报告愈加详细，报告质量亦有上升趋势，但是离循证口腔医学的高标准差距还较远，需要有志于进行口腔医学临床研究系统评价的研究者下大力气。

系统评价若在一定的时间内不及时更新，其结果将在3～5年甚至更短的时间内失去价值。随着时间的推移，必然有越来越多的RCTs被报道，因此，定期对系统评价进行更新十分重要。据报告Cochrane系统评价中约38%每2年更新，而其他系统评价2年内更新的只占3%。尽管COHG倡导每2年规律性的更新系统评价，然而，即使在近两年COHG更新的系统评价仍低于15%，远远落后于整个Cochrane协作网的平均水平；而发表在其他杂志上的口腔医学系统评价的更新则更为缓慢，直接影响其临床应用价值。

（二）循证口腔临床指南

循证口腔医学指南往往由各专业学术组织制定，目前尚无对循证口腔医学指南进行总结的报告，总的印象是相比于临床医学中大量的临床指南对诊疗的各个步骤进行细致的指导，循证口腔医学指南的数量明显不足。ADA对目前国际上通用的循证口腔医学指南进行汇总（表14-1），共收录10项，部分指南涉及面较广，能够涵盖专业大部分临床问题，但部分指南仅仅针对一种疾病的一种治疗方法，无法广泛用于临床。

表 14-1 ADA推荐使用的口腔医学临床指南

指南名称	发布时间
Executive summary of evidence-based clinical recommendations for the use of pit-and-fissure sealants	不详
Evidence-based clinical practice guideline on the nonsurgical treatment of chronic periodontitis by means of scaling and root planing with or without adjuncts	2015
The use of prophylactic antibiotics prior to dental procedures in patients with prosthetic joints：Evidence-based clinical practice guideline for dental practitioners--a report of the American Dental Association Council on Scientific Affairs	2015
Fluoride toothpaste use for young children	2014
Topical fluoride for caries prevention：executive summary of the updated clinical recommendations and supporting systematic review	2013
Nonfluoride caries-preventive agents：executive summary of evidence-based clinical recommendations	2011
Evidence-based clinical recommendations regarding fluoride intake from reconstituted infant formula and enamel fluorosis：a report of the American Dental Association Council on Scientific Affairs	2011
Evidence-based clinical recommendations on the prescription of dietary fluoride supplements for caries prevention：a report of the American Dental Association Council on Scientific Affairs	2010
Evidence-based clinical recommendations regarding screening for oral squamous cell carcinomas	2010
Prevention of infective endocarditis：guidelines from the American Heart Association：a guideline from the American Heart Association Rheumatic Fever，Endocarditis and Kawasaki Disease Committee，Council on Cardiovascular Disease in the Young，and the Council on Clinical Cardiology，Council on Cardiovascular Surgery and Anesthesia，and the Quality of Care and Outcomes Research Interdisciplinary Working Group	2008

国内的口腔医学临床指南多为专家共识或专家意见（表14-2），曾宪涛等曾使用AGREEⅡ质量评价工具对这些指南进行评价，结果发现，目前国内口腔医学指南质量较差，数量较

少。同时,这些指南的运用不够广泛,缺乏循证指南。在这些指南中,有的内容参照了国际通用指南,然而,由于其证据来源于西方人群,对于中国人群不完全适用。目前发表的中文口腔医学指南中,应用循证医学证据支持的不多,看来,制作有充分循证口腔医学证据支持的指南尚需时日。

表 14-2 中华口腔医学会各专业学组发表的指南汇总

指南名称	发布时间
中国头颈黏膜黑色素瘤临床诊治专家共识	2015
非侵入性牙齿美白治疗指南(讨论稿)	2012
复发性阿弗他溃疡诊疗指南(试行)	2012
口腔扁平苔藓诊疗指南(试行)	2012
口腔颌面 - 头颈部静脉畸形诊治指南	2011
口腔颌面部动静脉畸形诊治指南	2011
口腔颌面部血管瘤治疗指南	2011
平阳霉素治疗脉管性疾病规范	2011
牙颌面畸形诊断与治疗指南	2011
牙源性肿瘤诊疗指南	2011
义齿护理指南	2011
口腔颌面部恶性肿瘤治疗指南	2010
口腔颌面部淋巴管畸形治疗指南	2010
口腔治疗中笑气 - 氧气吸入镇静技术应用操作指南(试行)	2010
涎腺肿瘤的诊断和治疗指南	2010
血管化自体颌下腺移植治疗重症角结膜干燥症指南	2010
牙本质敏感的诊断和防治指南	2009
口腔颌面部恶性肿瘤颈淋巴结转移的外科诊治指南	2005

基于目前循证口腔医学临床证据无论从数量上还是质量上都远远不能够满足口腔临床需求的情况,临床医生使用的情况如何呢?我们在 2011 年对国内口腔医师循证医学证据的使用情况进行了调查,参与调查的 137 名口腔医生中,仅有 5 人在临床工作中使用过循证口腔医学证据。口腔临床证据的使用率如此低下,是必须正视问题,在今后循证口腔医学的推广工作中要做出更大努力。

二、循证口腔医学研究面临的问题与挑战

(一)循证口腔医学证据的生产

循证口腔医学证据的生产包括循证口腔医学系统评价及指南等的生产,目前主要涉及的问题包括研究材料缺乏、变异性大等问题。

1. 临床研究数量缺乏及质量缺陷导致循证口腔医学研究开展困难 由于各亚专业临床研究发展的不均衡性,研究成果数量不均一,研究数量少的亚专业循证口腔医学研究存在一定的困难。另外,在口腔医学临床研究的获取方面目前也存在一定的困难,例如,在 2013 年发表的口腔医学临床研究中,约 54.2% 是无法直接免费获取的,这给循证口腔医学研究证据的及时推广的造成了一定困难。

从质量的角度来看，虽然口腔临床试验在近几年试验设计的质量有所提高，然而很多作者没有规范地报告其试验过程，因而影响了他人对试验的评价。有学者使用 CONSORT 条目对口腔医学临床试验的报告质量进行评价，结果显示，2003—2007 年间发表的临床研究对 22 项 CONSORT 条目平均报告了 4.1 项，即使 2010—2014 年发表的临床研究也仅平均报告了 4.38 项，且各年度之间无显著差异，这说明，虽然目前 CONSORT 已经被广泛认可，但其对提高口腔医学临床试验报告质量的效果尚不明显。

2. 口腔医学研究的变异性大　口腔临床研究往往缺乏统一的结局指标，影响了证据的合成和生产。比如，针对颞下颌关节紊乱病的疗效来说，目前各临床试验报告的结局指标包括患者最大张口度、疼痛程度、张口偏斜程度、临床综合指标（Helkimo 指数或 Friction 指数）、基于平片或牙科 CT 的颞下颌关节骨质改变评估以及基于 MRI 的颞下颌关节软组织病变评估，各研究对结局指标的选择存在很大差异，研究期限差异也很大，这样的差异直接导致在进行系统评价时无法进行 Meta 分析以合并研究结果。在防治龋齿方面这种情况更为明显，比如评估龋齿治疗效果时，可以采用 DMFT/dmft、DMFS/dmfs、ICDAS、Nyvad 标准、牙本质继发龋、牙釉质及牙本质继发龋等多种指标；在评估充填材料效果时，可以选用改良 Ryge/USPHS 标准、充填材料折断、脱落、边缘损伤、患者报告的充填效果、医生评估的充填效果等；在评估儿童龋病治疗后的生存质量方面，使用了多种量表，如 COHQOL 量表、COHIP 量表、儿童 OIDP 量表、ECOHIS 量表以及 SOHO-5 量表等，各结局指标之间无法直接换算，因此，很多情况下只能够采用描述的方式进行分析评价。

另外，由于单个牙齿可以看作独立的器官，在口腔医学临床研究的统计分析中可以选择以牙为单位或以单个患者为单位，然而，由于无统一的标准，针对同一疾病类型的研究，其结果中统计单位可能存在很大差别，在系统评价的过程中，往往无法直接对数据进行合并。

（二）循证口腔医学研究质量

循证口腔医学证据生产过程中的问题直接反映到了循证口腔医学研究的质量上，有学者对目前发表的口腔医学系统评价结果进行了 GRADE 分级的分析，共纳入 91 篇系统评价，其中 41 篇为 Cochrane 系统评价，其余 50 篇为非 Cochrane 的系统评价，证据质量被评为高级的仅占 2%，中级占 18%，并且在 Cochrane 系统评价和非 Cochrane 的系统评价之间无显著差异，且与所发表杂志的影响因子及发表年限之间无显著关系。主要影响证据质量的还是研究的偏倚风险及精确度。其中，分配隐藏、盲法、失访率及选择性报告等直接导致了较大的偏倚风险，而每个研究纳入患者的数量少，可以纳入的研究数量也少，导致证据精确度较差，进而影响了证据质量。我们曾使用 AMSTAR 量表对中文口腔医学系统评价的质量进行评估，共计纳入 52 篇中文口腔医学系统评价，其平均 AMSTAR 得分（总分 11 分）仅为 4.67 分，得分超过 8 分的研究仅占 15%。其中，仅在提出临床问题、评价研究质量及使用合适的 Meta 分析方法方面，高质量的研究比例超过 50%，其余条目的评分均较低。由此可见，目前循证口腔医学研究质量仍然较为低下，而提高循证口腔医学研究质量还有很长的路要走。

总体来看，国内循证口腔医学的发展与国际循证口腔医学的发展存在一定差距，其主要原因在于：

1. 我国循证口腔医学起步较晚　相比于西方国家在循证医学发展的初始阶段就将循证医学运用于口腔医学中，我国循证口腔医学起步的方式与此并没有显著差别。在中国循证医学中心成立之际，就有部分研究者参与到了循证口腔医学研究中来。然而，循证医学引进我国的时间有一定滞后，因此，导致我国循证口腔医学起步相对滞后。

2．循证口腔医学的推广受到一定限制　口腔医学是一门以技术操作为基础的临床学科，口腔医学生的学习往往采用师徒传授的方式，更重视临床技巧；而循证口腔医学证据与临床技巧相比似乎只是书面的理论，在口腔医学教育中重视程度不够。近几年来各大专院校对基础研究强调较多，偏向于临床研究的循证口腔医学的地位受到弱化，因此，导致循证口腔医学的推广受到一定限制。

3．形成高质量的循证口腔医学证据较为困难　在多种口腔医学研究中，往往根据患者的主观报告得出研究结果，难以施行盲法，盲法的缺乏使得研究结果受到研究者及患者主观判断的双重影响。口腔临床研究往往采取门诊观察的形式，纳入临床研究后的随访显得较为困难。总体来说，临床研究管理薄弱，因而难以形成高质量的循证口腔医学证据。

三、循证口腔医学发展展望

目前循证口腔医学临床及研究过程中面临诸多问题和挑战，发展滞后，但也使得循证口腔医学有较大的发展空间，研究者要善于应对这些问题和挑战，抓住机遇，大力推广循证口腔医学证据，完善循证口腔医学学科建设，促进学科发展。

（一）循证口腔医学与大数据

大数据技术是新兴的数据集合和分析方法，近年来在医学科学中得到了初步运用，取得了令人振奋的成果。大数据指的是涉及的资料数量规模巨大，目前主流软件工具不能在合理时间内予以撷取、管理、处理并整理的数据集，不只是数据容量大，数据种类也多，其产生和更新速度快，但价值密度低。

Google 的研究者根据互联网搜索引擎能够查询到信息发布地点的优势，设计出了一个计算公式，以搜索的流感相关症状为研究对象来估计以搜索地点为核心区域的流感活动情况，并通过检索的次数来预测是否可能存在流感大暴发的可能，这样一份报告的生成只需要大约 1 天时间，速度远远超过了美国国家疾控中心发布流感报告的速度，因为后者主要是基于病毒学报告及临床报告，最后汇总后的流感报告一般要在流感大暴发之后 1 周到 2 周才能完成。这些研究者因此推出了一种全新的预测模型——谷歌流感趋势。此外，沃森技术医疗保健内容分析预测、Express Scripts 等均是大数据在医学科学中良好运用的先例。

然而，大数据在展示其惊人的预测能力的同时，也暴露了其不足。Lazer 等人于 2014 年在 Science 上发文指出，谷歌流感趋势在 2012—2013 年的流感流行季节里过高地估计了流感疫情；在 2011—2012 年则有超过一半的时间过高地估计了流感疫情。从 2011 年 8 月 21 日到 2013 年 9 月 1 日，谷歌流感趋势在为期 108 周的时间里有 100 周的预测结果都偏高。这种情况在其他基于大数据分析的预测模型上也屡见不鲜。大数据理念中的庞大数据为口腔医学研究提供了宝贵的资源，然而，这些数据较为粗糙，仅仅依赖传统的口腔医学研究方法难以得出精确可信的结果。因此，循证口腔医学的加入使得大数据得以在口腔医学中发挥其优势。大数据为循证口腔医学研究提供了取之不尽的原材料，循证口腔医学研究者如果能够去粗取精，保留原始资料中可信的部分，必将为口腔临床诊治提供新的途径。然而，口腔医学大数据研究才刚刚起步，希望在不久的将来，大数据能够同循证口腔医学研究完美融合，在口腔医学事业的发展历程中占据一席之地。

（二）循证口腔医学在口腔临床及研究中的发展展望

目前，国内尚没有专业的循证口腔医学学术组织，中华口腔医学会的各专业委员会中并无循证口腔医学研究组，这可能是各专委会制定的临床指南并没有加入循证医学证据的重要原因。适时建立跨口腔亚专业的循证口腔医学学术组织，将为我国生产高质量的循证口腔医学证据，推动学科的发展提供坚实的组织基础。除此以外，如能集中全力利用目前的临床证据，生产符合我国口腔临床情况的循证临床指南，可以为口腔临床医师的临床实践活动提供依据。对于目前尚缺乏指南的学科如口腔内科学、修复学及正畸学，将对提高临床医疗质量起到极大的推动作用。

（三）循证口腔医学教育发展展望

鉴于目前循证口腔医学教育在国内口腔医学院校开展范围较为局限，借鉴欧美等发达国家循证口腔医学教育日趋成熟的经验，在全国范围内开展循证口腔医学教育具有较大潜力。对我国循证口腔医学教育也存在一定的推动作用。在目前的基础上，今后的循证口腔医学教育应该注重以下几个方面：

1. 在理论教学中增加循证口腔医学实践内容，四川大学华西口腔医院曾结合四川大学学生科研训练计划等项目广泛开展学生循证口腔医学研究，将循证口腔医学研究的方法作为本科生科学研究的起点，取得了较好的成绩。因此，将循证口腔医学教育作为口腔医学生科研的起点是值得更多口腔医学院校尝试的。

2. 借鉴"床旁循证"的方式开展"椅旁循证"，"床旁循证"模式在大医学领域得到了广泛认可，在口腔临床诊治中，将循证医学理念融入诊治过程中，运用到学生临床实习、见习过程中，开展"椅旁循证"，将强化学生运用循证口腔医学证据的理念，提供口腔医学教育的效果。

目前我国循证口腔医学的研究水平还较低，在口腔卫生决策机构、专业学会及口腔医疗、教育和科研机构的重视下、在广大口腔临床医务人员的共同努力下，认真借鉴国外先进的循证医学研究经验、研究方法，从基本理念及方法学等方面不断提升，在不久的将来，一定能够引领口腔医学各学科生产高质量的临床证据，乐于运用和实践循证口腔医学证据，以患者为中心，以学生为中心，提升口腔医疗和教学质量，让循证口腔医学成为口腔医学中不可或缺的一门学科。

（李春洁　华成舸　史宗道）

Chapter 14　Evidence-based dentistry

Summary

Evidence-based dentistry, a branch of evidence-based medicine, has its special characteristics in clinical diagnosis and treatment. With regard to the scope of clinical evidence, the issues about techniques and materials related to dentistry are much more explored and discussed than the drug therapies in traditional evidence-based medicine(internal medicine). With regard to the methodology for clinical researches, the type of split-mouth randomized controlled trials is specially used in evidence-based dentistry. For practicing evidence-based dentistry effectively and precisely, the special evidence resources, clinical practice guideline and the skills of chair-side, evidence-based practice relevant to dentistry should be learned and explored.

（Li Chunjie　Hua Chengge　Shi Zongdao）

参考文献

[1]　史宗道，华成舸，李春洁. 循证口腔医学 [M]. 3 版. 北京：人民卫生出版社，2019.

[2]　American Academy of Pediatric Dentistry. Guideline on periodicity of examination，preventive dental services，anticipatory guidance/counseling，and oral treatment for infants，children，and adolescents[J]. Pediatr Dent，2013，35（5）：E148-156.

[3]　COHEN P A. Meta-analysis: application to clinical dentistry and dental education[J]. J Dent Educ，1992，56（3）：172-175.

[4]　HAYES C，ANTCZAK-BOUCKOMS A，BURDICK E. Quality assessment and Meta-analysis of systemic tetracycline use in chronic adult periodontitis[J]. J Clin Periodontal，1992，19（3）：164-168.

[5]　WONG M C，GLENNY A M，TSANG B W，et al. Topical fluoride as a cause of dental fluorosis in children[J]. Cochrane Database Syst Rev，2010（1）：CD007693.

[6]　RICHARDS D. 20 years of the Cochrane Collaboration[J]. Evid Based Dent，2013，14（1）：2.

[7]　RABB-WAYTOWICH D. You ask，we answer: Evidence-based dentistry: Part 1. an overview[J]. J Can Dent Assoc，2009，75（1）：27-28.

[8]　LAMONT T，SCHWENDICKE F，INNES N. Why we need a core outcome set for trials of interventions for prevention and management of caries[J]. Evid Based Dent，2015，16（3）：66-68.

[9]　RICHARDS D. Twenty years of the Centre for Evidence-based Dentistry[J]. Evid Based Dent，2015，16（2）：34.

[10]　CHIAPPELLI F，PROLO P，NEWMAN M，et al. Evidence-based practice in dentistry: benefit or hindrance[J]. J Dent Res，2003，82（1）：6-7.

[11]　WORTHINGTON H V，GLENNY A M，CLARKSON J E. Twenty years of the Cochrane Collaboration[J]. J Dent Res，2013，92（8）：680-681.

[12]　邱蔚六，郑家伟. 重视循证医学，提高口腔医学临床科研和诊治水平 [J]. 中国循证医学杂志，2005，5（11）：809-810.

[13]　潘光华，李春洁，李双君，等. 椅旁循证在颞下颌关节骨关节炎治疗中的应用研究 [J]. 华西口腔医学杂志，2012，30（6）：624-627，631.

[14]　李春洁，吕俊，苏乃川，等. 用"系统评价和 Meta 分析报告规范"评价口腔医学领域中文 Meta 分析的报告质量 [J]. 中华口腔医学杂志，2011，46（5）：257-262.

[15]　卫茂玲，史宗道，张鸣明，等. 国际 Cochrane 协作网方法学组简介 [J]. 中国循证医学杂志，2005，5（05）：419-424.

[16]　史宗道，石冰，陈娥，等. 在我国口腔医学领域应用临床流行病学与循证医学的现状调查与分析 [J]. 中国循证医学杂志，2001，1（2）：102-105.

第十五章

循证公共卫生与预防医学

第一节　循证公共卫生与预防医学的产生

一、公共卫生与预防医学的定义

（一）公共卫生的定义

公共卫生的概念最早是由 1923 年美国耶鲁大学的 Winslow 教授提出，认为公共卫生是通过有组织的社区努力来预防疾病、延长寿命和促进健康的科学和艺术。这些有组织的社区努力包括改善环境卫生，控制传染病，提供个人健康教育，组织医护人员为疾病的早期诊断和预防性治疗提供服务，建立社会机构，从而确保社区中的每个人都能达到适于保持健康的生活标准，使每个公民都能实现其与生俱有的健康和长寿权利。此定义在 1952 年被世界卫生组织（WHO）采纳，并沿用至今。

该定义将预防疾病、延长寿命和促进健康作为公共卫生的目的，同时明确了公共卫生是国家和全体国民共同努力的公共事业，需要政府、社会、团体和民众的广泛参与。

（二）预防医学的定义

预防医学是从医学中分化出来的一个独立的学科群。它以个体和确定的群体为研究对象，应用生物医学、环境医学和社会医学的理论，宏观与微观相结合的方法，研究疾病发生与分布规律以及影响健康的各种因素，制订预防对策和措施，达到保护、促进和维护健康，预防疾病、失能和早逝的目的。

预防医学的特点包括：工作对象包括个体和群体，工作重点是健康和无症状患者；研究方法上更注重微观和宏观相结合，研究重点是环境与人群健康之间的关系；对策与措施更具积极预防作用，更具人群健康效益。

（三）公共卫生与预防医学的异同

公共卫生涵盖疾病预防、延长寿命和健康促进等所有和公众健康有关的内容，通过组织社会力量来保护和促进全人群的健康，已演变为一种社会管理职能；而预防医学则属于医学的一个分支，其理论来自于公共卫生的实践，又反过来指导公共卫生的实践。公共卫生不治疗个人，但努力通过维持与促进社区和人群健康来保持个人健康；而预防医学既包括群体预防也包括个体预防。为了能够提供广泛领域的服务，公共卫生要求从业人员来自多种专业，包括预防医学，但公共卫生工作者不一定都是医生；而预防医学专业的医生通过医学活动服务于公共卫生。公共卫生侧重于宏观调控，其工作内容除了疾病控制、环境污染对人体健康影响的控制等与预防医学相重合的部分外，主要是以卫生政策与管理、卫生监督与执法、卫生经济等宏观调控为主；而预防医学则侧重微观调控和监测，其内容侧重于探究群体疾病病因，防治疾病流行，研究预防疾病的对策，提出具体的保健措施，虽然外延很大但仍属于医学范畴（表 15-1）。

表 15-1　公共卫生与预防医学的比较

项目	公共卫生	预防医学
范畴	社会管理	医学
从业人员资质	不一定是医生	医生
工作对象	人群、社区、环境、个体	个体和人群
工作重点	环境卫生（空气、水体、土壤、食品、工作学习场所等）和疾病预防	疾病防治
任务和学术	免疫接种、流行病学、健康教育、卫生检测、卫生政策与管理、卫生监督与执法、卫生经济等	流行病学与卫生统计学、环境与职业卫生学、营养与食品卫生学、妇幼与儿少卫生学和老年保健学等

尽管公共卫生与预防医学有着上述不同，然而预防医学与公共卫生都以预防疾病、延长寿命和促进健康为共同目的，在推动医药卫生体制改革、促进社会进步等方面发挥了积极的作用。随着科学进步与社会发展和医学模式发生深刻变革，促使预防医学研究向社会预防为主的方向发展，从以人类群体为研究对象，向群体研究与个体研究相结合、宏观和微观相结合的转变，对公共卫生活动产生着深远的影响。

二、循证公共卫生与预防医学产生的大环境

全球化进程加速和互联网技术的发展推动我们全面迈入信息化社会。气候的温暖化和环境污染加剧、人们生活方式的改变、健康期望不断增高、人口老龄化、各国资源短缺的矛盾迫使我们重新审视医疗卫生决策的科学性。为保护和促进大众健康，许多健康促进项目在各国家和地区都开展了多年，投资者、决策者及项目实施者们都希望知道经费、时间、精力等投入是否有所值。但因未对已有研究结果进行系统评价和再利用，随后的决策、投资、政策制定过程仍缺乏客观依据，造成资源浪费。此外，在经济全球化带来的公共卫生国际化，对突发公共卫生事件的预测、预警与处理提出了更高要求的形势下，公共卫生如何筹资、如何实现快速应对、如何高效运行，也需要决策者考虑关于资源和价值的问题才能制定出切合实际的公共卫生决策。越来越多的人意识到：公共卫生与预防医学的实践同样需要"循证"。

三、循证公共卫生与预防医学的定义

1997 年循证公共卫生的定义由 Jenicek 提出并首次公开发表，即：尽责、明白和明智地运用当前的最佳证据，对有关社区及人群的健康保护、疾病预防、健康促进做出决策。

1999 年，Brownson 进一步扩展了循证公共卫生的概念，归纳为：通过应用科学论证的原则，包括系统地应用资料和信息系统，适当运用项目计划模型，制定、执行、评价公共卫生项目和政策的有效性。

2004 年，Kohatsu 提出了新的循证公共卫生定义：把基于科学的干预项目同社区的优先选择结合，以提高人群健康的过程。强调社区优先选择的作用，及强调公共卫生中"以人为

中心"的研究方法,并将"基于科学"引入循证公共卫生的定义。包含:①学科范围,包括流行病学、社会学、心理学、毒理学、分子生物学、人类学、营养学、工程学、经济学、政治学等;②获得科学资料的途径和方法,包括运用定量和定性的方法获得可能影响公共卫生实践的信息。

综上所述,循证公共卫生是以当前可得最佳科学证据为基础,以社区及人群为对象,制定及评价公共卫生政策和项目以提高人群健康的过程。

循证预防医学是指将现有的最佳研究证据用于维持健康和预防疾病,以获得最佳预防医学效果的过程。目前,循证公共卫生的定义运用广泛,所涉及的范畴一定程度上涵盖了循证预防医学涉及的领域,尤其是在疾病预防控制领域,因此国内外循证公共卫生一词使用非常广泛,而较少使用循证预防医学一词。

四、循证公共卫生与预防医学产生的目的和意义

人口流动增加、区域经济发展不平衡、人口老龄化、公共卫生经费不足、群众对卫生保健服务需求层次的提高,使公共卫生与预防医学面临严峻挑战。公共卫生决策与广大民众健康息息相关,其决策的科学性尤为重要。要求各级卫生管理者应基于科学、可靠的研究结果制定公共卫生政策,合理分配卫生资源,提高有限卫生资源的利用率。

将循证医学的理念应用于预防医学和公共卫生领域中可:①促进公共卫生与预防医学领域研究结果的整合与更新,保证得到最新的可靠信息,及时了解哪些决策能解决所针对的预防医学或公共卫生问题及哪些干预措施无效;②加强公共卫生与预防医学领域的证据转化与利用,保证公共卫生及预防决策基于科学证据并有效实施;③合理有效利用公共卫生资源,依据证据进行卫生决策使决策基于事实和被证明有效的经验,以提高决策的科学性和合理性,减少决策失误,尤其是在资源有限的情况下,基于现有最佳证据进行决策有助于充分利用可及的资源;④将循证医学方法学引入公共卫生与预防医学研究领域,并不断开拓公共卫生与预防医学循证研究的新方向,探索解决公共卫生与预防医学领域具体问题的新方法,可促进公共卫生与预防医学学科和理论的发展。

第二节　循证公共卫生与预防医学发展的现状

一、发达国家循证公共卫生与预防医学发展的现状

(一)发达国家循证公共卫生决策网络和数据库

循证公共卫生重在循证,即必须在实践与决策时依据科学可靠的证据,这里的证据应当包括:专家的知识、发表的研究结论、现有的统计资料、相关人员的咨询意见、以前的政策评价、网络资源、咨询结果、多种政策方案的成本估算、由经济学和统计学模型推算的结果。目前,国际上的循证公共卫生决策主要通过 Cochrane 和 Campbell 这两个协作网之间的合作来实现。各个发达国家也相继组建了一些循证决策证据来源的数据库。公共卫生政策的制定者将来源于数据库的系统评价作为依据,科学地制定相应的公共卫生政策,从而更好地发挥决策指挥作用。

1. 循证公共卫生决策网络

(1) Cochrane 协作网和 Campbell 协作网:Cochrane 协作网是国外循证公共卫生最有影

响力的循证医学网络，其中 Cochrane 公共卫生工作组（Cochrane public health，CPH）负责制作及发表基于人群的公共卫生干预效果的 Cochrane 系统评价，主要研究健康的社会决定因素，公共卫生相关的定性问题等。CPH 也制定和采取适当的沟通及传播策略，以确保其发表的系统评价能够对政策和实践的发展产生影响。在 Cochrane 图书馆中，与循证公共卫生决策相关的数据库主要有 Cochrane 系统评价数据库（Cochrane database of systematic reviews，CDSR）、卫生技术评估数据库（health technology assessment database，HTA）和 NHS 经济学评价数据库（NHS economic evaluation database），主要保存、传播和更新卫生管理、医疗保健研究领域系统评价，旨在为医疗卫生管理决策提供最佳的科学证据。应用 Cochrane 系统评价结果已成为发达国家医疗卫生和公共卫生决策时的重要参考依据。

Campbell 协作网（Campbell collaboration，C2）是 Cochrane 协作网的姊妹网，通过制作、保存和传播教育、犯罪和司法、社会福利及国际发展等领域的系统评价，帮助人们做出明智的决定。

（2）社区预防服务指南网和美国预防服务工作组网站：社区预防服务工作组（community preventive services task force，CPSTF）于 1996 年由美国卫生部成立，由美国疾病预防控制中心提供管理、研究和技术支持，旨在确认科学证实的、能够挽救生命、延长寿命以及提高生存质量的人群干预措施。工作组成员来自社区预防服务、公共卫生、健康促进和疾病预防等多个领域，从事研究、实践或政策制定等工作。工作组通过对原始文献进行严格的、可复制的系统评价，提出推荐意见，形成社区预防服务指南（the community guide），为促进联邦、各州和当地的卫生部门、其他政府机构、社区、医疗机构、雇主、学校以及研究机构的知证决策提供建议，以改善社区和国家的健康水平。社区预防服务指南网（the guide to community preventive services）是收录工作组所有研究结果（包括系统评价，推荐意见以及其他结果）的官方网站，该网站上还提供了应用指南促进社区健康的案例以及幻灯片帮助人们理解工作组的推荐意见。

美国预防服务工作组（the U.S. preventive services task force）成立于 1984 年，自 1998 年以来，在美国国会授权下，卫生保健研究与质量机构（the agency for healthcare research and quality，AHRQ）为小组提供持续的科学，管理和传播支持。工作组成员来自预防医学及初级保健领域，涉及内科，家庭医学，儿科，行为健康，妇产科以及护理等。该工作组的推荐意见基于对同行评阅证据的严格的系统评价，旨在帮助初级保健医生和患者共同决定某预防服务是否符合患者需求。所有的推荐意见均发布于美国预防服务工作组网站和／或同行评阅的期刊。

两个工作组均为独立的，非联邦的，非盈利的专家组，分别关注公共卫生和临床预防医学领域，内容不同但又相互补充。两个工作组制作的指南以及推荐意见在公共卫生与预防医学领域受到广泛的关注，被认为是公共卫生与预防医学实践中实用且必备的工具。

2. 循证公共卫生决策数据库

（1）伦敦大学循证决策与实践证据和协作中心（EPPI）数据库：EPPI 中心（evidence for policy and practice information and co-ordinating centre，EPPI-Center）是伦敦大学教育学院社会科学研究单位的一部分，从 1993 年开始致力于社会科学和公共政策的系统评价和发展评价方法。它专注于为政策制定者、实践者和个人决策者提供可靠的研究结果并为从事系统评价的人员提供支持和专业意见。EPPI 中心从事多领域的系统评价并且有大量的资金，主要涵盖的领域为：教育和社会政策，健康促进和公共卫生，国际卫生系统及其发展，社会关怀和司法。EPPI 中心支持的数据库,包括初级研究成果和证据评价,许多也已被应用于 EPPI 中心的系统评价中。

(2) 卫生系统证据数据库:卫生系统证据数据库(health systems evidence)由加拿大麦克马斯特大学论坛建立,是一个不断更新的关于综合研究证据的数据库,证据涉及卫生系统的管理、筹资与供给方法及有助于其改进的实施策略。证据的类型有:政策简报、系统评价再评价、系统评价(包括已完成的,正在进行的和计划中的系统评价)、经济学评价、卫生系统改革的描述、卫生系统的描述以及各种类型的补充内容(如 WHO 关于卫生系统的文件)。该数据库由麦克马斯特大学卫生论坛影响实验室(McMaster Health Forum's Impact Lab)对所有卫生系统规划方面的综合证据、经济评估、卫生系统改革和卫生系统描述进行认证和编码,由加拿大 Cochrane 中心及其政策联络处对卫生系统决策者和参与者使用这些卫生系统证据提供帮助。WHO 循证决策网络(EVIPNet),WHO 卫生系统研究综合的咨询小组,贝鲁特美国大学卫生知识政策转化中心(K2P Center)和安大略省卫生与长期护理部门都将 HSE 选为众多卫生系统研究证据的主要资源。

(3) 卫生技术评估数据库(HTA):Cochrane 图书馆(Cochrane Library)包括 7 个数据库,其中,卫生技术评估数据库(health technology assessment database,HTA)由 NHSCRD 与 INAHTA(国际卫生技术评价机构网络)秘书处协作制作,收录的卫生技术评估多为有关卫生保健干预的医学、社会学、伦理学和经济学意义的研究,包括如疾病的预防、筛查、诊断、治疗和康复的药物、疫苗、器械设备、医疗方案、手术程序、后勤支持系统和行政管理组织等具体内容。

(二) 发达国家公共卫生与预防医学领域的循证决策与实践

目前,世界上许多发达国家和地区已经积累了大量公共卫生与预防医学领域循证决策的成功经验,而英国和加拿大是最早开展循证决策的国家。

随着 Cochrane 协作网和循证医学的发展,1997 年英国牛津大学的 J.A. Muir Gray 教授提出循证卫生保健(evidence-based healthcare,EBHC)的概念,主要关注公共体系、公共产品、公共服务等公共卫生领域的问题,标志着循证公共卫生在英国的发展。1999 年英国政府颁布的《现代化政府白皮书》中写到:政策制定应基于已有最佳证据,而不是为了应对短期的外界压力,表明了英国政府对循证决策的重视。同年,英国国家卫生医疗质量标准署(National Institute for Health and Care Excellence,NICE)成立,作为一个非政府部门的独立公共机构,NICE 主要负责卫生技术(包括药物、公共卫生项目和医疗技术等)的评估,制定卫生领域的国家指南,为英国卫生部和国家医疗卫生服务系统(NHS)的重要决策提供证据和支持。NICE 从 2005 年开始至今已发布了 57 项循证公共卫生指南,其循证公共卫生项目评估的流程清晰,技术方法严谨,始终处于国际前沿。近年来,英国研究人员在将证据与理论转化为循证实践的研究领域也已展开广泛研究,其经验处于全球领先水平。

作为循证医学发展最早的国家之一,加拿大拥有大量顶尖的循证医学专家学者,他们不断推动着循证医学的发展。1997 年,加拿大麦克马斯特大学的 M Jenicek 教授首次提出循证公共卫生的定义,随后,麦克马斯特大学一直致力于推动循证公共卫生的发展。由麦克马斯特大学卫生论坛建立的卫生系统证据数据库(HSE)大量收录了卫生系统相关的综合研究证据,为加拿大、美国及 WHO 相关机构的循证卫生决策提供了重要的科学证据。同时,加拿大 Cochrane 中心及其政策联络处对卫生系统决策者和参与者使用这些卫生系统证据提供帮助,促进了证据到实践的转化。近年来,麦克马斯特大学面向世界举办了多届高水平的循证医学培训,内容包括循证医学的实践及循证卫生体系的建立等,其循证经验影响着世界各国循证医学及循证公共卫生的发展。英国和美国在循证实践方面也积累了不少经验,其中英国将证据与理论转化为循证实践,美国为社区预防服务制定指南等都是成功的案例。

1. 英国循证决策经验　下面以针对英国南亚裔人群制定糖尿病预防方案为例,介绍英国在将证据与理论转化为循证实践的成功经验。

(1)研究背景:目前,预防 2 型糖尿病是英国公共卫生的重点项目,尽管一些生活方式干预方案已被证实能够有效地防止或延缓糖尿病前期进展为 2 型糖尿病,但这些干预措施在初级卫生保健机构中的适用性仍然存在问题。在英国,南亚裔人群的糖尿病前期及糖尿病患病率一直高于欧洲白种人群,且 2 型糖尿病在这一少数民族中的患病率约是其他种族的 4 倍,然而很少有针对这一人群语言与文化需求制订系统的糖尿病预防方案。该研究旨在为多民族人口中的糖尿病前期人群预防 2 型糖尿病制定结构化教育方案,并针对英国莱斯特南亚裔人群进行方案适用性的调整。

(2)研究方法:①建立理论框架:研究人员运用巴塞罗缪干预路径框架(Bartholomew's intervention mapping)中的核心步骤制定结构化教育方案的理论框架。干预路径框架是一种制定健康教育方案的生态系统方法,可帮助识别干预制定过程中的重要理论决定因素。②建模和预试验:建立了基本的理论模型后,研究人员对处于糖尿病前期的南亚裔和欧洲白种人群开展了定性研究,了解他们对目前自身状态的感受以及希望从专业的医疗保健人员那里获取什么样的建议和帮助。研究人员用基本的理论模型和定性调查的结果建立了一个基于团体的结构化教育方案,名为"糖尿病前期风险教育及体育运动推荐和鼓励计划"(PREPARE)。该计划主要通过为患者提供糖耐量受损的知识,帮助患者建立步行的自我效能感,从而促进糖尿病前期个体的步行运动。研究结果表明,12 个月后,与对照组相比,干预组患者的体力活动明显增加,餐后两小时血糖和空腹血糖显著降低。该计划在患者关键风险感知,糖尿病前期相关知识了解及自我效能建立方面也产生了积极的影响。基于这些研究结果,PREPARE 计划被扩大成一个包含多因素的计划,命名为 Let's Prevent 计划,旨在通过促进体力活动,节食及减重来降低 2 型糖尿病发病风险。研究人员为该计划制订了书面课程、教育者培训以及质量保证的方案。③针对南亚人群的计划调整:南亚裔人群糖尿病预防干预计划的核心内容来源于 Let's Prevent 计划,并设计由两名有经验的卫生保健专家和两名经过培训的翻译人员实施,以满足当地南亚裔人群的需求。南亚裔人群糖尿病预防干预计划保留了 Let's Prevent 计划中的核心教育信息,但对具体食物、体力活动方式、学习资源等做了符合当地文化的调整。具体计划调整的过程经过了两个试验周期,每个试验周期中的定量数据包括基线及随访的计步器步数、自我报告的体力活动、饮食状态和心理学变量,定性数据主要是参与教育课程患者、教育者及翻译者的反馈信息。第一个试验周期主要是通过对定量数据的分析和定性反馈的整理,对干预效果进行评估,并对患者、教育者及翻译者反馈的问题进行修改。第二个试验周期的主要目的是评估第一个试验周期后课程、资源以及信息传递方式的改变。完成适用于多种族人群的预防 2 型糖尿病的结构化教育方案的制订后,下一个关键步骤即是在初级卫生保健机构进行随机对照试验,以进展为 2 型糖尿病作为试验的主要结局指标,从而为预防 2 型糖尿病提供切实可行策略。

(3)结论:该研究为糖尿病前期人群预防 2 型糖尿病制定了改变生活方式的结构化教育方案,并根据当地南亚裔人群的需要调整方案。该方案在促进行为改变及改善代谢健康方面的效果将在几个基于社区的随机对照试验结果中得以证实。

2. 美国循证决策经验 由美国 CDC 技术支持的 CPSTF 制定的社区预防服务指南是在循证理念指导下的典型产物。该指南旨在实施以人群为基础的服务和政策，以改善社区和国家的健康水平。使用者可通过本指南得到最相关、有效且有成本效益的公共卫生决策信息。该指南在公共卫生领域受到广泛关注，对美国以及世界各国的教育、科研和公共卫生实践产生着重要影响。下面以社区控烟指南的制定为例介绍美国社区预防服务指南的循证实践。

（1）研究背景：在美国，吸烟或暴露于烟草烟雾环境是造成早逝（35～69 岁死亡）的最主要原因之一。几十年来，美国政府一直致力于如何控烟，实施了一系列干预措施，包括制定控烟政策法规、广泛宣传吸烟危害以及戒烟的好处等，但吸烟率仍维持在较高水平。尽管被告知戒烟会大大减少吸烟相关疾病的发病率和死亡率，但绝大部分吸烟成瘾者没能获得戒烟帮助，从而导致戒烟困难、复吸现象频发。考虑到烟草成瘾、早逝及残疾带来的巨大负担及其对未来的不良影响，识别何种措施有效，实施控烟措施、保持或扩大有效的烟草预防和控制措施应成为国家、地区、团体乃至个人的首要任务。

（2）研究方法：①组建专题研究小组：控烟研究小组由社区预防服务工作组成员、系统评价方法学专家、经济学专家以及来自当地公共卫生系统、学术组织、联邦组织和志愿者组织的控烟方面专家等共同组成。②构建逻辑框架图：研究小组以减少环境中烟草烟雾暴露、减少首次吸烟机会、促进戒烟作为 3 个关键性策略，阐述人群、吸烟行为、干预措施以及重要结局之间的关系，构建逻辑框架图。③纳入排除标准：纳入与研究逻辑框架中的主题相关的有对照组的原始研究。④检索收集证据：系统评价方法学专家以"烟草预防与控制"为关键词，检索了 Medline，EconLit 和 OSH 数据库，并筛选相关研究及综述后的参考文献以纳入更多研究。⑤证据质量评估：对纳入的 243 个研究，采用标准评价方案从 8 个方面对其质量进行评估：A. 干预组、对照组对象定义与选择；B. 干预组、对照组定义与测量；C. 结局评估；D. 随访与失访率；E. 偏倚；F. 数据分析；G. 混杂因素；H. 其他（如缺乏统计学效能等）。根据评价标准中有局限性的条目数量，将每个研究分为良好、一般或限制应用三个等级。质量评价有严重问题的研究（如评估等级为"限制"的研究）不纳入下一步的系统评价。最终 166 个研究纳入系统评价。⑥结果分析：研究小组根据事先定义的不同干预措施对纳入研究的结果进行归类合并。根据纳入的研究数量、研究设计的合理性、研究质量、结果的一致性以及效应大小，进一步将证据强度分为强效、充分和不充分三类，并分别予以强烈推荐、推荐和证据不足三种推荐建议。

（3）研究结果、总结及推荐意见：研究小组最终评价了三类社区控烟干预策略 14 项干预措施的效果，即：①减少环境中烟草烟雾暴露策略，包括禁烟和限烟、社区健康教育；②减少首次吸烟的策略，包括提高烟草零售价格、大众传媒宣传活动；③促进戒烟的策略，包括提高烟草零售价格、大众传媒宣传活动、戒烟系列项目及其他 10 种不同措施。以控烟和限烟这一措施为例，共有 10 个研究进入该措施的有效性分析，结果发现，在实施该措施后，环境中烟草烟雾成分含量在 6 个月到 12 个月内平均减少了 72%；自我报告环境中烟草烟雾暴露在 4 个月到 18 个月内平均减少了 60%。另外，控烟研究小组对证据的适用性，其他潜在的益处及危害，经济学情况，实施该干预措施存在的障碍也进行了评估。因此，根据社区控烟指南，禁烟和限烟措施能够减少工作场所环境中烟草烟雾的暴露，其推荐强度为强推荐。

二、中低收入国家循证公共卫生与预防医学发展的现状

中低收入国家公共卫生与预防医学领域的循证决策与实践起步较晚，但也取得了一些成绩。

（一）中国

为落实 2004 年 WHO 墨西哥峰会上提出的关于加强全球知识交流及运用，促进国家水平的循证卫生决策，明确卫生系统的优先研究问题的重要建议，2005 年 WHO 总部和西太区办事处与全球卫生政策与体制研究联盟（AHPSR）联合发起旨在促进知识向卫生决策转化的循证决策网络（evidence-in-formed policy network，EVIPNet）建设活动。在卫生部政法司的组织协调下，我国四川、北京、山东三省（市）的卫生行政部门和循证医学专家学者高度重视和积极参与，2006 年，三省（市）进行循证决策网络规划设计并通过 WHO 组织的专家评审，实施为期 5 年的网络建设。在此期间，卫生循证决策网络成员单位多次举办循证卫生决策培训班及研讨会，为促进循证理念在我国卫生决策部门及各地卫生行政部门的普及和推动我国循证卫生决策发挥了重要作用。

另一方面，以四川大学为牵头单位统筹协调成立的中国循证医学中心 / 循证医学教育部网上合作研究中心，频繁组织召开的学术会议交流以及循证技能培训，使得循证医学理念逐渐应用到公共卫生领域并开展了富有成效的工作，如针对多个突发公共卫生实践进行系统评价，为促进政策制定者的循证决策提供证据。以循证公共卫生为例，几乎所有亚太地区循证医学研讨会都包含循证公共卫生与预防医学的话题和讨论。值得一提的是，2002 年由北京大学支持成立的循证医学中心，主要开展疾病防治措施的评估、医学干预措施的成本效益分析、疾病医疗卫生服务需求研究和宏观医疗卫生政策关键领域的研究工作。2006 年由英国国际发展署支持成立重庆医科大学协调的中国循证卫生保健协作网，是国际循证医疗卫生研究联盟在中国的协调基地，主要开展结核病防治、三峡移民健康、妇幼及儿童健康等领域的证据生产及传播工作。2014 年兰州大学循证医学中心与南加州大学社会工作学院合作，建立了中国儿童和老年社会 - 心理 - 环境健康服务的证据转化平台，促进了儿童及老年健康的项目转化及评价。2015 年十堰市太和医院及武汉大学中南医院也先后建立了循证医学中心，推动着循证医学理念在中国公共卫生及预防医学领域的应用。

（二）南非

1996 年，南非 Cochrane 中心（South African Cochrane Centre，SACC）成立，是非洲地区的第一个中心。2000 年成功举办了第八届 Cochrane 协作网年会，是首次由中低收入国家承办的 Cochrane 年会，为争取更多的支持与合作奠定了良好的基础。众所周知，HIV/AIDS 防治不再是非洲国家独立面对的问题，而已成为危及全球人民健康的公共卫生问题，南非 Cochrane 中心结合本国实际，与 Cochrane HIV/AIDS 评价组共同建立了一系列有价值的合作项目，同时也为其他国家的 HIV/AIDS 防治工作提供一定的科学依据。现以抗逆转录药物降低母婴垂直传播率的研究为例，简单介绍南非艾滋病预防控制的循证研究。

南非研究人员于 2002 年对所有药物干预母婴垂直传播的试验研究进行了 Cochrane 系统评价，然后在 2006 年对该系统评价进行了更新，研究重点集中在抗逆转录药物疗法，探讨其是否能降低 HIV 母婴传播的风险，并确定其降低的程度如何，是否有临床意义，及其对孕产妇和婴儿死亡率和发病率的影响。为帮助决策者、临床医生以及患者选择最有效的药物疗法，该研究于 2009 年再次更新，以提供当前最及时的证据。

1. 研究背景　抗逆转录病毒药物可通过以下方式减少艾滋病的母婴传播：①通过减少病毒复制，从而降低孕妇病毒载量；②穿过胎盘对新生儿暴露前预防；③分娩后对新生儿暴露后预防；④减少经母乳传播。在发达国家，包括至少三种药物的高活性的逆转录药物疗法（HAART）已将母婴传播率减少到了 1%～2%，但 HAART 在中低收入国家并不能广泛使用。在这些国家，对孕妇及新生儿主要提供各种更简单且成本较低的抗逆转录病毒疗法。

2. 方法　由研究主题相关专家和检索人员讨论后确定检索词，检索 Cochrane HIV/AIDS review group trials register、Cochrane library、MEDLINE、EMBASE、AID search 和 AEGIS 等电子数据库，同时联系该领域的研究组织及专家以获取未发表或正在进行的研究。纳入运用抗逆转录病毒疗法减少艾滋病母婴传播的随机对照试验，对照组可为安慰剂或空白对照，或与其他抗逆转录病毒疗法对照。两名作者独立筛选相关研究，运用预先制定的标准数据提取表格提取数据，采用 Cochrane 偏倚风险评估工具评价纳入 RCT 的质量。

3. 结果　共纳入 25 个研究，总计 18 901 名参与者，研究结果表明长期治疗过程中，三联抗逆转录病毒药物对预防艾滋病母婴传播最为有效，用药短期内母亲及婴儿副反应发生率低，但为获得最大预防效果而不损害母婴健康的最佳抗逆转录病毒药物组合和最佳用药时间目前尚不清楚。短期抗逆转录病毒药物对预防艾滋病母婴传播同样有效，用药短期内母亲及婴儿未观察到任何安全问题。

4. 结论　该研究表明，抗逆转录病毒药物干预艾滋病母婴传播的益处超过了其潜在的风险。因此，在一些三联抗逆转录病毒药物还不能常规提供或者药物短缺的国家，为降低艾滋病的母婴传播发生率，应该考虑使用低成本的抗逆转录病毒药物疗法。长期用药后母亲和儿童出现耐药的情况还需进一步观察，同时，应及时制定和评估降低耐药突变可能性的方案，开展婴儿到成人的长期队列随访研究，从而建立怀孕和哺乳期间抗逆转录病毒药物的长期安全性规定。

（三）印度

在印度，南亚公共卫生证据项目（Public Health Evidence-South Asia，PHESA）对循证公共卫生及预防医学的发展起着重要的作用。该项目于 2013 年在马尼帕尔大学成立，旨在满足南亚地区对公共卫生证据的需要。目前，PHESA 已成长为一个全球协作的国际网络，与超过 10 所大学及公共卫生机构有协作关系。2012 年 Cochrane 协作网在印度批准建立的 Cochrane 公共卫生南亚分中心是该项目的一个重要部分。通过培训来自中低收入国家的系统评价者和方法学家，制作针对公共卫生重点问题的系统评价，开发促进政策制定者和实践者知证决策的策略以及向大众传播科学证据，PHESA 一直致力于提高自身能力以解决中低收入国家公共卫生重点问题。近年来，PHESA 的系统评价主要涉及儿童肥胖、心血管疾病和糖尿病等问题，同时对于复杂公共卫生干预结果的整合方法学开展了大量深入研究，并在 2014 年第 22 届 Cochrane 年会上得到了多国专家认可。PHESA 的循证经验不断推动着南亚地区循证公共卫生及预防医学的发展。

三、循证公共卫生与预防医学发展面临的问题与挑战

（一）公共卫生决策者

公共决策层的循证意识仍显不足，表现为有的决策者在政策制定过程中仅考虑支持自己观点的证据，容易受利益集团的影响，或不考虑证据直接按照传统决策方式进行决策。因此，公共卫生决策者应转变角色，从单纯政策制定中脱离出来，参与到证据生产的过程

中,主动反映需求,将自己变成研究证据的需求方,而不是被动接受方。此外,卫生决策者使用证据的能力是循证公共卫生更具挑战性的问题。针对当前有挑战性的政策问题或头条新闻,卫生决策者常需要对其进行最佳定义,而在决策的各个阶段,拟订方案的成本和效果同样需要卫生决策者对其进行评估。然而,多数卫生决策者并不知道如何使用证据,以明确一个具体的公共卫生问题并拟定解决问题的方案。公共卫生决策者仍需学习知证卫生决策相关方法,加强自身综合使用证据的能力,从而更好地实现知证决策。

（二）证据研究者

公共卫生预防医学证据研究者所关注领域与政策制定者多不相同,使得研究者产生的证据得不到较好的利用,且研究开展花费时间往往较长,难以满足政策制定者的即时需要;在结果的报告上,研究者多采用专业术语,所得出的结论多为概率性的,而政策制定者更倾向于得到通俗易懂、有利于决策的肯定性答案。因此,研究者也应主动参与到政策制定过程中,了解政策制定者的需求,针对性地生产证据。此外,应改变以往汇报结果的研究报告形式,而应根据不同场合,针对不同对象,有针对性地展示重要信息,说明该结果在实际应用中的意义,并从专业角度提出对未来行动的建议。

（三）证据交流平台

公共卫生政策制定者和研究者因目标、兴趣、认识和解释问题的方式、使用的术语以及时间进度等方面的不同,使得他们之间存在交流不畅的问题,需搭建一个平台以供证据的发布与获取。研究者可在该平台上发布已获得的证据或正在开展的证据研究;政策制定者可根据自己的需要,检索相关的证据信息和发布实践经验从而实现政策制定者和研究者间的有效交流。基于以上需求,WHO 在全球各地区相继推动建立了 EVIPNet 平台,旨在通过加强不同国家政策制定者和证据研究者的合作,运用最有效的科学证据推动各地卫生政策制定及实施。由于中低收入国家疾病负担重,卫生资源不足以及资金短缺,对基于高质量研究证据的卫生政策的需求更为迫切,中低收入国家的 EVIPNet 网络仍需加强和扩大,以使其发挥为卫生政策决策的核心功能。

（四）证据自身因素

1. 证据来源　与循证医学的干预研究要求运用严格的实验设计(如随机对照试验)不同,循证公共卫生与预防医学的干预研究通常在现实世界的复杂条件下实施,较难设置对照组或控制其他实验因素来获得干预的准确影响大小,政策、制度及环境改变给人群造成的影响也很难评估,因此,这类研究在各系统评价及证据注册中心的数量仍然较少。目前,公共卫生与预防医学领域中已有或正在开展的系统评价证据多来自发达国家,而发展中国家所处的社会结构、人文环境、卫生资源、经济条件等与其大不相同,很多在国外被证实有效的措施无法直接开展,需要根据当地的社会经济特征,尤其是卫生体系特点建立适宜的干预方法或者策略。

2. 证据质量评估　证据本身的质量决定了其适用性,证据本身的可靠性、客观性和可推广性等特征确定了证据是否用于政策制定。不同的研究设计所得出的证据在可信程度上存在差异,这些证据的等级适用于公共卫生决策的过程。国内外学者对研究设计和定性研究都尝试制定了数据偏倚分析的标准,而对于广泛应用于公共卫生领域的队列研究、横断面研究等观察性研究尚未达成一致。建议从源头着手,规范研究报告形式,统一学术用语,从而利于质量评价标准的制定和完善。

3. 证据整合　公共卫生领域涵盖范围较广,关注问题较为宏观,特别是对于其中的卫生体制和卫生政策研究领域,循证医学传统的 Meta 分析方法可能并不适用。传统的 Meta

分析通过评估研究间的异质性,计算合并效应量来反映干预效果的大小,表面上非常客观、谨慎,但是其结果较武断,其中最重要的原因是该结果较少考虑背景环境的影响。在公共卫生与预防医学领域中,不同地区、不同人群所处的社会条件、背景环境不同,同一干预措施所达到的效果可能千差万别。另外,卫生政策改革中常常不止一项政策在同时实施,这时传统的 Meta 分析很难判断单项政策的影响。目前,定性系统评价中叙述性的综合分析方法以及新兴的现实主义综合分析方法涵盖了更丰富的背景和过程信息,因此日益被用于指导公共卫生与预防医学领域的循证卫生决策。实际上,卫生体制研究既包括宏观问题,也包括微观问题,定量系统评价则很有可能被用来解决某个具体的微观政策问题,建议循证方法学研究需适应公共卫生与预防医学领域的特点,综合考虑定性和定量研究证据的合成方法,从而为该领域提供更多有效研究工具。

(五)证据的适用性

现有证据整合完成后,更具有挑战性的一步是判断该结果是否可应用于某一特定地区的人群。例如,在美国实施后有效的干预可能在英国或其他国家并不有效。当基于原始证据的干预措施未考虑当地的文化环境因素时,循证干预很可能会失败或达不到预期效果。此提示我们在实施循证干预时,需根据当地的文化环境采取适当调整。然而,目前致力于针对新地区的干预调整工作的公共卫生与预防医学领域专家仍然较少。如果在此干预调整中缺乏技巧很可能会改变原始证据的关键因素,同样会导致较差的干预效果。因此,需在保留原始证据关键因素的情况下,根据当地文化环境因素对循证干预采取适当调整。

(六)其他因素

基于原始证据的干预措施通常由主动积极且训练有素的操作人员在严格监管下实施。然而,当该干预实施到其他地区,很可能会存在操作人员短缺或缺乏训练的情况。这些操作人员的教育背景和实践经验各不相同,大多没有接受过正规的公共卫生培训,导致干预措施实施过程中出现种种困难。因此,为促使干预达到预期目标,在基层实践中项目实施组织应注意尽量招募毕业于公共卫生专业的人员实施干预,并对干预实施人员进行定期的公共卫生知识培训。

社区参与决策可以促进社区成员对干预产生一种主人翁意识,从而减小社区成员对该干预的抵制,提高参与者的招募和保留率,能更多地使用本地可用资源,并促进成员自我干预的维持。然而在很多公共卫生项目实施过程中,制定、实施和评估时仍然缺乏目标社区群众的参与,这是循证公共卫生与预防医学实践的一个重要阻碍。促进社区的参与需要项目实施组织在综合考虑社区关键信息,(如社区的自身需求、现存资产、普遍的态度、规范和偏见)的情况下,合理制订和实施干预计划。

另外,在应用结果的过程中还需思考该措施的实施是否安全?是否符合伦理?本地区的经济状况、卫生资源等是否有条件实施该措施?该措施是否与现有的政策法规相违背?实施该措施的成本效益如何?该措施实施后的社会影响如何?

第三节　循证公共卫生与预防医学的展望

一、中低收入国家循证公共卫生决策网络的建立

当今世界各国卫生系统中,卫生决策与科研结果之间的差距已经引起越来越多人的注意。2004 年 11 月,WHO 在墨西哥举行的关于卫生研究的部级峰会上发布了《墨西哥卫生

研究宣言》，号召所有主要的利益相关者应加强或建立与研究者间相互沟通的能力，改善证据获得的途径，促进可信、相关、公正的卫生信息的及时使用。2005 年 5 月举行的世界健康大会上呼吁 WHO 成员国建立知识转化平台来支持循证公共卫生决策，并号召 WHO 的主要首脑对建立更有效的信息转换机制提供有效援助，使得证据的产生和使用具有较高的相关性。并且重点加强低、中收入国家的决策与科研之间的联系，确定要在发展中国家建立EVIPNet，提倡发展中国家的决策者根据本国特定的国情和有价值的证据进行决策，以避免将发达国家中的模式生搬硬套到自己国家的政策中。

西太平洋地区的亚洲循证决策网络（EVIPNet Asia）已于 2005 年 6 月在吉隆坡成立，它是由马来西亚卫生部、WHO 的西太平洋区域办事处和 WHO 的政策研究和协作部门共同组织成立的，共涉及 7 个国家和地区（包括老挝、马来西亚、菲律宾、越南和中国的 3 个省 / 直辖市：北京市、山东省、四川省）。2007 年 6 月，EVIPNet Asia 组建了领导小组，由菲律宾卫生部的 Maylene Beltran 女士担任主席。2009 年 2 月，EVIPNet Asia 就发展各国的政策简报以促进高质量初级卫生保健的可及性在吉隆坡召开了区域研讨会，随后菲律宾已采用政策简报作为决策工具。近年来，各会员国都积极生产与本国政策环境相关的系统评价，主要关注领域为卫生系统完善、卫生经济学、医院支付方案、公私合作医疗以及临床实践指南。EVIPNet Asia 致力于促进亚洲国家的研究结果转换为政策制定需要的证据，将推动亚洲卫生系统的不断完善。

非洲循证决策网络（EVIPNet Africa）于 2006 年 3 月在刚果的布拉维尔成立，是由 WHO 的非洲区域办事处和 WHO 的政策研究和协作部门共同组织成立的。2015 年在乍得共和国召开的 WHO 非洲区域委员会提出了 2016—2025 年非洲地区的健康研究策略，该策略的关键内容是加强和扩大 EVIPNet Africa，使其作为沟通科学研究与政策实践之间的桥梁。EVIPNet Africa 主要是针对非洲地区研究者和决策者的需求而建立的，将对非洲地区科学的卫生决策和卫生系统的完善产生深远的影响。

二、循证公共卫生与预防医学领域的国际交流

随着循证医学发展，国际会议频繁召开。近年国际会议交流中对循证公共卫生与预防医学领域的关注也日益增多。

（一）Cochrane 协作网年会及 Campbell 协作网年会

Cochrane 协作网年会始于 1993 年，Campbell 协作网年会始于 2001 年，均为每年一届。年会是两个协作网的重要活动，为协作网成员提供相互交流和提高的机会，为从事系统评价的学者提供如何提高质量和传播系统评价的机会，为参加者提供新技术学习、培训的机会，还为新成员提供参与、了解协作网工作的机会。

前期举办的 Cochrane 协作网年会主要探讨系统评价的方法、系统评价的质量改进与传播问题，较多地提供针对临床从业者的临床相关证据，且多数系统评价尤其是与卫生系统相关的研究源于高收入国家，缺少中、低收入国家的证据。自 2011 年以来，Cochrane 协作网与 WHO 建立战略合作伙伴关系，为 WHO 知证决策与实践提供方法、人才、证据、培训和传播手段，随后的数届年会中，Cochrane 协作网不仅关注临床研究领域，也关注循证公共卫生领域，促进知证决策，改善卫生保健。例如，2011 年第 19 届年会主题为"卫生保健与患者安全中的科学证据"，重点关注循证卫生政策研究的复杂性与挑战，以及如何在卫生政策研究中利用最佳证据。2014 年第 22 届年会主题为"循证公共卫生的挑战及机遇"，讨论内容包

括：当前卫生决策证据对全球及本地区带来的机遇与挑战；全球证据与本土化证据的矛盾；公共卫生领域中的知识转化；东、西方及发达国家与发展中国家因文化、体制、价值观的差异对知证卫生保健的影响等。2015年第23届年会依然延续前几届年会的关注热点，专设分会场重点关注如何运用Cochrane证据促进全球的知证卫生决策。最近5年的Cochrane年会在完善循证方法的同时，更注重将循证医学思想贯穿到日常生活，将人群扩展到不仅以患者为中心，还包括护工和家庭成员等在内的大众，并考虑社会中不同利益相关者。

历届Campbell协作网年会在侧重司法与正义、教育、社会福利等方面证据的生产与传播的同时，也关注公共卫生决策领域。年会探讨的内容如：改善饮水质量和健康不公平的对策；公共决策制定应结合已有研究成果，以促进经济与社会发展；公共卫生对暴力预防的贡献；公共卫生项目强制评估的必要性等，均为循证公共卫生的决策与实践提供了高质量研究证据。

（二）亚太地区循证医学研讨会

亚太地区循证医学研讨会是源于中国、面向亚太地区的国际化、非营利循证医学权威学术交流平台，根据需要和条件，轮流在承办分中心所在地举办，以带动中国及亚太地区，尤其是承办地的循证医学普及、教育、实践。旨在通过学术交流，推动循证医学学科平台、转化和合作机制建设，以提高研究和教育的质量，实践和转化的绩效。亚太地区循证医学研讨会已邀请多名来自WHO、Cochrane协作网等国际组织、亚太地区和欧美国家，及中国各部委及国内各学科领域的知名专家同台交流，研讨中国及亚太地区卫生决策、临床实践、临床研究和医学教育领域面临的新形势、新问题，促进新理念、新技术的交叉和融合，推动循证医学更好地服务于医疗卫生决策、实践、教育和研究。前几届研讨会主要是引进、介绍循证医学的基本理论及推进循证研究的质量改进。近年循证公共卫生与预防医学话题越来越多，论文投稿量、大会发言数及专题讨论数也在逐届增多。随着各国际会议召开，循证公共卫生与预防医学领域得到了广泛的国际交流与合作，促进了高质量研究证据的不断产生及其向公共卫生决策和实践的转化，将对循证公共卫生与预防医学领域的不断发展产生巨大的推动作用。

三、循证公共卫生与预防医学领域国外循证决策经验带来的启示

近年来我国的循证公共卫生与预防医学发展较快，也取得了一些成绩，然而该领域的发展水平与欧美发达国家仍然存在不小的差距。接下来以指南制定和政策项目的后效评估为例借鉴国外循证公共卫生与预防医学方面的先进理念和方法，希望为我国未来相关工作提供着力点。

公共卫生与预防医学方面的指南，我国多参考国外相关指南从而制定中国人群的相关指导意见，且多基于专家个人意见和经验，并无循证过程。这种情况一方面可能是由于目前我国公共卫生与预防医学的原始研究通常聚焦于描述问题和探索解决问题的方法，较少研究评价干预措施的有效性且质量不高，而这些研究不能为指南制定提供确凿的证据；另一方面，我国公共卫生领域还未形成完善的循证指南的制定方法。我国需借鉴欧美发达国家在公共卫生与预防医学领域研究中关于干预措施的有效性及成本效益的研究方法开展原始研究；借鉴美国社区预防服务组织（CPSTF）和英国国家卫生医疗质量标准署（NICE）等关于循证公共卫生指南的制定方法和步骤来制定基于我国人群的循证公共卫生指南，包括组建专题研究小组，构建问题的逻辑框架图，开展系统评价并解释其结果，并考虑证据的经

济学评价及适用性评估等问题。

在公共卫生项目的后效评估方面，我国的公共卫生项目一旦实施，似乎相关研究就宣告结束了，缺乏对该项目中、长期效果的追踪研究及评估，然而循证决策要求在项目或政策实施后对其效果进行科学评估，将其经验升华为知识，作为未来研究的证据。根据 NICE 在公共卫生项目评估领域的发展经验，我国可设立国家级公共卫生项目评估机构，负责组织协调相关研究和流程技术把关，为政府和相关部门提供循证公共卫生决策的实践依据，确保患者能享受到标准化的公共卫生服务，同时，加强评估人员的专业培训，确保我国的公共卫生项目评估得到稳定的人才支撑。

四、循证公共卫生与预防医学实践带来的启示

以往的循证公共卫生与预防医学的实践告诉我们：公共卫生事关全局，必须循证科学决策，后效评价，止于至善；要重视公共卫生决策的需求和高质量证据的生产，加强循证公共卫生与预防医学的学科、平台、梯队和知名度建设，更好地发挥决策者和研究者在循证公共卫生与预防医学实践中的作用；循证公共卫生与预防医学可在公共卫生决策与研究间架起一座桥梁，促进公共卫生与预防医学研究证据更好地利用，保障公共卫生决策更加科学，使其成为公共卫生决策者科学决策的重要方法，对公共卫生及预防医学事业的改革和今后的发展也必将产生深远的影响。

循证医学的概念已广泛应用于公共卫生和预防医学领域中，特别是在行为、健康教育和预防措施的疗效和筛查等方面，改进了过去的某些观念，优化了卫生保健措施，提高了有限卫生资源的利用度。循证医学诸多成功方法用于公共卫生与预防医学领域时的不足，在给应用者提出挑战的同时也指出了今后研究的重点方向，循证公共卫生与预防医学将在解决新问题、完善新方法的不断实践中发展和完善。

（刘　琴　刘舒丹　贾莉英）

Chapter 15　Evidence-based public health and preventive medicine

Summary

In the current information society, we are forced to re-examine the scientificity of health care decision-making when facing the global issues of climate warming, environmental pollution, lifestyle changes, increasing expect of health, aging population and the shortage of resources. Since a number of health promotion programs have been carried out to protect and improve public health in different countries and regions for many years, the investors, policy makers and project implementers wonder if the programs worth the money, the time and the energy invested. However, the results of the programs are not systematic reviewed or reused, leading to the lack of evidence in the subsequent decisions, investments and policy making process, which result in the waste of resources. In addition, under the current circumstance of the internationalization of public health followed by the economic globalization, higher requirements of prediction, early warning and response to public health emergency are put forward. When facing the issues such as how public health financing, how to realize rapid response and high efficiency operation, decision makers need to weigh the resources and the price in a comprehensive way to make a realistic public health decisions. More and more people realized that the practice of public health and preventive medicine should also be "evidence-based".

Evidence-based public health is a public health promotion process using current best evidence in developing and assessing public health policy and programs in communities and populations, while evidence-based preventive medicine is a process using the current best evidence to maintain health and prevent disease, in order to obtain the best effect of preventive medicine. The categories involved in the evidence-based public health partly cover the areas of evidence-based preventive medicine, especially in disease control and prevention, thus, the term of evidence-based public health is widely used at home and abroad comparing with evidence-based prevention medicine.

This chapter contains three sections. In Section 1, we introduced the background, definitions and significances of evidence-based public health and preventive medicine. Section 2 summarized the development status of evidence-based public health and preventive medicine in both developed and less developed countries, and difficulties and challenges they faced. In Section 3, we talked about the evidence-informed policy network and databases of public health in low and middle income countries(LMICs)as well as international communication and experience in the field of evidence-based public health and preventive medicine. Readers will draw a general picture about the background, development and prospects of evidence-based public health and preventive medicine after reading this chapter.

The concepts of evidence-based medicine(EBM)have been widely used in the field of public health and preventive medicine, especially in behaviors, health education, efficacy and screening of preventive interventions, which has renewed some old concepts, optimized the health care measures and improved the utilization of limited health resources. Public health is a matter of special importance, so it is essential to promote evidence-based scientific policy-making, aftereffect evaluation and pursuit of perfection. The policy makers and researchers can play better roles in practice evidence-based public health and preventive medicine.

(Liu Qin　Liu Shudan　Jia Liying)

参考文献

[1] WINSLOW C. The untilled field of public health[J]. Mod Med, 1920, 2: 183-191.

[2] JENICEK M. Epidemiology, evidenced-based medicine, and evidence-basedpublic health[J]. J Epidemiol, 1997, 7: 187-197.

[3] BROWNSON R, GURNEY J, LAND G. Evidence-based decision making in public health[J]. J Public Health Manag Pract, 1999, 5: 86-97.

[4] KOHATSU D, ROBINSON G, TORNER C. Evidence-based public health an evolving concept[J]. Am J Prev Med, 2004, 27(5): 417-421.

[5] Task Force on Community Preventive Services. Recommendations regarding interventions to reduce tobacco use and exposure to environmental tobacco smoke[J]. American journal of preventive medicine, 2001, 20(2): 10-15.

[6] HOPKINS D P，BRISS P A，RICARD C J，et al. Reviews of evidence regarding interventions to reduce tobacco use and exposure to environmental tobacco smoke[J]. American journal of preventive medicine，2001，20（2）：16-66.

[7] AMANDA K，MIKE P K. Evidence-based public health：effectiveness and efficiency[M]. Oxford：Oxford university press，2010.

[8] SIEGFRIED N，VAN DER MERWE L，BROCKLEHURST P，et al. Antiretrovirals for reducing the risk of mother-to-child transmission of HIV infection[J]. Cochrane database syst rev，2011，6（7）：CD003510.

[9] KAPIL K S. Evidence-Based Public Health：barriers and facilitators to the transfer of knowledge into practice[J]. Indian Journal of public health，2015，59（2）：131-135.

[10] 卫茂玲，牟焱明，李幼平，等. 我国医院信息系统管理研究现状 [J]. 现代预防医学，2008（08）：1474-1475.

[11] 汤胜蓝，刘晓云，Dale Huntington，等. 系统评价是发展中国家卫生系统循证研究的有效工具吗?[J]. 中国循证医学杂志，2011，11（6）：600-604.

[12] 孟庆跃. 卫生经济学 [M]. 北京：人民卫生出版社，2013.

[13] 宋儒亮，卫茂玲，苏维. 科学管理，依法维权，推进社区卫生服务事业健康有序发展 [J]. 中国循证医学杂志，2007（12）：888-893.

[14] 王娜，姜宝法. 循证公共卫生决策的发展现状及其前景 [J]. 中国公共卫生，2006（10）：1272-1274.

[15] 王小万，杨莉，胡善联，等. 公共卫生的证据基础：为疾病与预防控制中心提供决策依据 [J]. 中国循证医学杂志，2009，9（1）：4-6.

第十六章

循 证 护 理

第一节 循证护理概述

一、循证护理的起源和发展

在过去的数十年，护理学科经过不断改革创新取得了巨大进步，但从学科发展而言，仍有许多护理手段还停留在依靠经验解决临床问题的阶段。在长期护理实践中，许多护理工作中的护理措施、技术和手段等尚未找到科学依据，例如，是否该对手术患者进行常规禁饮禁食以及灌肠准备等。近年来，循证护理学不断发展，护理人员也积极参与到现代医疗模式的变革中。

在循证医学的影响下，1996 年英国约克大学护理学院成立了全球第一个"循证护理中心"，首次提出循证护理实践（evidence-based nursing practice）概念。积极参与 Cochrane 国际协作网工作，承担伤口管理组的系统评价工作。1998 年约克大学与麦克马斯特大学共同创办了 *Evidence-Based Nursing*。

1996 年 Professor Alan Pearson 在澳大利亚阿德莱德大学（University of Adelaide）成立"Joanna Briggs 循证护理中心"（Joanna Briggs Institute，JBI）。2010 年，JBI 成为阿德莱德大学的健康与医学科学学院。

JBI 是目前全球最大的以护理为重点的循证卫生保健协作网。2003 年，联合全球的护理学、助产学、康复医学、老年照护、营养、癌症照护等相关学科将中心扩展为"Joanna Briggs 循证卫生保健中心"，该中心以护理为起点，逐步发展到公共卫生、精神卫生、社区卫生等领域，提供证据资源，促进基于证据的卫生保健。JBI 先后在澳大利亚、英国、加拿大、美国、西班牙、南非、泰国、新加坡、巴西、比利时等国家设立九十余所分中心，遍及八十多个国家和地区。JBI 先后在中国香港中文大学护理学院（1997 年）、上海复旦大学护理学院（2004 年）、台湾成功大学护理学院（2005 年）、北京大学护理学院（2012 年）、北京中医药大学护理学院（2015 年）设立分中心。目前 JBI 建立了国际性的 JBI 循证护理全球协作网——JBC（Joanna Briggs collaboration），进行护理及相关学科相关证据的汇总、传播和应用。2008 年起，JBI 与 Cochrane 协作网合作，负责 Cochrane 下的第 17 专业组——护理组（Cochrane nursing care field，CNCF）的工作。JBI 在循证卫生保健的理论研究上构建了"JBI 循证卫生保健模式"的理论体系，推出了 JBI SUMARI 系统评价软件，形成了 JBI Library 证据资源系统、JBI 循证照护和治疗临床在线网络（clinical online network of evidence for care and therapeutics，JBI COnNECT），同时在循证卫生保健方法论研究和资源构建上形成了强大的学术影响力，尤其在质性研究 Meta 整合上具有全球引领性。该中心每年举办 JBI 循证卫生保健国际论坛，定期在全球各分中心举办系统评价和证据应用培训班，推动了循证实践在全球护理及相关专业领域的发展。

二、循证护理的基本概念

（一）循证护理的定义

循证护理（evidence-based nursing，EBN）是用"循证"指导护理实践的理念及工作的方法。循证护理是护理人员在计划其护理活动过程中，审慎地、明确地、明智地（conscientious，explicit，and judicious）将科研结论与临床经验、患者愿望相结合，获取证据，作为临床护理决策的依据的过程。

（二）循证护理的实质

1. 审慎　审慎筛选文献，对检索出来的文献结论进行质量评价和筛选。

2. 明确　形成明确的推荐意见，对筛选出来的同类的文献结论进行汇总和综合。

3. 明智　根据证据的有效性、对患者的适宜性、临床情景的可行性明智地决定护理行为，结合专业判断和患者需求，依据证据进行临床决策。

循证护理是一种临床思维，它指导我们分析：哪些问题已经有成熟的临床证据，可以直接应用？哪些问题已经有成熟的临床证据，但需要根据临床情景加以验证、选择，决定是否应用和如何应用？哪些问题没有现存的证据，需要开展原始研究？

三、循证护理的基本要素

（一）最佳证据

在循证护理实践中，证据是经过严格界定和筛选获得的最新、最佳证据。最佳证据指来自设计严谨、且具有临床意义的研究方案的结论。通过各种途径查询得到的护理研究结果，需应用临床流行病学的基本理论和临床研究的方法学，以及有关研究质量评价的标准去筛选，对证据的科学性、可行性、适宜性、临床应用价值、有效性以及经济学进行严格的评价，即评估其研究的设计是否科学合理、研究结果是否具有真实性，干预方法是否对患者有益、是否对提高护理质量有利，并进行证据的汇总。只有经过认真分析和评价获得的最新、最真实可靠且有重要临床应用价值的研究证据才是循证护理实践应该采纳的证据。

同时，应该注意护理领域证据的多元性。卫生保健领域的问题多种多样，因此研究方法也多种多样，医学的科学性和人文性决定了护理研究既要重视随机对照试验等研究价值，又需重视叙述性研究等研究意义。因此从护理学科的角度而言，选择文献纳入系统评价时除了考虑传统的定量设计研究的结果外（随机试验对照 -RCT、非随机试验对照 -CCT、病例对照研究、队列研究等），人文社会科学和行为科学领域的质性研究和行动研究的设计也可以成为证据的来源。

（二）护理人员的专业判断

专业判断指护理人员对临床问题的敏感性，即建立在其丰富的临床知识和经验的基础上做出专业决策的能力。开展循证护理实践时，护理人员能够敏感地察觉到存在的临床问题，并将文献中的证据与临床实际问题结合在一起，而不是单纯地硬搬照套，这些都是解决临床问题的突破口。进行循证护理实践的前提是护理人员有着系统的临床知识、丰富的实践经验、敏感的发现问题的能力、缜密的思维以及熟练的实践技能。这样的护理人员往往能够熟练应用其临床技能和实践经验明确患者个体或群体的健康状况、其所面临的问题、需求和喜好、干预活动的潜在益处等，为患者和家庭提供所需要的信息及支持性和舒适性的环境。

临床护理人员是循证护理计划实施的主体，因此，护理人员需要不断更新和丰富自己的知识和技能并与临床经验密切结合。其中，临床流行病学的基本理论和临床研究的方法学是循证护理学的理论基础。

（三）患者的需求与价值观

现代护理理念强调为患者提供个性化的、人文化的护理。患者需求具有多样性，不同患者在同一疾病的同一个时期，同一患者在疾病的不同时期，其需求也可能不同。患者的需求和愿望是开展循证实践的核心，在充分利用最佳证据的基础上，任何先进的诊疗手段必须首先得到患者的接受和配合才能取得最好的效果。循证护理是对护理人员思维方法和工作方法的挑战，利用自身丰富的临床经验，护理人员可运用"循证实践"的方法分析患者多种多样的需求，寻求满足其需求的最佳方式，而非机械地"按常规行事"。既坚持原则，又适当变通。

护理人员、医生、患者之间的合作关系建立在信息沟通、资源共享、共同决策之上，同时也是成功实施循证护理实践的重要条件。所以在开展循证护理过程中，强调护理人员必须秉持以患者为中心的观念，具备关怀照护的人文素质和利他主义精神，注重与患者和其他医务人员的沟通与合作，实时准确地对患者个体需求进行评估和满足。

（四）应用证据的临床情景

证据的应用必须强调情景，在某一特定情景获得明显效果的研究结论并不一定适用于所有的临床情景，与该情景的资源分布情况、医院条件、经济承受能力、文化习俗和信仰等有密切关系。例如，在美国患者压疮指南中提出压疮伤口用自来水冲洗，由于美国的自来水为可以饮用的、卫生指标达标的水，而我国并非如此，故该证据在我国不能直接应用。我国采用卫生指标达标的生理盐水实施伤口冲洗。因此在开展循证护理过程中，除了要考虑拟采纳的证据的科学性和有效性外，同时还应考虑证据在什么临床情境下实施，以充分评估证据应用的可行性、适宜性和是否具有临床意义。

四、循证护理证据的特征

临床证据指经过研究及临床应用后，证明可信、有效，能够有力地促进医疗或护理结局向积极方向改变的措施、方法。临床证据的特征包括：证据的等级性、证据的多元性、证据的情景相关性和证据的动态变化性。

（一）循证护理证据的等级性

并非所有的保健照护研究证据均为高质量证据。循证护理强调在计划护理实践活动时，对研究结果进行科学的评价，审慎、明确、明智地应用最佳的科学证据。在护理领域，证据分类方法以JBI循证卫生保健中心的证据分级方法较常用（详见本章第二节循证护理实践）。

（二）循证护理证据的多元性

循证护理的证据来源具有多元性，可来源于指南、系统评价、原始研究结果（以RCT结果的可参考性最强，但CCT、队列、病例对照、描述性、质性研究、基础研究的结果经过评价后也可成为证据）、专业共识以及专家意见（经验）等。

1. 护理学科的性质决定了其证据来源的多样性　护理学科是一门科学，又是一门艺术,体现了医学自然科学与社会人文科学的有机结合,这些特性决定了护理研究方法的多样性,护理研究不仅关注量性研究的价值,同样注重质性研究的价值。循证护理是一种科学的工作方法,也是一种观念或理念,循证思想引导护理人员在临床实践中查询研究证据、评价证据以及运用证据,通过寻求最佳临床证据为护理实践中的决策提供可靠的科学依据。然而,目前的循证护理实践都强调 RCT 的重要性,使得开展循证实践和应用循证证据时面临着阻碍。JBI 循证卫生保健中心 Alan Pearson 教授倡导循证实践者应为多元主义者(pluralism),树立多元化的观点。在缺乏高质量证据的情况下,循证护理实践工作应在重视高质量 RCT 研究证据使用的同时,也应该重视队列研究、质性研究等研究证据对临床工作的指导作用。

2. 质性研究结果作为循证护理证据在护理领域有独特的应用价值 护理研究对象和研究内容的复杂性,决定了护理研究类型的多样性。人是生理、心理、社会的功能统一体,现代护理学更加注重人本主义精神及人的整体性。量性研究体现了研究的客观性和科学性,但忽略了人的个体性和整体性,量性研究在以人为研究对象的护理学研究中存在一定的局限性,仅靠量性研究不足以满足护理学科发展的需要。质性研究(qualitative research)是以研究者本人作为研究工具,在自然情境下,采用多种资料收集方法(访谈、观察、实物分析),对研究现象进行深入的整体性探究,从原始资料中形成结论和理论,通过与研究对象互动,对其行为和意义建构获得解释性理解的一种活动。20 世纪 80 年代初,美国护理学家将质性研究引入护理专业领域后,在美国、加拿大等国家的护理学科中得到了很大发展,质性研究在国外护理研究领域占较大比重。质性研究强调人的主观性、个体性和整体性,有助于更正确地理解健康、疾病与照护的内涵,更好地为护理对象提供服务。而且质性研究强调用研究者自己的语言和概念符号去诠释研究对象内心世界的体验,理解其生活和行为方式,故在研究人类健康与疾病时,质性研究被视为较适当的方法。

3. 循证护理证据收集与评价中需关注 RCT 研究及其他研究 护理学的研究对象是人,关注患者的主观症状及健康问题,而人的生理、心理和社会等方面的复杂性决定了护理研究的复杂性,在护理研究中采用一些心理行为方面的干预措施,很难严格控制外变量,同时很难做到严格的随机分组,也很难找到条件匹配的对照组,所以多数护理研究从现实条件以及伦理原则考虑,较难开展 RCT。Cullum 曾查询目前世界上最大的护理文献数据库 CINAHL,发现 1 年中有 1 908 篇研究文章采用质性研究,而只有 195 篇采用随机对照的 RCT 设计。我国学者曾查询了我国主要护理相关杂志共 509 期,从中检出护理研究论文 1 263 篇,其中试验性护理研究论文 959 篇(75%)。在全部试验性护理研究论文中,只有15% 明确交代了分组的具体方法,11% 采用的是半随机分组或配对分组方法,仅 3% 采用的是完全随机分组方法。

事实上,其他设计严谨的研究方法,如前瞻性队列研究、回顾性的病例对照研究、有对照组的非连续性实践序列研究、历史对照研究或无对照的非连续性实践序列研究以及非试验性研究,这些研究的结果经过质量评价后也可提供较有力的证据。此外,质性研究对护理学科有独特的应用价值,虽然质性研究证据级别较低,但仍可作为循证护理证据。英国循证医学专家、牛津大学循证医学中心创始人 Muir Gray 爵士也指出,由于研究问题性质的不同和伦理因素的限制,RCT 并不是提供所有证据的最好办法,很多卫生保健领域的问题不需要也不可能提供 RCT 来研究,即使是关于干预措施的决策,过于强调用 RCT 结果来证明干预措施的有效性也是片面的。在医学领域中,高质量的 RCT 主要集中在防治性研究,护理学领域，因 RCT 较少，质性研究或专家临床经验有时可能是最佳证据，因此，在护理证据收集与评价中，既要关注 RCT 研究结论，又要关注其他高质量研究。

第二节 循证护理实践

一、循证实践、循证护理实践概念及内涵

循证实践是指卫生保健人员准确、审慎、明智地将最佳科学研究证据与临床知识及经验结合，并参考患者的意见，从而在某一特定的领域作出符合患者需求的临床变革，强调卫生保健人员必须以最新证据和知识为依据，进行相应的干预和专业活动。而循证护理实践（evidence-based nursing practice，EBNP）是护理人员在计划其护理活动的过程中，综合相关的最佳研究证据、护理经验，个人、家庭及社会的取向与价值观成为新的护理知识，作为护理临床决策依据的过程。护理人员所提供的高质量的护理服务建立在护士和健康服务决策者共同利用最新、最佳研究证据的基础上，有一致性的专家意见，能够行使个人判断，同时也能兼顾护理专业和文化价值取向。具体实施步骤包括：确定临床具体护理问题；检索相关的临床指南、系统评价、医学和护理文献等；审慎、系统地评价文献所提供的科研结论的有效性和实用性；用最佳的科研结论来指导护理决策并运用于护理措施中；对应用效果进行评价。循证护理实践是护理研究和临床护理实践有机结合的过程。以护理研究为依据，为临床护理实践制定指南，改变临床护士以经验和直觉为主的习惯和行为，提高护理质量、促进护理研究和护理学的学科发展具有十分重要的指导意义。通过循证护理实践可以发现最新的、真正有效的临床护理方法和手段，在最短的时间内找到最佳证据和实现护理人员的知识更新，进一步完善护理诊断，促进护理科研的发展。

二、循证护理实践的发展

1996 年，英国 *Nursing Standard* 开始组织倡导"以实证为基础的护理"，循证护理在国际护理领域的发展非常迅速。1996 年全球第一个循证护理中心——英国约克大学循证护理中心成立，之后其他循证护理中心陆续成立，其中著名的循证护理中心包括加拿大麦克马斯特大学循证护理中心、澳大利亚 Joanna Briggs 循证护理国际合作中心（JBI）、美国明尼苏达大学循证护理中心、得克萨斯大学健康科学中心的循证护理学术中心（ACE）等。澳大利亚的 Joanna Briggs 循证护理中心是目前全球最大的推广循证护理的机构，在全球有 21 个分中心，致力于建立国际性的合作网络，进行护理相关证据的转化、传播及应用。

1997 年，英国专家来华介绍循证护理的概念。1999 年，香港中文大学护理学院开始向护理学术界介绍循证护理的概念和实践经验。中国大陆有关循证护理的文章最早见于2000 年，自此，相关文章年发表量逐年增长，至 2015 年 7 月，CNKI 上可检索到"循证护理"相关文章 7 000 余篇。

四川大学华西医院自 1998 年起率先开始对护理人员进行循证实践的相关培训，并将循证护理的方法应用于临床实践。在循证医学理念的影响下，华西医院护理团队在时任护理部主任成翼娟教授的组织下，全院护理团队上下齐心，积极参与中国循证医学中心组织的各项工作。受中国循证医学中心 CMB 循证医学子项目资助，各临床护理团队利用休息时间积极参加护理专业临床研究人工检索工作，其中包括《中华护理杂志》《中国实用护理杂

志》等 12 种护理期刊和 4 种营养杂志等,通过全面检索评价中国护理性研究文章,建设护理专业临床研究数据库,向国际 Cochrane 协作网分享中国护理研究成果,同时培养造就了一支高素质的科研团队。其次,在护理本科、大中专教学中引入循证思维,从问题着手,查询收集较为明确的科学依据,结合患者的实际情况进行循证实践。第三,华西医院护理团队通过主办各类讲座会议、出版专著发表文章、申报发明专利、学习讨论、业务查房和读书报告等多种形式普及循证护理知识,倡导循证临床护理决策与实践,并在全国进行循证护理培训及讲座。例如,2009 年 9 月 28—30 日,神经内科杨蓉护士长随同中国循证医学中心李幼平主任和卫茂玲老师等赴新疆医科大学第一附属医院为国家级继续医学教育项目"循证临床实践与试验设计"学习班授课,并与循证医学教育部网上合作研究中心专家一起为循证医学在新疆维吾尔自治区的发展进行解惑答疑。此外,华西的护理专家应邀赴新疆石河子市人民医院、遵义医学院(现遵义医科大学)等地举办循证护理讲座,内容包括护理人员如何借助循证护理手段解决临床护理问题、慢性疼痛管理和循证护理教学等,推动了我国循证临床护理人才培养和在全国的实践发展。

2004 年 11 月,复旦大学护理学院成立循证护理合作中心,并与澳大利亚 Joanna Briggs 循证卫生保健中心合作,成立复旦大学 JBI 循证护理合作中心,2013 年上海市循证护理中心成立。2007 年,复旦大学循证护理中心与四川大学华西护理学院合作编写国内第一本循证护理专著《循证护理的理论与实践》(复旦大学出版社)。2012 年,全国高等学校护理学研究生规划教材《循证护理学》出版。2015 年,北京中医药大学与加拿大安大略省注册护士学会(RNAO)合作成立北京中医药大学 RNAO 最佳实践指南研究中心。上述机构相继成立,加速了临床护理观念改变,促进循证护理教育和实践应用,在开展护理相关的系统评价、循证护理实践、翻译并传播"最佳护理实践临床指南"、循证资源传播和循证护理人才培养等方面作了大量工作,持续不断地提高护理质量。

三、循证护理实践的模式

循证护理实践的模式较多,如 JBI 循证卫生保健模式、渥太华知识转化模式、KTA 知识转化模式、Stetler 循证实践模式、Johns Hopkins 护理循证实践模式以及新西兰人际关系护理模式等,在此仅简要介绍其中两个模式。

(一)澳大利亚 JBI 循证卫生保健模式

JBI 循证卫生保健模式,由澳大利亚 Joanna Briggs 循证卫生保健中心于 2005 年提出,阐述了循证卫生保健的过程、相关变量以及变量之间的逻辑关系,注重对专业文献的检索和审视,以及循证实践指南在临床的传播、应用和评价。该模式认为循证实践是临床决策的过程,在循证过程中需要着重考虑的核心问题是:最新最佳证据、提供照护的临床情境、患者的需求和价值观、卫生保健人员的专业判断。该模式认为循证实践过程包括四个步骤:①证据生成,注重证据的"FAME"评价:可行性(feasibility)、适宜性(appropriateness)、临床意义(meaningfulness)、证据的有效性(effectiveness)。②证据综合,在该模式中证据的综合包括三个部分:A. 相关理论阐述;B. 证据综合的方法;C. 对证据进行系统评价。③证据传播,标注证据的等级或推荐意见,同时,将证据和信息组织成简洁易读的形式,以最经济的方式传递证据和信息。④证据应用,该环节又包含 3 个部分:A. 将证据引入卫生保健系统;B. 实施变革;C. 评价证据的应用对卫生保健系统、护理过程、护理效果的有效性。该模式中每一个组成部分均相互影响,达到促进整体健康的目的。

随着循证卫生保健、JBI 循证实践活动在全球范围内的开展,为了更清晰地阐述循证卫生保健的核心概念,并明确各概念之间的逻辑关系,JBI 采用引文分析(citation analysis)的方法,对 2005—2015 年发表的引用 JBI 循证卫生保健模式的文献进行主题分析,并通过焦点小组访谈法,对该模式的核心要素、宗旨、关键步骤进行完善,2016 年正式推出更新的 JBI 循证卫生保健模式。

(二)约翰·霍普金斯护理循证实践模式

约翰·霍普金斯护理循证实践(JHNEBP)模式由约翰·霍普金斯医院护理部和约翰·霍普金斯大学护理学院共同合作发展形成,旨在将护理临床、管理和教育领域的证据转化为实践策略。JHNEBP 模式最初是专门为临床护士做临床决策使用而设计的,但在之后的实践中,这个模式已被证实不仅对临床决策有用,也同样适用于管理、机构运营及教育问题。JHNEBP 模型说明了证据的核心概念,包括研究与非研究的处于中心地位及支持专业护理的(如护理实践、护理教育、护理研究等)。该模型将组织描绘成一个开放的系统,识别了很多影响因素包括内在和外在的影响需求的因素,以及组织的实施能力、EBP 等。使用 EBP 的组织要求:①相信 EBP 可以创造出可选择临床结果的文化;②资源分配上的强大领导支持(人、技术、财政)来维持进程;③对 EBP 水平和工作蓝图的明确目标的建立。

JHNEBP 的过程如表 16-1 所示,设计为 3 个阶段共 18 个步骤为临床工作者提供具体指导:①实践问题(practice question,P);②确定和评价证据(evidence,E);③将证据融入实践(translation,T)。简称 PET 模型。

表 16-1　约翰·霍普金斯循证实践过程

约翰·霍普金斯循证实践过程 PET(问题 - 证据 - 实践)
临床问题—证据—将证据转化为实践
临床问题
1. 确定循证实践问题
2. 定义临床问题的范围
3. 分配责任领导
4. 招募多学科团队
5. 安排团队实践
证据
6. 检索内外部的证据
7. 评价所有类型的证据
8. 总结证据
9. 区分证据的优势
10. 依据证据优势来对实践或照护系统中的改变寻找推荐证据
将证据转化为实践
11. 确定将证据转化为实践的合适度及容易程度
12. 创建行动计划
13. 实施改变
14. 估计结果
15. 将初步实施评估和结果报告给计划制订者
16. 得到计划制订者的支持来实施循证实践
17. 确定下一个步骤
18. 交流发现的证据

四、循证护理实践的方法和基本步骤

（一）循证护理实践的步骤及案例分析

循证护理实践的基本步骤：①针对具体患者提出临床问题；②全面收集相关研究证据；③严格评价证据；④将研究结果用于具体患者；⑤进行后效评价。循证护理实践的每一步都需要一定的技能培训，才能达到充分掌握和正确运用。

第一步：发现和提出临床问题。

善于在临床护理中发现问题是循证临床实践的基本技能之一。如果我们随时保持好奇心、善于在临床实践中认真观察、反复思考，就不难发现许多自认为正确的决策，实际上是没有任何证据的。通常临床护士提出的临床问题可能非常通俗或模糊，难以确定属于哪一类问题，难以据此查找证据，这就需要我们将这些初始问题进行构建，转变成易于检索到证据的问题，其构建方式可以按照 PICO 原则（四要素）：

P（patient/problem）：什么患者、何种疾病；

I（intervention or prognostic factor or exposure）/E（exposure）：采用什么干预措施（针对治疗问题）/或预后因素（针对预后问题）/或暴露因素（针对不良反应问题）；

C（comparison）：干预措施与什么比较才显示有效（对预后或病因问题则此项缺如）；

O（outcome）：希望疾病有什么样的改变。

第二步：检索相关研究证据。

（1）首先了解治疗证据的分级：图 16-1 列出了关于防治性研究证据的级别（即证据强度），越往塔尖走，证据越强。检索证据的基本原则就是首先查找最强的证据，如指南、系统评价等，如果没有，才依次向低级查找。如果不按证据级别首先查找能提供最高级别的数据库，而是按照通常的检索方法，可能会浪费时间。

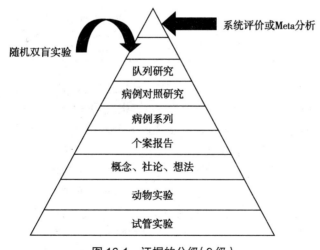

图 16-1　证据的分级（9 级）

（2）确定最佳检索资源（information resources）：通常根据不同的研究类型来选择数据库。例如，系统评价证据可以检索 Cochrane 图书馆或 clinical evidence 等；RCT 证据可以选择 PubMed、Embase 和 CENTRAL 等，循证护理常见的相关数据库参见表 16-2。

表 16-2 常用数据库分类

数据库分类	常用数据库举例
指南数据库	UP-TO-DATE GIDEON EBM Guidelines 美国国立指南库（National Guideline Clearing House，NGC） 英国指南库 加拿大指南库（CMA Infobase） JBI 循证实践中心数据库
二次文献数据库（收费）	ACP Journal Club Clinical Evidence Cochrane Library 综合数据库（可检索原始文献、二次文献、指南、教科书等） 免费数据库有：TRIPdatabase，SumSearch 收费数据库：InfoPOEMs；OVID EBM Reviews
原始数据库	Evidence Matters MEDLINE PubMed Embase Scopus
中文数据库	中文科技期刊数据库（VIP） 中国期刊全文数据库（CNKI） 万方数据库
循证护理学信息网站	澳大利亚 JBI 循证卫生保健中心网站 约克大学循证护理中心 复旦大学 Joanna Briggs 循证护理合作中心
护理学网站资料	中华护理学会网站、中华护理网、护士资格考试网、丁香园论坛护理专业讨论版、国际护士理事会、美国护理学会、英国护理学会、加拿大护理学会、加拿大安大略注册护士协会、Medscape 护理信息网

（3）制定检索策略：基于 PICO 所构建的临床问题来制定检索策略，可以采取简单检索和高级检索。最初的检索策略不一定最恰当，应该根据检索结果进行适当的调整和不断修正，直至达到满意的检索结果为止，有时需要查找多个数据库，才能找到需要的证据。

第三步：评价证据的科学性和实用性。

护理人员在将证据应用到自己的临床实践之前需要对研究的证据进行科学评价。文献质量评价是循证护理实践步骤中较为困难的一步。如何严谨地评价医学和护理文献是我国护理教育中长期被忽视的一个重要问题，加之，许多护理人员并没有接受过这方面的训练，当开始临床工作时却发现，一方面需要阅读护理文献，另一方面又缺乏阅读和评价文献的技巧。面对这种窘境，临床工作繁忙的护士们不得不去阅读如教材、手边可及的期刊等"二手文献"来更新自己的知识。

一般来说，学习文献质量评价有两种方式：①受过严格临床流行病学训练的护理人员可以参照临床流行病学证据评价方法，对所获得的证据的真实性逐一评价；②对未受过临床流行病学训练、或没有时间的护士来说，可以借助已评价过的证据资源，如 Best Evidence、

Clinical Evidence、Cochrane Library、UpToDate 或循证指南等,这些数据库已经过较为严格筛选,相关专家对其方法学已进行了评价。

第四步:将证据用于具体的患者。

在评价文献的真实性和科学性之后,接下来就是确定证据是否可用于治疗具体的患者,应掌握以下原则:

(1)患者是否与研究证据中纳入的患者差异很大?研究结果能不能直接用于这个患者?

(2)研究的干预措施可行性如何?患者对某种疗法的费用能否承受?包括治疗、监测和随访的费用。本医院是否有相应的药物或能否开展相应的技术?

(3)患者对干预措施的依从性高吗?不同类型的人群对治疗、照护措施的依从性存在差异,护理人员应意识到疗效可能会有所不同。

(4)护理人员能依从治疗要求吗?护理人员的"依从性"是指确保照护安全性和疗效所需的一系列监测设备、干预能力、技能及其他技术要求。护理人员依从性可能影响治疗效果,当护理人员的技能达不到熟练执行某些护理措施的标准时,就必须慎重考虑该措施的适用性。

(5)治疗措施对患者是否利大于弊(do more good than harm)?如果不治疗,会有什么后果发生?应该推广利大于害的疗法。

(6)考虑患者的价值观及对疗效的期望。患者或亲属应被告知所查到的有关研究结果和各种疗法的利弊,尤其那些疗效不肯定、风险又大的疗法应征求患者或亲属的意见。

第五步:后效评价。

通过上述四个步骤,后效评价使用当前最佳证据指导解决具体问题的效果如何,若成功可用于指导进一步实践。反之,应具体分析原因,找出问题,再针对问题进行新的循证研究和实践,以不断去伪存真,止于尽善。

[案例分析]

病例资料:患者,男,71岁,肛周针刺样疼痛1年8个月,血便1年5个月,3~4次/d,步入病房,神志清。查体生命体征平稳,于入院后2d行直肠癌根治术。术后复查:血红蛋白105g/L,总蛋白40g/L,白蛋白27g/L,球蛋白13g/L,营养风险评分(NRS2002)为4分。患者无肠道梗阻、炎症等肠内营养禁忌证,拟行早期肠内营养支持。但患者年龄大,机体功能减退,胃肠蠕动及吞咽反射弱,易发生误吸,可能无法实现预期营养目标,且诱发吸入性肺炎。

第一步,提出临床问题:①预防肠内营养误吸的护理要点有哪些?②一旦患者发生误吸,应采取什么急救护理措施?

按照PICOS原则,将问题转化为科研问题。P(patient):肠内营养患者;I(intervention):误吸的预防及急救处理;C(comparison):是否给予误吸预防及急救处理;O(outcome):是否有效。

第二步,检索证据。检索库:Cochrane、DARE、MEDLINE、中国知网。检索词:tube feeding;nutrition;aspiration;肠内营养;误吸。检索范围:肠内营养误吸预防和治疗的系统评价、Meta分析、RCT等。共检出文献22篇,包括系统评价4篇,RCT 15篇,个案报道3篇。

第三步，评价证据。根据"评价临床研究证据的基本原则"进行评价，包括文献的内部真实性，如纳入排除标准是否明确，是否采用随机、盲法，基线是否具有可比性；外部真实性即适用性，如试验措施的推广性、患者受益等。最终纳入文献13篇，其中包括3篇系统评价，10篇RCT。

肠内营养误吸的预防措施：①体位管理：1篇系统评价建议接受肠内营养的患者在病情允许下，应抬高床头≥30°，并在喂养结束后保持半卧位至少30min；1篇RCT认为左侧卧位更符合人体胃肠道的解剖生理特征，可利用重力作用使营养液更为顺利地进入胃肠道，降低误吸发生率；1篇RCT认为，应抬高床头30°～40°，且在喂养过程中或喂养结束后的30～60min内，尽可能保持体位相对稳定。②置管护理：1篇RCT和系统评价认为，鼻肠管终端位于幽门后或屈氏韧带后，可顺利输送营养液到十二指肠降部及空结肠，减少误吸发生。且喂养管直径的大小与误吸的发生率成反比。③输注温度、方式等的护理：1篇RCT指出，接近或略高于人体温度的营养液会减少对胃肠道的刺激，降低反流等并发症的发生率；1篇RCT表明采用持续泵入营养液可减少反流和误吸的发生。④胃残余量的护理：2篇RCT表明，应每隔4h监测一次胃残余量，若残余量＞250ml，应维持或适当降低输注速度并加强监测，以防出现误吸。

肠内营养误吸的急救措施：1篇系统评价指出，护理人员应加强对肠内营养支持治疗患者的监测。对于接受肠内营养后发生误吸的患者，应立即停止喂养，调整体位使患者头部偏向一侧；清除口腔和咽喉部等呼吸道残余物，抽吸胃内容物以防误吸发生，必要时协助医生作气管插管和支气管镜灌洗；同时开放静脉通路，及时使用抗生素预防肺炎发生，严密观察肺部情况。如果发生吸入性肺炎、弥漫性急性肺损害或急性呼吸窘迫综合征，则应协助医生按照对应的治疗原则遵医嘱进行处理。

第四步，根据以上证据，结合患者具体情况（高龄、机体功能减退，胃肠蠕动及吞咽反射弱等）、病房现有资源和护理人员的临床护理知识，制定针对该患者的最适合的护理方案：患者术后12h后安置鼻空肠营养管（CY-B型，内径3mm）行肠内营养，取左侧卧位，抬高床头30°～45°，初始营养液输注速度为20ml/h，使用输液泵控制滴速，24h内无不耐受现象，则逐渐加量直至125ml/h，使用恒温器使营养液的温度维持在37℃。输注过程中加强对患者的观察，开始输注营养液的48h内，每隔4h对患者进行1次GRV的监测，患者未出现恶心、呕吐等明显不适，且连续监测GRV＜500ml，按照每隔6～8h监测1次GRV，直至营养支持治疗结束。

第五步，评价效果、总结经验。患者接受为期5d的肠内营养治疗，未发生腹泻、呕吐、误吸等并发症，营养状态良好，抽血检查结果为血红蛋白125g/L，总蛋白60g/L，白蛋白37.3g/L，球蛋白22.7g/L，NRS2002评分为2分。患者病情平稳，住院7d后好转出院。通过对该患者的护理，提高了护理人员的肠内营养患者误吸预防及处理等相关护理理论知识和临床技能，增加了其对循证护理的兴趣。

（二）证据的评价及应用

证据是指从临床经验、观察性研究或临床试验得来的任何资料或信息，这些资料或信息在某种程度上与理解某一病症或某一病症的诊断、治疗、预防或护理的临床决策有关。因此，正确认识循证护理各种证据是正确收集证据、评价证据和使用证据的前提条件，是循证护理的基础,护理研究证据及其质量是循证护理的核心。

1. 循证护理证据的等级及推荐 证据的等级评价是证据评价的主要内容,并在证据等级评价的基础上评价证据的推荐级别。临床工作中很多时候没有相应的指南可参考,在这种情况下,可依据证据从高到低依次选择。由于护理学科证据的多元性特征,干预性研究中 RCT 设计在护理领域中并不多见,而以类试验研究设计占大多数(非随机分配或无对照组),因此护理领域的证据分级方法首先遵循 Cochrane 协作网对证据界定及分级分类的方法,但在具体标准上有一定的区别。以 JBI 循证卫生保健中心的证据分级为例,根据 Cochrane 的证据分级标准以及 JBI 循证卫生保健实践模式,探索了护理领域证据的分类方法。该分类法从证据的可行性、适宜性、意义、有效性、经济性 5 个方面对证据进行分级。JBI 的分级相对较为简化,将证据分为 4 个水平。JBI 证据推荐级别、证据强度评分标准让证据的评价及使用更加直观(表 16-3,表 16-4)。

表 16-3   JBI 证据分级方法(2010 年版)

证据等级	合理性 / 适宜性 / 临床意义	有效性	经济学证据
Ⅰ级证据	对研究的系统整合,有明确的结果	对高质量 RCT 的 Meta 分析,或高质量的大样本试验性设计研究(可信区间窄)	对多项重要干预的所有相关指标进行成本测量的系统整合,有临床敏感性分析
Ⅱ级证据	对研究的系统整合,有可信的结果	一项以上的 RCT,样本量小,可信区间宽,或类实验性设计研究	对多项重要干预的所有相关指标进行成本测量,有临床敏感性分析
Ⅲ级证据	a. 对描述性文本 / 观点的系统整合,有可信的结果 b. 一项或多项高质量的研究结果,未整合专家意见	a. 有对照的队列研究 b. 病例对照研究 c. 无对照的观察性研究	对多项重要干预的某些指标进行成本测量,无临床敏感性分析
Ⅳ级证据	—	—	专家意见或基于经济学理论

表 16-4   JBI 证据推荐级别(2010 版)

推荐的等级	合理性 / 适宜性 / 临床意义 / 有效性
A 级推荐	证据有力支持,可以应用
B 级推荐	证据中等支持,考虑应用
C 级推荐	证据不支持

研究证据及其质量的评价是循证护理工作的重要环节。以下是 JHNEBP 的证据强度评分标准和证据质量标准(表 16-5,表 16-6)。

表 16-5   JHNEBP 的证据强度评分标准

JHNEBP 的证据等级表

Ⅰ级——试验研究 /RCT 或者 RCT 的 Meta 分析

Ⅱ级——准试验研究

Ⅲ级——非试验研究或定量研究

Ⅳ级——国家级专家依据科学证据或共识(包括系统评价,临床实践指南)的意见

Ⅴ级——依据试验证据的专家意见(包括个案研究,文献回顾,组织性实验证据,临床专家意见,质量提高,财政数据,国家级专家依据个人意见)

表 16-6　JHNEBP 证据质量标准

JHNEBP 的证据质量评价		
a. 高	科学性	足够的试验样本量、足够的控制和明确的结论表现出的持续一致的结果；建立在持续性的文献回顾的基础上一致的推荐（包括对涉及的科学证据严谨的推荐）
	总结性回顾	意义明确的，可重现的搜索策略；足够数量的意义明确的研究的一致性结果；对所有纳入的研究的科学等级和质量的标准评估；明确的结论
	经验性	明确的专家意见
b. 好	科学性	合理一致性结果，有足够样本含量，控制及相当明确的结论；建立在相当充分的文献回顾基础的合理持续性推荐，包括对涉及的一些科学证据的推荐
	总结性回顾	十分合理及合适的检索；足够数量、意义明确的研究的一致性结果；对纳入的研究优势和局限的评估；相当明确的结论
	经验性	专家意见表现出可信性
c. 低质量或者主要缺陷	科学性	不一致的结果表现出来的较少可信度，样本量不足；结论不能被提出
	总结性回顾	未明确或者局限的检索策略；不一致的结果导致的不充足的证据；结论不能被提出
	经验性	专家意见不明确或持怀疑态度

2. 评价及应用证据的影响因素

（1）证据的一致性：循证护理要求任何护理策略均应根据当前的最佳证据，结合护理人员的临床工作经验、能力与患者的个人意愿来制定。将证据转化为实践时，护理团队不应只依靠单个研究/专家的推荐来做决定。通过对所搜集到证据进行分级，如果证据等级一致，可以确保团队成员的意见统一性。证据的一致性使得推荐更有可信度，也使循证实践变得更简单，但不是所有的循证实践项目都要求循证证据一致，当证据会有争议或不统一时，决策就会更具有挑战性。

（2）证据的寻找：寻找证据是循证实践过程中的一个重要步骤。证据的质量与是否正确使用检索词、文献数据库与其他证据资源有着直接的关系。寻找证据对新手来说十分复杂，检索是最花时间和费劲的工作。刚开始检索时，检索词或许没那么清晰，检索结果可能会提供过多或过少的信息。一个成功的检索是获取与循证实践问题直接相关的文献，在有条件的地方医学图书管理员可以帮助解决这个问题。

有时候，直接通过文献数据库寻找证据可能一无所获。这时，护理团队可通过相关护理网站寻找护理专业组织发布的临床指南或专家共识，以进一步指导临床护理问题的解决。某些情况下，即使护理团队尽最大努力去寻找证据，但依然几乎没有证据是可用的。此时，护理团队可能要考虑一下更为积极和主动的策略，比如针对某一具体的临床问题，开展原始研究，即可通过原始文献阅读、专家咨询、头脑风暴等方法制定临床护理问题的初步解决方案，反复论证后开展小规模预试验研究，并不断完善，形成证据。

（3）证据的质量：很多时候循证实践项目需要有一致性的结果的高质量证据，但一般情况下，高质量的证据数量较少，而多数为低质量的证据（Ⅲ/Ⅳ/Ⅴ级）。这种等级的证据在实践中使用时应酌情处理。某些情况下，为了更加普及地应用及证实这些措施的有效性，还需要更多的原始研究。

（4）质性研究评价证据体系欠缺：目前护理研究多数为非 RCT 研究，其中部分研究为质性研究。在第二届世界转化医学大会上，专家指出质性研究将是 21 世纪医学研究的主要方向之一。在循证护理证据的质量评价中，除了考虑量性研究设计外（如 RCT、病例对照设计、队列研究等），人文社会科学和行为科学领域常用的质性研究和行动研究设计也应纳入系统评价中作为可分析的文献。Cochrane 质性研究方法工作组（Cochrane qualitative research methods group，CQRMG）已于 1998 年成立，致力于推广质性研究方法并产生质性研究的系统评价，并把质性研究的结果作为临床证据指导，为质性资料的 Meta 整合提供指导。

3. 循证护理证据的引入及应用　证据应用（evidence utilization）以实践活动或系统发生变革为标志，其遵循证据改革护理实践活动。该阶段包括以下三个步骤：

（1）引入并应用证据：通过系统 / 组织变革引入证据，临床护理人员将证据与临床专业知识和经验、患者需求相结合，根据临床情景，做出适合的护理计划。

（2）实施计划：改革原有护理实践活动，如既往临床对于容易跌倒的老年人常规使用床档、束缚，而老年人跌倒预防指南及最佳证据提示使用床档、束缚可能增加老年人跌床的风险，因此遵照指南，护理临床实践中逐渐减少床档、束缚的使用。

（3）评价证据应用后的效果：通过动态评审的方法检测证据实施过程，评价证据应用后对卫生保健系统、护理过程、患者的影响。

4. 临床护理实践指南的评价和应用

（1）概述：证据转化后，有效的证据常以"临床实践指南"的形式指导临床实践。临床实践指南集中了最新最佳的临床科学研究和专家意见，并由此制订出具有针对性的护理指南。例如，护士用住院老年人跌倒预防指南、压疮的预防及治疗指南、关于身体约束的实践指南等。这些临床实践指南是科学证据的综合和评价，其应用可帮助护理人员减少护理实践中不必要的变异性，促进高质量、经济、以证据为基础的临床护理实践。

（2）临床实践指南的制定及其特征：临床实践指南的制定步骤包括：①确立主题；②成立工作组；③收集、评价证据；④形成指南；⑤传播与实施；⑥周期性回顾更新。

制定临床实践指南的要求有：①由多学科、多部门的人员参与指南开发；②基于对科学证据的系统评价；③推荐意见与提供支持的证据之间明确相关，并结合证据的等级，研究的一致性、临床相关性、结果的外推性以及可行性等综合考虑，进行分级。

临床实践指南特征主要包括：有效性、良好的信度与可重复性、代表性、临床适用性、灵活性、清晰、定期回顾和成文严谨。

（3）临床实践指南的评价及临床应用

1）临床实践指南的质量评价：临床实践指南的制定对于改善护理服务质量和安全性、减少不恰当的临床决策行为，以及提高新研究成果在临床上的推广和应用具有重要意义。但如果指南的制定不够严谨、规范，则很有可能对临床护理人员造成误导，并给患者带来危害和不必要的经济负担，因此有必要对指南进行质量评价。

国际公认的指南质量评价工具——AGREEⅡ（appraisal of guidelines for research and evaluation Ⅱ），共分为 6 个领域，包含 23 条评分项。每条评分项的最低分为 1 分，最高分为 7 分。指南评估至少需要 2~4 名评价者、每个维度的得分等于其各个项目得分的总和，并且对该得分进行标准化处理。指南各领域最终得分（标化为百分比）的计算公式如下：各领域得分 =（实际分－最低分）/（最高分－最低分）。

采用循证方法制定的指南论证强度均高于普通指南。因为采用循证方法搜集的资料全面，结论客观公正，在指南中不仅列出各种诊断、治疗及护理措施的选择，而且给出了证据强度、推荐强度，且定时更新，因此证据强度更高。临床实践指南对怎样根据这些证据来处理患者提供了指导性参考意见，临床护理人员循证护理最方便的途径是参考临床护理指南并结合患者的具体病情做出临床决策。

2）临床实践指南的应用：临床实践指南的应用是知识转化的关键。以复旦大学 JBI 循证护理合作中心所构建的《艾滋病临床实践指南》的临床应用为例，指南的应用可分为 4 个阶段：a. 现况评估和情境分析；b. 循证实践策略筛选和实践方案构建；c. 循证实践的决策及应用；d. 效果评价及反思提高。具体包括以下 8 个环节：

情景分析：通过质性访谈，对指南应用场景中的管理者、实践者进行小组焦点访谈和个人深入访谈，对指南应用对象开展护理需求调查，以聚焦实践情景中的具体问题。

组建指南应用小组：小组成员应包括医学专家、护理管理者、护理专家、循证方法学专家等，对成员开展循证实践方法学培训，以理解循证实践的意义、证据的等级，以及拟开展的证据应用程序和方法。

证据筛选：以焦点小组讨论的形式对指南中的证据与病房原有的流程和规范进行对照、讨论，共同筛选出合适的证据。

构建基于证据的实践方案，将指南中的证据目标化、流程化、工具化：将前期的临床情景分析、需求调研、证据筛选与指南中的证据进行系统整合，按照护理程序的评估、诊断、计划、实施、评价步骤，设计具体的循证实践方案，包括基于证据的护理目标、护理流程、评估工具、护理质量审查表、患者健康教育手册等。每一项流程后配有新增的护理评估记录表、具体护理措施的说明、使用方法、注意事项和标准化的健康教育内容。其中核心证据的推荐级别和来源均保留在该循证实践方案中。

循证实践方案的评议和可用性调研：适宜性、可行性、符合患者需求是证据应用的重要前提。因此制定循证护理实践方案后，还应由实践场所中的管理者和实践者进行论证、评议，包括方案是否有可信的循证依据、是否具有安全性、是否适合所在的临床情景、是否具有可操作性、成本上是否可行、患者是否能够接受等。通过综合评议的结果，对方案进行修订和调试，以使其具有更好的临床可用性。

方案实施中障碍因素和促进因素的分析和行动方案策划：方案实施的过程中必然会遇到各种阻碍因素，导致证据较难实施，或出现不按证据实践的情况，同时也会存在较多的促进因素，这时需要对出现的问题开展根因分析，细化分解要素，追踪障碍因素的成因，强化促进因素。

质量审查：方案实施后，定期开展一次质量审查，评估临床护理人员应用证据的执行力，及时发现问题，调整循证实践方案。通过质量评审，反馈证据应用的效果，并不断通过激励、奖励、问题分析、督促、培训等方式促进护理人员不但能够认识证据，同时能够逐渐认同证据、接受证据。

效果评价和反思提高：循证实践方案实施结束后，对实施效果进行评价，将成熟、有效的护理流程、护理措施等纳入护理常规，将明确无效的措施去除，存在争议的内容进入下一步探索，如此循环，不断提升，以持续改善护理质量。

第三节 循证护理发展现状

一、循证护理的临床实践现状

自 20 世纪 90 年代中国循证医学中心成立开始，循证思想在我国护理领域得到了广泛传播，循证护理在临床实践中得到探索性的应用。护理人员开始在临床实践工作中针对实际问题，按照循证护理实践步骤应用循证证据，作出临床护理决策，为患者提供最佳的护理。例如，老年褥疮的循证护理；循证护理在甲状腺功能亢进患者护理中的应用；循证护理在腹腔镜恶性肿瘤手术的无瘤技术配合中的应用；循证护理在癌症疼痛管理中的应用；循证护理在预防 ICU 患者非计划性拔管中的应用；循证护理在机械通气患者控制呼吸机相关性肺炎中的应用等。

相关研究调查显示，虽然我国临床护理人员对循证护理很感兴趣，循证护理态度积极，但对循证护理的认知尚不足，循证护理的实践技能偏低。随着我国临床护理模式的不断改进，整体护理模式的应用以及护理人员学历层次的不断提高，虽然绝大多数临床护理人员在实际工作中有较好的沟通能力，能够与同事较好地分享和传播信息，能较好地与患者及其家属沟通，及时发现临床护理问题，了解并尊重患方的意愿，但临床护理人员习惯于以护理常规、个人经验或同行指导决定护理措施，解决问题的方式多以传统的经验解决为主，具备查找科研证据与临床经验和患者意愿相结合解决问题能力的护理人员较少，避开寻找"实证"这一环节，未能将科学证据、个人经验和患者的意愿有机结合起来护理患者，护理人员自身的循证能力欠缺。

二、循证护理的管理现状

目前国外循证护理实践组织管理的促进模式包括美国杜克大学护理学院开展的老年护理创新性循证继续教育项目。该项目以创新发展思维理论等为基本框架，综合运用多种教学方法，帮助参加课程的护理人员掌握尿失禁管理、跌倒预防、疼痛控制等最佳护理实践方式，并在临床实践中推广应用。另外，还有一些国外流行的循证护理实践模式，包括研究与实践合作促进模式（advancing research & clinical practice through close collaboration model，ARCC）、健康服务领域研究成果应用的行动促进框架（promotion action on research implementation in health services framework，PARIHSF）和院校合作方法等。

三、循证护理的教学现状

循证护理要求以最新、最可靠的研究证据指导临床护理实践，而教科书多沿用经典教材，各种原则多来自以往的临床经验及逻辑推理，概念不严密，结论不准确，因此在护理教学中引入循证护理是非常必要的。循证护理运用在护理教育中，可以拓展学生的思路，培养学生运用评判性思维的能力、解决问题的能力和运用计算机网络资源的能力。培养学生循证护理能力，在临床护理决策中将现有临床研究证据融入临床实践，是高层次护理人才培养的方向，也是当今护理教育的方向。

（一）临床教学现状

循证护理只有与临床实践相结合，才能使实证运用于临床，提高护理人员解决临床问题的能力,在循证过程中查找有待改进和提高的环节,寻找循证支持的最新最佳解决方案,使护理人员逐渐形成以证据为基础的护理行为模式。因此,培养护生循证的思维与能力是临床护理教学发展的新趋势。既往研究显示,在护理临床教学中应用循证护理,可帮助护生学会从多侧面、多角度去发现问题,并能利用所学知识和最新信息进行大胆探索,善于运用最佳研究证据解决实际问题,提高护生的评判性思维、信息利用能力、统计分析能力、系统评价能力、科研能力和计算机应用能力,在护理实践中不断改进护理质量。亦有研究表明,在临床教学中采用以问题为基础的循证护理教学模式,既可提高护生解决问题、评判性思维、创新能力及沟通合作、语言表达等综合能力,同时有助于教学相长,促进护理实践向科学化和规范化的方向发展,也有助于培养高素质的护理人才。

(二)课堂教学现状

国外不少护理院校已将循证护理教育列入护理本科生、研究生和在职护理人员的继续教育中,美国 TexasAustin 大学护理学院在研究生课程中开设了循证护理;美国 BrighamYoung 大学护理学院为本科生开设了循证护理课程;美国 Pittsburgh 大学护理学院在本科生、研究生的课程中共同引入循证护理教育。

我国高等护理院校涉及循证护理教育的较少且呈现区域分布不均衡,主要集中于成都、北京、上海、广州以及台湾、香港等地区,部分省市自治区尚未开展循证护理教育。目前国内高等护理院校大都采用传统的护理专业课程体系,主要包括公共基础课、医学基础课以及护理专业课,大部分高校护理教育体系和课程设置中未增设循证护理课程。且课程形式单一,在已涉及循证护理教育的高校中大多以讲座、培训的形式展现,或只开设了循证护理课程作为选修课,缺乏系统的教学体系,也未能将循证护理相关课程如文献检索、临床流行病学、卫生统计学等课程纳入教学计划,导致护生文献检索或统计分析能力较低。此外,循证护理教育模式需要护生花费比平时更多的学习时间查找资料,要求护生学会自主学习,部分学生仍然习惯于传统的讲授法,不喜欢循证教学方法。同时,我国高校也缺乏适用于研究生、普通本科生或专科生的循证护理教材。

护理教育应走在学科发展的前列,及时调整教学策略,在护理教育中运用循证护理的教学方法把护理知识和新技术介绍给护生,使其了解新的学科知识,并加强护生信息利用、科研方法、计算机应用等基础课程的教育;同时,注重护生批判性思维能力的培养,使其走出校门后具备一定的循证护理实践能力及进一步学习能力,这样,可以有效缩小教育与临床之间的距离,从而提高教育质量,培养高素质护理人才。

四、循证护理的科研现状

自 20 世纪 90 年代发展至今,循证护理发展已初具规模,创办了《循证护理杂志》,一些国家专门建立了循证护理中心,或附设于循证医学中心,或为其下属的一部分。我国近十几年也陆续在北京和上海建立了循证护理合作中心,开展循证护理研究。但目前国内循证护理研究方面存在的主要问题包括:①对循证护理认知不足;②循证护理科研力量薄弱,人才缺乏;③医疗管理体制的制约;④循证护理研究机构的缺乏;⑤循证资源缺乏等。

第四节 循证护理的挑战和展望

一、循证护理发展面临的挑战

循证护理在我国的发展充满机遇。一方面,我国在大力推动专科护理的发展,对循证护理的理念和方法有极大的认同;另一方面,我国在促进护理硕士专业学位研究生教育,循证护理是核心能力要求,成为核心课程。与此同时,我国循证护理的发展仍然面临诸多挑战。

(一)受语言障碍、检索条件限制,国外证据资源(尤其国外护理证据)引入和了解较少

循证护理实践需要护理人员全面地检索已有文献,严格分析文献中的研究结果,最终作出正确评价,从而获得最好的证据。而国内护理人员多数英语水平低、对检索工具和计算机掌握不足,没有接受过专门的 EBN 训练,缺乏评判性思维意识、实践意识和动机的不足;同时我国护理人员人力不足,工作压力大,缺乏时间和精力等影响证据的寻找、评价和实践。

(二)本土化的临床实践指南、系统评价报告等汇总型证据资源刚刚开始,数量极少

尽管国际协作网的多个小组已制作出大量的系统评价,但就临床护理实践中所面临的大量特殊问题而言,高质量的护理研究证据较少。同时,现有的指南、系统评价等高质量证据多来自发达国家,而国外的医疗制度和条件、患者病情严重程度以及文化等方面与我国的差异,导致一些指南和证据无法直接在我国运用。

(三)引入实践的证据缺乏科学性

目前循证实践大多以原始研究结果作为证据引入实践中,但在方法上存在较大误区,缺乏深入的检索和严格文献评价。我国循证护理尚处于起步阶段,大部分医院没有临床护理研究机构,护理研究与护理实际结合不紧密,目前指导临床实践的教科书、临床常规等多数来自临床经验总结、文献综述等,缺乏可信度高的证据。

(四)证据的传播受到系统和个人的限制

护理人员在临床实践中应用和推广科研成果时必须先考虑到事关患者安全和相关法律问题,但由于很多科研成果还未经过权威机构的认证,护理人员也未获得相关部门的批准和引导,所以护理人员在应用成果之前,考虑到它的风险性时总会望而却步,且护理人员更新知识的机会不足。另外,由于循证证据的传播与推广不充分,多数患者和决策者对临床循证护理实践相关信息及知识不足,使多数证据尚未融入患者或决策者的价值观和意愿选择,影响循证护理的实施。

二、我国循证护理发展展望

(一)开展系统评价,构建我国本土化的循证护理实践指南

循证护理在我国进一步推广与发展,需要与其他学科成员配合,向先进国家的循证实践机构学习最新的信息及技术支持,需要国内循证医学中心的支持,制定出适合我国本土护理人员使用的照护指南或者照护的最佳证据,把健康促进(不仅是疾病管理)作为护理的一项基本功能。目前,四川大学华西医院中国循证医学中心、复旦大学和北京大学循证护理中心多年来致力于翻译国外临床实践指南,并积极构建本土化临床实践指南,为我国护理人员提供了大量循证护理资源。同时,我国应加快对国内丰富证据资源的梳理、评价、整合和遴选。

（二）引进国外的循证护理资源，并本土化，建立循证资源库

寻找最佳证据是循证护理实践的重要步骤之一，但大量繁重的临床工作使护理人员缺少时间和精力去广泛检索和阅读大量文献，而基于循证的临床护理实践指南是针对特定的临床情况，将相关专题的各类系统评价结论和其他证据资源汇总，经严格的质量评价和临床审查后，为护理人员提供科学有效、高质量证据的快速途径。目前全球已建立了多个循证护理电子数据库，发布了较多临床护理实践指南，指导循证护理实践活动。如加拿大安大略省注册护士协会（RNAO）自 1999 年启动"最佳护理实践指南"（nursing best practice guidelines）项目，现已发布 46 份聚焦护理领域问题的临床实践指南；澳大利亚 JBI 循证卫生保健数据库收录了 70 余篇最佳护理实践信息、220 余篇系统评价意见、1 400 余篇证据总结以及 600 余篇循证推荐实践；Nursing Consult 数据库收录了 500 多份临床护理实践指南；国内如北京大学和复旦大学循证护理中心，在翻译国外证据资源的同时，也在积极构建本土化临床实践指南，尤其是复旦大学已建立循证护理网络资源平台，提供了许多中文版最佳实践、系统评价、证据总结、推荐实践的循证护理资源。循证护理电子数据库的建立，有利于临床护理人员迅速地获取最佳、最新的科学证据，从而推进循证护理实践活动的开展。

（三）开展循证护理培训，培养一批具有循证护理能力的临床护理人才

我国循证护理的发展亟需通过培训班、网络教育等多形式提高在职护理人员循证护理能力，在护理本科教育中增加循证护理相关教程，培养一大批具有循证护理能力的临床护理人才，使临床护理人员能够主动、积极、正确地运用循证证据，将最佳证据运用于临床护理实践。

（四）建立证据转化数据库

证据转化密切关注研究证据在临床的实施及研究证据将如何改变临床护理行为，从而提高照护质量问题。建立证据转化数据库，通过多学科研究合作，包括循证医学、医学信息学、管理学、编辑学和传播学等，促进证据的转化与传播；提供通俗易懂、不断更新的最佳证据，建立连接研究人员、临床护理人员、决策者及广大用户证据与实践的桥梁；探讨循证实践中患者的价值观及意愿选择，促进医患交流，提高医疗服务的质量。

（五）在专科护理实践中融入循证护理的理念和方法，推动我国专科护理的发展和专科护理水平

循证护理逐渐在不同的专科、不同患者的护理工作中，均取得明显成效，对护理专业的发展起到明显推动作用。目前，在高血压、冠心病、糖尿病、下肢静脉溃疡、肿瘤等疾病护理，疼痛、压疮、跌倒等症状护理，口腔护理、伤口护理、心肺复苏和深静脉植管等护理技术中，通过循证护理实践，大量指南、高级证据得到临床运用，纠正以往无效或者有害的护理措施或方法，为患者提供高质量的护理，使专科进一步发展。

（六）信息化与循证护理实践

护理信息系统（nursing information system，NIS）作为护理信息学理论在护理实践中的具体应用，涵盖了患者床位管理、医嘱处理、护理计划、护理记录、生命体征记录等多项功能。随着智能化信息技术的发展，也为护理信息系统的发展带来了新机遇。智能化信息系统能为临床护理人员提供决策支持，解决临床实践问题，人工智能、数据挖掘（data mining）及知识管理等技术也为临床决策支持系统的开发奠定了基础。临床决策支持系统不仅允许用户直接获取护理信息系统内部相关信息，而且可帮助用户进行外部相关信息访问，如循证医学/护理数据库、生物医学数据库等，通过整合内外部资源，建立最佳实践数据库（best-practice databases），并将循证护理资源整合到具体护理工作流程中，辅以关键信息提示及健康教育等功能，为临床护理决策提供循证支持，从而促进循证护理的临床实践。在国内，临床决策支持系统还处于探索阶段，较少应用于护理实践，上海交通大学附属第六人民医院将循证护理与医院临床信息系统集成以提供护理决策支持，帮助临床护理人员满足护理工作中的循证护理实践要求，取得良好效果。

1. 发展移动信息化技术，实现床旁循证实践　无线网络的覆盖促进了移动信息化技术的发展，通过无线网络和移动终端，如 PDA 和掌上电脑等，护理人员可快速获取相关信息，使其处理护理信息的工作地点由护士站转移到床旁，改变了护理人员的工作模式。加拿大安大略省在"最佳护理实践指南"项目实施过程中，将外部资源整合于 PDA，护理人员可在任意工作时间和地点通过 PDA 在线获取药物知识库、最佳实践指南库及 Nursing Plus 等三个主要电子数据库资源，为床旁护理实践中快速获取证据资源提供了途径，有利于促进床旁循证护理实践的开展，且整合相关知识库和资料库的 PDA 等移动信息化技术在推动循证护理实践中的意义也得到诸多研究者认同。但目前 PDA 在国内的应用主要集中在随时查询患者信息，床旁记录患者生命体征，方便医嘱查询和执行等基础信息处理，尚未开发基于 Web 访问相应循证护理电子资源的功能，也未实现内部嵌入相关知识库和资料库，在循证护理实践的推广应用中具有一定局限性。

2. 创建网站、微信平台，传播循证护理资讯　随着信息和通信技术（information and communication technology，ICT）的高速发展，信息传播的速度和途径已发生日新月异的变化，给医疗卫生领域的发展带来了新的机遇。目前全球有多个循证护理中心，均通过开展系统综述、进行循证护理培训、通过网络和杂志传播最佳护理实践证据或临床实践指南等方面推动全球循证护理的开展。复旦大学循证护理中心翻译并传播"最佳护理实践临床指南"，致力于推广我国循证护理实践，并于 2008 年建立循证护理网络资源平台，提供丰富的信息资源和学习、实践资料，有利于循证护理资源的推广。2014 年底该中心开通微信公众平台，主要发布循证护理领域的最新消息、最新证据，讲解循证护理相关的理论知识和研究方法，将最新的循证资讯推送给一线护理人员，有利于推广循证护理理念，普及循证护理知识，推动循证护理实践的开展。

3. 信息分享激活患者主动参与医疗活动，促进护理人员循证实践技能的提高　Planetree 学者强调患者以及他们的亲人应该获得各种各样的健康和医学信息，包括实时了解患者的病历和诊疗计划。当然，信息的获取应该伴随着医护人员的支持和建议，以便使患者及其家庭能够了解病情并做出最佳的选择。然而对多数患者来说，由于他们仅仅只从医护人员处得到极为有限的信息，且自身缺少对相关专业知识的正确理解，这种单向性的、缺少理解的信息流动使患者和医务人员之间难以建立有效的合作关系，导致与自身相关的重要决定经常被动地让医务人员全权包揽。近年来，由于信息传播技术的发展，信息的大量性及易得性正改变着患者及其家人的选择。信息化促使居民和患者能够从数据网络平台查找与自己或者家人相关的疾病及健康相关信息，了解最先进的预防及处理措施。这种知识来源的增加，一方面促进了患者及其家人对医学知识的理解，使其更加主动地参与到医疗护理活动中，另一方面也导致其对医疗护理质量提出更高的要求，迫使医护人员在临床工作中更加严谨地为患者提供服务，促进护理人员在临床工作中遇到问题时主动查找最新最佳的证据，为患者提供基于循证的、科学的、高质量的护理服务，不断提高自身的循证实践技能，以满足患者的护理需求。

总之，循证护理已经在我国开展，虽然目前存在诸多阻碍其发展的因素，但随着循证护理为患者带来越来越多的护理质量改善、循证护理人才的成长以及护理政策 / 决策循证建议的兴起等，越来越多的护理人员在临床实践、教学、科研中运用循证方法，应用最佳证据为保障人类健康提供经济、有效的照护，循证护理必将有效助力我国护理专业的创新与发展。

（胡秀英　杨　蓉）

Chapter 16　Evidence-based nursing

Summary

In recent years, the discipline of Nursing, sharing the characteristics of both natural science and humanities, has made great progress from continuous reform and innovation. However, many interventions for solving nursing clinical problems are still based on individual experiences. The wide application of evidence-based medicine has promoted the subsequent developments of evidence-based nursing in China, especially the scientific and rigorous evidence-based thinking way for clinical nursing be beneficial definitely for more patients. Evidence-based nursing decisions include four basic elements: the patient's clinical conditions, the professional judgments and expertise of nurses, the current best evidence and the patient's preferences and values. Evidence-based nursing pays more attention to the integrity and subjectivity of human. Meanwhile, the diversity of nursing evidence increases, and moreover, qualitative research has attracted more attention because of its unique value. Many international classic evidence-based nursing practice models have promoted the comprehensive integration of research and clinical practice in nursing area, resulting in the great development of nursing discipline. However, currently evidence-based nursing in China is still faced with many challenges including the lower educational level of nurses, the lack of evidence-based nursing training and the lack of appropriate clinical environments for practicing evidence-based nursing. It is believed that a nurse could not get good understandings of basic knowledge and skills of nursing including clinical nursing skills, literature search, epidemiology and statistics until she or he has been trained in evidence-based nursing, which could help nurses with solving clinical problems more efficiently and precisely. In the future, we should focus on the training of evidence-based nursing skills for clinical nurses in order to promote nurses capable of doing practice actively and confidently based on the current available best evidence. Meanwhile, with the help of the resources and platforms of other disciplines, it is expected that evidence-based nursing would be further improved and developed in resources and institutions.

（Hu Xiuying　Yang Rong）

参考文献

[1] BROUWERS M C, KHO M E, BROWMAN G P, et al. AGREEⅡ: advancing guideline development, reporting, and evaluation in health care[J]. Preventive Medicine, 2010, 51 (5): 421-424.

[2] MELAS C D, ZAMPETAKIS L A, DIMOPOULOU A, et al. The significance of attitudes towards evidence-based practice in information technology use in the health sector: an empirical investigation[J]. Behaviour &

information technology，2014，33（12）：1248-1260.

[3] SEARS S. The role of information technology in evidence-based practice[J]. Clinical nurse specialist，2006，20（1）：7-8.

[4] DORAN D M，HAYNES R B，KUSHNIRUK A，et al. Supporting evidence-based practice for nurses through information technologies[J]. Worldviews on evidence-based nursing，2010，7（1）：4-15.

[5] DORAN D，HAYNES B R，ESTABROOKS C A，et al. The role of organizational context and individual nurse characteristics in explaining variation in use of information technologies in evidence based practice[J]. Implement Sci，2012，7（122）：38.

[6] POCHCIOL J M，WARREN J I. An information technology infrastructure to enable evidence based nursing practice[J]. Nursing administration quarterly，2009，33（4）：317-324.

[7] BYRNE M D，LANG N. Examination of nursing data elements from Evidence-Based recommendations for clinical decision support[J]. Computers informatics nursing，2013，31（12）：605-614.

[8] HE M，HU Y. Integrating the online nursing evidence-based information resources for evidence-based nursing study in China[J]. International journal of nursing practice，2012，18（5）：429-436.

[9] 李智，王艳艳，胡秀英. 信息化管理在循证护理实践中应用的研究进展 [J]. 中国护理管理，2015（10）：1268-1270.

[10] PETSKY H L，CATES C J，LI A M. 评价：基于呼出气一氧化氮浓度监测的药物调整不能预防哮喘恶化 [J]. 卫茂玲，译. 英国医学杂志：中文版（BMJ），2009，12（2）：113-114.

[11] DIEDERIK VAN DE B，MATTHIJS C B. 细菌性脑膜炎致听力损失与患者状态和年龄有关；地塞米松或甘油的辅助治疗效果不明确 [J]. 卫茂玲，译. 英国医学杂志：中文版（BMJ），2010，13（4）：239-240.

[12] CHARLOTTE S U. 教育和保健管理项目对慢性阻塞性肺疾病患者既没有益处，也无潜在害处 [J]. 卫茂玲，译. 英国医学杂志：中文版（BMJ），2013，16（3）：174-175.

第十七章

循 证 药 学

第一节　循证药学概述

一、定义

　　循证药学作为循证医学理念在药学领域的运用和发展，我们定义狭义或经典的循证药学为一种药学实践过程，称为"循证药学实践"（evidence-based pharmacy practice），指药师在药学实践中，慎重、准确和明智地应用当前最佳证据，与临床技能和经验相结合，参考患者意愿，做出符合患者需求的药学服务过程。从这个意义讲，经典循证药学和经典循证医学一样，以患者为服务对象；实践主体是直接为患者提供药学服务的药师；实践领域是围绕患者用药的全部活动；实践方法是借鉴和应用循证医学理念，在药学实践中逐渐形成的循证药学实践模式和方法。广义的循证药学概念则是运用循证的理念和方法学解决药学各领域的实践和研究问题，涉及药物研发、生产、配送、储存、使用、管理及药学教育等过程中的问题、干预、效果和持续改进。

二、产生与发展

　　1998 年，加拿大学者 Mahyar Etminan 等发表《循证药物治疗学：基本概念和临床应用》，首次列举了临床药师运用循证医学理论和方法指导药学实践的案例。2001 年英国 Cochrane 中心 Phil Wiffen 教授撰写的 *Evidence-based Pharmacy* 一书，提出了"循证临床药学"的定义，阐述了临床药师循证实践的模式和方法。同年陈均、蒋学华发表《临床药学实践中的循证药学》，在中国首次提及循证药学的概念及其英文名 Evidence-based Pharmacy。此后中国相继发表数百篇循证药学相关研究文献，但多数仅停留在提及循证药学这一名词，较少有文献专门探讨循证药学的内涵。2011 年张伶俐、李幼平等首次系统评价了循证药学的定义和文献发表现状，基于全面的证据分析和总结，明确提出了循证药学定义，首次探讨了循证药学学科的发展方向、面临的机遇和挑战。2013—2015 年，Phil Wiffen 在 *European journal of hospital pharmacy* 杂志更新发表了循证药学（evidence-based pharmacy）系列文章，深入阐述了循证药学的产生和发展过程。2018 年中国药学会循证药学专业委员会成立，是我国循证药学发展历程的重要事件，将全面促进循证药学领域人才培养，并推动药学学科创新发展。

三、循证药学与循证医学的区别和联系

　　作为循证医学的分支领域，循证药学遵循循证医学的原则，结合临床药学、药物流行病

学、药理学和药物治疗学等知识来评价药物的临床应用结局,也采用循证医学实践五步法:提出问题 - 查找证据 - 评价证据 - 应用证据 - 后效评价。但循证药学与循证医学也有区别:①实践主体不同,循证药学的实践主体为药师,循证医学的实践主体为医生。②实践关注环节不同,循证医学关注疾病诊断、治疗、预防和预后等环节;循证药学关注药品的研发、生产、流通和使用等环节,现阶段主要关注用药环节,包括重大疾病负担的药物防治和合理用药;重大危机事件中的药品保障和合理使用;高风险用药,包括高风险人群用药、高风险药品和高风险疾病中药品的合理使用。③实践方法不同:循证药学借鉴循证医学的实践模式和方法但又有所发展。例如,因药师的临床问题主要与用药相关,在证据检索过程中会特别关注用药相关数据库,特别是紧急情况下如何快速获得高质量用药证据,是循证药学有别于循证医学的重要方法学内容。

第二节 循证药学研究和实践探索

基于循证医学在不同领域的成功实践,其实践模式、方法、标准和流程已被借鉴用于循证药学的研究和实践中。

一、证据生产步骤

循证药学证据生产步骤与循证医学相似,但满足药学特点和特定需求。具体步骤如下:

(一)提出问题,按 PICOS 原则分解问题

能否提出好的循证药学问题,取决于药师平时工作的观察和思考能力,同时也考验对问题的分析解决能力。通过基线调查确定问题是循证药学实践和研究的起点。循证药学重点关注与患者用药相关的各种问题,包括药学基础研究、药学实践和药事管理等方面的问题,并按 PICOS 原则(P:目标人群;I:干预措施,通常为药物、用药方案或用药管理措施;C:对照干预措施,通常为其他药物或非药物干预措施;O:药物治疗有效性、安全性和经济性指标;S:研究设计或实践环境)分解问题。

(二)针对问题,检索证据

针对具体的临床问题,制定检索策略,通过相关数据库检索文献。若有相关证据,即为"有证查证用证"的过程。若现有证据不足以支持决策,则需要将临床问题转化为科学问题,通过研究生产证据支持决策,即为"无证创证用证"过程。

循证药学实践的文献检索应首先选择经专家整合的循证知识库,包括 UpToDate,best practice,clinical evidence 和 Micromedex healthcare series。Micromedex healthcare series 更侧重于药学领域。其次选择临床实践指南(clinical practice guidelines,CPGs),主要来源于各国建立的临床实践指南网站,包括美国国家指南中心(National Guideline Clearing House,NGC),苏格兰校际指南网站(The Scottish Intercollegiate Guidelines Network,SIGN)等。根据不同的临床问题检索相关的最新指南,如针对抗菌药物使用的问题,可参考我国 2015 年更新的《抗菌药物临床指导原则》和 SIGN 2014 年更新的 Antibiotic Prophylaxis in Surgery,在最新指南的指导下,药师结合患者具体病情做出用药推荐。若无法检索循证知识库或未检索到相关临床实践指南,可检索非 Summaries 类数据库如英文数据库 PubMed、EMBASE、CENTRAL 等,中文数据库 CNKI、VIP、CBM 和万方数据库等。以上检索结果不能满足决策需要,则需生产证据支持决策。

（三）严格评价证据质量

所查找到的证据只有经过严格评价，证实其真实性、临床重要性和适用性，才能应用于循证药学实践。药师作为临床用药的监护和管理者，除了快速准确为医生临床用药决策提供证据，还需具备判断证据质量的能力。证据分级系统为药师快速准确判断证据质量提供了依据。全球现有多个证据分级系统，如2001年美国纽约州立大学医学中心的"证据金字塔"、牛津大学循证医学中心的证据分级与证据质量和推荐强度分级系统（grading recommendations assessment，development and evaluation，GRADE）。GRADE 自2004年推出以来，因其科学合理、过程透明和适用性强等特点，目前已被包括WHO和Cochrane协作网在内的重要国际协会组织采用，该分级系统亦适用于循证药学的研究和实践。GRADE2011版将证据质量分为高、中、低、极低4级，推荐强度分为强、弱2级，具体见相关章节。

（四）临床决策

临床决策强调基于当前最佳证据、药学人员的实践经验和专业技能、结合患者意愿，做出科学合理的用药决策。证据及其质量是临床用药决策的依据，但药学人员的专业技能和经验是循证药学实践的基础。在循证药学实践中，切忌只以证据为依据，而忽视了临床经验、患者个体化特征和患者意愿。只有将药学实践经验和当前可得最佳证据结合，充分考虑患者选择才可能做出最适合患者的临床用药决策。

（五）后效评价

后效评价指实施临床决策后，回顾性分析实施效果，并持续改进。通过不断地凝练问题、获取证据、完成转化、解决问题、提出新的问题的循环往复，保证决策质量的持续提升。

二、常用研究方法

与合理用药相关的循证药学研究与实践主要体现在药物有效性、安全性和经济性评价三方面，也常基于不同证据来源，分为原始研究和二次研究，二次研究主要指系统评价。

（一）药物有效性评价

1. 原始研究　分为试验性研究（如随机对照试验）、观察性研究（如队列研究、病例系列研究）等。按随机方案不同，药物临床试验可分为随机对照试验与非随机对照试验；按研究目的和研究条件的差异，可分为不同的设计类型，包括交叉设计、平行组设计和析因设计。随机对照试验是药物有效性评价的金标准，也是最常用的研究设计之一。按是否设立对照，观察性研究分为分析性研究（如队列研究、病例 - 对照研究）与描述性研究（如病例报告、病例系列）。因论证强度相对较高，分析性研究在药物有效性评价中的作用更为重要。

2. 二次研究　系统评价是针对某一具体问题，系统全面收集已发表或未发表的相关研究，采用严格的文献评价原则和方法，筛选出符合质量标准的文献，进行定性或定量合成，得出当前最佳的综合结论。纳入高质量RCT的系统评价是公认药物有效性评价的最高级别研究证据，也是帮助药师临床决策的最佳证据来源。

（二）药物安全性评价

1. 原始研究　产生假设的原始研究方法包括横断面研究、不良反应监测系统、病例报告和病例系列报告等，这些研究本身存在局限性，如缺乏对照组，因此因果论证能力较差，但可为发现不良反应和建立研究假设确立研究思路提供参考。验证假设的研究方法：包括分析性研究（如病例对照研究、队列研究）和试验性研究（如随机对照研究），用以验证不良反应与药物的因果关系和计算发生率。

2. 二次研究 在研究安全性的系统评价中，各类设计的原始研究对阐明安全性有不同的作用，故可纳入不同设计的研究，分别从不同层面提示该药物的安全性，如纳入 RCT 进行定量合成可统计不良反应发生率，纳入病例报告可发现罕见严重不良反应，为进一步的验证研究开拓思路。

（三）药物经济学评价

药物经济学评价的研究类型包括基于个体水平数据的研究、基于模型的研究和二次研究等。基于个体水平数据的研究根据数据收集的时间和方式又分为前瞻性试验研究、前瞻性观察研究和回顾性研究。其中，前瞻性试验研究是目前广泛采用的研究设计，借助药物临床试验严格的随机对照双盲设计，可获得较强的可信度和较高的内部效度，但其外部效度低，且对照多为安慰剂。基于模型的研究主要包括决策树模型、马尔科夫模型和离散选择模型等。当真实世界的实验无法进行时，模型研究是最好的替代解决办法。二次研究主要是指利用已公开发表的文献资料，对不同药物治疗的方案进行系统的药物经济学评价。其特点是研究时间快，研究成本小，但必须基于充足的现有文献，以及不同研究文献的可比性等假设条件。模型研究也可采用二次研究的方法对临床试验中药品的安全性和有效性等进行 Meta 分析，将分析结果作为模型研究中参数假设的主要来源。

药物经济学评价的主要方法包括成本 - 效果分析（cost-effectiveness analysis，CEA），成本 - 效用分析（cost-utility analysis，CUA）和成本 - 效益分析（cost-benefit analysis，CBA）。CEA 是以临床效果为产出指标，比较≥2 个药品的成本和效果的经济学评价方法。分析结果通常用增量成本 - 效果比（incremental cost-effectiveness ratio，ICER =$\Delta C/\Delta E$）来表示。效果指标可分为中间指标（血压、血糖等）和终点指标（死亡率、病死率等）。CUA 是以效用作为产出指标，效用表示个人或社会对任何一系列健康结果组合的偏好，目前主要以质量调整生命年（quality adjusted life years，QALYs）或伤残调整寿命年（disability adjusted life years，DALYs）来衡量。CBA 以货币为单位表示成本和结果。将健康产出货币化的方法包括意愿支付法、联合分析法及人力资本法等。因支付能力等公平性及方法学等问题，目前 CBA 在药物经济学评价的应用较少。

三、实践探索

本节以具体实例分别从提出问题、系统检索、严格评价和应用最佳证据指导实践和后效评价循证实践结果五个步骤简介循证药学在临床实践和科研工作中的应用。

抽动障碍（tic disorder，TDs）是一种儿童期常见的神经精神疾病，临床主要特点表现为单一或多个部位肌肉运动抽动和 / 或发声抽动。流行病学研究显示中国 TDs 患病率为 6.1%，高于国外，男女患病之比为（3～5）∶1。TDs 伴有广泛的行为障碍，患者可能会承受主观不适，社会和情绪问题，也影响患者健康相关的生活质量。药物是治疗 TDs 的主要手段，包括 α 受体激动剂、抗精神病药、抗癫痫药物和苯甲酰胺类药物等，但药物种类偏多，如何优选药物？部分药物为超说明用药，有效性和安全性如何？

（一）提出问题

循证遴选适宜的治疗药物，是某院儿童神经门诊 TDs 药物治疗的关注重点，药师因此提出以下研究问题：

问题 1：全球儿童 TDs 指南如何推荐药物治疗？指南本身质量如何？

问题 2：儿童 TDs 治药物疗的有效性和安全性如何？

按照 PICOs 原则分解问题如下：

问题 1：

P：儿童抽动障碍患者；

I/C：无；

O：药物的推荐情况；

S：临床实践指南、专家共识。

问题 2：

P：儿童抽动障碍患者；

I/C：药物治疗；

O：抽动症状评分（YGTSS、TTGS、TTSS、CGI 等）、不良反应；

S：系统评价、随机对照试验。

（二）系统检索

针对问题 1，计算机检索 GIN、NGC 指南数据库和 PubMed、EMbase、CBM、CNKI 和 VIP 数据库，指南检索时间为建库至 2016 年 3 月。针对问题 2，计算机检索 PubMed、EMbase、CBM、CNKI 和 VIP 数据库和 PROSPERO，系统评价检索时间为建库至 2015 年 4 月，随机对照试验为建库至 2016 年 10 月。英文检索词包括"tic disorders、Tourette syndrome、Tourette disorder、tics、systematic review、Meta-analysis、randomize control trial、guideline、consensus"；中文检索词包括："抽动障碍、抽动秽语、图雷特综合征、系统评价、Meta 分析、随机对照试验、指南、共识。

（三）严格评价

纳入研究主要为指南、系统评价和随机对照试验，分别采用 AGREE Ⅱ、AMSTAR 和 Cochrane 偏倚风险评价工具进行质量评价。AGREE Ⅱ工具包括 6 个领域 23 个条目，两名研究者对每个条目进行评分，完全同意记 7 分，完全不同意记 1 分，并填写注释，计算最终得分 =（实际得分 － 最低可能得分）/（最高可能得分 － 最低可能得分）×100%，数值越大表示越符合条目要求。AMSTAR 量表评分为 0～11 分，其中 9～11 分为高质量，5～8 分为中等质量，0～4 分为低质量。Cochrane 偏倚风险评价主要从随机分配方法、分配方案隐藏、盲法、结果数据的完整性、选择性报告和其他偏倚来源六个方面进行质量评价，评价结果分为低风险、高风险、不清楚。

1. 指南评价结果　共纳入来自欧洲、美国、加拿大和中国 5 部指南，指南的范围和目的、参与人员、制定的严谨性、清晰性、应用性和编辑的独立性领域平均得分分别为 83.33%、62.22%、47.08%、87.78%、56.67%、46.67%。关于证据分类和推荐意见的差异较大，推荐的治疗药物不一致，详见表 17-1。

2. 系统评价再评价结果　共纳入 22 项系统评价，发表年限在 2009—2015 年，3 项为高质量，11 项为中等质量，8 项为低质量。非典型抗精神病药物（如利培酮、阿立哌唑）与安慰剂或典型抗精神病药物相比，可明显改善抽动症状，并且不良反应较少；α- 肾上腺素能受体激动剂（如可乐定，胍法辛），能显著改善抽动症状；抗癫痫药物中的托吡酯是一种有前途的治疗药物，丙戊酸钠的疗效不确定。

3. 随机对照试验评价结果　共纳入 53 项随机对照试验，28.3%（15/53）的研究报道了正确的随机分组方法，20.8%（11/53）报道了正确的分配隐藏方案，64.2%（37/53）研究不清楚是否采用盲法，9.4%（5/53）研究的结局数据不完整，所有研究均无选择性报告，3.8%（2/53）有其他偏倚来源。Meta 分析显示 α- 肾上腺素能受体激动剂和非典型抗精神病药能显著改善抽动症状，研究证据较充足；典型的抗精神病药药物比 α- 肾上腺素能受体激动剂有更严重的副作用；部分中成药可能具有一定的疗效，但研究证据不足。

表 17-1　指南药物证据级别或推荐情况

治疗药物	2011 年欧洲指南	2012 年加拿大指南	2013 年美国指南	2013 年中国指南
氟哌啶醇	A	三线	权衡利弊使用	一线
利培酮	A	弱推荐	推荐	二线
阿立哌唑	C	弱推荐	推荐	一线
奥氮平	B	弱推荐	非一线	二线
可乐定、胍法辛	A	一线	推荐	一线
托吡酯	B	弱推荐	未提及	二线
丙戊酸钠	未提及	未提及	未提及	二线

注：A：>2 项随机对照试验，B：1 项随机对照试验，C：病例系列研究，开放研究。

（四）应用最佳证据指导实践

本系列研究结论为：① TDs 指南制定的方法学质量、范围和目的，利益相关者参与度和表述清晰度方面质量尚可，但指南的开发流程、适用性和编辑的独立性略显不足；② 中国 TDs 指南推荐药物和国外存在差异，建议采用循证医学方法制定我国 TDs 临床实践指南；③ 利培酮、阿立哌唑和可乐定是目前治疗 TDs 证据较多、疗效较好、安全性较高的药物，丙戊酸钠疗效不确定；④ 全球 TDs 药物治疗的原始研究证据不足，建议开展大样本、多中心高质量的研究。

综合指南、系统评价和随机对照试验的评价结果，充分考虑药师的经验和患者价值观，在 TDs 临床药物治疗实践过程中，推荐使用可乐定透皮贴剂、阿立哌唑和利培酮，不推荐丙戊酸钠。因所在医院暂未采购阿立哌唑和利培酮，使用可乐定透皮贴剂，对于不愿意口服药物的儿童是较好选择。

（五）后效评价循证实践结果

TDs 患者使用可乐定透皮贴剂后，未见不良反应，并较好控制了抽动症状，一周一次的用法提高了患者的用药依从性和生活质量。

第三节　循证药学教育发展现状

循证方法学是药学生开展临床实践和科研的重要方法学课程之一，部分国外高校药学专业已开设循证药学实践课程或要求药学生掌握循证药学实践技能，如美国普渡大学、克瑞顿大学药学院等，其中克瑞顿大学药学院专门成立了药物信息与循证实践中心指导学生在工作中为患者药物治疗提供基于证据的药物信息。

中国循证药学教育起步相对较晚，目前尚未将循证药学作为独立专业进行本科生、研究生的招生和培养。本科教育方面，多采取在临床药学或药学专业教学中开设循证药学课程形式进行，或者在循证医学、临床药学等课程中涉及循证药学相关内容。四川大学华西临床医学院和昆明医科大学均为临床药学专业学生开设了循证药学课程；遵义医学院（现遵义医科大学）在 2017 年开设了药物流行病学与循证药学课程；福建医科大学开设了循证药学与药物经济学课程；南方医科大学、沈阳药科大学为临床药学专业学生开设了循证医学课程。研究生教育方面，主要采取在临床药学、药学专业下开展循证药学方向的硕士和博士研究生培养。2013 年临床药学硕士专业 / 方向设置研究指出，四川大学、吉林大学、第二军医大学（现海军军医大学）设有循证药学研究方向。

继续教育是循证药学教育的重要组成部分，也是当前国内外循证药学教育的重要形式。国内多家单位通过举办循证药学继续教育培训班，以循证药学继续教育项目形式开展循证药学教育，培养循证药学方向的药师或临床药师。2012 年起，中国循证医学中心与四川大学华西第二医院共同举办"循证药学和合理用药"国家级继续教育培训项目，在国内普及和推广循证理念，培养循证药学研究和实践人才，目前已连续培训 8 届，传播了循证药学的理念、方法和技术，有力促进了我国循证药学学科发展。2016 年广东省药学会主办、中山大学孙逸仙纪念医院药学部承办了国家级继续教育项目——循证药学与系统评价 /Meta 分析学习班，培训药学人员掌握循证药学系统评价与 Meta 分析基本概念、原理、方法、工具，利用系统评价与 Meta 分析方法学决策临床用药方案并开展临床科研工作。除此外，将循证药学作为药师继续教育培训项目主要课程的还有北京大学第三医院主办的"临床药学新进展学习班""中国循证药物评价论坛""医院药学四季论坛"；兰州大学第一医院承办的"药师科研素养提升培训班"等。

第四节　循证药学的挑战与展望

一、循证药学发展面临的问题与挑战

（一）"循证药学"作为一门学科尚未被国内外学者普遍知晓

采用"循证药学"或"evidence based pharmacy"为关键词在题目和摘要中检索中英文数据库，以评价循证药学在全球的关注度。结果显示提及"循证药学"的文献远少于循证护理学，见表 17-2。分析已发表文献发现：多数文献仅停留在提及循证这一名词，较少有对学科的专门研究。提示循证理念在药学领域的应用已受广泛关注，但"循证药学"作为一门学科尚未被国内外学者普遍知晓。

表 17-2 "循证药学"数据库检索结果　　　　　　　　　　　　　　　　单位：篇

检索词	Pubmed	Embase	CNKI	VIP	CBM	万方
"evidence based pharmacy"	16	60	—	—	—	—
"evidence based nursing"	832（52）	878（14.63）	—	—	—	—
"evidence based medicine"	15 213（950）	17 038（283.97）				
"evidence-based traditional Chinese medicine"	4（0.25）	10（0.17）				
"循证药学"	—	—	391	244	235	438
"循证中医药"	—	—	63（0.16）	141（0.58）	28（0.12）	39（0.09）

续表

检索词	Pubmed	Embase	CNKI	VIP	CBM	万方
"循证护理"	—	—	17 929 (45.85)	14 918 (61.14)	12 903 (54.9)	20 697 (47.25)
"循证医学"	—	—	79 263 (202.71)	10 393 (42.59)	14 934 (63.5)	9 979 (22.78)

注：检索时间从建库至 2020 年 3 月，括号中数字为与循证药学文献量的比值。

上述文献中多数仅停留在提及循证这一名词，较少有对学科的专门研究。以"循证药学"为主题的文献，内容以探索循证药学实践为主，其次为循证药学研究，较少涉及循证药学概念。在循证药学实践文献中，国外研究主要调查药师对循证实践的态度、实践现状和评价循证药学的教育实践及培训效果。国内文献则以报道具体的循证实践案例为主。循证药学研究文献均来自国内，主要探讨研究中常用的研究方法如系统评价和 Meta 分析。探讨循证药学概念的研究均来自中国，主要探讨循证药学定义和实践方法理论。目前关注和研究循证药学的研究者主要来自医院药剂科或药学部，研究方向主要为医院药学或临床药学，从一个侧面反映了循证药学在医院药学领域的应用价值，及医院药学对循证药学的巨大需求，作为推动循证药学发展的主力军，掌握循证药学知识和实践技能已成为医院药师渴望具备的能力。

（二）开展循证药学实践存在障碍

循证药学实践的基础是将最佳的研究证据与药学临床实践经验和患者的意愿完美结合，同时不能脱离具体的临床环境和条件。2006 年，WHO 和国际药学联合会（International Pharmaceutical Federation，FIP）共同编写《开展药学实践——以患者为中心》的药师手册，明确提出应在药学实践中运用循证医学的理念和方法。但临床药师在开展循证药学实践中，面临着诸如大量医疗资讯，新药不断在临床上应用，以及已上市药品新的适应证不断提出等复杂的临床问题，如何进行临床决策成为药师必须面对的巨大挑战。开展循证药学实践存在以下阻碍，主要包括：

1. 循证知识和方法不完善　临床用药知识不断更新，新证据不断出现，除药学专业知识和技能外，临床药师还必须通晓情报收集、证据评估以及用药决策分析等方面的知识和技能。

2. 政策环境支持不足　循证药学临床实践不能仅仅依靠医生和药师个人努力，需营造一个循证决策的大环境，保证循证药学能够真正在实践中得到落实。

3. 循证药学理念在医院不够普及　在医院普及循证药学理念，唤醒临床用药质量意识，倡导临床用药证据文化，以此推动循证临床用药决策与实践。

4. 临床流行病学和文献检索理论基础缺乏　循证药学实践中对临床药师的基本要求是能够正确地查证和用证。查证意味着临床药师必须具备医学信息检索的基础，用证意味着临床药师必须具备临床流行病学的理论基础。

二、循证药学发展展望

（一）普及循证药学理念和方法

药学实践是医疗过程的重要环节，是有别于其他卫生工作的专业技术领域。循证药学实践有其独立的理论体系和思维方法。但现阶段循证药学学科知识体系尚不完善，迫切需要完善其理论知识体系，为开展循证药学实践、研究和教育奠定基础。

1. 加强培训，在药学领域普及循证药学理念。各国建立的循证医学中心对宣传和传播循证医学理念、培训循证医学知识和技能起到重要作用。意识到方法学的重要性，目前中国有多个可供药学人员学习的循证药学培训项目，为该领域更广泛开展研究和实践工作提供了人才储备。

2. 建立循证药学实践技能教育体系。实现全国各级卫生机构药师掌握循证药学理念和方法的目标，最大程度实现循证药学对中国卫生事业的价值，应在周密的顶层设计下统筹兼顾，有计划地建立区域性的循证药学实践技能教育体系。

3. 搭建循证药学证据传播平台。传统的医院药学实践模式已在全球开始转型为面向患者的服务模式，临床药师成为了药物治疗团队中重要一员。循证药学将当前可得最佳证据、药师的专业技能和经验与患者的意愿结合的工作模式，是适应医院药学发展新需求的实践模式，搭建循证药学证据传播平台，将高质量循证医学证据用于更广泛临床实践，实现证据向实践转化，是临床工作的重大需求，也是未来循证药学的重要发展方向。鉴于循证方法学对合理用药的重要作用，中国药学会 2019 年批准成立了循证药学专业委员会；同年，山东省药学会和安徽省循证医学分会分别批准建立了各省级循证药学专业委员会。这些平台的建立，为推动循证药学科学发展起到重要的支撑作用。

（二）循证药学在中医药研究的应用

作为中国古老的传统医学，中医药在长期医疗实践中积累了丰富的理论和实践经验，有效地发挥了防病治病作用。Cochrane 协作网的研究证据表明，中药能有效缓解某些特定疾病症状（如乳腺癌化疗的不良反应、肠易激综合征等）。然而，因中医药学是经验性与实践性很强的学科，主要遵从由理论到实践再到经验的成长模式，因受主观因素制约较大，中医药面临中医药研究基础薄弱，证据欠佳、群体化证据生产与个体化证据应用不同步的挑战。运用循证方法学生产高质量中药临床证据，成为中医药领域的研究热点，但目前中药临床研究的方法学尚存问题，如研究目标不明确、研究方法选择不恰当、实施过程监管不到位、研究结果报告不规范和临床证据转化不及时等。

近年来，国内循证中医药专家围绕证据的生产、评价和应用进行了有益的探索，取得了阶段性成绩，主要包括：①建立了中医药临床研究核心指标集：针对中医药临床研究的结局指标普遍存在不一致、不规范、不公认、随意性等问题，张俊华教授团队提出了建立中医药临床研究核心指标集（COS-TCM）研究策略，探索建立 COS-TCM 指标条目产生方法、指标域确定方法、核心指标条目遴选方法、核心指标一致性认定方法等，这是中医药循证方法学创新的重要体现；②制定了与国际接轨的技术规范：对于中药临床试验，直接用 CONSORT 声明来规范其临床试验报告存在缺陷，鉴于中药本身的特点，2017 年，中国、加拿大、英国专家在 CONSORT 声明基础上，加入了中医药的核心元素"证"和中医方剂质量控制的具体内容，制定了《中药复方临床随机对照试验报告规范 2017：CONSORT 声明的扩展、说明与详述》，用于规范中药临床试验报告，以期提高中药 RCT 报告质量，此举标志着中医药临床试验报告相关标准制定工作逐步实现了与国际接轨；③搭建了中医药循证评价技术平台建设：随着循证医学理念在中药领域的深入和推广，中药临床研究质量逐步提升，研究过程质量控制也越受重视，国内循证中医药的专家建立了符合中医药特点的大规模临床研究设计、实施、质量控制等系列关键技术，包括方案设计、中央随机化、药品编盲与配给、试验中心选择、受试者募集、研究者培训、三级监查、终点事件评估、数据核查、数据动态管理和过程评价等关键技术，以期提升临床试验管理的质量和效率；④在国际顶级期刊发表了中医药领域研究成果，如芪参益气滴丸对心肌梗死二级预防的临床研究、芪苈强心胶囊治疗慢性心衰、麻杏石甘汤＋银翘散治疗甲型 H1N1 流感等，这些高质量临床研究证据证实了中医药的疗效和安全性，产生了广泛的国际学术影响。

循证中医药学是循证医学中国化发展的创新成果之一。目前循证中医药学发展已取得了阶段性成绩，基于中医药学发展的机遇和挑战，循证中医药未来的发展可以从以下几个方面进行探索和实践：①继续完善循证中医药研究方法学体系和循证中医药研究关键技术；②从研究设计、实施、报告等方面进行一体化设计，建设循证中医药研究质量控制体系；③建设中医药证据转化应用体系，促进证据有效、高效率的转化；④加强跨学科人才培养和队伍建设，为循证中医药学发展储备人才。

（张伶俐　杨春松　徐维平）

Chapter 17　Evidence-based pharmacy

Summary

The concept and methodology of evidence-based medicine(EBM)have been successfully applied to nursing, public health, traditional Chinese medicine, management, pharmacy, and well integrated with the demands and characteristics of specific disciplines to form different branches of EBM. In this chapter, we will introduce evidence-based pharmacy.

Evidence-based pharmacy results from the application and development of EBM into the pharmacy. The specific or classical evidence-based pharmacy is a pharmacy practice process, which is called evidence-based pharmacy practice. In this process, the pharmacist cautiously, accurately and wisely applies the best existing evidence, together with clinical skills, experiences as well as patient willingness, and carries out pharmaceutical care in accordance with the patient's needs. At the general level, the evidence-based concept and methodology are used to solve the practice and research problems in all fields of pharmacy. This definition involves the problems, interventions, effects, and continuous improvement during diverse processes including the research & development, manufacture, distribution, storage, use, and management of drugs, as well as education on pharmacy.

This chapter includes three sections, which are the introduction of evidence-based pharmacy, practical exploration about disciplinary development of evidence-based pharmacy, the challenges and the prospects of evidence-based pharmacy. In the first section, the introduction of evidence-based pharmacy describes the definition, origin, development of evidence-based pharmacy, associations and differences between evidence-based pharmacy and EBM. In the second section, the practical steps, methods, and explorations of evidence-based pharmacy are introduced in detail to provide a methodological reference for students to master practice skills of evidence-based pharmacy. Furthermore, the application of evidence-based pharmacy in clinical practice and scientific research is described in detail with examples from raising questions, searching evidence, literature quality evaluation and comprehensive evaluation. The third section introduces limitations, challenges, and prospects of evidence-based pharmacy to provide a reference for students to understand the development trend of evidence-based pharmacy.

（Zhang Lingli　Yang Chunsong　Xu Weiping）

参考文献

[1] 张伶俐,梁毅,胡蝶,等. 循证药学定义和文献的系统评价 [J]. 中国循证医学杂志,2011,11(1):7-13.

[2] YANG C,ZHANG Z,ZHANG L,et al. Quality assessment of clinical practice guidelines on tic disorders with AGREEⅡ instrument[J]. Psychiatry Res,2017,259:385-391.

[3] YANG C,HAO Z,ZHU C,et al. Interventions for tic disorders: An overview of systematic reviews and Meta analyses[J]. Neurosci Biobehav Rev,2016,63:239-255.

[4] ZHANG Z,YANG C,ZHANG L L,et al. Pharmacotherapies to tics: a systematic review[J]. Oncotarget,2018,9(46):28240-28266.

[5] 张晓雨,陈诗琪,商洪才,等. 循证中医药学理论研究与应用实践 [J]. 中国循证医学杂志,2018,18(01):86-91.

[6] 胡嘉元,张晓雨,商洪才,等. 我国临床研究发展现状及中医临床研究存在的问题、策略和实践 [J]. 世界科学技术 - 中医药现代化,2018,20(08):1417-1421.

[7] 张俊华,孙鑫,李幼平,等. 循证中医药学的现在和未来 [J]. 中国循证医学杂志,2019,19(05):515-520.

[8] 张俊华,李幼平,张伯礼. 循证中医药学：理论与实践 [J]. 中国中药杂志,2018,43(01):1-7.

[9] 李幼平,文进,王莉. 药品风险管理：概念、原则、研究方法与实践 [J]. 中国循证医学杂志,2007,7(12):843-848.

[10] 张伶俐,李幼平,梁毅,等. 全球住院儿童超说明书用药现状的系统评价 [J]. 中国循证医学杂志,2012,12(2):176-187.

[11] PHIL W,TOMMY E,HAO L. Chapter 1: Ensuring pharmacy practice is fit for purpose in Evidence-based pharmacy[J]. European journal of hospital pharmacy,2013,20(5):308-312.

[12] 卫茂玲. 医学动物替代研究发展研究现状 [J]. 中国医学伦理学杂志,2016,29(2):304-307.

[13] 蒋学华. 药学概论 [M]. 北京:清华大学出版社,2013.

[14] 杨世民. 中国药事管理学科发展 30 年 [M]. 北京:中国医药科技出版社,2014.

第十八章

循证中医药学

第一节　中医药学实践循证医学的重要性

一、中医药学的特点

中医药学是中国各族人民在数千年生产生活实践和与疾病作斗争中逐步形成并不断丰富发展的医学科学，为中华民族繁衍昌盛作出了卓越贡献。其在历史发展进程中，兼容并蓄、创新开放，形成了独特的生命观、健康观、疾病观、防治观，实现了自然科学与人文科学的融合和统一，具有鲜明的特点：

（一）重视整体

中医认为人与自然、人与社会是一个相互联系、不可分割的统一体，人体内部也是一个有机的整体。重视自然环境和社会环境对健康与疾病的影响，认为精神与形体密不可分，强调生理和心理的协同关系，重视生理与心理在健康与疾病中的相互影响。

（二）注重"平"与"和"

中医强调和谐对健康具有重要作用，认为人的健康在于各脏腑功能和谐协调，情志表达适度中和，并能顺应不同环境的变化，其根本在于阴阳的动态平衡。疾病的发生，其根本是在内、外因素作用下，人的整体功能失去动态平衡。维护健康就是维护人的整体功能动态平衡，治疗疾病就是使失去动态平衡的整体功能恢复到协调与和谐状态。

（三）强调个体化

中医诊疗强调因人、因时、因地制宜，体现为"辨证论治"。"辨证"，就是将四诊（望、闻、问、切）所采集的症状、体征等个体信息，通过分析、综合，判断为某种证候；"论治"，就是根据辨证结果确定相应治疗方法。中医诊疗着眼于"病的人"而不仅是"人的病"，着眼于调整致病因子作用于人体后整体功能失调的状态。

（四）突出"治未病"

中医"治未病"核心体现在"预防为主"，重在"未病先防、既病防变、瘥后防复"。中医强调生活方式和健康有着密切关系，主张以养生为要务，认为可通过情志调摄、劳逸适度、膳食合理、起居有常等，也可根据不同体质或状态给予适当干预，以养神健体，培育正气，提高抗邪能力，从而达到保健和防病作用。

（五）使用简便

中医诊断主要由医生资助通过望、闻、问、切等方法收集患者资料，不依赖于各种复杂的仪器设备。中医干预既有药物，也有针灸、推拿、把关、刮痧等非药物疗法，所需要器具

（如小夹板、刮痧板、火罐等）往往可以就地取材，易于推广使用。

二、中医药学的优势

历史上看，中华民族屡经天灾、战乱和瘟疫，人口不断增加、文明得以传承，中医药作出了重大贡献。至今，中医药在医疗保健中发挥着不可替代的作用，并在世界传统医药领域处于领先地位，是由其理论的科学性和优势决定的。2014 年 10 月刘延东副总理亲切接见国医大师代表座谈时，明确指出"中医药是我国独特的卫生资源、潜力巨大的经济资源、具有原创优势的科技资源、优秀的文化资源和重要的生态资源"，挖掘利用好中医药资源，具有重大现实和长远意义。

（一）独特的卫生资源

中医药学作为一门科学，其独特性在于它不仅有医学性质和自然科学属性，而且具有文化和哲学性质及人文社会科学属性；与其他医学门类相比，在理论上具有独特的生理观、病理观、疾病防治观，其本质特征是从整体联系、功能、运动变化的角度来把握生命的规律和疾病的演变，在实践中注重以人为本、三因制宜、整体调节，体现为个性化的辨证论治、求衡性的防治原则、多样化的干预手段、天然化的用药取向等。随着经济发展和科技进步，医学目标和模式也在发生深刻转变，对医疗卫生工作提出新的挑战。长期以来，中医药和西医药相互补充、协调发展、共同担负着维护和增进人民健康的任务。中医药独具整体观、系统观和辨证论治思维，在预防保健方面更具有突出优势，如"十二五"期间，全国中医医院门诊次均费用、住院人均费用分别比综合性医院低 12% 和 24%，以较低成本获得了较高收益，放大了医改"中国方案"的惠民效果。

（二）潜力巨大的经济资源

近年来，我国中医药事业一直坚持医疗、保健、科研、教育、产业、文化"六位一体"发展，涉及产业链长、吸纳从业人员多，拉动消费作用大，在促进就业、扩大内需方面有很大潜力。2014 年，中药工业总产值超过了 7 300 亿元，占我国医药工业总值近 1/3，进出口额达到 46.3 亿美元。研制了一批拥有自主知识产权的中药产品，5 个中药大产品年销售额均在30 亿元以上。目前，中医药与养老、旅游等相互融合的趋势进一步凸显，养生、保健、康复等方面的潜力持续释放。

（三）具有原创优势的科技资源

中医药是我国独有的医学科学，具有丰富的原创思维、医学实践和深厚的群众基础，蕴含着巨大的创新潜能和创新与实践相结合能力。总结利用好中医药经验，同时运用现代科技手段加快中医药创新，有助于探索医疗卫生领域创新驱动发展的新路子。譬如，抗疟药物"青蒿素"的发明，拯救了全球特别是发展中国家数百万人的生命；屠呦呦因发现"青蒿素"，荣获 2011 年美国拉斯科临床医学奖和 2015 年诺贝尔生理学或医学奖。中医、中西医结合治疗传染性非典型性肺炎，疗效得到世界卫生组织肯定；治疗甲型 H1N1 流感，取得良好效果，成果引起国际社会关注；因将传统中药的砷剂与西药结合治疗急性早幼粒细胞白血病的疗效显著提高，王振义、陈竺获得第七届圣捷尔吉癌症研究创新成就奖。"十二五"期间，36 项中医药成果获得国家科技奖励，其中国家科技进步一等奖 4 项，为提升我国医疗卫生领域的科技竞争力做出了积极贡献。

（四）优秀的文化资源

目前 130 个中医药类项目列入国家级非物质文化遗产代表性项目名录，"中医针灸"列入联合国教科文组织人类非物质文化遗产代表作名录,《黄帝内经》和《本草纲目》入选世界记忆名录。目前,中医药已经传播到世界 183 个国家和地区,与外国政府及国际组织签订的中医药合作协议达 86 项。与 17 个国家和地区建立了中医药海外中心。越来越多的国家通过中医药认识了中国、了解了中国传统文化。弘扬好中医药文化,不仅能够普及医学知识,更有利于提高人民群众的文化素养,传承中华文化的优秀基因,增强中华民族的凝聚力和向心力。同时,将弘扬中医药文化与中医药"走出去"相结合,促进中华文化走向世界,有利于提升我国的文化软实力。

(五)重要的生态资源

中医药源于自然,具有天地一体、天地人和的整体观,注重人与自然和谐相处,与尊重自然、顺应自然、保护自然的生态文明理念内在一致。当前越来越多的地方特别是中西部欠发达地区,以加强重要资源保护与合理利用为契机,推动中药材规范化、规模化、集约化种植,带动地方绿色经济发展,促进了生态环境修复。"十二五"期间,全国有 200 多种常用大宗中药材实现了规模化种植,种植面积超过 3 000 万亩,实现了中药产业持续发展与生态环境保护的良性互动。

三、中医药学实践循证医学的重要性

(一)改变中医药临床实践的模式

中医药学属于经验医学,中医药经典和经验被奉若神明,传统的中医药临床实践模式是师带徒的方式。尽管现代中医药高等教育发展 60 年,许多从业人员仍然认为,中医师临床水平的高低除了与学习中医药知识的多少有关外,更与对中医药理论及知识的感悟能力密切相关。循证医学的引入,会对中医药从业人员带来很大的思想冲击和对临床实践产生很大的影响。首先,中医药经典中所记载的经验只是著者及专家当时的经验,在循证医学证据塔中属于较低级别的证据,有待在今后的临床研究中不断验证和提升其可靠性。其次,循证医学强调当前最佳证据与个人经验的完美结合,并提供了大量高质量的系统评价、Meta 分析和随机对照试验的结果,其中包含的信息量极大,能快捷、迅速地为医师提供最新的知识,从而改变其临床实践的模式。

(二)提高中医药证据的真实性和可靠性

中医药学积累了丰富的临床实践经验证据,但按循证医学的标准,其真实性和可靠性相对较低。临床治疗性随机对照试验的系统评价和 Meta 分析是国际医学界公认的最高级别的证据,其结果有利于国际学术交流,可以帮助中医药学走向世界。但系统评价和 Meta 分析需要大量严格按照临床流行病学和循证医学方法和原则设计并实施的临床试验来提供原始数据,只有高质量设计和实施的中医药临床试验才能进一步确证中医药疗效的真实性和可靠性。而且,系统评价和 Meta 分析结果还有助于全面分析中医药临床科研方法学的应用状况及存在问题,可为今后临床研究提供方法学的指导。

(三)确立中医药的科学地位

结果的可重复性是科学的重要特征之一。迄今,中医药有大量方药和治疗方法在临床使患者的病情改善直至治愈,被认为是"有效"。但临床实践中可能产生临床疗效的因素众多,包括回归效应、安慰剂效应和特异性效应。科学地评价中医药的临床疗效,必须严格按照科学的方法设计和实施临床研究。高质量随机对照试验则是按科学的方法进行临床研究,结果受人为因素影响较少,具有较强的科学性。基于高质量随机对照试验的系统评价和 Meta 分析汇总了最重要和最主要的相关临床治疗性研究,已被证实其可重复性相对更高。因此,运用和借鉴循证医学的方法是回答世界主流医学对中医药疗效质疑的重要方法,是验证中医药科学性的重要途径。

（四）借船出海，走向世界

随着大量有关针灸、中药及其他中医药疗法的系统评价和 Meta 分析显示其对西药疗效不佳的病例治疗有效后,世界主流医学的从业人员已经开始接受并正式采用中医药的治疗方法。据统计,针灸疗法已经在全球 183 个国家和地区得到应用,海外针灸从业人员约有 38 万,针灸每年服务产值超过 100 亿美元。每年世界各国有大量西医师来到中国学习中医、针灸和推拿等,越来越多的发达国家和大药厂专门投资深度开发传统中药和中药方剂。运用循证医学方法,进一步确证中医药的科学性和安全性,有利于其融入世界主流医学。

第二节　中医药学实践循证医学的探索

一、发展中医药临床研究

与现代医学"实验基础研究—临床研究—临床实践"的发展模式不同,中医学的发展模式为"临床研究—临床实践",临床研究是中医学发展的根基。张仲景在中医学历史上被尊为"医圣",其代表性著作《伤寒杂病论》的著述方式以患者症状（临床问题）及对应的方剂（解决方法）为主,是中医案例式教学的起源,也是中医临床个案研究和病例序列研究的起源,后世中医临床专著均以专家经验、个案研究和病例序列研究为主。尽管中医古代医家对临床实践及临床研究非常重视,但是由于历史条件限制,临床研究的水平一直停滞在观察研究阶段,缺乏试验性临床研究,其研究的结果和结论带有较强的主观性,导致其重复性较差,容易出现争议。

新中国成立后,中医中药受到国家领导人的高度重视和国际社会的关注,获得了快速发展。1956 年《人民军医》杂志发表了应用黄连治疗细菌性痢疾的临床疗效观察研究,1958 年《上海中医药杂志》发表了中医综合疗法治疗流行性乙型脑炎的病例序列观察研究,这些研究是建国后我国学者对改进中医药临床研究方法的初步探索。1972 年尼克松访华后,中医针灸引起国际医学界的广泛关注。在 1972—1980 年间,在 *New England Journal of Medicine*、*Journal of American Medical Association* 等著名医学杂志刊登了多个针灸临床试验,打开了中医药尤其是针灸临床研究快速发展的通道。这些针灸试验多采用临床随机对照试验设计,以痛症（术后疼痛、膝关节痛等）、吸烟成瘾等在当时现代医学缺乏有效措施的疾病为对象,评价针灸的临床疗效并探讨其融入主流医学的可能性。还有一些学者对针灸的不良反应（针刺后感染等）做了相关研究,也发表在主流医学杂志上。在这个阶段,国内外学者逐步开始采用随机对照试验设计来验证中医药的临床疗效,多数试验的结果对中医药的临床推广应用有利。

1980—2000 年间,中医药的临床研究方法得到更进一步发展。首先,1982 年国际临床流行病学工作网成立,1990 年后在临床流行病学的基础上提出循证医学的概念,以及 1996 年成立的中国循证医学中心,均为中医药临床研究水平的迅速提升打下基础。第二,安慰剂和安慰措施研究的发展也推动了中医药临床研究水平提高。美国学者劳力行教授受 NIH

和美国国防部针灸和中医药研究项目资助，开发了一系列有效的临床研究方案，并最早在针灸临床研究中应用安慰组针刺方法。1998 年，瑞士学者 Streiberg 在 *Lancet* 上首次介绍了一种不刺入皮肤的安慰针刺器具，该器具能使受试人员产生类似被针刺的感觉，但是无法区别真针刺和假针刺，为针灸临床试验盲法的实施提供了有力的方法学支持。在随后的 2000—2006 年间，德国针灸研究人员利用该器具开展了一系列针灸临床试验，发表在 *JAMA*、*Lancet*、*BMJ* 和 *Annals of internal medicine* 等国际知名杂志上，重新引起国际医学界对针灸研究的重视和关注。其研究结果表明：对偏头痛、紧张性头痛和下腰背疼痛，针刺穴位治疗效果与假针刺治疗相当；对膝关节骨性关节炎，针刺穴位不论在远期疗效还是近期疗效均优于假针刺。上述研究结果引发了广泛讨论——针刺疗法是否该在临床推广应用、是否应纳入医疗保险以及是否所有慢性疼痛都适合针灸治疗。第三，我国中医药学者通过与国外学者合作，逐步开展中医药国际合作研究。如 1998 年江西中医学院与意大利学者 Cardini 合作，研究艾灸对胎位不正的转胞胎作用效果，发现艾灸 1～2 周能提高胎儿活动能力从而矫正胎位，该研究最终发表在 *JAMA* 上，尽管第一作者和通讯作者均非我国研究人员，但是通过与国外临床研究学者的合作，对提高我国中医药临床研究水平和探索合作模式起到了重要作用。第四，中医药临床研究的兴起也促进了一系列平台的搭建。如我国中医药临床试验质量管理规范（good clinical practice，GCP）平台的搭建，为国家"十一五"支撑计划的众多临床研究课题提供了有力技术平台支持。

2000 年至今不但是中医药临床研究水平快速提升的阶段，也是取得一系列丰硕成果的阶段。2000—2010 年间华西医院的李庭谦教授和毛兵教授围绕国内中医药临床试验质量、中医药毒副作用等问题展开了一系列研究，为后续中医药临床研究提供了借鉴和参考。他们对中医药治疗呼吸系统疾病的疗效评价开展了多个研究，并在 *BMJ* 等杂志上进行了报道。德国学者在 2000—2006 年间针对针刺治疗慢性疼痛的疗效开展了一系列研究，引发了关于针刺经穴是否具有特异性治疗效应的争议。为此，我国许多学者针对上述争端开展了研究，如成都中医药大学梁繁荣教授开展的针刺治疗偏头痛和功能性消化不良的大样本多中心临床随机对照试验，以及华中科技大学王伟教授开展的针刺治疗面瘫的随机对照试验等，均发表在 *Canadian Medical Association Journal* 等知名的国际杂志上，被著名医学杂志认为是近年来中国独立开展的高水平针灸临床试验。此外，在 2011 年王辰院士开展了一项应用麻杏石甘汤 - 银翘散治疗 H1N1 禽流感的临床随机对照试验研究，发现与奥司他韦相比，麻杏石甘汤 - 银翘散能更为显著地缩短患者发热时间，研究结果发表在 *Annals of Internal Medicine*；2013 年张伯礼和吴以岭院士牵头的"芪苈强心胶囊治疗慢性心衰"的临床随机对照试验发表在 *Journal of the American College of Cardiology* 上，研究结果证实芪苈强心胶囊在基础治疗上能进一步降低 NT-proBNP，对慢性心衰患者有利；2016—2017 年间中国中医科学院的刘保延教授牵头的针刺治疗慢性功能性便秘和压力性尿失禁两个临床试验分别发表在 *Annals of Internal Medicine* 和 *JAMA*，为针刺临床实践提供了强有力的证据。此外，北京中医药大学刘建平教授和商洪才教授在中医药干预肿瘤、纤维肌痛症等，香港浸会大学卞兆祥教授在中医药干预肠易激综合征等研究领域开展了许多重要工作。这些研究多数为临床随机对照试验设计，具有设计严谨、结果分析方法合理和结果可信度高等特点。然而，随机对照试验要求研究群体内尽可能使用一致的干预措施，导致辨证施治等中医学特点无法体现，从而存在中医药干预措施研究结果内部真实性高（结果可信度高，确实存在特异性治疗效果）而外推性较差（临床实践应用较困难）的缺陷。为此，我国部分学者也曾尝试性使用临床流行病学当中的一些观察性试验设计方法来评价中医药的疗效,如2008—2012年间,刘保延教授开展的"'冬病夏治'穴位贴敷疗法防治儿童支气管哮喘临床疗效及影响因素的研究"以及"'冬病夏治'穴位贴敷疗法防治慢性发作性肺系疾病复发的多中心大样本队列研究",对回答穴位敷贴是否能预防呼吸系统疾病这一临床问题提供了试验依据。近几年来呼声颇高的真实世界临床研究是2000年后我国学者对中医药临床研究方法学尝试性改进。

二、整理中医药临床证据

(一)古籍文献

2007年出版的《中国中医古籍总目》,收录了1949年以前出版的、来自全国150多个图书馆或博物馆的13 455种中医图书,包括一些孤本、珍本和善本,是一本全面系统反映中医文献"家底"的大型工具书。2011年出版的《中医古籍丛书综录》收录了1911年以前流传下来的中医古籍丛书、综合汇编类丛书中的中医古籍子目,于1911—1949年出版的近代中医药著作予以保留,能较快速地查阅有关中医药古籍的信息。

2015年基本完成、2018年全部出齐的《中华大典•医药卫生典》提供了分门别类、准确翔实、便于检索与古代医疗相关的专题分类资料。其《医学分典》收录自中医学建立以来,迄于1911年期间的所有中医诊法专著、综合性中医古籍;《药学分典》收药4 302种,药图21 059幅,是一部东西南北中医药物异同对比研究、本草药物真伪鉴别、加工炮制的重要参考资料;《卫生学分典》以典型、具代表性的养生文献,反映古人的生命智慧。此外,《中华医典》(光盘版)共收录了700余部中医古籍,涵盖中医本草方药、临床各科及医经养生等方面的内容,是快速检索中医药古代文献较方便的工具。

(二)现代文献

目前国内共有近120种中医药及中西医结合类期刊,800余种生物医学期刊刊登中医药及中西医结合方面的内容。以上内容绝大多数被中国生物医学文献数据库(CBM)收录,从1978年以来的1 600多种中国期刊以及汇编、会议论文,学科涉及基础医学、临床医学、预防医学、药学、中医学以及中药学等医药卫生的各个领域。作为文摘型数据库,CBM的全部题录均根据《医学主题词表(MeSH)》(中译本)、《中国中医药学主题词表》以及《中国图书馆分类法•医学专业分类表》对收录文献进行主题标引和分类标引,借助协和医学院图书馆丰富的馆藏资源和与维普等数据服务商的合作,同时依托国家科技图书文献中心(NSTL),可满足简单检索和复杂检索的需求,具有较高的查准率和查全率,是目前国内医学文献的重要检索工具。获取中医药研究中文全文可以从中国知网、万方、维普等全文数据库获取。中国知网(CNKI)是目前世界上最大的连续动态更新的中国期刊全文数据库,收录国内8 200多种重要期刊,包含中医药相关期刊杂志200多种。万方数据库收录有6 000多万篇期刊文献等,包含中医药文献210多万篇。

外文数据库中,PubMed核心数据库是以医学为主题的Medline数据库,提供57种语言的医学文献的免费题录和文摘,以及免费或付费的原文获取服务。Medline数据库中收录的中医药学文献涉及语言16种,期刊近2 000种,集中于内科学、中西医结合、补充替代医学、药理学、毒理学和药剂学等领域,在化学、光谱学等专业期刊中的比例也有所增加。Embase数据库作为全球最大最具权威性的生物医学与药理学文摘数据库,覆盖了1947年至今最重要的国际生物医学文献,囊括基础医学、临床医学、药学、补充和替代等生物医学的各个领域，尤其是对药物的相关研究信息的比重较大，并提供部分文献的全文链接。获得英文或其他语言论文全文往往需要购买 Elsevier、Wiley、Springer 等期刊全文数据库。然而，目前 open access 的期刊越来越多，获取论文全文将会越来越方便。

（三）二次、三次文献

中华中医药学会、中国中医科学院等多家单位联合成立了中医药临床证据数据库，该数据库由有效性证据库、针灸临床证据库、安全性证据库三部分组成，将对近十万个中医药 RCT 研究进行结构化的数据提取，系统的质量评价、自动可视化数据分析以及证据分类浏览检索，为中医药临床试验数据的高效和证据转化利用奠定了良好的基础。

目前国际上公认的经典循证医学数据库是 Cochrane 图书馆，其由多个数据库组成，可快速获得与临床问题相关包括其他期刊或数据库来源的临床试验研究、评论、或系统评价 / Meta 分析类文章，其内部最核心是 50 余个系统评价组，大多数系统评价组的主题涉及补充和替代医学，包括针灸、中草药、太极 / 气功、推拿 / 按摩等系统评价 /Meta 分析文献。

随着中医药疗法的安全性、临床疗效和经济效益被证实，越来越多的临床指南将中医药疗法纳入推荐方案。如美国国立临床诊疗指南数据库（NGC），收录了来自全世界 310 个机构发布的 2 400 余篇指南，其中有 190 余篇指南涉及中医药疗法。英国国立健康与临床优化研究所（NICE）提供的临床诊疗指南中有 70 余篇涉及中医药疗法。

第三节 中医药学实践循证医学的现状

一、中医药临床研究进展

（一）中草药及植物药

在 Cochrane 图书馆中有关中草药及复方的系统评价和 Meta 分析 69 篇，研究中草药 58 篇，研究中药复方 11 篇。目前已经明确中草药及复方对 20 种疾病治疗有效，包括黄芪治疗急性呼吸道感染，复方双花口服液治疗急性咽炎，复方蒲公英汤治疗慢性咽炎，温胆汤治疗精神分裂症，二仙汤治疗尿路感染，雷公藤复方治疗原发性肾病综合征，速效救心丸缓解心绞痛急性发作，冬虫夏草辅助免疫抑制剂治疗肾移植患者术后排斥反应，经前平颗粒治疗经前综合征、痛泻要方治疗肠易激综合征、普通感冒、多囊卵巢综合征、急性胰腺炎、子宫内膜异位症、原发性痛经、高脂血症、2 型糖尿病、高胆固醇血症、骨质疏松症、甲状腺功能减退症、脑心通、脑脉泰、通心络治疗血管性痴呆等。已经明确中草药及复方对 19 种疾病治疗无效，包括川芎治疗急性缺血性脑卒中，大黄治疗慢性肾脏病，桂枝茯苓汤治疗子宫肌瘤、急性腮腺炎、慢性乙型肝炎、先兆流产、异位性湿疹、子痫前期、胆石症、HIV、原因不明性复发性流产、麻疹、特发性慢性疲劳和慢性疲劳综合征、糖尿病视网膜病变、尖锐湿疣、异位妊娠、血管性痴呆、粘连性小肠梗阻、阿片类戒断综合征等。21 种病症因缺乏足够的证据未得出结论，包括灯盏花注射液治疗急性脑梗死，健脾温肾汤治疗乙型肝炎，逍遥丸治疗经前期综合征，雷公藤复方治疗类风湿性关节炎，地榆、地黄、槐角、当归、黄芪治疗痔疮出血，水葡萄、海藻、石斛、辣椒素治疗非特异性腰痛，绞股蓝、三七、银杏、山楂、丹参、泽泻、黄柴胡、决明子、大黄治疗脂肪肝，苦参治疗乙型肝炎，肉豆蔻、贯叶连翘治疗神经性疼痛，三七治疗糖尿病视网膜病变，小柴胡汤治疗慢性乙型肝炎，七叶树治疗血栓形成后综合征，灵芝治疗癌症、心血管疾病等。

此外，一些高质量的 RCTs 研究已明确证实中草药及复方的临床疗效。如枸杞补充剂可为视网膜提供神经保护作用，延迟色素性视网膜炎的视锥变性，吴茱萸汤治疗胃食管反流性疾病，痛泻方有效治疗肠易激综合征，蟾蜍提取液、猫人参颗粒、丹参颗粒、山慈菇颗粒和鸡内金颗粒可有效预防小肝细胞癌术后复发，葛根芩连汤治疗 2 型糖尿病，田七胶囊有效预防 2 型糖尿病，黄芪、茯苓、丹参、附子、葶苈子、黄芪注射液、生脉注射液、真武汤、生脉散、苓桂术甘汤治疗慢性心力衰竭，氨甲蝶呤联合雷公藤复方治疗类风湿性关节炎，一些中药复方治疗多囊卵巢综合征所致月经过少和闭经，青黛用于治疗甲周部银屑病，小白菊联合针刺治疗女性头痛等。值得注意的是，一些 RCT 也证实部分中药及复方对病症无效甚至有危害，例如靛蓝治疗溃疡性结肠炎可出现轻度肝功能不全、肺动脉高压等，中草药不能改善症状性丙肝患者的生活质量、肝功能或病毒载量，红三叶草、樱草油、人参、当归、野山药精华等不能缓解更年期症状，肾病终末期患者由马兜铃属（广防己）引起的尿路上皮癌的患病率更高，临床上应慎用。

近年来，中草药开始被各类临床指南推荐用于多个系统疾病的治疗中。例如，英国国家卫生与临床优化研究所在《成人肠易激综合征：诊断和治疗》指南中认为，中草药有助于缓解患者症状、提高生活质量，予以推荐使用（Ⅰ级推荐）；美国皮肤病协会在《痤疮治疗临床指南》中推荐中草药治疗痤疮，并认为该类制品安全且具有较好的耐受性（B 级推荐）。

（二）针灸

截至 2019 年 10 月，Cochrane 系统评价数据库中注册的针灸研究共 128 项，涉及消化系统、免疫系统、泌尿生殖系统、呼吸系统等多个系统疾病，其中对 63 种疾病研究已经得出初步结论。针灸治疗有效的疾病有 15 种，分别为急性卒中、自发性头痛、颈痛、膝关节炎、手类风湿性关节炎、妊娠盆腔痛和腰痛、原发性痛经、经前期综合征、术后恶心呕吐、化疗后恶心呕吐、偏头痛、紧张性头痛、周围性骨关节炎、纤维肌痛症和急性睑腺炎。针灸疗效尚不确切的疾病有 48 种，包括肩痛、夜尿症、网球肘、卒中急性期、血管性痴呆、卒中恢复、贝尔面瘫、急性卒中后吞咽障碍、成人卒中后尿失禁、成人紧张性尿失禁、压力性尿失禁、腰痛、类风湿性关节炎、慢性哮喘、肠易激综合征、引产、臀先露、生产疼痛、青光眼、失眠、抑郁症、精神分裂症、可卡因依赖、戒烟综合征、抑郁症、产前抑郁症、不宁腿综合征、辅助妊娠、子宫肌瘤、儿童麻醉辅助、慢性肾病、癌性疼痛、儿童秽语综合征、功能性消化不良、更年期潮热、急性脑外伤的治疗和康复、延缓儿童和青少年近视、慢性肾病睡眠障碍、慢性疼痛、成人神经疼痛、慢性前列腺炎 / 慢性盆腔疼痛综合征、乙型肝炎、味觉障碍、腕管综合征、症状性胃痉挛、高血压、髋关节骨关节炎、多囊卵巢综合征。对于癫痫、精神分裂、自闭症、卒中后吞咽困难这四种病症，现有 Cochrane 系统评价和 Meta 分析认为针灸治疗无效。

另外，现有高质量的 RCT 研究证实针灸的有效性和安全性。例如，针灸辅助治疗慢性稳定型心绞痛，可以明显减少发作频率、降低发作时疼痛强度，并可调节患者的焦虑和抑郁情绪，针灸可以降低乳腺癌患者服用芳香化酶抑制剂造成的关节疼痛，电针治疗可以明显改善患有轻度颅脑损伤和创伤后应激障碍的退伍军人的持久性睡眠障碍，电针治疗女性压力性尿失禁，可以明显减少漏尿量、改善患者生存质量；针灸具有降低偏头痛复发率的长期疗效；电针治疗可以明显提高严重慢性功能性便秘患者的完全自发排便率，且安全、不良事件少；针灸可促进贝尔面瘫患者面部功能的恢复，"得气"（针感）后针灸治疗效果更佳；术前给予膝盖手术的患者耳针治疗，可有效降低术后疼痛和术后布洛芬的使用量。同时，也有 RCT 研究提示针灸对某些疾病的疗效尚不确切。例如，电针可改善绝经期妇女生活质量，但对其绝经期症状并未有明显缓解（*American Journal of Obstetrics and Gynecology*，2018），对接受体外受精 - 试管婴儿的妇女进行针刺并不能明显提高活产率（*JAMA*，2017），对于 50 岁以上患有中重度膝痛的患者，针灸在缓解疼痛和提高关节功能方面并无明显优势。

基于现有的系统评价和高质量临床 RCT 研究结果，近年来，针灸被各类指南推荐用于多种疾病的治疗中。例如，美国内科医师学会在《急性、亚急性、慢性腰痛的非侵入性治疗指南：2017》中，认为针灸可以改善疼痛和促进运动功能，给予强推荐；北美脊柱学会在《腰椎间盘突出症的临床诊疗指南》中指出，针灸、经皮电刺激和电疗等辅助疗法可有效改善腰突症症状，予以 I 级推荐。同时，针灸疗法还被各类指南推荐用于过敏性鼻炎（美国耳鼻喉 - 头颈外科学基金会，B 级推荐）、外阴疾病（英国性健康和 HIV 协会，B 级推荐）、围绝经期综合征（美国内分泌学会，Ⅱ 级推荐）、放疗后呕吐（安大略儿童肿瘤小组，弱推荐）、耳鸣（美国耳鼻喉 - 头颈外科学基金会，C 级推荐）、旋转肌袖综合征（南威尔士大学，C 级推荐）和创伤后应激障碍（澳大利亚创伤后精神健康中心，D 级推荐）等病症的治疗。

（三）中医药非药物疗法

在 Cochrane 图书馆中，有关中医药非药物疗法的系统评价 /Meta 分析文献共 54 篇，包括太极疗法、气功疗法、音乐疗法、膳食疗法、推拿疗法、按摩疗法等。目前已经明确非药物疗法对 13 种病症治疗有效，包括太极拳可有效治疗类风湿性关节炎；音乐疗法可有效降低焦虑型机械通气患者镇静剂和止痛剂摄入量，减轻焦虑型癌症患者症状和治疗副作用，改善焦虑型冠状动脉粥样硬化性心脏病患者生理功能，提高失眠症患者睡眠质量，促进获得性脑损伤患者康复，提高自闭症谱系障碍儿童患者的社会互动和沟通能力，提高重度精神分裂症患者的感知及相关能力，减轻痴呆症患者的抑郁症状；膳食疗法控制特应性湿疹症状，降低癫痫发作频率；推拿疗法短期内改善急性和亚急性腰痛患者的疼痛和功能，预防分娩期会阴创伤；足底按摩可以减轻孕妇分娩疼痛、缩短分娩时间，提升其分娩控制力和分娩情感体验。已经明确以下非药物疗法无效，如膳食疗法不能延缓儿童肾脏疾病进展、不能预防先兆子痫及其并发症、不能降低终末期肾脏病和心血管事件的发生率。此外，还有一些非药物疗法尚需高质量、大样本的临床试验予以检验，如太极拳与气功治疗心脑血管疾病、改善慢性阻塞性肺疾病患者呼吸困难和生活质量，音乐疗法治疗妊娠与分娩相关疾病，膳食疗法缓解肥胖人群哮喘症状、降低健康人群高胆固醇和预防 2 型糖尿病，按摩疗法管理痴呆症相关行为和情感、预防压力性溃疡等。

一些高质量的 RCTs 研究显示，中医药非药物疗法具有积极的治疗效果，如太极疗法可以减少高龄老年人跌倒率，对纤维肌痛患者身心均有较好疗效，可改善心力衰竭患者的生活质量、情绪和运动自我效能，可作为治疗纤维肌痛的有效方法；按摩疗法可以减轻癌症患者的疲劳程度，有益于化疗后癌症患者的身体活力、身心健康，并缓解化疗过程中的疲劳，从而支持癌症患者的日常生活活动，有助于膝关节骨性关节炎患者的改善膝关节运动功能、缓解膝关节疼痛；音乐疗法可以改善自闭症儿童的社交能力和听觉运动能力，还可以在外科手术中联合指导图像，减轻患者的疼痛与焦虑。

目前一些临床实践指南对非药物疗法进行了推荐，如美国医师学会《急性、亚急性及慢性腰痛的无创治疗临床实践指南》强推荐太极拳治疗急性、亚急性及慢性腰痛（中度效果）和改善功能（低度效果），美国风湿病学会强推荐有条件的类风湿性关节炎患者参加太极拳锻炼。此外,推拿疗法被推荐作为急性腰痛、脊柱手术、慢性或亚急性腰痛的疗法之一(美国医师学会和美国疼痛学会,弱推荐),用于儿童股骨头骨骺缺血性坏死术后管理(辛辛那提儿童医院医疗中心,强推荐),以及乳腺疾病(临床系统改进协会,强推荐)和老年痴呆(哈特福德老年护理学会,专家共识)治疗等。

二、中医药临床实践

最近几十年来,为规范中医临床诊疗行为,保障和提升中医医疗质量和医疗安全,中医临床各科出现了大量的临床指南,这些指南被广泛地应用于临床实践。以证据为基础的指南被专家、管理者和政策制定者看作是高效医疗的有力工具,而循证的指南则被认为是沟通高速增长的研究发现和临床实践之间理想的桥梁。

随着国家对中医药事业发展的重视和中医药现代化、国际化的迫切需要,中国政府对中医药标准化工作给予了大力支持,中医常见病、多发病的诊疗指南制订是该项工作的重要组成部分。最初制订的中医药诊疗指南基本属于专家共识性质的指南,其科学性、实用性有一定限制。据统计,2007—2012 年间,中华中医药学会组织制订和发布了 422 项常见病诊疗指南,包括 132 种内科常见病、21 种肿瘤、15 种糖尿病并发症、26 种外科常见病、44 种妇科常见病、40 种儿科常见病、20 种眼科常见病、15 种耳鼻咽喉科常见病、20 种肛肠科常见病、20 种皮肤科常见病、44 种骨伤科常见病以及 25 种整脊常见病诊疗指南。

随着循证医学原理和方法在中医药领域的广泛传播和深入应用,中医药循证医学学术组织也应运而生。2003 年上海市中医药循证医学研究中心率先成立,并于 2005 年与挪威国家补充与替代医学研究中心共同主办了"中医药临床研究方法学"培训班。2005 年北京中医药大学循证医学中心正式成立,于 2008 年成为国际临床流行病学网络(IECLEN)批准成立的临床流行病学培训机构和国际 Cochrane 协作网补充替代医学领域中医药分中心。2009 年依托成都中医药大学建设的中国针灸学会循证针灸专业委员会成立,成为第一个设立循证医学专业委员会的中医药学会。2019 年 3 月,受国家中医药管理局委托、由中国中医科学院筹建的中国中医药循证医学中心在京揭牌成立,是全球首个中医药领域的循证医学中心。6 月,全国首个省级中医药循证医学中心在成都中医药大学附属医院成立。2020 年 1 月,北京中医药大学成立国际循证中医药研究院。

随着循证医学原理和方法在中医药领域的广泛传播和深入应用,从 2009 年开始,一批中医药学者就开始探索循证中医药临床实践指南的制定研究。2015 年 11 月 26 日,国家中医药管理局组织召开的中医药团体新闻发布会在北京举行。会议发布了中医临床诊疗、中药学、循证针灸临床实践等 5 大类共计 109 项中医药团体标准。其中,《中医临床诊疗指南编制通则》注重解决中医个体化诊疗、行之有效的中药汤剂很难开展高水平循证医学临床试验、中医古代文献证据级别较低等问题。《循证针灸临床实践指南》则是在针灸实践与临床研究的基础上,遵循循证医学的理念与方法,紧紧围绕针灸临床的特色优势,综合专家经验、目前最佳证据以及患者价值观,将国际公认的证据质量评价与推荐方案分级的规范与古代、前人、名老针灸专家临床证据相结合,并将临床研究证据与大范围专家共识相结合,制定出 9 项能保障针灸临床疗效和安全性,并具有科学性与实用性的有效指导针灸临床实践的指导性意见。

在制定指南的同时,为进一步简化和推广指南的临床应用,国家中医药管理局政策法规与监督司下达了中医药标准化制订与修订任务,重点针对特定疾病的诊疗流程,更注重治疗过程中各专科间的协同性、治疗的结果和时间性。由国家中医药管理局医政司分三批发布,2010年发布了22个专业95个病种临床路径和诊疗方案,2011年发布了24个专业105个病种临床路径和诊疗方案,2012年发布了24个专业104个病种临床路径和诊疗方案。总之,临床指南、临床路径和诊疗方案的制订和颁布,对于规范中医药临床实践、提升中医药医疗实践质量发挥了重要作用。

第四节　中医药学实践循证医学面临的问题和展望

一、面临的问题

中医药的临床研究在新世纪后多采用随机对照试验设计,取得了相当丰富的研究成果,但是也存在很多问题。最突出的是,在国内中医药临床实践当中,循证医疗并非占据主导地位。在广大基层,绝大部分的中医药从业人员仍然以教材、名老中医经验或地方特色疗法为主指导临床实践,极少参照中医药诊疗指南,这在CNKI上检索的中医药临床试验中,绝大多数试验的干预措施(试验组或阳性对照组)的制定上可以一窥。

而且,发表在国内期刊上的中医药临床试验的质量饱受争议。2007年,王刚等在 *Clinical Therapeutic* 上发表研究,结果显示13个国内主流医学杂刊登的中医药临床试验文章普遍质量偏低,这些试验的结果可能存在较大的偏倚风险。2008年后中医临床试验的质量快速提升,许多研究发表在国外高水平杂志,但仍然数量偏少。缺乏足够数量的高质量随机对照试验是目前中医药证据整合的最突出问题。由于优质的随机对照试验数量偏少,Cochrane图书馆收录的针刺治疗系统评价中,尽管绝大多数结果均提示针刺治疗对患者有益,但由于试验质量普遍不高而无法得出肯定结论。

此外,中医药系统评价中普遍存在临床试验异质性也是学者们对系统评价结果持有怀疑态度的重要原因。干预措施的异质性是中医药系统评价中最常见的临床异质性之一。由于中医对现代医学的疾病系统认识不同,因此有许多同病异治的现象——同一种疾病治法甚至治则都不一样,导致中医药临床试验采用的干预措施难以统一规范。譬如针灸治疗偏头痛的方法就有毫针刺、电针等,每项试验所选的穴位也不尽相同。因此,目前判断针灸治疗偏头痛是否存在异质性还只能通过统计学分析,而无法根据临床干预措施的异质性进行分析,导致分析的结果很难直接回馈临床。

二、展望

(一)进一步普及循证中医药实践

首先,将已经制定和颁布的中医药临床实践循证指南,通过互联网等方式供患者、医生或医疗决策者等免费下载,方便使用者及时、快速地追踪到目前最新的临床实践指南,并同时发布相关解读,使循证理念深入现代临床实践当中。第二,开展多种线上或者线下的培训,一方面普及推广循证临床实践指南的使用,另一方面使开展系统评价研究不再是具有专业的临床方法学家或统计学家才能做的工作,而是从事日常临床工作的医护人员也能根据临床实际问题开展的研究。第三,利用互联网的普及开展高质量的多中心临床随机对照试验。在互联网和信息技术高度发展的今天,在互联网基础上的动态随机已经能够实现多中心临床试验中随机方案的动态调整,各中心竞争性入组,不影响整个试验的进度,而且可以实现各中心快速上报试验数据和临床试验数据管理。

应用互联网思维发展循证医疗以及临床研究逐渐成为现代医学的发展趋势，中医学的临床研究和实践的发展也应该跟随这种潮流。早在 2002 年，德国开展针刺治疗偏头痛、下腰背疼痛等慢性痛症的多中心随机对照试验时便开展了使用计算机互联网技术管理随机分配方案（参与试验的诊所数量有上百家）。2006 年至今，由成都中医药大学梁繁荣教授牵头的两项国家 973 计划项目临床研究当中，均应用了互联网和信息技术管理随机分配方案和患者数据库。2010 年至今，与中医诊疗相关的手持式设备或者智能手机 App 也逐步被开发出来，大大改善了中医药临床研究的数据采集方式，如国家专利局网站可查询到的"针灸临床循证决策支持系统"等。抓住应用互联网思维快速发展的时机，尽可能多地采集数据和普及中医药循证证据是中医药在国际推广应用的必经之路。

（二）采用真实世界临床研究设计开展中医药临床研究

近年来真实世界临床研究设计在中医药临床研究中逐步得到应用。真实世界临床研究是指在保持干预措施和临床实践高度一致的前提下，尽可能地消除真实临床实践中混杂因素对疗效的影响。相比实验性研究特别是随机对照试验，其具有以下优点：研究经费不再是限制研究规模的重要因素；不因为严格的入选和排除标准，把很多有研究价值的患者排除在外；大大提高了统计效力；直接与现有最好的治疗方案进行比较，筛选新的治疗措施应用于临床，加强了研究结果对临床实践的指导作用。因此，大样本的观察性研究逐步得到中医药研究人员的认可。如上述的三伏贴防治呼吸系统疾病的队列研究；2016 年，加拿大学者 Garland 采用随机对照试验结合观察性试验设计的方式，来比较针刺和认知行为疗法对肿瘤患者伴发失眠症的治疗疗效，为个体化治疗提供决策依据。

此外，随着计算机处理能力的不断上升，一些在 20 世纪难以实现的临床研究设计方法也得以在中医药临床研究中应用，比如基于倾向性匹配得分的疗效评价研究。倾向性匹配设计是在病例资料来源充足的情况下，对新治疗组措施组（试验组）和常规最佳措施组（对照组）的患者在年龄、病程、病情相关资料等重要基线值上进行匹配分析，在一定程度上可以避免因选择性偏倚带来的基线不均衡，又能大幅降低试验的花费。总之，随着计算机技术的发展，如可穿戴设备的不断改进，使得患者的数据采集变得越来越容易，真实世界临床研究的方法将会在中医药研究当中得到越来越广泛的应用。

（三）应用个体化数据的系统评价进行中医药疗效系统评价和 Meta 分析

基于个体化数据的系统评价（individual patient data Meta-analysis，IPD）是目前较为公认的解决临床问题的系统评价方法。IPD 系统评价从符合纳入标准的随机对照试验当中获取原始数据，并根据原始数据的记录情况结合试验方案设计特点，针对临床实际问题设计更为细化的数据整合方式。因此，IPD 系统评价能一定程度上解决中医药系统评价中干预措施的临床异质性过大的问题。如 2012 年，Victor 等学者将 2000—2008 年间德国和美国开展的针刺治疗慢性疼痛的临床随机对照试验原始数据进行整合，按病种（偏头痛、紧张性头痛、下腰背痛等）、主要指标评价时间等影响试验同质性的关键因素进行细分，得出针刺治疗常见的慢性疼痛有效的结论。该结论影响了 2015 年 NICE 颁布的头痛治疗指南，针灸作为头痛预防治疗的手段之一载入指南。相比 2009 年 Madsen 等人在 BMJ 报道的针刺治疗慢性疼痛的系统评价，Victor 等人的 IPD 系统评价结果说服力更强，国际医学界的质疑更少。

尽管 IPD 系统评价的方法优点众多，但其也不能解决中医药数据整合当中面临的所有问题。首先，原始数据不易获取。由于质量好的临床试验原始数据可以用来做二次分析和数据挖掘，许多研究者难以决断是否贡献数据。而且临床试验的知情同意书中已告知患者数据用途，将原始数据用于 IPD 系统评价的数据整合并不在原数据用途范围之内，数据安全性及试验参与者的隐私问题是研究者必须考虑的问题。其次，IPD 系统评价不能解决多种中医药干预措施间两两比较的问题。由于中医药临床试验设计多为安慰措施对照或与现代医学有确切疗效证据的措施对照，所以多种中医药干预措施直接对比的试验较少，IPD 系统评价因此无法筛选最佳中医药临床治疗方案，然而这恰恰是临床实践者最为关心的临床问题之一。

（四）应用比较效果研究和网络 Meta 分析进行中医药优势方案筛选

比较效果研究（comparative effectiveness research，CER）注重对至少两种不同的干预措施进行对比，从而获得针对某类患者最优效的治疗方案。同时，CER 也把诊治的成本纳入研究，强调经济效益。CER 研究的设计类型包括试验性研究、观察性研究及集成研究，2010 年国际药物流行病学会签署的"良好的比较效果研究"（good research for comparative effective-ness，GRACE）准则中提倡进行非干预性的研究即观察性研究。因为观察性研究的实施条件更贴近于现实世界的真实环境，而且观察性研究能填补诸如针对一些亚类人群、扩大适应证人群、特殊疾病等不能进行过多条件限制的研究的证据空白。目前，中医药领域有不少以"效果比较研究"命名的临床试验，然而多数研究并未完全体现 CER 的设计要点。

2000—2012 年间，国外开展了多个评价针刺预防偏头痛发作疗效的临床试验，这些试验评价了毫针刺（手法行针）对比假针刺、电针对比假针刺、毫针刺对比氟桂利嗪（偏头痛预防的指南推荐药物）、毫针刺对比等待治疗、毫针刺对比其他针刺方法（如刺络放血等）等的对比效果，得出了结论是毫针刺和电针均为预防偏头痛发作的有效治疗方法。然而，在临床推广时，对偏头痛患者而言，使用毫针刺更好还是使用电针更好？2002 年 Lumley 提出了一种分析方法，用于解决治疗同一疾病存在多种阳性干预措施时如何进行决策的问题，称为网络 Meta 方法。2010—2015 年间，这种分析方法得到临床研究者的青睐，*Lancet*、*BMJ* 和 *Annals of Internal Medicine* 等多个杂志连续发表了多个网络 Meta 分析研究，评价了抗高血压药物之间导致糖尿病的相对风险、不同非甾体镇痛药的相对风险、不同心血管支架的相对疗效等目前临床决策非常关注，但尚无针对性研究的重大问题。2013 年，德国学者 Linde 在 *JAMA Internal Medicine* 上发表一项网络 Meta 分析研究，该研究解决了一个针灸研究领域特别关心的问题，即假针刺究竟是不是安慰剂措施。研究结果表明，假针刺预防偏头痛发作的效果要远远优于口服安慰剂的效果，因此，把假针刺作为针刺的安慰剂对照并不合理。

总之，随着真实世界临床研究、比较效果研究方法，IPD 分析、网络 Meta 分析等证据整合方法的不断改善，中医药的临床研究将有望在获取高质量试验证据的前提下保持中医药的诊疗特色。

（吴　曦　郑　晖）

Chapter 18　Evidence-based traditional Chinese medicine

Summary

Traditional Chinese medicine(TCM)in China has become a unique resource in terms of healthcare, an economic resource with great potential, a scientific and technological resource with originality advantages, an outstanding cultural resource, and an ecological resource of great importance. Practicing the concept and method of evidence-based medicine is helpful to change the mode of clinical practice, improve the authenticity and reliability of evidence and establish the scientific status of TCM. At present, the exploration of practicing evidence-based medicine in TCM has achieved a series of remarkable results. With the continuous improvement of real-world clinical research, comparative effect research methods, IPD analysis, network Meta-analysis and other evidence integration methods, the clinical research of TCM is expected to maintain the diagnosis and treatment characteristics of TCM on the premise of obtaining high-quality experimental evidence.

(Wu Xi　Zheng Hui)

参考文献

[1]　中华人民共和国国务院新闻办公室. 中国的中医药 [R/OL]. [2016-12-06]. http://www.gov.cn/zhengce/ 2016-12/06/content_5144013.htm#1.

[2]　李幼平. 循证医学 [M]. 3 版. 北京：高等教育出版社, 2013.

[3]　梁繁荣, 吴曦. 循证针灸学 [M]. 北京：人民卫生出版社, 2009.

[4]　陈可冀. 循证医学与中医药 [M]. 北京：中医古籍出版社, 2006.

[5]　李廷谦, 毛兵, 常静, 等. 中西医、中医核心杂志临床研究文献评价 [J]. 华西医学, 2000, 15(3): 266-269.

[6]　卫茂玲, 辜蕊, 张鸣明, 等. 11 种地方性中医药期刊 1995～2000 年临床研究文献质量的初步分析 [J]. 中国循证医学杂志, 2004(46): 410-413.

[7]　刘建平. 中医药研究随机对照试验质量的现状及对策 [J]. 中国中西医结合杂志, 2003, 23(1): 62-64.

[8]　刘建平. 随机对照临床试验的报告 [J]. 中国中西医结合杂志, 2005(04): 297-298.

[9]　WEI M L, LIU J P, LI N, et al. Acupuncture for slowing the progression of myopia in children and adolescents. Cochrane database of systematic reviews, 2011(9): CD007842.

[10]　MAOLING W, DEREN W, DEYING K, et al. Overview of Cochrane reviews on Chinese herbal medicine for stroke[J]. Integrative medicine research, 2020, 9: 5-9.

[11]　刘建平. 单个病例随机对照试验的设计与应用 [J]. 中国中西医结合杂志, 2005(03): 252-254.

[12]　刘建平. 随机对照试验的依从性和意向性治疗分析 [J]. 中国中西医结合杂志, 2003(12): 884-886.

[13]　刘建平. 中医药研究随机对照试验质量的现状及对策 [J]. 中国中西医结合杂志, 2003(01): 62-64.

[14]　卞兆祥. 香港中医药医疗服务及临床科研发展：现状与展望 [J]. 中国中西医结合杂志, 2017, 37(06): 654-656.

[15]　卞兆祥, 商洪才, 吴泰相, 等. 中药注射剂不良反应 / 不良事件的反思 [J]. 中国循证医学杂志, 2010, 10(02): 116-121.

[16]　卞兆祥. 中医药临床研究疗效评价中存在的问题与对策 [J]. 世界科学技术 - 中医药现代化, 2007(04): 91-95.

[17] 卞兆祥，杨显荣. 规范的临床研究是中医药融入主流医学的关键 [J]. 中国中西医结合杂志，2004（04）：359-361.

[18] BELLO S，WEI M，HILDEN J，et al. The matching quality of experimental and control interventions in blinded pharmacological randomised clinical trials：a methodological systematic review[J]. BMC med res methodol，2016，16：18.

[19] LIU J P，YANG M，LIU Y，et al. Herbal medicines for treatment of irritable bowel syndrome[J]. Cochrane Database of systematic reviews，2006（1）：CD004116.

附录（**Appendix**）

1. 循证医学常用指南数据库
   国际指南网
   英国临床实践指南（NICE）
   美国国家指南（NGC）
   苏格兰大学校际间指南网络（SIGN）
   新西兰指南小组
   EBM Guidelines

2. 循证医学常用网站
   ACP Joural Club
   AGREE
   BMJ Best Practice
   Cochrane 协作网
   Cochrane 图书馆
   Cochrane 社区
   Campbell 协作网
   临床证据（Clinical Evidence）
   临床试验注册（Clinical Trials）
   EBMonline
   EQUATOR 网
   Evidence Matters
   OVID
   PubMed
   RevMan
   SUM Search
   TRIP Database
   UpToDate
   牛津循证医学中心
   循证医学
   循证护理

临床护理实践指南

国际医学杂志编辑委员会

国际医学教育委员会

最佳证据医学教育协作网

荷兰循证教育研究顶级研究所

美国教育科学研究所教育资源信息中心

美国卫生服务研究和质量机构

美国内科医师协会

美国预防服务工作组网

美国社区预防服务指南网

加拿大卫生研究院知识转化网络信息

欧洲知证教育决策网

复旦大学 Joanna Briggs 循证护理中心

中国临床试验注册中心

中国循证医学杂志

中国循证儿科杂志

中国循证心血管医学杂志

Journal of Translational Medicine

中文科技期刊数据库（VIP）

中国期刊全文数据库（CNKI）

万方数据库

3. 卫生经济与技术评估常用网站

国际卫生经济协会

国际药物经济学与结局协会

国际卫生技术评估协会

国际卫生技术评估网

欧洲 HTA 网

瑞典卫生保健技术评价网

（方凌云　牟　鑫　方骥帆　卫茂玲）

中英文名词对照 索引 Index

Y

Z

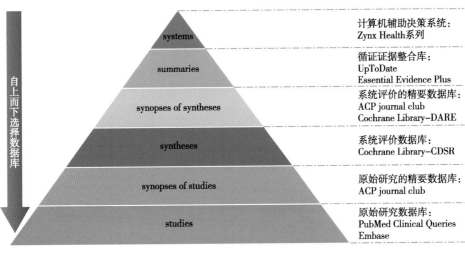

图 1-1 循证检索资源"6S"模型

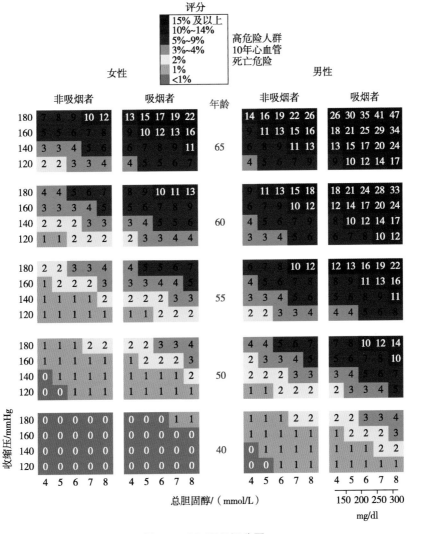

图 8-1 SCORE 评分图